国家科学技术学术著作出版基金资助出版

Digital Intelligent Radiotherapy
数字化智能放疗

孙建国　主编

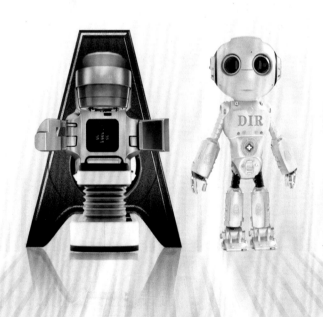

山东科学技术出版社

图书在版编目（CIP）数据

数字化智能放疗 / 孙建国主编. -- 济南：山东科学技术出版社，2019.12

ISBN 978-7-5331-9999-9

Ⅰ.①数… Ⅱ.①孙… Ⅲ.①肿瘤—放射疗法 Ⅳ.①R730.55

中国版本图书馆CIP数据核字（2019）第279163号

数字化智能放疗

SHUZIHUA ZHINENG FANGLIAO

责任编辑：韩　琳　崔丽君

装帧设计：孙小杰

主管单位：山东出版传媒股份有限公司

出 版 者：山东科学技术出版社

地址：济南市市中区英雄山路 189 号

邮编：250002　电话：（0531）82098088

网址：www.lkj.com.cn

电子邮件：sdkj@sdcbcm.com

发 行 者：山东科学技术出版社

地址：济南市市中区英雄山路 189 号

邮编：250002　电话：（0531）82098071

印 刷 者：山东临沂新华印刷物流集团有限责任公司

地址：山东省临沂市高新技术产业开发区新华路

邮编：276017　电话：（0539）2925659

规格：16开（210mm×285mm）

印张：20.5　字数：550 千　印数：1~2000

版次：2019 年 12 月第 1 版　2019 年 12 月第 1 次印刷

定价：280.00元

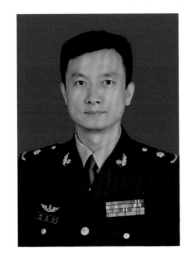

孙建国，毕业于第三军医大学（现陆军军医大学），医学博士。现任全军肿瘤研究所副所长、陆军军医大学第二附属医院肿瘤科副主任、教授、主任医师、博士生导师。曾公派赴美国斯坦福大学访学。致力于恶性肿瘤诊断和治疗的基础和临床研究，擅长肺癌、结直肠癌等实体肿瘤的个体化治疗，尤其是高精度放疗、精准免疫和精准靶向治疗。学术兼职主要包括国际数字医学学会理事、中华医学会数字医学分会副主任委员、中国临床肿瘤学会（CSCO）患者教育专家委员会秘书长、中国临床肿瘤学会（CSCO）免疫治疗专家委员会委员、中国医药教育协会肿瘤放射治疗专业委员会常务委员、全军肿瘤学会放射治疗专业委员会青年委员会副主任委员、西部放射治疗协会胸部肿瘤放射治疗专业委员会常务委员、重庆市中西医结合学会肿瘤免疫治疗专业委员会主任委员、重庆市数字医学学会副理事长、重庆市医学会放射肿瘤治疗学专业委员会副主任委员等。

主持国家重点研发计划、国家自然科学基金、博士后科学基金、重庆市自然科学基金重点项目等省部级课题10项。发表学术论文70余篇，其中SCI收录50余篇。参编中英文学术专著和全国统编教材10部，获国家发明专利2项，荣获军队医疗成果奖二等奖（第1）、重庆市科学技术奖一等奖（第5）和二等奖（第7）各1项，荣立三等功1次，入选重庆市科技创新领军人才。

带领团队在肿瘤放疗及数字医学等交叉学科进行了深入探索，率先制订国产放疗设备集成应用系列专家共识，连年举办数字化智能放疗研讨会，积极推动现代放疗向数字化、自动化和智能化方向发展，在人工智能融入现代放疗的新兴领域开拓进取，做出了重要的贡献，在学术界产生了深远影响。

　　本书系统、全面地介绍数字化智能放疗这一新兴交叉学科的基本概念、基本理论、基本技术、主要成果、应用现状、应用前景和发展方向，并展望了未来智能放疗的运行模式。本书旨在帮助广大放疗从业人员了解和掌握智能放疗的发展历程、发展前沿、临床应用和未来方向等，希望促进放疗同行的知识更新，推动数字化智能技术的放疗应用转化，实现不同层级医院同质化放疗的理想远景。本书极力涵盖智能放疗的最新成果进展、临床应用现状和未来发展方向。全书共六章，前三章是本书的基础部分，奠定本书的学科背景、理论依据和技术基础。第一章"现代放射治疗"概述现代放疗的特点、现状与不足；第二章"数字化放射治疗"概述数字化技术原理及其在放疗中的应用；第三章"大数据与智能放疗"概述人工智能理论基础和智能放疗概念。后三章是本书的核心部分，体现本书的理论观点、创新思维和学术价值。第四章"狭义智能放疗"详细阐述放疗流程中的各种智能放疗技术；第五章"广义智能放疗"详细阐述基于远程网络的放疗共享技术；第六章"数字化智能放疗未来展望"详细阐述智能放疗的巨大潜力和当前局限，并展望无人智能放疗中心的美好愿景。

　　本书是第一部详尽阐述数字化智能放疗的专业学术著作，适用于肿瘤放疗医师、物理师和技术人员，也可作为医学影像、计算机技术、人工智能和数字化技术等学科从业人员的参考用书。

随着计算机信息科学技术突飞猛进的发展，并广泛应用于各行各业，人类社会已经进入数字信息时代，数字医学正是最具时代特征的新兴医学领域。

数字医学是现代医学和数字化信息技术相结合的产物，是应用现代数字化技术解释医学现象、解决医学问题、探讨医学机制、提高生命质量的科学，已经深入渗透到各临床医学学科。

人工智能是计算机信息科学的一个分支。它随着计算机软硬件技术的飞速发展而诞生，是研究、开发、模拟、延伸和扩展人类智能的理论、方法、技术及应用的科学技术。人工智能与医学相结合，发展成为智能医学，是数字医学的高级阶段。智能医疗具有医学学习、记忆和推理功能，近年发展非常迅速，已进入国家发展战略，正被大力推进。

放射治疗是利用放射线治疗肿瘤的局部治疗方法，在CT影像技术和计算机技术发展支持下，放疗技术已由二维放疗发展到三维放疗、四维放疗，放疗定位、放疗计划和放疗实施也更加精准。然而，现阶段放疗在自动化、智能化程度上仍有极大的提升空间。比如，放疗医师对放疗靶区和危及器官逐层勾画，非常耗时费力，如果采取人工智能辅助勾画，则有助于加强放疗轮廓的分割精度，缩短分割时间，提高分割效率，大大节省医师人力资源。数字化智能放疗已经成为现代放疗发展的大趋势，每年都有大发展、大变化。

《数字化智能放疗》正是介绍数字化医疗技术及人工智能技术融入肿瘤放疗领域的专业著作。主编孙建国教授是国家重点研发计划首席专家，致力于现代放疗技术的发展，热衷于推动数字化智能放疗的进步；名誉主编、副主编均为数字医学、放射治疗学、放射物理学、计算机技术、生物医学工程等领域的知名专家；编委们均为新生代学者，代表着现代放疗及相关领域的未来和希望。我真诚地希望并相信，本书能帮助放疗从业者高效地学习数字技术和人工智能在放疗领域的新知识，了解现代放疗发展的新动向，使其成为精通自动化、智能化技术的放疗专业人才，进而成为与时俱进的行业先锋！

《数字化智能放疗》是我国探讨数字医学、人工智能在放疗学科中运用的开山之作。值此专著出版之际，我谨代表国际数字医学学会及数字医学学科，向主编、名誉主编、副主编和所有编者致以最诚挚的谢意和祝贺，并衷心地祝愿：数字化智能放疗和数字医学学科一样，生机勃勃，充满活力，前途无量！

　　肿瘤放射治疗是一个多学科协作过程，需要大量人力、物力和时间来完成流水线上的精细工作，最终获得精准放疗计划，并精确实施全疗程放疗。随着放疗技术和放疗设备的不断更新，现代放疗对知识量、信息量和工作效率的需求有了大幅度的提高，正向着数字化、信息化、自动化与智能化方向迅猛发展。

　　《数字化智能放疗》作为一部走在时代科技前沿的放疗类专著，首次将人工智能技术与恶性肿瘤的放射治疗有机结合。人工智能的概念自提出已有50多年历史，近几年更是得到突飞猛进、日新月异的发展。它深入各个领域与行业，尤其值得一提的是，古老的放疗学科已借着人工智能这股强劲东风，突破了几十年的瓶颈，呈现飞速发展的态势。然而，令人遗憾的是，由于发展过于迅速，人工智能各项技术就像一颗颗散落的珍珠，在放疗领域尚未形成一个完整的体系。这部专著的面世，如同一根丝线，将所有珍珠串成了一条光彩夺目的项链，在数字化智能放疗领域具有引领性价值。

　　本书介绍了基于人工智能产生的新技术、新材料、新科技和新思维，并将它们有机融入现阶段放疗流程的各个环节；基于现有的科技水平和发展速度，对未来的放疗模式进行了科学合理地展望和预测。回顾放疗百余年的发展历程，每一次进步皆源于对最先进技术的成功转化。现代放疗也正是因为借助了计算机、数字成像等技术，才实现成为肿瘤治疗"主角"的华丽飞跃。我们完全有理由相信，在不久的将来，一场基于人工智能的放疗技术革命终将来临。本书的出版，势必为推动本次革命做出重要贡献！

自1895年伦琴发现X射线以来，放疗技术在近三十年发生了革命性变化，调强放疗、图像引导放疗、质子放疗、自适应放疗等新技术不断涌现。现代放疗已经进入以精确定位、精确计划和精确治疗为特征的精确放疗时代。

随着数字化信息技术在放疗领域的不断应用，放疗信息化日益融入整个放疗流程，包括放疗登记、放疗定位、靶区勾画、放疗计划、放疗实施、质量控制、放疗随访等。数字化放疗计划系统、放疗网络信息系统也不断更新换代，以适应现代放疗技术的新思维和新概念。随着大数据和人工智能对人类社会发展的全面促进，其在放疗领域也开辟出新的应用空间。中华医学会第十四次全国放射肿瘤治疗学（CSTRO）学术会议将"人工智能和大数据"列入专题内容，探讨人工智能在肿瘤放疗领域的应用和价值。在此背景下，亟须一部反映人工智能和现代放疗新概念和新成果的专业著作引领该领域的发展。《数字化智能放疗》正是由此应运而生的一部集大成的学术专著。

数字化智能放疗是将数字医学、人工智能、计算机信息技术及通信技术深入融合并应用于现代放疗的学科，在数字化的基础上实现快速化、精准化、同质化的智能放疗及智能管理。本书将智能放疗分为狭义智能放疗和广义智能放疗，前者主要包括自动放疗靶区勾画、自动放疗计划设计及放疗流程智能管理，旨在提高放疗医师、物理师及技师的工作效率；后者以"互联网+"放疗云平台、区块链、边缘计算、物联网、5G技术等远程网络平台为依托，实现跨地域的远程放疗指导、多中心协同、远程自适应放疗、远程放疗质控等放疗共享服务。

随着智能放疗的理念愈加深刻，智能放疗技术逐渐完善，智能放疗实践将越来越普遍，在不远的将来，理想的智能放疗一定会实现。本书的面世，是探讨智能放疗科学定义的重要开端，是启动智能放疗系统研究的重要标志，是智能放疗从技术理论向临床应用转化的重要指导，必将推动和促进现代放疗实践的快速发展，同时促使放疗从业人员深入思考：如何在智能放疗时代主动适应与自我提升，达到最佳的人机结合状态，使智能放疗绽放出夺目光芒！

放射治疗历经120余年发展，以调强放疗为代表的现代放疗技术，使放射治疗真正进入精准放疗时代。然而，现代放疗技术具有先进性，也具有复杂性、多样性、多模态和多学科融合的特点。

当前，放疗人才和放疗设备严重不足，区域发展不平衡，各层级医院放疗水平参差不齐，分级诊疗推进缓慢，各放疗单位同质化程度低，放疗服务质量与管理模式面临严峻挑战。随着数字化技术、信息技术、大数据技术和人工智能技术的发展，一系列高性能、低成本、快通信、高通量的新一代信息技术、数字技术、网络技术应运而生，迅速转化到放疗临床实践中，驱使现代放疗向数字化、自动化、智能化的方向迈进。这既是时代的呼唤，更是国家的战略。

数字化智能放疗是一项未来辉煌而征程漫漫的开创性事业，需要攻克的难题很多，召唤肿瘤放疗人去积极开拓。陆军军医大学孙建国教授团队精心撰写的《数字化智能放疗》一书，正是放疗人在这条探索道路上迈出的坚实一步。

《数字化智能放疗》详细介绍了现代放疗的现状与不足，将数字化智能放疗分为狭义智能放疗和广义智能放疗：前者主要讲述数字化、大数据、人工智能技术，融入放疗轮廓勾画、放疗计划设计、放疗流程实施、影像组学、虚拟放疗等单放疗中心管理的智能化；后者主要讲述基于"互联网+"放疗云平台、区块链、边缘计算、物联网、5G技术等远程网络技术，构建放疗共享平台支撑下的远程放疗服务、多中心放疗协同、远程自适应放疗、远程放疗质控等多放疗中心管理的智能化。

本书还前瞻性地展望了数字化智能放疗的远景，创造性地提出了4D/5D打印、量子技术、纳米/石墨烯新材料在未来智能放疗中的应用，开拓性地提出了智能放疗针对传统放疗难题的探索策略，并大胆创设无人放疗中心的愿景。

《数字化智能放疗》是一部集现代放疗技术、当代智能技术和未来科技创新于一体的放疗新思维专著，既是对广大放疗工作者的头脑洗礼，也是现代放疗现实矛盾的解决方案，更是对未来放疗突破发展的导航指引！希望广大放疗同仁能从这本宏大著作中获得启迪，发掘奋斗方向，加强实践探索，把肿瘤放疗推向新的高度，更好地造福广大肿瘤患者！

随着数字成像技术、计算机技术和信息技术的重大突破，尤其是AlphaGo的震撼登场，日新月异的大数据和人工智能技术使各行各业实现了巨大飞跃，也给现代放疗带来了前所未有的发展契机。在此时代背景下，如何利用人工智能引导现代放疗的发展方向，是当前放疗界关注的焦点、热点和难点。

《数字化智能放疗》首先阐述现代放疗的特点，着重介绍现代放疗技术的复杂性、放疗数据的多样性、影像计划的多模态及综合治疗的多学科融合，突出现代放疗在指南规范、技术选择、智能勾画、自动计划、精细设计、动态照射、在线影像引导、剂量验证、精准质控、预后预测、工作效率等方面存在的困难与不足，引出现代放疗向数字化、信息化、自动化与智能化发展的迫切要求。

鉴于此，本书简要介绍数字化技术和人工智能技术的原理机制、研究方法和发展进度，简要阐述二者在医疗领域的应用，重点阐述其在现代放疗中的应用和重要进展。基于放疗大数据和智能放疗的应用范围，将数字化智能放疗分为狭义智能放疗和广义智能放疗，前者主要是基于自动靶区勾画和智能放疗计划等核心技术的局域单中心智能放疗技术，后者是基于互联网、物联网、区块链、边缘计算、放疗共享等网络技术的远程多中心智能放疗技术。

本书更展望了4D/5D打印新科技、纳米/石墨烯新材料、量子通信新技术等在智能放疗领域的应用前景，设计了针对传统放疗难题和辐射致癌防护的智能探索，更设想了无人放疗中心的未来远景。无人放疗中心是一个远大的理想，是基于物联网的集无人化、智能化、人性化为一体的智慧放疗中心，可望简化就医流程、缩短等待时间、提高工作效率、实现远程控制下的同质化放疗，是肿瘤放疗领域的天下大同的美好愿景。

本书以孙建国教授牵头的国家重点研发计划为契机，充分融合数字化人体数据集、放疗轮廓自动勾画、三维影像重建和人工智能等在现代放疗的研究成果，是我国关于数字化智能放疗的第一部专著，是一部瞄准学术前沿、可读性强、知识面广、信息量大、涉及面宽、体系严密、设想超前的好书。书中所论述的智能放疗技术，完全有望在不远的将来全面展开，并引导未来放疗中心建设。本书的出版，对于增强我国智能放疗技术的国际竞争力、促进我国智能放疗进入国际先进行列，具有重要的参考价值！

人类社会正处在数字化技术、信息技术不断创新的快速发展阶段。大数据、人工智能、云计算、互联网等新兴科技在各行各业深入运用、飞速发展，带来巨大的社会效益和经济效益，现代文明正从信息化、数字化时代迈向智能化时代。

数字化技术和智能化技术与医学相结合，将医学研究推动到一个前所未有的高度，数字化医疗已经拉开大幕，并逐渐拓展着其深度与广度。以数字化、智能化、可视化为代表的高新技术，依托于应用计算机、电子通信、互联网等行业的最新成果，开发出智能诊断技术、智能检测技术、智能影像技术等新兴前沿交叉学科，使临床诊疗更加精准、微创（无创）、个性化、可视化和远程化。

放射治疗是肿瘤治疗的重要手段，现代放疗技术虽已总体处于高精尖阶段，但仍存在诸多不足，如放疗从业人员少、放疗技术不完善、影像技术自身局限、放疗流程自动化程度低、缺乏中国版放疗指南及个体化放疗标准等，亟须将数字化技术、智能化技术融合到现代放疗技术中，促进数字化智能放疗向自动化、智能化发展。

数字化智能放疗是数字化医疗的一个分支，基于放疗设备数字化、影像设备数字化、诊断医学数字化、放疗信息存储数字化及全流程管理数字化网络的发展而来，其狭义内涵包括基于大数据、人工智能等实现的放疗轮廓自动勾画、放疗计划自动设计、放疗流程智能实施、放疗质控同质高效、可视化虚拟/增强现实和数字孪生等技术。互联网、物联网、5G技术、区块链、边缘计算等远程网络技术、通信传输技术的快速进步，极大地推进了放疗云平台、放疗共享的发展，将智能放疗延伸到广义的范畴，有望实现远程放疗服务、远程多中心协作及远程自适应放疗，有利于推动区域间放疗资源的均衡发展。

在未来，数字化智能放疗有望实现从开始建立放疗档案，直至放疗结束及定期随访的自动化，达到患者信息自动识别、辅助设备自动识别、治疗体位和治疗部位自动识别、治疗信息自动核查、放疗质控自动执行等全流程智能化，从而确保整个放疗流程准确无误、安全稳定、高效有序。

《数字化智能放疗》全书共六章，详细论述了数字化智能放疗的时代呼应、发展壮大和未来展望，深入浅出地介绍了智能放疗对解决传统放疗难题的推动，侧重阐述了智能放疗技术的临床实践和应用潜力。第一章"现代放射治疗"介绍现代放射治疗的医学地位、技术特点、同质化发展，以及自身局限与不足，构成本书推行放疗智能化的时代化基础。第二章"数字化放射治疗"介绍数字化技术手段、数字化医疗技术，以及数字化技术在放射治疗的广泛应用，是数字化智能放疗的数字化基础。第三章"大数据与智能放疗"介绍大数据、人工智能的基础理论、核心技术和医学应用，并科学地定义了数字化智能放疗的狭义和广义内涵。第四章"狭义智能放疗"介绍局域性的智能放疗技术，包括放疗大数据、放疗轮廓智能勾画、放疗计划智能设计、放疗流程智能管理，以及影像组学、虚拟/增强现实及数字孪生技术在智能放疗中的发展应用。第五章"广义智能放疗"介绍广域性的智能放疗技术，包括"互联网+"与放疗云平台、区块链和边缘计算、物联网和5G技术等远程网络或通信技术，以及基于远程网络的放疗共享、放疗服务和放疗协作。第六章"数字化智能放疗未来展望"介绍新兴科技浪潮的新技术，包括4D/5D打印、纳米与石墨烯、量子技术，对智能放疗的推动潜力，探索智能放疗对传统放疗难题、辐射致癌防护的解决方案，论述智能放疗的现状与不足，展望未来无人智能放疗中心的创建设想。

数字化智能放疗是多学科交叉融合的前沿学科，尚处于起步阶段，其发展与日俱进，新技术、新方法、新理论层出不穷。我们真诚地希望，借本书的出版，促进放疗同行对领域知识的融会贯通，推动新兴技术在智能放疗的临床转化，实现远程网络对放疗共享的理想远景。本书是第一部论述数字化智能放疗的专业著作，虽然我们极力涵盖智能放疗的最新进展和未来方向，但当前时代正处于数字化、智能化技术发展的快速上升期，作者囿于知识的局限性和未来的未知性，恐有不妥与疏漏，恳请广大读者批评指正！本书引用了相关领域的大量科研成果、理论概念及原理思想，在此，谨向原作者表示深切感谢！

本书依托于本人主持的国家重点研发计划（2016YFC0106400），获国家科学技术学术著作出版基金（2019-H-043）和国家自然科学基金（61876026，61672120）资助，并有幸得到邓小武教授悉心严谨的指导与审阅！本书编撰历时2年，在出版之际，衷心感谢无私奉献大量时间、精力和智慧的名誉主编张绍祥教授、郎锦义教授、张红志教授，副主编周一兵教授、吴毅教授、杨镇洲教授、房斌教授，以及35名参编学者！感谢为本书作序的名师大家，感谢所有给予关怀与支持的领导、同事、同行和朋友们！最后，深深感谢至亲家人在成书全程给予的默默支持！You are my love！

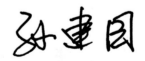

2019年11月22日

名誉主编

张绍祥　陆军军医大学

郎锦义　四川省肿瘤医院·电子科技大学医学院附属肿瘤医院

张红志　中国医学科学院肿瘤医院

主　　编

孙建国　陆军军医大学第二附属医院

副 主 编

周一兵　陆军军医大学第二附属医院

吴　毅　陆军军医大学

杨镇洲　重庆医科大学附属第二医院

房　斌　重庆大学计算机学院

编　　者（以姓氏笔画为序）

马　虎　遵义医科大学第二附属医院

王　佩　重庆市中医院

王　翊　重庆大学计算机学院

牛　凯　陆军军医大学第二附属医院

孔　锐　重庆医科大学附属第三医院

古骄阳　陆军军医大学

伍亚军　深圳市旭东数字医学影像技术有限公司

刘　丽　陆军军医大学

孙建国　陆军军医大学第二附属医院

李　列　遵义医科大学附属医院

杨　帆　陆军军医大学第二附属医院

杨　峤　陆军军医大学

杨光荣　陆军军医大学第二附属医院

杨镇洲　重庆医科大学附属第二医院

吴　毅　陆军军医大学

张露萍　陆军军医大学第二附属医院

陈　娜　　陆军军医大学
陈光朋　　陆军军医大学第二附属医院
陈明镜　　陆军军医大学第二附属医院
罗邦雨　　陆军军医大学第二附属医院
周一兵　　陆军军医大学第二附属医院
周建国　　遵义医科大学第二附属医院
郑林鹏　　陆军军医大学
房　斌　　重庆大学计算机学院
赵先兰　　陆军军医大学第二附属医院
赵利荣　　陆军军医大学第二附属医院
胡　昕　　陆军军医大学
胡　南　　陆军特色医学中心
钟良志　　陆军军医大学第二附属医院
祝　应　　陆军军医大学
钱金栋　　陆军军医大学第二附属医院
黄顺平　　重庆医科大学附属第二医院
崔天祥　　陆军军医大学第二附属医院
崔剑雄　　武警四川省总队医院
廖星芸　　陆军军医大学

目录 CONTENTS

现代放射治疗

放射治疗的医学地位和临床应用

■ 放射治疗的地位

手术、放射治疗（放疗）和化学治疗（化疗）是恶性肿瘤的三大主要治疗手段。放疗通过放射线杀伤或杀灭肿瘤细胞，已经成为肿瘤综合治疗的重要组成部分，60%~70%的肿瘤患者在治疗过程中需要接受放疗。肿瘤治愈的重要条件在于对原发肿瘤进行局部控制，而放疗作为局部治疗手段，是某些肿瘤的主要治疗方式，可达到治愈的目的，特别是头颈部肿瘤。放疗相较手术具有明显的优势，放疗在治愈肿瘤的同时能够保留原有容貌与解剖结构，从而最大程度保留原有的生理功能。针对不可手术、手术后存有或者疑有肿瘤残留的患者，接受放疗是提高肿瘤局部控制率的重要手段。

2005年，世界卫生组织（WHO）发布的报告指出，55%的恶性肿瘤可以治愈，其中通过手术治愈者占27%，放疗占22%，化疗占6%。《2018年全球癌症统计数据》显示，2018年全球新增癌症病例1810万，癌症死亡病例960万。21世纪以来，随着计算机技术的广泛应用和医学影像学的迅猛发展，新的放疗技术不断涌现，肿瘤放射治疗进入精准治疗时代，在肿瘤综合治疗中的作用和地位更加显著。

■ 放射治疗的历史

起步阶段

放疗设备经历了120余年的发展过程。1895年，德国科学家伦琴发现了X线。1896年，法国科学家贝克勒尔发现了铀的放射性。1898年，法国物理学家居里夫妇成功分离出放射性核素镭，并首次提出"放射性"这一概念。这3项重要发现为放射治疗学的发展铺平了道路，该时期是放射治疗的起步阶段。1899年，在瑞典斯德哥尔摩，临床上首次利用电离辐射治疗皮肤癌。1905年，居里夫人与其他科学家合作将镭密封在铂金制成的管内，之后放置在肿瘤旁进行治疗，开发出近距离敷贴治疗和腔内放射治疗的新技术。1906年，人们发现放射性损伤的存在。1913年，科学家成功研制了X线管，实现了对射线的质和量的控制。

千伏级X线治疗设备阶段

由于天然放射源存在能量低、放射性不易控制等缺点，只能用于表浅病灶的放射治疗，对深部肿瘤无效，故研究人员转向人工射线装置和放射治疗设备的研发。由于加在X线管的电压与X线能量成正比，因此，常用X线管电压表示X线的输出能量。依据能量高低可将X线治疗机分为3种类型：X线接触治疗机（10~60 kV）、X线浅部治疗机（60~160 kV）和X线深部治疗机（160~400 kV）。1910年，美国人Coolidge成功研制钨丝热阴极X线管，又于1913年成功研制140 kV级X线机。1922年后，200~1 000 kV的X线机陆续出现。1970年，北京东方红医疗器械厂开始批量生产250 kV深部X线治疗机（图1-1）。

千伏级X线治疗机装有控制系统，实现了辐射的可控性，为工作人员的辐射安全提供了保障，在当时深受设备操作人员的欢迎。然而，千伏级X线治疗机输出的X线能量仍较低，受材料等因素的限制，X管电压不可能继续提高。此外，由于千伏级X线穿透能力低，治疗时最大剂量分布在皮肤下较浅部位，当肿瘤部位较深时，会引起严重的皮肤反应。随着科技的发展，千伏级X线治疗机逐步被其他放疗设备所替代。

兆伏级X线治疗设备阶段

1931年，美国发明了电子静电加速器。1937年，美国和英国的医院安装了1 MV的电子静电加速器，后来提高到2.5 MV。这类加速器输出能量仍较低，且体积庞大，并未得到广泛应用。1940年，美国发明电子感应加速器，1949年用于临床放射治疗，由于设备运行时噪声很大及输出射线的剂量率不稳定、辐射性能差等原因，同样未大规模应用。1950年，加拿大科学家研制出外照射^{60}Co治疗机，能够发射1.17 MV和1.33 MV两种γ线，其深度剂量分布与2.5 MV的电子加速器相当。这种装置的优点是结构简单、成本较低及便于运行维护。

为进一步提高放疗设备的输出能量，在20世纪50年代至70年代间，多个国家先后研制出各种不同类型的医用直线加速器（linear accelerator，LA），包括电子直线加速器、电子回旋加速器、质子和其他重离子加速器等。其中，医用电子直线加速器可以输出不同能量的X线和电子线，能量从几兆到几十兆电子伏，基本满足临床需求，且成本较低，因而得到迅速发展。其他几种类型加速器的性能也比较优越，但由于结构复杂庞大和成本过高等因素，目前投入临床应用的较少。1978年，我国第一台自主设计、制造的10 MV行波医用电子直线加速器BJ-10（图1-2）在北京市肿瘤研究所投入使用。

医用电子直线加速器是主流的放疗产品。国外的生产公司主要有美国瓦里安公司（Varian）、瑞典医科达公司（Elekta）和德国西门子公司（Siemens），其中西门子公司已宣布退出医用直线加速器市场。国内的生产公司主要有山东新华医疗器械有限公司、江苏海明医疗器械有限公司、

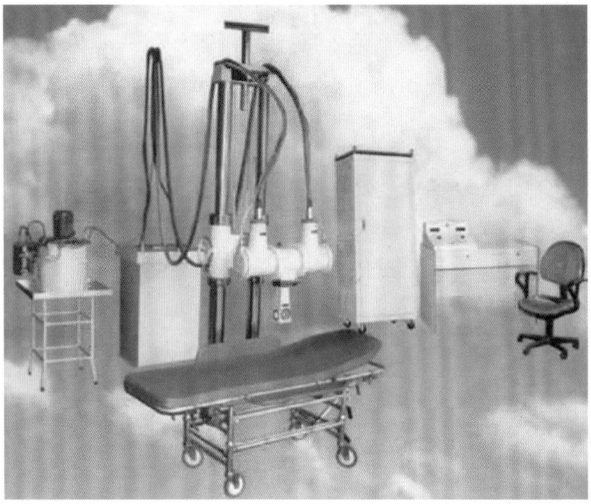

图1-1 250 kV深部X线治疗机

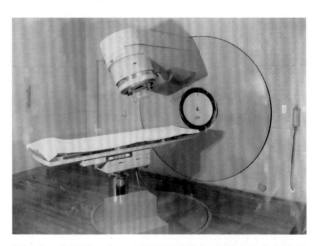

图1-2 我国第一台10 MV医用直线加速器（北京市肿瘤研究所）

沈阳东软医疗系统有限公司、上海联影医疗科技有限公司和成都利尼科医学技术发展有限公司等。

从普通放疗到精确放疗的发展阶段

肿瘤放疗是一种无创治疗手段，治疗过程中的肿瘤定位、照射部位和角度及照射野选择，都是非常重要的。普通放疗属于二维放疗时代，其定位方法是在模拟定位机上通过X线透视确定病灶的部位、形状和照射角度等，并在人体皮肤表面画上标记，然后实施放射治疗。显然，这种定位方法的位置误差较大。

1949年，瑞典学者Leksel首次提出立体定向放射外科理论，开创了精确放疗的先河。1959年，日本学者Takahashi提出适形放疗的概念，并首创多叶准直器。1968年，瑞典的Elekta公司推出了专门用于脑部肿瘤精准治疗的立体定向放射外科（stereotactic radiosurgery，SRS）装置，称为γ-刀系统。它利用 ^{60}Co辐射源发出的γ线，经准直孔聚焦到肿瘤部位进行放射治疗，其对脑部肿瘤的治疗效果可与手术切除媲美。1974年，美国学者Larsson等提出用电子直线加速器代替 ^{60}Co辐射源进行立体定向放射治疗（stereotactic radiation therapy，SRT）的建议。1977年，美国学者Bjangard和Kijewsk等提出"调强适形"放射治疗原理。1984年，以直线加速器的X线为辐射源，采用非共面弧形旋转照射的专用头部精准放疗的立体定向定位系统面世，也称为头部X-刀，简称"头刀"，可以达到毫米级甚至更高的立体定向定位精度。1994年，瑞典学者Lax等开发了体部专用的立体定向放射治疗装置，称为体部X-刀，简称"体刀"。2003年以后，瓦里安、医科达和西门子等公司先后推出了基于电子直线加速器的调强放疗（intensity modulated RT，IMRT）及图像引导放疗（image guided RT，IGRT），标志着放疗设备进入了以"调强放疗"和"图像引导"为核心技术的精确放疗阶段。

经过数十年的发展，从常规放疗（conventional RT）、适形放疗（conformal RT，CRT）、调强放疗、图像引导放疗到自适应放疗（adaptive RT，ART），放疗设备的功能更全面，放疗精度更高，正常组织损伤更小，患者治疗过程更舒适。各类医用加速器具备各自的技术或结构特点，以满足各种临床需求，包括：①S波段的C形臂架的直线加速器，分为行波（Elekta）和驻波（Varian）两种加速方式；②S波段的O形臂架的直线加速器（TOMO）；③C波段的O形臂架的直线加速器（Vero）；④X波段的机械手臂架的直线加速器（CyberKnife）；⑤S波段的跑道型加速器（MM50或Microtron）；⑥质子型回旋加速器（等时型或同步型）；⑦重离子回旋加速器（同步型）。现阶段，从以加速器为主的相对单一体系发展成以加速器、高精度治疗头、高精度定位系统、影像系统、计划软件、管理软件及各种辅助设备为一体的综合性治疗平台，其中应用最广泛的放疗设备是S波段直线加速器。

■ 放射治疗的基本原理

放射治疗的作用原理

肿瘤放射治疗是通过人工射线或天然射线对患者肿瘤部位或亚临床病灶实施放射治疗的肿瘤治疗手段。放射治疗的作用原理是，利用高能射线破坏肿瘤细胞DNA使其失去分裂与复制能力，使肿瘤细胞凋亡、坏死或停止增殖，从而达到缩小甚至消除肿瘤病灶的目的。这些射线包括由放射性核素产生的α、β、γ线，由X线治疗机和各类加速器产生的各种能级X线，以及由各类加速器产生的质子束、电子束、负π介子束和其他重粒子束等。

放射物理学基本原理及概念

肿瘤放射物理学（radiophysics）是将放射物理的基本原理和概念应用于肿瘤放射治疗的科学，其研究各种电离射线的物理作用，解决临床实践中的物理问题，是放射肿瘤学的重要基础。

电离射线的一般特点是波长短、频率高、能量高、穿透力强，具有波粒二重性，体现在电离射线的射程和电离密度上。

不同电离射线的区别：α 线（氦核）和质子（氢核）带电荷，光子（X、γ）中子不带电荷；质子、中子、α 线、β 线的质量不同。

电离射线与物质的相互作用：电离射线是外因，物质（包括组成生物机体的物质）是内因，外因通过内因起作用。当运动着的粒子通过物质时，能量将损失而速度逐步降低，损失的能量转移为物质的原子动能、电离能或激发能等方式。

1. 带电粒子、中子、光子与物质的相互作用

（1）带电粒子与原子的相互作用：H_2O^+ 和 e^- 合称为离子对（图 1-3）。形成离子对需要一定的能量阈值，达到或大于能量阈值水平，就有可能形成离子对。通过 1 V 的电位差所获得的能量称为 1 电子伏特（eV），在空气中形成离子对需要的平均能量为 32.5 eV。

（2）中子与物质的相互作用：中子流碰撞到原子的壳层或原子核时发生作用，中子与原子核相碰撞时把能量转移给原子核，分为弹性碰撞和非弹性碰撞。

1）弹性碰撞（图 1-4）：在发生弹性碰撞时，中子将所带有的全部能量转移给原子核形成反冲

核。反冲核带有的能量能够与其他原子发生碰撞，在其行程中使其他原子发生电离。

2）非弹性碰撞（图 1-5）：在中子与原子核发生碰撞时，转移部分能量，中子动能减少，原子核处于激发状态，即不能满足动能守恒，但仍遵守动量守恒定律。激发态的原子核把从中子获得的能量以一个或若干个 γ 光子的形式发射出来，由于中子不带电荷，只有在碰撞时才能引起能量的转移变化。

（3）光子与物质的相互作用：γ 线和 X 线都是光子，性质相同，仅来源不同。光子具有波粒二象性：γ 线和 X 线与无线电波、红外线、可见光一样都是电磁辐射，其波长更短，在干涉、衍射现象上表现出波动性；γ 线和 X 线也是一种粒子，在与物质相互作用的大多数情况下又表现出其粒子性。

光子的能谱范围分布广，从几百电子伏特到几亿电子伏特，与物质的相互作用主要有以下 3 个方面。

1）光电效应（图 1-6）：当 1 个光子和原子相碰撞时，可能将所有的能量都授予 1 个电子，使电子脱离原子而运动，而光子本身被吸收，这个过程称为光电效应，由这种作用而释放出来的电子叫光电子。

2）康普顿效应（图 1-7）：在光子和原子中

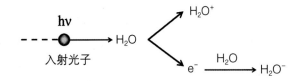

图 1-3　离子对的形成

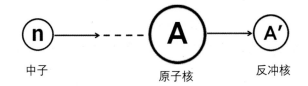

图 1-4　弹性碰撞

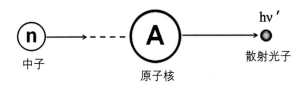

图 1-5　非弹性碰撞

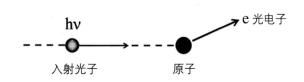

图 1-6　光电效应

的 1 个电子发生弹性碰撞后，光子将一部分能量传递给电子，使该康普顿电子脱离核的束缚，从原子中与光子初始运动方向成 φ 角射出，光子本身则改变运动方向，与初始运动方向成 θ 角而散射，这个过程称为康普顿效应。

3）电子对效应（图 1-8）：若光子的能量大于 2 个电子的静电能量（>1.02 MeV），光子从原子核旁边经过时，转化成 1 个正电子和 1 个负电子，形成电子对，光子本身完全消失，这个过程称为电子对效应或电子对形成。

由于光子的能量不同，与电子作用产生的效应也不相同（图 1-9）。

2.电离辐射剂量及其单位

电离辐射剂量是单位质量的被照射物质所吸收的能量。吸收剂量，过去用 rad（拉德）表示，目前国际标准用 Gy（戈瑞）表示，不仅适用于 X 线和 γ 线，也可用于各种粒子射线。

l rad=6.24 × 10^3 eV/g；1 Gy=10^2 rad。

吸收剂量与照射剂量不同，1964 年和 1968 年国际辐射单位及剂量委员会建议，用 dose 表示吸收剂量，用 exposure dose 或 exposure 表示照射剂量。

放射生物学基本原理及概念

肿瘤放射生物学（radiobiology）是研究电离辐射在集体、个体、组织、细胞、分子等各种水平上对生物作用的科学。生物机体对电离辐射的反应不同于无生命物质，不同射线具有不同的生物学作用，其放射效应受到各种外在因素和内在

因素的影响，表现出一定的规律和特征。

1.生物机体对电离辐射的反应特征

（1）生物机体 DNA 结构变化具有域剂量。在生物体外，敏感 DNA 在达到 2.84 C/kg（≈ 11 000 R）照射剂量下，才引起结构变化；在生物体内，若用 $LD_{100/30}$d（30 天内造成 100% 个体致死的辐射剂量）照射小鼠，只需几百伦琴就可以引起 DNA 结构变化。备注：C/kg（库仑每千克）是照射剂量单位，过去用伦琴（R）表示，空气中 1 R = 2.58 × 10^{-4} C/kg。

（2）放射线对生物机体的作用有潜伏期。

（3）生物机体对电离辐射的反应是损伤与修复的矛盾统一。照射后，早期以损伤为主，后期则以修复为主。

（4）生物机体本身由于个体发育和系统发育的阶段性不同，也具有特殊性。就放射敏感性而言：原生动物 > 病毒，动物 > 植物，高等动物 > 低等动物，胚胎期 > 成年，幼体敏感性高，造血器官、胸腺、生殖腺敏感性高。

2.电离辐射形式与生物学效应的关系

（1）不同射线的生物学作用：X 线或 ^{60}Co 的 γ 线引起某种生物学效应的吸收剂量与所研究的电离辐射引起相同的生物学效应所需吸收剂量的比值（倍数），即为该种电离辐射的相对生物

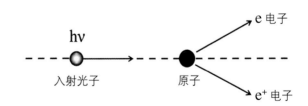

图 1-8　电子对效应

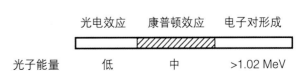

图 1-9　光子与物质相互效应所需能量

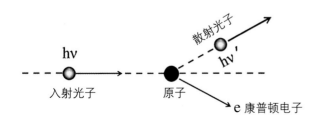

图 1-7　康普顿效应

学效应。不同射线的相对生物学效应不同，具有较高相对生物学效应的射线，如α粒子和重离子，具有较强的杀伤作用。

（2）电离辐射剂量与存活率：放射生物学效应是一种耗能过程，电离辐射的剂量与生物学效应之间有一定的关系。剂量-存活曲线（图1-10）定量表达剂量-效应关系。电离辐射剂量越高，细胞存活率越低。

（3）照射方式：在肿瘤放射治疗中，多采用局部、分次照射的方式，一方面保证放射线对肿瘤的杀伤效应，另一方面兼顾正常组织细胞的耐受性。

3. 外在因素对电离辐射生物学效应的影响

（1）水分：在生物体水分多时，放射敏感性高，反之亦然。

（2）氧：有氧时，生物体对射线的敏感性高，死亡率也高。

（3）温度：低温对生物体的辐射损伤有延缓作用，可能与能量的吸收、传递需要适当的温度有关。

（4）化学物质：一方面，巯基化合物可以使氢原子中和经放射线照射产生的自由基，从而减轻射线反应；另一方面，一些化学物质则可以提高肿瘤细胞的放射敏感性，从而加重射线反应。

4. 电离辐射对生物体损伤的机制

（1）电离辐射的直接作用和间接作用：电离辐射会导致生物大分子损伤，该过程中既有直接作用，也有间接作用。其中，直接作用指的是放射线直接作用于DNA、蛋白质等生物大分子，造成分子结构和化学性质的改变，引起DNA断裂、合成障碍或者某些酶活性的降低、丧失等。间接作用是指放射线作用于细胞内的水分子产生自由基，继而作用于胞内生物大分子，引起DNA断裂等（图1-11）。

（2）电离辐射作用的3个阶段

1）物理阶段：指带电粒子和组成细胞的原子间相互作用，造成原子激发和原子电离。该过程是对DNA的直接损伤，整个过程需要$10^{-18} \sim 10^{-12}$ s。

2）化学阶段：原子激发和电离导致自由基形成和化学键断裂，高度活跃的自由基参与一系列反应，并最终使得电荷回归平衡。整个过程需要$10^{-13} \sim 10^{3}$ s。

3）生物阶段：指物理和化学阶段后的继发过程，包括分子结构破坏后的损伤修复、基因突变和细胞死亡等。该过程需要数小时到数年的时间（图1-12）。

（3）电离辐射造成DNA损伤的方式：包括DNA双链断裂、DNA单链断裂、碱基丢失、形成

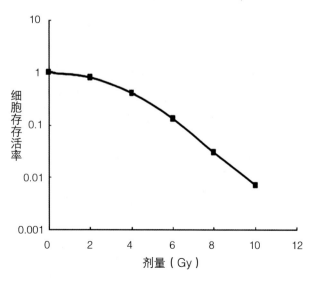

图1-10　剂量-存活曲线

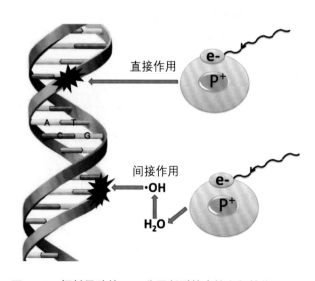

图1-11　辐射导致的DNA分子断裂的直接和间接作用

嘧啶二聚体、DNA 交联形成、碱基改变、蛋白交联、氢键断裂等 8 种方式。

5. 细胞存活曲线及影响因素

（1）细胞存活曲线：用于描述辐射吸收剂量与存活细胞数量之间的关系。一般情况下，破坏非增殖细胞的功能需要 100 Gy 的剂量，而使细胞丧失增殖能力的平均致死剂量通常小于 2 Gy。

电离辐射照射后，典型的哺乳动物细胞存活曲线如图 1-13 所示。曲线有 3 个必不可少的参数：多次死亡事件导致的最终斜率 D_0，以及代表曲线肩部大小或宽度的量（n 或 D_q）；3 个参数间的关系表示为：$\log_e n = D_q / D_0$。

对于致密的电离辐射（高 LET 辐射），如 α 粒子或低能中子，存活率从一开始就非常趋近于一条直线，受这种性质射线照射的肿瘤细胞，只用一个参数就完全能描述存活曲线，即直线的斜率 D_0。引起细胞（或酶分子）63% 死亡的照射剂量 $D_{37} = D_0 + D_q$，单靶单击时，剂量存活曲线无肩区，D_q 为 0，此时 D_{37} 就等于 D_0。

不同细胞群体的放射生物学特性不同，其存活曲线的形状各异，这 3 个参数也不相同。一般情况下，大多数细胞群体，包括正常组织和肿瘤组织，其存活曲线中 D_0 值相差不大，D_q 值差别较大。如果存活曲线的肩部较宽，D_q 值较大，表明该肿瘤对放射线不敏感。

（2）影响细胞存活曲线的因素

1）细胞周期的时相：处于细胞周期不同时相的细胞，其放射敏感性不同，称为细胞周期依赖性。处于 M 期细胞的放射敏感性最高，处于晚 S 期细胞的放射敏感性最低，二者的放射敏感性可相差

2.5 倍。

2）氧效应：氧通过辐射所诱发的自由基而增加细胞的损伤，造成不可修复的生物化学变化，从而增强放射效应。在乏氧状态下，细胞可通过电子俘获增强修复能力，放射效应随之减弱。肿瘤组织可含有 10%~20% 氧分压低的细胞（乏氧细胞），是肿瘤放射治疗耐受的细胞群体。

细胞的放射敏感性与细胞内氧分压大小相关。细胞存活水平要达到同一生物效应，乏氧时所需要的射线剂量为有氧时的 3 倍，这种比例相对恒定。乏氧与有氧时达到同样的生物效应所需要射线剂量之比称为氧增强比（oxygen enhancement ratio，OER）。简言之，氧可以增加细胞的放射敏感性，其增加的比值为 OER（图 1-14）。

放射敏感性与氧浓度的关系是，氧分压从 0 增加到大约 40 kPa（30 mmHg，1 mmHg=0.133 kPa）时，放射敏感性迅速增加，氧分压进一步增加到 1 个大气压的纯氧时，其放射敏感性增加得并不明显。

对于稀疏电离辐射，如 X 线，其氧效应大而重要。对于像 α 粒子那样的致密电离辐射，其存活曲线呈指数型，没有起始的肩段，在有氧和乏氧情况下，其存活曲线重合，OER 等于 1，即没有氧效应。对于介于致密与稀疏之间的中间型电

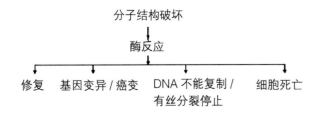

图1-12　**电离辐射作用的生物阶段**

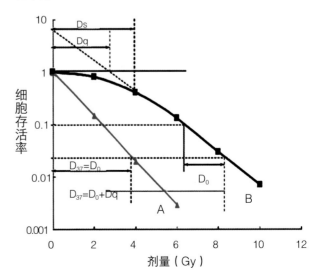

图1-13　**剂量-存活曲线及放射生物学参数**

离辐射（如中子），存活曲线有一小的肩段，氧效应较为明显。不同射线的氧效应关系可以表示如图1-15。

3）线性能量传递：线性能量传递（linear energy transfer, LET）是指在单位长度的能量转递，是评价射线质的参数之一。高LET的辐射照射可使细胞存活曲线的肩部变小甚至消失，同时指数部的斜率变小，即直线变陡。在肿瘤放疗临床实践中，除了常规使用的X线和γ线外，已逐渐使用了快中子、负π介子等高LET的辐射，以对肿瘤细胞产生更大的杀灭作用。

4）相对生物学效应：相对生物学效应（relative biological effectiveness, RBE）是为比较不同的电离辐射引起的生物学效应而引入的一个概念，指达到同样生物效应时所需不同种类射线和所用射线的剂量比值，通常以250 kV的X线或者^{60}Co的γ线作为标准。各种射线的RBE差别较大，X线、γ线、β线为1，质子为1.1，快中子、α粒子为10，重离子则为10~20。具有较高RBE效应的射线，对生物细胞具有较强杀伤作用。如，重离子照射时，较小的总剂量和较少的放射次数即可达到杀灭肿瘤细胞的目的。

5）生物效应剂量：线性二次（LQ）模型常用来评估不同的放射分割和次数下组织受照剂量，主要研究辐射剂量与细胞生存和增殖之间的关系。细胞DNA是辐射的关键靶分子，辐射可通过电离直接作用和活性氧分子间接作用损伤DNA，导致细胞凋亡或丧失增殖能力。传统的剂量体积直方图（dose-volume histogram, DVH）只反映物理剂量与辐照体积的关系，而没有考虑分次和治疗时间引起肿瘤和正常组织的不同生物学效应，基于LQ模型的生物效应剂量（biologically effective

dose, BED）则能反映肿瘤和正常组织的受照剂量情况。BED = nd [1+d/（α/β）]，n为放疗次数、d为分割剂量、α/β为相应组织的α/β值。

6）剂量率：在相同放射剂量下，用较低剂量率照射所产生的细胞杀伤效果低于较高剂量率照射，这是因为在延长的照射期间发生了亚致死损伤的修复。随着剂量率降低，存活曲线的斜率变得更加浅平，肩区趋于消失，在线性二次模型中α没有明显变化而β趋于0。

常用剂量率：标准放疗和高剂量率（high dose rate, HDR）近距离放射治疗为1 Gy/min；全身照射（total body irradiation, TBI）为0.1 Gy/min；低剂量率（low dose rate, LDR）近距离放射治疗为0.01 Gy/min。

7）温度效应：细胞的放射敏感性随照射过程中温度的变化而变化。在温度升高时，敏感性增加；在温度降低时，敏感性降低。和OER一样，热增强比（heat enhancement ratio, HER）也是一个比值。

8）分次照射：时间跨度为数周的分次照射比单次照射的疗效好，但达到设定水平生物损伤的分次照射总剂量必须大于单次照射。分次照射的理论基础是5个放射生物学效应，称为5R，即放射损伤的修复、细胞再群体化、细胞周期再分布、乏氧细胞再氧合及细胞放射敏感性（也有不包含细胞放射敏感性的4R理论）。

常规分次放疗基本是每天治疗，每周5次，总治疗时间为数周。其他以增进治疗比为目的的分次方案也有研究，主要有超分割、加速分割和连续加速超分割（continuous hyperfractionated accelerated radiotherapy, CHART）。超分割使用每天大于1次的分割，每分次采用更小的剂量

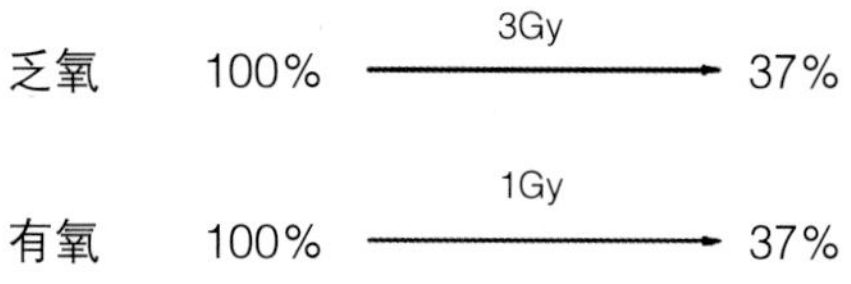

| 乏氧 | 100% | →(3Gy) | 37% |
| 有氧 | 100% | →(1Gy) | 37% |

图1-14 氧增强比（3Gy/1Gy =3）

氧效应	稀疏电离辐射 > 中间型电离辐射 > 致密电离辐射		
	X射线	快中子	α粒子
OER	2.5~3.0	1.6	1.0

图1-15 不同射线的氧效应关系

（<1.8 Gy），以降低晚期并发症从而实施较高的肿瘤总剂量。加速分割减少总治疗时间以最大限度地降低治疗期间肿瘤细胞的再群体化。CHART是一种采用每天 3 次连续 12 天的实验性方案。

影响放射效应的生物学因素

1. 正常组织的放射反应

（1）正常组织和细胞的放射反应：放射治疗对正常组织的大部分影响可以归因于其细胞杀伤作用，但有些情况下并非如此。例如，①腹部放疗后几小时发生的恶心或呕吐；②患者接受大面积照射（尤其是腹部）后感到的疲劳；③颅脑放疗数小时后发生的嗜睡症状；④辐射诱导的急性炎症和脉管渗漏所导致的急性组织水肿和皮肤红斑。研究认为，这些效应是由辐射诱导的炎性因子介导的，而辐射对正常组织的其他大多数影响是通过细胞杀伤作用损耗细胞群实现的。

正常组织的细胞并不是独立的，而是通过相互作用构成一个完整的结构。细胞产生和死亡之间存在着微妙的平衡关系，这种关系维持着组织结构和细胞数量。对损伤的反应取决于：①细胞本身的放射敏感性；②组织动力；③细胞构成组织的方式。

已分化的细胞比干细胞具有更强的辐射抗性（radioresistance）。事实上，某一给定剂量下细胞的存活分数是定义在单一细胞时的情况，所以严格来说，应该称为放射反应（radioresponse）而不是放射敏感性（radiosensitivity），即组织如果由低分化细胞构成，且具有更强的增殖能力和更快的分裂能力，则其放射敏感性较强。

（2）早期（急性）反应和晚期反应：辐射效应通常分为两类，早期反应和晚期反应，二者对分割方式显示出不同的反应模式，其剂量 - 效应关系是根据不同的 α/β 比值来定义的。与早期反应相比，晚期反应对剂量分割更敏感。早期（急性）反应发生在更新较快的组织，经放射后几天或几周内出现大量细胞死亡，例如皮肤表皮层、肠胃上皮细胞和造血系统。晚期反应延迟数月或数年才出现，主要发生在更新慢的组织，如肺组织、肾、心脏、肝和中枢神经系统。这两种损伤类型的区别是：急性损伤能够快速修复，源于干细胞的迅速增殖，损伤可能会完全修复；晚期损伤即使能修复，也不可能达到完全修复，并且晚期反应可能源于血管和实质细胞的损伤。

2. 正常组织模型的剂量 - 反应关系

肿瘤控制率（tumor control probability，TCP）是消灭所有肿瘤细胞的概率与剂量的变化关系，是建立在剂量 - 体积关系上的一种数学经验模型。$TCP(D)=1/[1+(D_{50}/D)^{4\gamma_{50}}]$，其中，$D_{50}$ 是 TCP 为 50% 的剂量，γ_{50} 描述曲线的斜率。正常组织并发症概率（normal tissue complication probability，NTCP）是正常组织放射并发症的概率随剂量的变化。与 TCP 类似，NTCP 模型基于类似的原理，足够数量的正常细胞被杀死，才出现正常组织的损伤。

同一剂量下肿瘤控制率与正常组织损伤发生率的比值称为治疗比（therapeutic ratio）或治疗指数（therapeutic index）。剂量 - 反应曲线对肿瘤控制和正常组织损伤关系均为 S 形。正常组织损伤的曲线比肿瘤控制更加陡峭。图 1-16 显示较理想的治疗比，在 5% 的正常组织损伤时达到 30% 的肿瘤控制率，肿瘤相对于正常组织而言具有更高的放射敏感性。

在肿瘤受控时，肿瘤控制率的曲线形状可以解释为放射线导致的克隆源性细胞死亡，同时需要杀死每一个癌细胞来获得治愈。对绝大多数正常组织来说，S 形的剂量 - 反应存活曲线则不能清晰地解释生物学反应。

3. 肿瘤组织的放射反应

肿瘤接受照射后会出现各种反应和现象，如果能更深入地理解并利用这些现象，就可能进一步提高放射治疗的效果。

（1）亚致死损伤修复（repair）：亚致死损伤（sublethal damage，SLD）指能被细胞正常修复

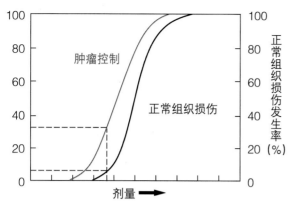

图1-16　放射治疗比

的损伤，往往在照射后 2~6 h 完成。SLD 不是直接导致细胞死亡，而是能使细胞对再次照射的敏感性提高。一个 SLD 能与另一个 SLD 相互作用或累积在一起而成为致死性损伤。亚致死损伤修复现象在临床放射治疗中的应用体现在通常采用多次照射方案对正常组织起到保护作用。

（2）再氧合（reoxygenation）：在 1 次辐射剂量引起紊乱后，肿瘤乏氧细胞比例往往恢复到它原有的数量。肿瘤细胞的再氧合，是射线照射对放射敏感性高的有氧细胞造成损伤后，使肿瘤内乏氧细胞变为有氧细胞的现象。也就是说，1 次照射后乏氧细胞的氧合称为再氧合。

在分次放射结束时，肿瘤内乏氧细胞比例与未处理的肿瘤一样，说明在治疗过程中，细胞从肿瘤的乏氧区移动到氧合好的区域。再氧合在分次照射后 24 h 内完成。

（3）再增殖（repopulation）：再增殖也称再群体化，指机体经放射损伤之后，在调节机制的作用下，组织干细胞发生增殖和分化，从而恢复组织形态的过程，该过程通常由增殖层细胞或非增殖细胞层的缺失所启动。肿瘤经照射或细胞毒性药物处理后，将启动存活的克隆源细胞，使其分裂速度比处理前更快，称为加速再群体化（accelerated repopulation）。

对人体而言，组织间的再群体化启动时间有很大不同，放疗期间存活的克隆源细胞是造成差别的主要原因之一。常规分割放疗期间，大部分早反应组织会发生一定程度的加速再群体化，而晚反应组织一般不发生再群体化。如果疗程过长，由于肿瘤内存活干细胞已进入加速再群体化，将导致疗程后期的分次剂量效应受到损害。

（4）细胞周期内的细胞再分布（redistribution）：以前称为细胞周期同步化或细胞同步化，这种细胞的部分同步化被称为细胞周期内的细胞再分布，所以细胞周期同步化与细胞再分布是同一概念。

细胞群体同步化程度的定义规定，从处于对数生长的细胞群体为 0 到完全同步化为 100%。对于非同步化细胞群体进行一次照射，不同时相的细胞对这次照射的反应不相同，放射敏感时相的细胞容易被杀死并占较大部分。

常用的分次放疗方案，如每日放疗、隔日放疗、每周 1 次，甚至 1 天 3 次等分割方式，利用细胞周期同步化的概念，使用适当的药物使肿瘤细胞同步化，随后合理地设计分次治疗方案，使肿瘤细胞总是处于细胞周期最敏感的时相进行照射。

（5）细胞放射敏感性（radiosensitivity）：在影响肿瘤放射敏感性的各种因素中，肿瘤组织的细胞起源和分化是主要因素。起源于放射敏感组织的肿瘤对放射线的敏感性较高，分化程度越差的肿瘤其放射敏感性越高。

肿瘤细胞群内有在增殖周期的细胞（G1-S-G2-M）、静止细胞（G0）、终末分化细胞和死亡细胞。细胞增殖率和细胞丢失率与放射敏感性之间有明显的关系，凡是平均生长速度快、细胞更新率高的肿瘤，对放射线也较敏感。

肿瘤细胞群受打击后有其本身的、与正常组织不同的反应体系，肿瘤细胞群的放射损伤修复能力较弱。在临床上，利用放射线对各种组织器官的正常细胞和肿瘤细胞损伤程度的不同，及其修复能力的差别，使放疗在正常组织耐受的条件下最大限度地杀灭肿瘤细胞。

■ 放疗的基本技术

随着计算机技术的广泛应用、现代医疗设备和医学影像技术的进步，肿瘤放射治疗取得了迅速发展，步入了精准放疗时代。三维适形放疗、调强放疗、容积旋转调强放疗（volume modulated arc therapy，VMAT）和螺旋断层放疗（tomotherapy，TOMO）等现代放疗技术层出不穷，大大提高了肿瘤靶区的物理适形度，使肿瘤靶区得到最大的照射剂量，同时最大限度地降低靶区周围正常组织的受照剂量，有效提高了治疗效率，并显著降低不良反应的发生率，患者的生活质量得以提高。

适形放疗

适形放疗技术利用三维适形计划系统进行分次照射，放射野的形状在射束视野与病变投影形状相一致，从而最大限度地保护正常组织而摧毁靶区病灶。

调强放射治疗

调强放射治疗是在适形放疗基础上发展起来的体外三维立体照射技术，是放疗发展的里程碑。这种方式主要通过装有多叶光栅（multi-leaf collimator，MLC）的治疗机头来实现，MLC首次成为和加速器出束装置并重的分系统。调强放疗通过在多个方向投射预先由治疗计划系统（treatment planning system，TPS）计算的多个不规则子野（segment）来完成上述精确放疗。调强放疗按设计好的强度分布在治疗机上采用调强方式而实施治疗，通过优化配置射野内各线束的权重，使高剂量分布的形状与靶区的形状一致，其剂量分布的适形度更高。调强技术能够保证在靶区注入更高剂量，同时能够压低周围危及器官的剂量，改变了常规放疗在权衡这二者时的两难境地，从而使放疗技术走入精确放疗时代。

除了常规的固定野调强放疗外，一些特殊的调强放疗技术也得到尝试与应用，如旋转调强放疗、螺旋断层放疗、射波刀放疗等。

旋转调强放疗（以 Varian 公司的 ARC 技术和 Elekta 公司的 VMAT 技术为主流）是将动态MLC技术与弧形（旋转）治疗相结合，加速器机架角旋转射束来实现处方剂量的实施。在治疗过程中，机架围绕患者可以 360° 旋转出束或选择角度范围出束，MLC 叶片位置和光栅角度都可跟随靶区形状自动变化，从而实现多旋转射野、多共面或非共面弧形照射野，其优点是照射速度快、剂量分布均匀、结合图像引导技术可实现精准治疗。在保证靶区和危及器官剂量要求的前提下，大大缩短治疗时间，减少机器跳数，改善患者舒适度。使用该技术需要先制订旋转调强治疗计划，人为地选择弧形射野数目及入射角度范围，再由计划系统对射束的权重进行优化，计算出临床要求的剂量分布，依据加速器剂量率，将其转换为MLC 的驱动文件，即将 MLC 处方传送到 MLC 控制器用于驱动叶片，在出束期间控制加速器实施弧形治疗，同时控制 MLC 动态地逐步完成一系列射野形状，所有弧形射野的累计剂量分布与计划期望的分布一致从而达到调强的目的。

螺旋断层放疗加速器或称螺旋断层放疗系统，是采用螺旋 CT 螺旋扫描方式治疗癌症的放射治疗设备。简单的理解是 CT 机结合 6 MV X 线直线加速器模式，螺旋照射方式不同于传统加速器，只从几个固定射野进行照射。TOMO 设计的是围绕患者螺旋照射，把 6 MV 直线加速器安装在 CT 滑环机架（与诊断 CT 使用相同的技术）上，窄扇形射线照射野可以环绕机械等中心做 360°连续旋转照射。在机架旋转的同时，治疗床根据机架等中心进床，射线围绕患者产生了一个螺旋形照射通量图。治疗过程中机架按照特定的恒速旋转，机架每旋转 7° 为一个射野方向，每旋转一圈有 51 个方向的调制射野，连续的螺旋照射方式解决了层与层衔接处的剂量不均匀问题；每个角度通过气动二元多叶光栅实现靶区适型，气动二元多叶光栅即 64 片互锁设计的二元叶片调制

40 cm 宽的照射野，每对互锁多叶光栅只有开和关的二元状态，通过开关时间来调制子野强度。TOMO 的优点是调制能力强、靶区分布均匀、治疗范围广、可实现图像引导甚至自适应放疗，但也存在单次治疗时间较长、低剂量区域分布较广、价格昂贵等问题。

射波刀（cyber knife），又称"立体定向射波手术平台"，是新型的全身立体定向放射治疗设备，其将 6MV 的 X 射线直线加速器安置在具有 6 个自由度的精密机械手臂上，提供最佳的空间拓展性及机动性。根据治疗计划系统产生的结果，可以轻易地将放射剂量投放到全身各处的病灶上。利用多达 1200 个不同角度的射束，运用机器手臂分散笔形光束入射，实现肿瘤靶区适型的同时减少肿瘤周围正常组织及重要器官所接受的辐射剂量，有效降低放射并发症的发生，使目标肿瘤得到集中均匀的放射剂量。由于立体定向放射治疗对靶区位置精度要求高，射波刀配备了实时影像引导系统，即在不使用侵入式固定头架的定位方式下，利用身体骨结构作为目标定位参考点或植入金粒标记物，通过两组 X 射线源 90° 交叉，获取 X 线影像实时追踪靶区，在治疗过程中实时检测 X 线影像上靶区的位移，并针对患者靶区的微小移动进行实时补偿修正，确保治疗的精确性。

立体定向放射治疗

立体定向放射治疗（stereotactic radiation therapy，SRT）、立体定向放射外科（stereotactic radiosurgery，SRS）及体部立体定向放射治疗（stereotactic body radiation therapy，SBRT），均是使用先进的影像技术对病灶和危及器官进行精准定位，然后对靶区给予小野集束照射的放疗技术。

SBRT 通过提高单次照射剂量来减少总照射次数，如果使用常规剂量率，单次照射时间会大大增加，而患者在长时间照射下不可避免地会产生较大范围的呼吸活动，必然导致治疗效果的降低。使用 FFF（flattering filter free）模式下的高剂量档则可以避免上述问题，FFF 技术即去掉用于修整射线的均整块，使用含有大量软射线的打靶后的原始射线代替平坦的均整后的射束，这样剂量率将显著提升，通常会获得上千 MU 的剂量率。配合高速多叶光栅，再结合 VMAT 的技术优势，这三者的结合会使一次治疗的效率大大提高，以前需要十几分钟的普通调强治疗可以缩短到几分钟内，并且不牺牲放射治疗的质量。

质子、重离子放疗

常见的放射治疗用 X 线，随着照射深度的增加，射线授予能量逐渐衰减，因此，在对深部肿瘤组织进行照射时，体表及肿瘤周围正常组织不可避免地会受到损伤。使用加速器产生的质子束和重离子束，以极高的速度射入人体后，大部分能量沉积在射程末端，形成一个尖锐的剂量峰——Bragg 峰。将 Bragg 峰调整到与整个肿瘤靶区位置、大小一致，放疗靶区前剂量低，放疗靶区后剂量几乎等于零，而且旁散射少、侧向半影小，在形成峰之前的低平坦段为坪，峰后则是一个突然减弱陡直的尾，对人体组织损伤非常小，可获得很高的治疗增益比，这是质子、重离子放疗区别于 X-刀、γ-刀的突出优势。

1. 基本概念

质子是指氢原子电离后带有正电荷的亚原子粒子，质子粒子极其微小，质子被认定为是一种稳定的、不衰变的粒子。质子经电场加速运动后可达到极高的能量。重离子是指比 α 粒子（氦4）质量大的离子，如碳12、氖22、钙45、铁56、氪84和铀238等。简单理解就是原子量比氢原子大的离子。加速带电的重离子处于高能状态，成为穿透力很强的电离射线。重离子射线直接破坏癌细胞的 DNA 双链，使癌细胞照射后几乎没有修复的可能性，达到彻底"杀死"癌细胞的目的（图 1-17）。

2. 质子、重离子放疗设备简介

质子、重离子放疗设备包括质子（重离子）加速器、能量选择系统、束流运输系统和旋转机架、治疗头和定位准直系统、剂量验证系统、治疗计划系统、治疗控制系统和治疗安全系统等（图1-18）。其中，质子、重离子放疗所需要的较高能量的质子、重离子放疗束，由高频谐振加速器获得，加速后质子的最大能量不低于250 MeV，并且在70~250 MeV 范围内，能量连续可调，质子流速强度约为 10^{10} cm/s。重离子能量在85~430 MeV 范围内，能量连续可调。质子、重离子放疗加速器基本类型包括：同步加速器、回旋加速器、同步回旋加速器和直线加速器。

3. 质子、重离子放疗的临床应用

质子、重离子放疗应用越来越广泛，除了包含X线放疗适应证外，更为常规X线放疗受限的癌症患者提供了机会。质子、重离子放疗的效果好而不良反应小，治疗时可显著降低伤及健康组织的风险，在治疗肺癌、肝癌、腹部腺癌、胰脏癌及鼻咽癌等位于复杂解剖区域的恶性肿瘤时，其优势尤为显著。对于正常组织对X线放疗损伤敏感的患者（主要指儿童恶性肿瘤患者），质子、重离子放疗具有重要的治疗意义；对X线放疗不敏感、高度抵抗的乏氧细胞的肿瘤，质子、重离子放疗也有明显优势。质子、重离子放疗常见肿瘤见表1-1。

质子、重离子放疗的优点概括如下（图1-19）：①剂量分布优势明显，能对放疗靶区进行"定向爆破"，病灶前面的放射剂量极微量，病灶后方剂量为零；②不良反应较小；③放疗时间较短；④接受微量射线的正常组织可很快恢复；⑤治愈率高；⑥禁忌证少，尤其适于儿童及不适应手术患者；⑦能达到皮肤下30 cm的深组织。

虽然质子、重离子放疗有诸多优点，但也存

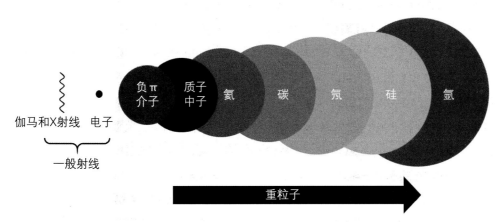

图1-17　不同粒子质量图

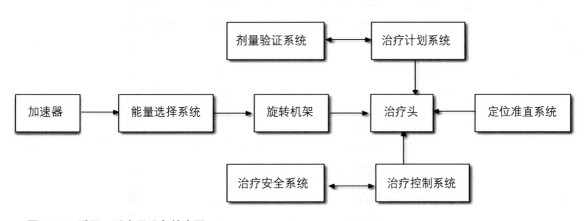

图1-18　质子、重离子设备简介图

在一定的局限。首先，质子、重离子加速器设备昂贵，占地面积大，修建机房和购买设备的前期投资巨大。其次，质子、重离子放疗虽然在儿童肿瘤、黑色素瘤、脑瘤的治疗中比较有优势，但也有充足的临床证据证明，其对很多成人肿瘤的临床获益不及儿童肿瘤显著。MD Anderson 癌症中心开展了 2 项质子放疗在非小细胞肺癌（non-small cell lung cancer，NSCLC）应用的临床试验。一是三维质子放疗对比 X 线调强放疗治疗局部晚期 NSCLC，二是质子放化疗对比 X 线放化疗治疗

不可切除的 Ⅱ～Ⅲ B 期 NSCLC 的 Ⅲ 期临床试验。目前的研究结果并没有显示出质子放疗在治疗非小细胞肺癌中有生存期的优势。综合其他研究发现，肺 V20 在质子放疗中较 IMRT 的优势并不确定，可能原因是质子治疗在肺癌放疗中呼吸运动、组织密度变化、肿瘤退缩等因素对剂量分布影响较大。此外，质子、重离子放疗还不能计算动态剂量，尚不能实现旋转动态调强或者螺旋断层放射治疗。

■ 放疗的临床应用

放疗在恶性肿瘤治疗中的应用

1. 根治性放疗

放疗作为根治手段已在一些肿瘤治疗中获得较为满意的疗效，如治疗皮肤癌、鼻咽癌、前列腺癌、宫颈癌、视网膜母细胞瘤、精原细胞瘤、霍奇金淋巴瘤等。

对于常见的早期头部肿瘤，如口腔、喉、下咽癌等 T1、T2 小病变，根治性放疗可以取得和

表1-1　质子、重离子放疗常见肿瘤

常见肿瘤分类	肿瘤名称
中枢神经系统肿瘤	脑膜瘤、垂体瘤、听神经瘤及星形细胞瘤等
颅底肿瘤	脊索瘤、软骨肉瘤等
头颈部肿瘤	鼻咽癌、口腔癌、咽癌、喉癌等
胸腹部肿瘤	肺癌、食道癌、肝癌、胰腺癌等
盆腔肿瘤	前列腺癌、子宫肿瘤及其他不能切除的盆腔肿瘤等
骨和软组织肿瘤	骨肿瘤和软组织肉瘤

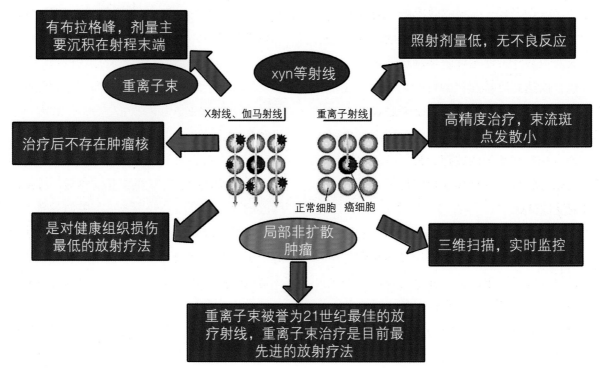

图1-19　**重离子放疗优点示意图**

手术相近的疗效，而且相对于手术来说，放射治疗保留了患者解剖结构及功能的完整性。以鼻咽癌为例，其具有向周围组织浸润的特点，靶区通常较大且极不规则，而鼻咽周围紧邻重要正常组织（如脑干、脊髓、视交叉等），但是头颈部无器官运动，体位固定和重复性好，放射治疗是其最主要的治疗方法。鼻咽癌唯一的根治性手段就是放射治疗，早期鼻咽癌的放射治疗以 IMRT 为首选。

NSCLC 是全球发病率最高的恶性肿瘤。2015年，美国 MD Anderson 癌症中心张玉蛟教授团队整合分析了 STARS 和 ROSEL 试验数据，结果表明，对于临床 I 期 NSCLC，SBRT 较手术具有更好的耐受性和总生存率，SBRT 组的 1 年和 3 年总生存率分别为 100% 和 95%，手术组分别为 88% 和 79%；SBRT 组 3 年无复发生存率为 86%，手术组为 80%。该研究虽有一定争议，但临床实践中，对于不可手术的 I 期 NSCLC，SBRT 已是标准治疗之一。

2. 姑息性放疗

肿瘤姑息治疗针对不能治愈的患者采取积极主动的医疗和护理，包括缓解疼痛及解决其他身体症状、心理和社会等各方面的问题。姑息性放疗是指应用放疗方法治疗晚期肿瘤及其复发和转移病灶，以达到改善症状的目的。放疗在晚期肿瘤姑息治疗中应用最为广泛，晚期患者常由于肿瘤浸润、压迫和坏死导致局部症状明显，采用较低总剂量和较短疗程的放疗，常可有效地控制症状，尤以骨转移、脑转移放疗应用最为广泛，且患者耐受性良好。

骨转移瘤是指原发于机体其他器官的肿瘤，通过淋巴系统或者血液循环等途径转移到骨骼所产生的继发性骨肿瘤。骨转移是癌性疼痛的主要原因之一，其所造成的病理性骨折、脊髓压迫和高钙血症等并发症，可以加快病情的发展，严重地影响肿瘤患者的生活质量。放射治疗具有止痛迅速、不良反应轻等优点，成为骨转移瘤最有效

的治疗方法。放射治疗的作用原理是抑制或杀死肿瘤细胞，一般在照射后 3~6 周开始起效，疼痛缓解率可达 80%~90%，止痛作用高峰在 2~3 个月，约半数患者的疼痛能完全消失。常用放疗剂量及分割模式为每 10 次 30 Gy 及单次或多次大剂量照射（每次 8 Gy）。

成人颅内恶性肿瘤中，转移性肿瘤占 70%~90%。恶性肿瘤患者的脑转移发生率为 20%~40%，在脑转移肿瘤中，原发灶为肺癌的比例最高，占 40%~70%，其次为乳腺癌、恶性黑色素瘤、消化道肿瘤及肾癌等。脑转移瘤的治疗选择包括手术、全脑放疗、立体定向放射外科（如 γ-刀、X-刀等）、化疗、原发肿瘤治疗、肾上腺糖皮质激素和支持治疗等。全脑放疗是多发性颅内转移的标准治疗，可以使 50% 以上的患者减轻症状，平均延长生存期 3~6 个月，10% 可获得长期生存（大于 12 个月）。全脑放疗还可联合手术或 γ（X）-刀、外照射补量或 SRS 补量等方式，达到姑息减症的目的。

除了常见的骨转移瘤、脑转移瘤的姑息性放射治疗外，某些分期较晚的恶性肿瘤已失去手术机会，以及因其他疾病、年龄、营养等不符合手术标准，需要姑息减症的患者，亦可采取姑息性放疗来减轻肿瘤负荷，使患者症状得到控制，痛苦得以减轻。姑息性放疗分为高姑息和低姑息，前者的治疗目的是延长患者生命，使患者可带瘤生存多年乃至正常工作；后者的治疗目的主要是减轻患者痛苦，通常无法达到延长生命的目的，比如软组织、骨、脑侵犯引起的疼痛，肿瘤压迫引起的消化道梗阻、肺不张、上腔静脉压迫、输尿管梗阻、肢体血液回流受阻，肿瘤所致出血，肿瘤引起喉返神经受压、脊髓压迫、视神经受压等情况。在姑息放疗过程中，应根据病情变化及时调整治疗方案，若低姑息治疗效果显著，可改为高姑息治疗；而高姑息治疗很有效时，也可考虑调整为根治性治疗。

放疗在良性病治疗中的应用

1. 国外良性病治疗现状

美国学者 Order 和 Donaldson 于 1990 年编写了《放射治疗良性病》一书。调查研究了美国 1950—1980 年 76 种良性病的放射治疗，该书收集美国放射治疗文献和美国放射专家经验和评论，并受美国放射肿瘤协会委员会的指导编写而成。该书对良性病治疗提出具体指导方针，除在全世界调查的 28 种良性病外，还提出中枢神经系统良性肿瘤，如垂体瘤、脑膜瘤、松果体瘤等；自身免疫性疾病和器官移植，如狼疮性肾炎、多发性硬化症、肾移植、心脏移植、骨髓移植；口腔良性疾患，如腮腺瘘、腮腺炎；耳鼻咽喉科疾患，如中耳炎、扁桃体炎等；眼科疾患，如米库利奇病、浆细胞瘤；消化系统疾患，如胰瘘、脾功能亢进；皮肤疾患，如毛囊炎、足底纤维瘤病；化学感受器组织病，如副神经瘤等。

2. 国内良性病治疗现状

我国开展放射治疗良性病已有 50 多年，近 10 年来报道治疗的良性疾病有瘢痕疙瘩、Graves 眼病、鼻硬结症、内翻乳头状瘤、颈静脉球体瘤、前列腺增生症、原发性血小板减少性紫癜、巨大血管瘤所致血小板减少性紫癜、脑动静脉血管畸形、脑膜瘤、听神经瘤、脉络丛乳头状瘤、胆瘘、色素沉着、绒毛结节性滑膜炎等。

3. 常见良性病放射治疗

（1）瘢痕疙瘩：瘢痕疙瘩是皮肤创伤愈合中纤维组织异常增生形成的隆起性瘢痕，临床表现为瘢痕组织过度增生，超越伤口界限并向局部正常组织浸润生长，常伴瘙痒甚至疼痛等症状。目前，主要治疗方法有手术切除、放射治疗、激光、冷冻、局封或药物局部注射等。手术切除后加局部浅表放疗可有效预防复发。一般认为术后 24 小时内开始放疗，总剂量控制在 20 Gy 左右，分割模式如 20 Gy/10 次，15 Gy/5 次，20 Gy/4~5 次等，总体有效率达 90%。

（2）Graves 眼病：Graves 眼病称为甲状腺相关性免疫眼眶病（throid-related immune orbitopathy，TRIO），又称浸润性突眼、内分泌性突眼或者恶性突眼，是一种自身免疫性疾病，以眼球后及眶周软组织的浸润性病变为特征。Graves 眼病的治疗方法包括糖皮质激素、球后放疗、手术、免疫抑制剂和去血浆法等。球后放疗是切实有效的治疗手段，用于严重进行性甲状腺眼病的一线治疗，也用于糖皮质激素治疗失败或者不能耐受的患者。放疗剂量为 20 Gy/10 次。

（3）特发性血小板减少性紫癜：特发性血小板减少性紫癜（idiopathic thrombocytopenic purpura，ITP）是因免疫功能异常导致血小板破坏增多的临床综合征。根据患者的发病年龄、临床表现、血小板减少的持续时间和治疗效果，可将其分为急性和慢性两种类型。脾脏放疗也称为"非手术性脾切除"，是 ITP 的有效治疗方法，可作为其他治疗方法的补充。脾脏放疗的剂量与疗效之间的关系尚需进一步探讨，一般认为 15 Gy 是有效剂量。脾脏放疗保留了脾脏免疫功能，其发热和疼痛较脾脏栓塞明显减轻，易于接受。

（4）垂体瘤：70% 的垂体瘤病例的激素水平升高，主要是泌乳素、促肾上腺皮质激素或皮质激素，偶有促甲状腺激素或促性腺激素升高者，可引起视觉障碍、头痛、眼肌麻痹、垂体功能减退等症状。垂体瘤治疗包括手术、药物和放疗，有时可选择临床观察。除了催乳素瘤，其他垂体腺瘤的首选治疗为选择性手术切除。放疗是垂体瘤治疗的重要手段，多在手术后进行，适应证包括不全切除术后、临床相关的持续激素分泌、术后肿瘤复发。垂体放疗总剂量为 45~50 Gy（单次 1.5~2.0 Gy），肿瘤局部控制率可达 90% 以上。

现代放射治疗的特点

放射治疗是肿瘤治疗的主要手段之一，历经百余年的发展历史，放疗设备已经从功能单一的深部治疗机、钴60等发展到主流的直线加速器及质子、重离子加速器等高精尖设备，放疗技术也从二维放疗发展到三维、调强、图像引导、四维、立体定向及实时监控等现代放疗技术。放疗在早期、中期、局晚期及晚期癌症患者中广泛应用，产生了较好的肿瘤治疗效果和较低的正常组织损伤，大大提高了放射治疗的增益比。现代放疗技术呈现出多种特点。首先是放疗技术的复杂性和多元性特点，包括放疗设备、放疗技术、放疗流程、放疗质控、放疗监管和随访、放疗安全防护等方面的复杂性；其次是放疗数据的多样性和多模态特点，包括个人信息、影像数据、放疗流程数据、放疗辅助技术数据、放疗信息及分子信息的多样性；现代放疗技术不仅满足靶区适形性和均匀性，还有高精度、快捷性、实时性和功能性的发展趋势和更高目标；同时，放疗技术与外科手术及多种全身治疗相结合，达到多学科融合的综合治疗目的。

■ 放射治疗的复杂性

放疗设备的复杂性

1. 放射治疗设备

自从1895年伦琴发现了X线，放射线用于肿瘤治疗就逐渐起步。放射治疗设备从最早的近距离敷贴治疗和腔内放射治疗，发展到千伏级X线治疗机、兆伏级治疗机，逐渐过渡到医用直线加速器，进入现代放射治疗阶段，放射治疗设备不断更新，治疗精度和速度也大大提升。放疗设备已经从以加速器为主的相对单一体系发展成以

加速器、高精度治疗头、高精度定位系统、影像系统、计划软件、管理软件及各种辅助设备为一体的综合性治疗平台。常见的现代放射治疗设备包括医用直线加速器、螺旋断层放射治疗系统、射波刀、TrueBeam、伽马刀、后装放疗机，还有质子、重离子加速器等。

这些放疗设备具有高度的精密性和复杂性。以最主流的放疗设备——医用直线加速器为例，它利用脉冲式微波波段的射频电场加速电子，能量范围为4~25 MeV，为10^3 MHz（L波段）~10^4 MHz（X波段），应用最为广泛的是2 856 MHz（S波段）。用于临床的直线加速器种类很多，部分加速器仅提供低能X线（4或6 MV），另有部分加速器可提供兆伏级电子线和X线。现代高能直线加速器可以提供两档光子能量（如6、18 MV）和多档电子能量（如6、9、12、16和22 MV），是应用最多的类型。这些加速器具备复杂的电子元件，包括电子枪、电子束流输运、X线球管等装置，最终产生X线用于临床治疗（图1-20）。其他高精度的放疗设备具有更为复杂的构造，尤其是具备旋转调强、立体定向放疗、机器臂、非共面照射及高LET射线的放疗设备。放射治疗设备结构的复杂性导致日常使用、质检及维修的复杂性，相关人员需要满足基本的资质要求，熟悉业务内容，才能使复杂的治疗设备发挥精准的治疗效果。

2. 放疗辅助设备

现代放射治疗设备离不开放疗辅助设备的应用，高精度放疗首先是精确定位，体位固定的好坏直接影响治疗时靶区摆位的重复性，是实现精确照射和有效保护危及器官的基石。良好的体位固定，有利于提高靶区照射剂量，减小周围正常

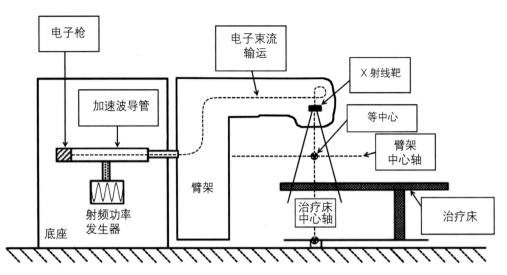

图1-20　等中心医用电子直线加速器的结构设计。加速波导管与射频功率发生器均安装于旋转机架的支座上；电子束由束流输运系统运送到可移动式X线靶；机器可提供X线及电子线

组织受量，从而增加肿瘤的局部控制率。体位固定技术、材料、固定方案等因人而异，各放疗中心也不尽相同，因此体位固定具有一定的复杂性。

放疗辅助设备主要包括：①模具制作设备，包括热丝切割机、自动控温熔铅炉、恒温水箱、电子线挡束模具、X线挡束模具、电子线模板、冷却平板、低熔点合金铅、高密度泡沫、影子板、加速器/钴机挡束铅块、真空泵、真空定位垫、加速器网格板、立体定位体架、加速器床板、CT床板等；②体位固定设备：头膜、X-刀定位膜（三件套）、头颈肩膜、体膜、腹膜、俯卧位（盆腔/乳腺）固定系统、可调式仰卧头部固定架、头枕、楔形垫、一体化固定架、底板固定条、定位袋、丁字鞋、呼吸门控、激光定位系统等（图1-21~图1-23）；③模拟机：包括常规模拟定位机和CT模拟定位机；④图像引导设备：包括电子射野影像系统（electronic portal imaging device，EPID）、锥形束计算机断层扫描系统（cone beam computed tomography，CBCT）等。

放疗辅助设备多种多样，适用于不同的肿瘤部位、放疗技术及治疗目的。放疗辅助设备中选择最佳方案的标准：一是能准确提供肿瘤和周围重要器官的影像信息，用于精确地设计放疗计划；

二是便于治疗方案的验证和模拟，保证每次放射治疗体位的重复性和准确性；三是可给放疗患者提供舒适的固定体位，便于长时间、多重复次数地保持重复的位置，尽量减少分次治疗间的摆位误差。

3. 放疗设备的监管

放射治疗设备和放疗辅助设备的复杂性，是现代放疗技术的基本体现。为保障设备高效精确地运行，对其进行有效监管是必须的。监管是放疗全面质量管理的重要组成部分，主要体现在加强放疗设备机械和电气安全连锁电路的检查，加速器、模拟机、机械和几何参数的定期检测。每日治疗患者前，必须检查所有连锁电路、机械运动、参数设置、水气系统、真空系统等是否处于正常状态。每周定时检查治疗机的激光灯、标尺灯和灯光野的指示，检查射野挡块和补偿器的规格是否齐全，进行相应配备。每月检查机器数字读数系统（射野、机架角）、治疗摆位验证系统、摆位辅助装置及固定器、垂直标尺、束流中心轴。每年检查机架等中心、准直器旋转、治疗床垂直下垂与横向或纵向运动标尺、旋转中心等。定期对放疗设备进行维护保养，如设备表面清洁、设备内部吸尘、冷却散热配套设施的检查，同时保

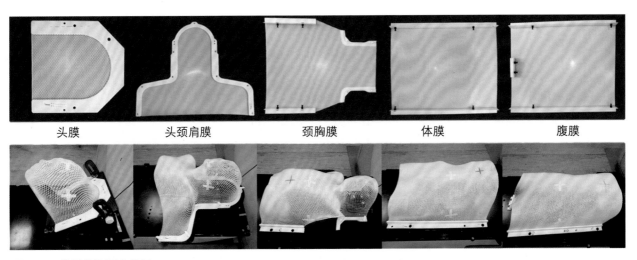

| 头膜 | 头颈肩膜 | 颈胸膜 | 体膜 | 腹膜 |

图1-21 常用体位固定模具

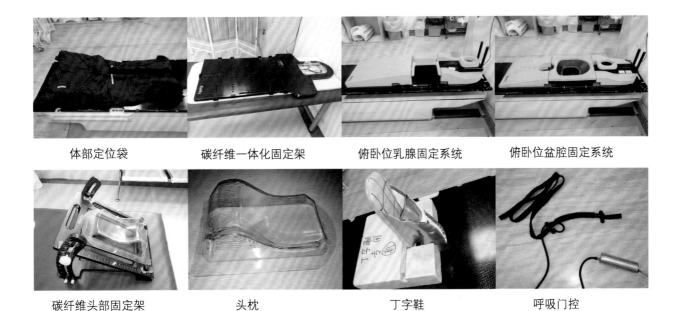

| 体部定位袋 | 碳纤维一体化固定架 | 俯卧位乳腺固定系统 | 俯卧位盆腔固定系统 |

| 碳纤维头部固定架 | 头枕 | 丁字鞋 | 呼吸门控 |

图1-22 常用体位固定设备

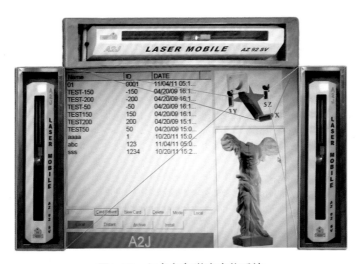

图1-23 红色氦氖激光定位系统

证放疗设备适宜的工作环境温度、湿度等。

放疗技术的复杂性

1. 放射治疗技术

20世纪90年代后期，随着计算机技术、图像处理技术、医学影像技术（如CT、MRI）的迅猛发展，放射治疗技术从简单的传统二维常规放疗发展到三维适形放疗（3D-CRT）、调强放疗、图像引导放疗、立体定向放疗、自适应放疗。现代放疗技术是立体定位、影像、计算机、放疗设备等一系列新技术的结合体。CT、MRI、PET等定位系统能够准确辨识肿瘤。图像引导、螺旋断层放疗系统及头/体伽马刀、射波刀、质子和重离子等设备能够精准打击目标，使正常组织的损伤更小、患者的治疗过程更舒适，高剂量、短疗程、损伤更小的治疗新模式能够得以实施。

不同的现代放疗技术针对的治疗目的不同，各具有不同的功能特点和技术参数，在适应证、治疗精度、治疗时间、剂量跌落、非共面特性及是否具备图像引导等诸多方面体现出各自优缺点和复杂性（表1-2）。

（1）三维适形放疗：要求在三维空间上照射野与肿瘤靶区形状一致，适用于治疗精度要求一般、周围正常组织耐受性好的肿瘤部位。

（2）调强放疗：可使高剂量区剂量分布的形状在三维方向上与靶区形状一致，又可以对射野内诸点的射线强度进行调整，使靶区内及表面的剂量分布相对均匀；对肿瘤周边正常组织可做到剂量更低，有利于提高疗效、降低损伤，主要适用于肿瘤形状复杂、肿瘤周边有较多放射敏感组织或肿瘤周边有重要器官包绕的患者。

（3）立体定向放疗：利用立体定向装置、CT、MRI和DSA等先进影像设备和三维重建技术，准确确定病变和邻近重要器官的位置和范围，对小病变实施小野三维集束分次大剂量照射。此技术定位精确、疗程短，在摧毁小病变的同时能很

表1-2 不同现代放疗技术的优缺点

	锐速刀（RapidArc）	诺利刀（Novalis）	射波刀（Cyberknife）	螺旋刀（Tomography）	头部伽马刀（Gammaknife）
适应证	全身（40 cm）	全身（10 cm）	全身	全身（无明显限制）	仅头部（3 cm）
固定效果	普通	普通–最佳	普通	普通	最佳
机器精确度	佳	佳	佳	佳	最佳
剂量分布	佳	佳	稍不均匀	佳	较不均匀
分次治疗	可	可	可	可	较为困难
低剂量区域	普通	普通	普通	稍多	普通
治疗时间	< 5 min	< 30 min	20 min~2 h	< 30 min	20 min~1 h
非共面治疗	可	可	一定	无	一定
影像引导	有	有	有	有	无
优点	快速完成360°弧形放疗，减少长时间治疗产生的不适	微细多叶准直器，适合治疗小肿瘤	治疗中使用X线定位，可立刻修正误差	治疗前使用电脑断层定位	固定及治疗精准度高
缺点	计划复杂需较长时间做计划设计	仅能治疗约10 cm范围	肿瘤追踪摄片增加治疗时间及低剂量区	无法立刻完全修正因位移所造成的治疗误差	仅适合头部的治疗，放射源随时间衰变会增加治疗时间
位移误差修正能力	佳	佳	佳	良	无

好地保护邻近组织和器官。如伽马刀可实现脑部、体部肿瘤的单次、多次大分割和短疗程治疗;射波刀可实现非共面照射,机器臂灵活,对于狭小空间、特殊部位肿瘤的照射具有更好的操作性。

(4)容积旋转调强放疗:通过一个弧或多个弧的机架旋转来实现调强适形放射治疗,在加速器传输剂量的同时,连续不断地改变机架旋转角度、输出剂量率、多叶准直器叶片的运动位置。与传统调强放射治疗相比,其特点包括治疗时间明显缩短、治疗的机器跳数减少。如锐速刀(RapidArc)具备动态出束功能,可快速完成360°弧形放疗。

(5)螺旋断层放疗:通过气动方式开关MLC,进行射野形状调控实现调强治疗,该放疗系统与螺旋CT一样,在机架和治疗床的联动过程中用螺旋断层方式进行放射治疗。其特点包括将直线加速器和螺旋CT整合;通过每日兆伏级CT图像,可观察剂量分布及肿瘤变化;能够实现大范围的调强治疗照射野(直径60 cm,长160 cm),且无须考虑野衔接问题;能提供较好的剂量分布、肿瘤适形度和剂量均匀性,保护正常组织。螺旋断层放疗系统使放射治疗不再受制于肿瘤的形状与大小。

(6)重粒子放疗:重粒子治疗基于重粒子Bragg峰的物理学特性,射线束窄,准直性能好,在照射过程中几乎不发生散射;Bragg峰的宽度、深度及粒子束的形状可通过限束、滤过装置调节,使其更符合病灶的形状。这些特点使之很适合作为立体定向放疗的放射源,在治疗时使粒子束的Bragg峰与病灶重叠,经过单个或多个方向照射即可达到理想的剂量分布,病灶周围组织几乎不受到损害。

2. 放疗辅助技术

现代放射治疗技术离不开放疗辅助技术的应用,高精度放疗中病灶的定位、照射部位、角度及照射野选择都是非常重要的。以往的二维放疗在模拟定位机上通过X线透视确定病灶的部位、形状和照射角度等,并在人体皮肤表面画上标记,显然具有较大的误差。随着放疗设备、放疗技术及放疗辅助设备技术的发展,如何提高病灶定位的精度、确保靶区照射的准度、验证放疗摆位的细度、提升放射治疗的速度、加强影像配准的维度,都是放疗辅助技术的复杂性体现。

(1)图像采集技术:模拟定位图像的采集一般基于CT获取。CT扫描图像基于kV级X射线成像技术,它根据人体不同组织对X线的吸收与透过率的不同来体现组织结构的分辨率,但仍不能完全满足临床需求。如MRI对头颅和头颈部病变具有更好的软组织结构和神经系统分辨率;PET-CT对肺不张与肿瘤具有更好的区分作用。

(2)图像配准融合技术:CT、MRI、PET-CT多维度配准融合,有利于靶区的准确勾画,减小正常组织受照范围。

(3)呼吸运动监测技术:胸腹部肿瘤随呼吸运动带来放射治疗的误差,四维CT技术和呼吸门控技术可确定肿瘤随呼吸运动周期性位置变化范围,保证靶区照射的准度。

(4)放疗摆位验证技术:图像引导放疗通过采集图像并三维重建,与放疗计划CT图像进行配准,纠正位置偏差后再实施治疗,从而减小摆位误差,减小器官运动引起的内边界,减小器官变形引起的剂量变化。

放疗流程的复杂性

1. 制订治疗方案

放疗前,医师根据每位患者的详细病史和体征、病理诊断、实验室和影像检查资料、全身情况等,讨论制订合适的个体化治疗方案,确定初步的放疗原则,然后向患者解释为什么要放疗、放疗预期大致能达到怎样的效果,以及可能出现的反应、并发症和后遗症等,并签署放疗知情同意书。这部分工作一般在放疗科或病房完成。

2. 体位固定及模拟定位

在确定放疗原则后,由医师、物理师和技师根据患者具体情况选择和制作舒适的固定模具。体位固定模具选择需保证每次放疗时良好的体位重复性，并尽量使患者感觉舒适，减小体位变动误差对精确放疗的影响，保证准确的放疗实施。头颈部肿瘤患者选择可塑面膜或头颈肩膜固定，而胸腹部肿瘤患者选择真空垫或体膜固定，乳腺肿瘤患者使用乳腺托架。体位固定完成后，行放疗模拟扫描定位，获取患者肿瘤及其周围器官组织详细的影像数据。对需要增强造影的患者，医师处方增强造影剂并安排静脉留置针。一般情况下，在CT扫描完成后，影像数据传输或者刻光盘拷贝至放疗计划系统。这部分工作在放疗科和CT室进行。

3. 靶区勾画

利用定位CT图像自动勾画体表外形，建立三维体表轮廓，然后逐层勾画靶区及周围剂量限制性器官。靶区轮廓勾画是能否实现精确放疗的关键，在立体定向放疗时，要求尽量勾画射线可能涉及的重要器官的轮廓。靶区勾画不但要求有高质量的图像显示，还要求有高水平的肿瘤诊疗医师配合，根据肿瘤大小和形状在各CT层面上勾画靶区轮廓。在肿瘤轮廓显现不清时，应在增强扫描图像或CT/MRI融合图像上进行轮廓勾画。靶区的勾画可在TPS上进行，也可在第三方勾画软件上进行，由医师勾画放疗病灶靶区和需保护的重要器官组织轮廓图，精确放疗靶区包括肿瘤靶区（gross tumor volume，GTV）（CT/MRI等显示的肿瘤轮廓）、临床靶区（clinical target volume，CTV）（包括GTV和肿瘤可能侵犯的亚临床灶）、计划靶区（planning target volume，PTV）（考虑了患者器官运动和摆位误差的CTV）。

4. 计划设计

放疗靶区和重要器官组织轮廓勾画完成后，由物理师根据医师要求设计精确复杂的放疗计划。物理师根据肿瘤和周围重要脏器之间在三维空间的相互关系设计合理的照射野分布方式。在射野方向观（beam eye view，BEV）窗口调整射野大小。在设计立体多野计划时，尽量采用非共面多野照

射。设计照射野的原则是使放射剂量高度集中在靶区，而使周围正常重要器官的照射量控制在剂量限制范围以内。目前，最常见的治疗计划系统包括飞利浦的Pinnacle、瓦里安的Eclipse和医科达的Monaco。

5. 放疗计划评估

在放疗计划设计完成后，要由医师和物理师进行评估并反复优化，直到满意为止，评估优化的目标是在保证肿瘤获得足够放疗剂量的同时，尽可能控制重要器官组织的照射剂量不超其耐受剂量，从而保护重要器官组织的功能和保障患者的生活质量。

6. 放疗计划验证

放疗计划验证包括放疗中心位置验证（即复位）、射野验证和剂量验证。放疗中心位置验证是依照计划系统给出的肿瘤中心位置，找出对应的体表标志作为放疗时摆位的依据。射野验证指在确定放疗中心位置后，利用模拟机拍摄X线片，核对中心位置、每个照射野形状、入射角度和射野大小等是否正确，可将位置误差控制在2~3 mm以内。剂量验证是由物理师通过人体仿真模体，比较实体内所接受的射线照射剂量与计划系统所设计的照射剂量是否一致。计划执行过程复杂，涉及MLC到位精度、机架角可执行度（是否碰撞患者）、治疗床位置的可执行度、剂量率控制的可行性等因素，以上因素均能影响计划执行时剂量给予的准确性。剂量验证相当于计划执行的"预演习"，验证计划的可行性。

7. 实施放疗

放疗准备工作全部完成且核对完全准确无误才可实施患者的放射治疗。任何一个环节出现超过允许范围的误差，医师、物理师、技师都要找出原因，予以纠正。为了保证患者得到精确治疗，有时甚至需要重新扫描定位，保证准确无误后方可继续治疗。放射治疗一般由2位技师共同完成，先在操作室核对治疗参数，然后在机房内进行摆位，按照标记线摆好患者，加入挡块、楔形板等

需要的辅助器材，向患者交代在不能耐受时可举手示意等注意事项，之后就可以离开机房并关闭铅门。治疗中开启并密切关注患者监视系统，监视患者体位是否移动或出现其他意外，如果发现患者体位移动或发出求助信息，应立即停止治疗并给出相应处理，纠正后再行照射。

放疗质控的复杂性

放射治疗是一个多流程的高精度技术，每个流程包含许多的不确定性，所有这些不确定性都会影响最终结果的精度。放射治疗的质量保证（quality assurance，QA）与质量控制（quality control，QC）是保证放疗效果和安全性的重要环节。放疗质控包括对放疗人员、放疗设备、放疗技术、放疗流程、放疗计划、放疗机房的质量控制，是一个复杂的过程。

1. 放疗质控的管理

放射治疗科的总体质量保证工作需由一个专门委员会来组织，健全放疗质量管理组织体系，完善各项规章制度，成立质量管理小组。质量管理小组负责放疗质量管理策划、质量管理体系运行的协调、监督及考核等具体工作的管理和放疗服务质量文件和资料控制的管理，参与质量控制、质量保证活动，并制订详细的规章制度、日常规范流程、记录存档制度等确保放疗质控严格执行。

2. 放疗计划的质控

对 TPS 和放疗计划设计过程的质量保证，首先是放射物理人员的职责，但也应该得到放疗科内其他人员的支持和配合。放射治疗的质控涉及放疗科很多工作人员，是一项具有多重复杂步骤的工作，因此它的最终不确定性是针对全局的总体累积。由于整个计划过程的复杂性，因此要求设计更强大的质量保证程序，使用适当的仪器、人员、时间去实现这个程序。治疗计划的质量保证涉及临床、物理和行政诸多方面，它的顺利实施需要多人团队协作。

3. 放疗全程的质控

对放疗全程进行严格质控，以减少各个环节的误差，包括人为误差和随机误差。放疗全面质控包含放疗质量体系、放疗流程规范、放疗安全防护，以及放疗设备、物理技术和放疗服务的全面质量管理。把组织管理、数理统计、全程追踪和运用现代科学的管理方法有机结合起来，从计划阶段、执行阶段、检查阶段到处理阶段，通过质量策划、质量控制、质量保证、质量改进，开展放疗质量可持续提高的全面质量管理活动。

4. 放疗设备的质控

放疗设备的良好运行是放疗计划精确执行的基础，放疗设备的质控流程由设备的日检、周检、月检、季度检、年检等项目组成，各项目内容检测后，分析是否需要维护或调整设备参数，直至符合规程要求。放疗设备质控内容烦琐复杂，非常依赖质控人员的经验及业务水平，应充分意识到设备质控的关键性，严格执行质控方面的规章制度及流程，并定期接受卫生行政主管部门的监测。每项质控检测都涉及不同的参数，而对于开展不同类型的放疗业务，检测标准也不一样。每个单位都应根据实际情况，针对不同的质控项目选取合适的质控设备（图 1-24），参考国内外标准制订质控内容或表格并定期记录。

放疗监管和随访的复杂性

放疗计划的制订和实施是个多步骤的过程，放射治疗也是一个漫长的经历，常规分割的根治性放疗方法通常需要 1 个月以上的时间，而放疗结束后肿瘤可能继续退缩，放疗不良反应可能逐渐表现，因此放疗后的随访也是个漫长的过程。这些放疗中的监管和放疗后的随访也反映放疗技术的复杂性。

1. 放疗监管

加强医疗服务、医疗监测的流程管理，对规章制度、操作常规等进行管理和控制。为了提高放疗工作效率，保证放疗质量，放疗医师、物理

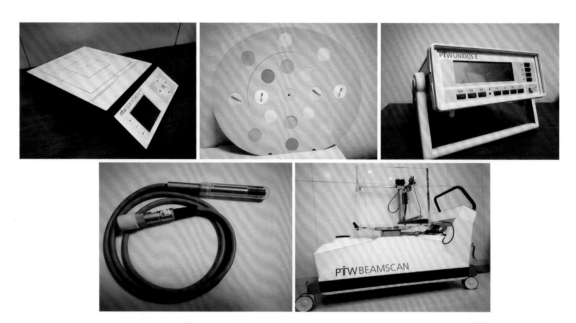

图1-24　各种放疗质控设备

师、技师、护师分工协作、明确职责，不断改进和完善放射治疗的工作流程，将放射治疗的质量验证融入日常放疗工作流程中。在肿瘤治疗过程中定期监控拍摄摆位验证片，根据肿瘤的缩小情况、患者的胖瘦情况随时调整治疗方案，在患者放射治疗的整个服务过程中，确保治疗方案的一致性和安全实施，包括靶区获得足够的照射剂量，同时正常组织受照剂量最小、工作人员暴露剂量最少，以及有效监控患者。

另外，规范放疗工作流程，提高放射治疗效率。分析影响放疗质量的各个环节，从放疗定位、计划设计、剂量验证到放疗实施，明确各环节的任务职能，确立质量管理目标，规划放疗内部工作流程，实现放疗的全程目标管理。

2. 放疗后随访

放疗后随访是医院或医疗保健机构对曾在医院就诊的患者以通信或其他方式，定期了解患者病情的变化和指导患者康复的一种观察方法。随访往往从患者出院以后开始，一般每3个月至1年随访一次，视不同疾病的病期和治疗方法而定。在近期随访中，医师主要观察患者治疗的效果及某些反应，并根据随访的情况和复查结果调整用药；远期随访可获得某一治疗方案的长期效果、远期并发症及生存时间，有利于筛选出更有效的治疗方法，并建立资料档案，掌握某一疾病的发展规律，有助于医学科学的发展。

放疗安全防护的复杂性

放射线既是肿瘤治疗的重要手段，也是对放疗工作人员的潜在威胁，可能对放疗患者的正常组织造成损伤，同时也是对放疗机房内外环境的射线污染。因此，放疗安全防护是保证放疗质量的前提，存在多样性和复杂性，需要引起高度重视。

1. 放疗机房环境的安全防护

放疗设备机房的防护要求较高，不仅对直线加速器、螺旋断层放疗机、CT模拟定位机等放疗设备有具体的安全防护要求，而且对机房辐射防护的屏蔽设计有严格的环保要求，需每年接受卫生监督所对放射工作场所的环境监测。如，机房屏蔽设计，高能放疗机房应采用迷路式设计，直线加速器机房的防护墙则要用灌浆灌满。再如，防护物需要有足够的重叠宽度，以及在机房内进行软装修以防止产生中子及相关射线等。同时，各放疗中心应建立放射防护规章制度，对放射设备的引进、使用、管理和维护等方面进行规范化管理，确保满足各项放疗仪器的安全防护需求。

放疗安全防护还包括放疗设备机械和电气安全连锁电路的设置，例如治疗机设置防撞装置，双通道剂量连锁、计时连锁、剂量率连锁、束流对称性连锁、楔形板连锁等电路，保证治疗安全准确地进行。在治疗室及操作室墙面上，治疗床和机架两侧设置紧急开关，发生紧急情况时可及时切断所有电源。安装治疗设备时设计安全接地装置，以防工作人员或患者受到电击，保证安全。还要采取与放疗配套的相关安全措施，例如治疗机与治疗室电动门设置连锁电路，机房门未关好不能出束，避免射线泄漏。治疗机房内配备必要的闭路电视和通信设备，时刻监视患者情况，操作室与治疗室随时保持通信联系。设备维修过程中，不擅自拆卸治疗机头防护钨块，以免发生射线泄漏。

2. 放疗中心工作人员的安全防护

放疗工作人员身处放射线照射的环境，必须保证放射线职业暴露在规定的剂量范围内，从各个方面来增强安全防护的可靠性，从而增加了安全防护的复杂性。例如，上岗前应进行相关的安全防护及相关法律法规的培训，提高安全防护意识。放疗工作人员在工作时间必须佩戴个人热释光剂量仪，进行个人剂量监测，建立健康档案，定期进行职业健康检查。同时，各放疗中心建立放射防护应急预案，定期组织应急培训和演练，提高放疗中心的应急能力。

放疗数据的多样性

随着医学及相关学科的快速发展，诊断检验数字化、电子病历信息化、网络化办公等技术在医院普及应用。患者数据纳入网络化信息化管理，数字化信息的传递与存储产生了巨大的数据量。由于患者具有个体特异性，检验诊断治疗等技术方法因人而异，数据量大而烦琐，形成了医疗数据的多样性。

肿瘤放疗患者同样具有医疗数据，而且肿瘤放疗患者由于治疗的特殊性，具有更多数据。由于患者的病情、身体状况、医疗资源、医院设备、医师经验水平等不同，因而肿瘤患者的确诊手段、治疗方案、执行过程等不具有标准性，造成了放疗数据的复杂性。放疗患者的基本信息、各种检验指标等文字性数据是结构化数据，而放疗技术相关的各种诊断报告、影像资料则为非结构化数据，这些来源不同的海量数据形成了放疗数据的多样性。

个人信息

放疗患者的个人信息包括姓名、性别、年龄、职业、民族、籍贯、文化程度、婚姻状况等，也包括既往病史、个人史、家族史等，还包括患者的生命体征、系统检查结果等数据。同时，患者治疗前、治疗中、治疗后及定期随访所监测的相关信息的动态变化，都对于判断放疗效果、不良反应、预后有着重要的意义。

影像数据

在诊断阶段，医师结合患者的病史病情资料、实验室检查报告数据及 X 线、CT、MRI、超声、PET-CT 等影像资料和组织病理学、基因检测结果，判断放疗适应证和禁忌证，并确定放疗目的。影像数据主要包括 CT、MRI、PET-CT、ECT、超声、消化道造影等影像数据。随着影像组学的发展，基于影像数据的放疗效果、不良反应预测与监控逐渐成为未来放疗的发展方向，进一步增加了影像数据的多样性。

放疗流程数据

患者放疗过程复杂烦琐，产生的数据具有复杂化、碎片化、个体化等特征。放疗流程数据的多样性主要体现在模拟定位阶段、计划阶段、计划的实施阶段的设备、技术、实施过程的数据多样性。

放疗辅助技术数据

现代放疗技术以高精度为特征，要求定位精确、计划精确、治疗精确，而这些精确性的保证，有赖于放疗辅助技术的应用。例如，通过体模体架等定位装置，可有效固定患者体位，减小定位误差和分次放疗间的重复摆位误差；通过四维CT（four-dimensional computed tomography，4D-CT）辅助放疗靶区勾画，可有效解决呼吸运动等引起的肺部病灶随呼吸运动的问题；通过逆向调强技术、立体定向放疗技术、旋转调强放疗技术等，可有效提升放疗计划的适形性、均匀性，保证放疗靶区的足够剂量及周围正常组织的剂量限制；通过图像引导技术，可精确校正摆位误差，确认放疗靶区，有效保证治疗的精确性，保护危及器官和正常组织。这些放疗辅助技术产生的放疗数据，因放疗技术选择而不同，因放疗中心的软硬件条件不同而各异，更因个体化差异而偏离，加剧了放疗数据的多样性。

放疗信息

放疗技术所产生的放疗信息也是多种多样的：有单纯放疗的，有联合放疗的，有根治放疗的，也有姑息放疗的，均需要记录放疗相关信息，包括放疗方案、放疗技术、靶区范围、粒子植入、处方剂量、危及器官限值、TPS算法、摆位误差等。联合治疗的，除放疗信息外，还需要记录化疗、免疫治疗、靶向治疗、内分泌治疗、手术治疗、营养支持等的信息。放疗结束后，还需随访观察，记录治疗完成情况、治疗效果、不良反应及随访中的病情变化。

分子信息

随着放射生物学的发展及分子生物学的进步，患者肿瘤组织和体液的分子信息发挥越来越重要的作用，在对疗效、不良反应、预后的预测中起着举足轻重的作用。这些分子信息包括驱动基因突变、非驱动基因突变、大panel基因检测、全外显子基因检测、免疫分子检测、免疫组库分析等，在肿瘤靶向治疗、免疫治疗中有指导作用，也对放疗联合靶向、放疗联合免疫等多学科融合的综合治疗决策有着重要的指导作用。随着组学研究的不断发展，包括基因组学、蛋白组学、免疫组学在内的各类组学的海量分子信息，极大地补充了传统放疗数据的信息量，扩充了放疗数据的多样性。

■ 高精度、快捷性、实时性和功能性

现代放疗技术不仅是完成放射治疗的基本功能，更向着高精度、快捷性、实时性和功能性的更高目标发展，以期更好地杀伤肿瘤细胞，保护正常组织，提高治疗增益比，从而增加了现代放疗技术的设备要求、技术要求和智能化要求。

现代放疗技术的高精度

为了保证高剂量的高能治疗射线束能够精确到达目标位置，以杀死肿瘤细胞，放射治疗一般需要经过以下几个步骤：①精确模拟定位，确定治疗体位，用CT模拟机获得放疗模拟图像；②精确计划设计，精确定义肿瘤位置，确定射野相关参数，精确优化加速器各项参数后，进行剂量的精准计算，做出精确高质量的治疗计划；③治疗前验证，验证患者摆位和射野形状，验证优化的加速器参数、计算的受照剂量是否达到设计的精度，确定最终治疗计划；④在线验证，确认射线束保形保量到达预定位置，确保治疗体位与定位体位一致，实现精确摆位；⑤精确放疗实施，按照治疗计划对患者进行照射，并实时监控靶区的变化。其中最为重要的高精度包括精确定位、精确计划、精确治疗。现代放疗技术为了实现高精确放疗，保障肿瘤控制率，使用的主流技术是IGRT。精确放疗是放射治疗的必然发展趋势，IGRT也在不断地发

展与完善，使之更好地为精确放疗提供医学影像引导放疗、给予肿瘤组织最大的剂量和保护正常组织免于被照射。

IGRT 借助于影像技术探测摆位误差和靶区运动，用以指导此次或后续分次治疗，从而进一步提高放疗精准性，达到最大限度杀伤、杀灭肿瘤和保护周围正常组织器官的效果。IGRT 是继三维适形放疗和调强放疗之后又一新型放疗技术。IGRT 是在三维放疗技术的基础上加入了时间因素后形成的一种四维放射治疗技术，将放射治疗机与影像设备相结合，在放疗过程中考虑到摆位误差、呼吸动度、靶区剂量分布等因素所造成的误差，应用各种影像设备在患者治疗前、治疗中对肿瘤及肿瘤周围的正常组织器官进行实时监控，并能做出相应的调节以提高肿瘤放疗的精准性。广义 IGRT 涉及模拟定位、治疗计划设计和计划实施等各个环节。CT 引导的放疗图像易于与定位 CT 图像比对，且 CT 图像具有较高的软组织分辨率，是狭义 IGRT 的重点发展方向。不同影像技术探测患者治疗过程中的摆位误差能力不同。国内外加速器生产厂家正积极开展相关工作，目前常用的图像引导如下。

1. 电子射野影像系统

电子射野影像系统（EPID），当射线束照射靶区时采用电子或非电子技术在射线出射方向获取图像的工具，获得的图像称为射野图像。可以验证射野的大小、形状、位置和患者摆位，是一种二维验证。近年来，应用 EPID 进行剂量学验证的研究不断增多，并逐渐推向临床。例如用 MV 级 X 线片在加速器上验证射野的大小、形状、位置和患者摆位也是一种简单实用的 EPID。

2. kV 级锥形束 CT

kV 级锥形束 CT（CBCT）是基于二维大面积非晶硅数字化 X 线探测板的锥形束 CT，具有体积小、重量轻、开放式架构、可直接得到三维图像等特点，可直接安装到加速器上。kV 级 CBCT 空间分辨率高，但密度分辨率较低。

3. kV 级 X 线摄片和透视

这种成像技术把 kV 级 X 线摄片和透视设备与治疗设备结合在一起，在患者体内植入金粒或者以患者骨性标记为配准标记。与 EPID MV 级射线摄野片相比，骨和空气对比度都高，软组织显像也非常清晰。射波刀是该影像系统引导的立体定向治疗机，在治疗过程中，利用 kV 级 X 线成像引导技术全程追踪金属标志的位置变化或者根据拍摄的低剂量骨骼图像，与先前获得的图像相比较，以做出精准的重新定位，并将数据输送至控制加速器的计算机。该系统利用具有 6 个自由度的机械臂，随时调整直线加速器照射束的方向，在定位系统的引导下，从非共面的不同角度照射肿瘤，该系统的突出特点是机械臂非常灵活。

4. MV 级锥形束 CT

TOMO 使用的是这种成像技术，简单来讲就是一台采用 6 MV 球管的螺旋 CT 机，放射治疗和图像引导使用同一球管，但所用能量不同，治疗用 6 MV，而成像用 3.5 MV。不过，MV 级 CT 的图像质量空间分辨率低，在低对比度时分辨率更低，信噪比方面处于劣势。这种图像引导的最大优势就是图像引导与放射治疗是同源射线，影像探测器在治疗时也可以同时测量出射剂量，还可进一步实现剂量引导放射治疗。

5. 光学表面成像

光学表面成像（optical surface imaging，OSI）因其无辐射、无框架固定、实时监测等优点在放疗中愈加受到重视。当前最具代表性的 OSI 主要是 AlignRT（VisionRT Co.，England） 和 Sentinel（C-RAD Co.，Sweden）。常用 3D 体部成像测量方法包括散斑投影测量法、时间飞跃测量法和激光三角测量法。OSI 可用于图像引导摆位、分次内和分次间的运动监测、呼吸量测定和呼吸门控。该系统已在刚性结构的使用中得到充分证明，其平移和旋转精度已能充分满足较高水平的头颈部肿瘤放疗，而且使得无框架的 SRS、SBRT 成为现实。通过免除头架、免除面罩及更快的治疗提高了患者的舒适度和依从性。但是，在胸腹部等非刚性结构中，OSI监测的精度受患者呼吸运动及体表与肿瘤位置之间相对位置变化的影响。

6. 直线加速器联合CT成像（LA+CT）

西门子公司发布的CTVision系统采用LA+CT模式探索图像引导放疗新技术，在直线加速器治疗室内放置一台CT机，加速器借助滑轨系统和CT共轨，使治疗床在CT机和加速器上转换，大幅提高了影像的空间分辨率和成像质量。联影公司发布的一体化CT-linac机型应用同轴同床技术，将诊断级CT与直线加速器结合，以器官、软组织作为病灶参考配准，实现了精准模拟定位和高清影像引导，提升了放疗精度。LA+CT模式通过快速、精准、高效的放射治疗，可精准计算每次放疗的靶区位置与剂量，具备自适应放疗的潜力。

7. 直线加速器联合磁共振成像（LA+MRI）

医科达公司发布全球首台由磁共振系统（MRI）与直线加速器（LINAC）整合的放疗设备Unity MR Linac，把加速器机头安装在屏蔽磁场的环形装置中，避免磁场对加速器机头的干扰。相对于其他成像方式，MR成像具有软组织分辨能力强、无骨性伪影、对人体无电离辐射、具备功能学成像、可形成分子影像等优势，磁共振弥散加权成像（diffusion weighted imaging，DWI）、磁共振弥散张量成像（diffusion tensor imaging，DTI）等功能磁共振也可与放射治疗相结合。Unity MR Linac具有实时运算处理能力，将射线剂量精确施照在肿瘤靶区，同时获取优质的磁共振图像，能够实时观察到肿瘤，具备自适应放疗的潜力。

现代放疗技术的快捷性

1. 图像采集

图像采集的快捷包括模拟定位图像采集的快捷性和图像引导图像采集的快捷性。

（1）模拟定位图像采集：一般基于CT获取，CT扫描图像基于kV级X射线成像技术，它根据人体不同组织对X线吸收与透过率的不同，应用

灵敏度极高的仪器对人体进行测量，然后将测量所获取的数据输入电子计算机，电子计算机处理数据后就可获得人体被检查部位的断面或立体图像。CT图像在放疗中具有天然优势，CT值可以精确转换为电子密度，电子密度是剂量计算的基础。另外，CT模拟过程中图像质量、大小、观察角度都可以按照需要进行调整，肿瘤靶区器官和组织的三维结构可在治疗计划系统中通过简单的坐标叠加和勾画形成，因而可清晰显示计划者感兴趣的结构。另一方面，基于CT模拟可以输出各角度的数字重建放射图像（DRR）射野验证片，可在治疗前验证照射野参数是否正确，在其基础上衍生出IGRT技术。在临床上，现代CT模拟定位技术得到广泛应用，部分放疗中心具备放疗专用的大孔径CT模拟机，甚至可实现特殊部位定位如4D-CT定位、呼吸门控定位等。

（2）图像引导图像采集：一般要求准直器的大小能够覆盖整个治疗部位，常见的图像引导图像采集设备有EPID、CBCT、二维非/正交影像系统。现代图像引导系统获取图像的效率很高，甚至能够在数秒内完成精确的图像引导。

2. 图像配准

图像配准的快捷受重建图像质量的影响，图像重建方式对图像质量有不同的影响，低分辨率重建方式时间短，图像质量差；高分辨率图像质量高，重建时间长，一般作为离线分析使用；选用中分辨率的图像质量既能满足图像匹配需求，时间也合适，在线配准最常用；且中、高分辨率重建方式对匹配结果的影响没有明显差别。配准框范围需覆盖靶区所在的解剖层面。观察配准效果时要观察骨结构的对准情况、处方剂量线覆盖CBCT图像上靶区范围情况、危及器官耐受剂量线与危及器官的相邻情况。

3. 靶区勾画

靶区勾画的快捷性是TPS用户最主要的体验感之一，体现在易用性、快速化、自动化等方面。现代TPS靶区勾画模块已经步入"半自动化"或

者"部分自动化"模式,如对肺、脊髓、全脑、骨骼等可实现自动勾画,使得快捷易用性进一步提升,未来发展的方向是基于放疗大数据的人工智能技术,实现靶区智能化勾画,彻底实现靶区勾画的快捷性。

4. 放疗计划设计

计划设计是 TPS 核心的功能模块,计划设计的快捷性能够高效地实现精确放疗。现代精确放疗计划系统将可视化技术、用户交互技术、先进的剂量计算算法和高效的逆向优化算法等结合成一个精确高效、快捷的放疗计划设计平台。精确放疗计划系统在安装阶段根据模型要求建立相应的束流及参数数据库,集三维适形放疗、逆向调强放疗和调强放疗计划验证等多功能为一体,可以保证肿瘤专家快速高效地制订复杂的治疗计划。在对患者设计计划时,首先通过介质或网络向治疗计划系统输入图像,系统获得患者的病变及重要组织器官信息,重建密度场,完成对患者建模。医师与物理人员结合治疗机(医用加速器、钴机等)参数设计治疗计划。先进的治疗计划系统可提供自动优化功能,治疗计划系统给出治疗计划的模拟结果,通过一种或多种评价方法对已设计的计划进行评价,经过反复修正和完善,最终快捷获得用于临床的详细可行的治疗方案。

5. 精确放疗实施

现代放射治疗与传统放疗技术的不同之处可概括为"四最",即靶区(病变区)内受照剂量最大、靶区周围正常组织受量最小、靶区内剂量分布最均匀、靶区定位及照射最准确。精确放疗是在常规放疗基础上通过精确的肿瘤定位、精确的计划设计、剂量计算及在治疗机上精确执行的一种全新的肿瘤放疗技术,它融合了三维图像处理技术、高精度的剂量计算算法、尖端的直线加速器系列技术、先进的肿瘤诊断技术、放射生物学前沿研究成果。精确放疗的优点是"高精度、高剂量、高疗效、低损伤"。在精确放疗的全过程中,每一步都强调精度,这相对于常规放疗是质的飞跃。

现代放射治疗技术的快捷化实施,是其获得广泛应用的基础。虽然过程极其复杂,要求有精确的定位系统、先进的治疗计划系统、放疗设备,以及严格的质量控制及验证体系,而且更要求有一批高技术素质的放疗医师、物理师和技师队伍的密切配合,但每个环节的快捷化精准化,对放疗实施的快捷化给予了有力的保障。

现代放疗技术的实时性

在放疗进入影像引导时代后,人们就始终无法回避一个问题,为什么不能"看"着靶区投射射线,并且根据靶区的变化指挥射线进行相应的调整。由于技术限制,CBCT 或 EPID 无法在线显示治疗过程中靶区运动及患者解剖结构变化,实时监控应运而生。目前,有如下几类放疗过程中靶区实时监控系统。

1. 自适应放疗

在分次放射治疗的过程中,摆位误差、器官不自主运动位移、治疗分次间肿瘤病灶的退缩、患者体重减轻,以及乏氧组织增加等原因都能够引起靶区剂量偏差。由此,基于 IGRT 发展延伸出的自适应放疗,通过图像引导技术评判患者解剖和生理变化或治疗过程中肿瘤和正常组织结构的大小、形态及位置变化,采用实时调整治疗计划、调节患者体位等方法以修正剂量偏差,继而在余下治疗中采用修正的治疗计划,以降低剂量偏差的影响。

要实现在线调整放疗计划,不仅需要设备硬件上的提升,还需要 TPS、加速器操纵软件取得大的改进提升。比如,TPS 的在线多目标优化功能,快速解决肿瘤靶区由于器官运动产生形变的弹性配准等功能。

2. ExacTrac X-Ray

ExacTrac 是一种快捷的高精度患者摆位误差纠正系统,在常规加速器上增加基于非正交的千伏级 X 线影像系统,治疗过程中利用两对斜交的 X 线源和平板探测器监测肿瘤位置,形成的 DRR

影像，6D 方向配准后，得到患者体位在左右、头脚、前后方向上的平移误差和旋转误差，根据 X 线射野图像配准结果，由六维治疗床自动纠正位置偏差，达到追踪靶区运动的目的。其图像配准基于骨骼解剖结构的精确影像融合，可实时追踪靶区，在出现偏差的情况下及时提醒用户，对于大剂量分割技术照射的患者具有显著优势。ExacTrac 多用于头部或骨性标记附近肿瘤的放射治疗，亦可运用在活动较大的胸部肿瘤放疗中（图 1-25）。

3. 4D-CT 和呼吸门控

呼吸运动影响肺部肿瘤的大小和位置，是制约放疗剂量提高的主要原因之一。如何控制病灶随呼吸运动的范围，从而精准地勾画靶区，成为肺部肿瘤放疗面临的重要问题。以前普遍采用的方法是增加照射野外放边界，以保障肿瘤完全受照，具有一定的盲目性。加入时间维度的 4D-CT 和呼吸门控技术，可用以观察肿瘤的运动及其在呼吸周期中的形态变化。

4D-CT 的原理是在 CT 扫描的同时，提取患者的呼吸信号，采集完整呼吸周期的全部 CT 图像并分类到不同的呼吸时相，从而获得不同呼吸时相的三维 CT 图像集以及整个呼吸周期运动范围的 4D-CT 图像（图 1-26），便于临床医师勾画个体化的内靶区（internal target volume，ITV）。

呼吸运动使上腹部脏器包括胃、胰腺、肝脏和其他胸腹部的肿瘤产生位移。为解决呼吸运动导致的肿瘤位置改变，可采用屏气技术和腹部压缩的方法，以减小肿瘤的运动幅度，即呼吸门控技术。屏气技术主要包括深吸气屏气（deep inspiration breath-hold，DIBH）技术和主动呼吸控制（active breathing control，ABC）技术。DIBH 技术是在 CT 扫描和实施放疗时，患者主动配合屏气，减小肿瘤移位。ABC 技术利用呼吸面罩控制患者呼吸，在每个呼吸周期中，当肺容积超过特定阈值时，加速器才开始出束实施放疗（图 1-27）。

现代放疗技术功能性拓展

随着正电子发射断层等技术的发展，功能影像已逐渐应用于靶区勾画并参与制订放疗计划，随之产生了生物调强放射治疗（biological IMRT，BIMRT）等新概念和新理论。BIMRT 建立在生物靶区之上，它考虑了肿瘤组织和正常组织的敏感性差异，并且这些因素的影响均可采用先进的影像学技术，特别是分子影像学技术得以显示。

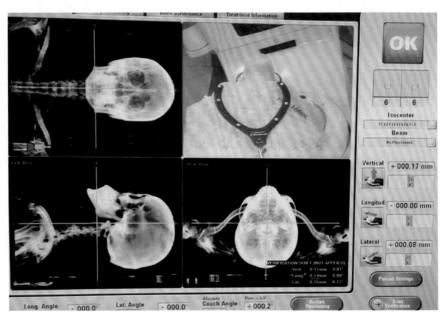

图1-25　ExacTrac工作流程图

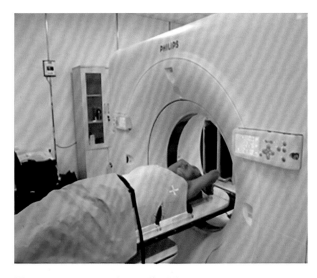

图1-26　4D-CT固定和图像采集

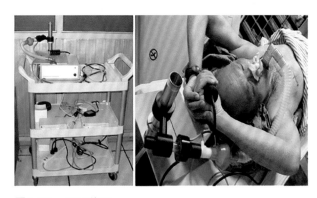

图1-27　ABC装置

为了解决患者器官移位对放疗剂量和靶区的影响，IGRT利用各种影像工具，获取患者放疗时靶区所在影像位置和变化，进而调整放射源与准直器和射野，以使肿瘤完全在TPS所设计的范围内。随之发展而来的容积影像引导放疗（volume guide radiation therapy，VGRT）、结构影像引导放疗（structure guided radiation therapy，SGRT）、剂量引导放疗（dose guided radiotherapy，DGRT）、体表监测引导放疗（surface guided radiation therapy，Surface IGRT）、生物应答引导放疗（biological response guided radiation therapy，BRGRT）等，虽然在定义和技术上与IGRT略有不同，但总体来说都是加入时间因素后形成的四维（上下、左右、前后、时间）放疗技术，可减小放疗过程中的摆位误差和呼吸动度

等因素所导致的误差，并做出相应的调整以提高肿瘤放疗的精准性。下面以DGRT和BRGRT为例进行简述。

1. DGRT

通过分次治疗间或分次治疗中监测肿瘤和周围正常组织的实际接受剂量与计划剂量之间的偏差，及时修正放疗计划，从而保证计划剂量与治疗剂量精确吻合，从而实现剂量引导放疗。应用DGRT的直线加速器必须配有MV级锥形束CT机，放射治疗和图像引导使用同一球管相同射线源，影像探测器在出束照射时可以同时测量照射剂量。DGRT涉及的关键技术包括：EPID射野透射剂量标定、CBCT影像散射校正、监测患者实际接受照射剂量分布、剂量评价、基于图像弹性配准的剂量叠加技术、计划重优化等，其中监测患者实际接受照射剂量分布是DGRT最为重要的步骤（图1-28）。

2. BRGRT

现有的放射治疗剂量分割模式建立在基于经验的放射生物学之上，依据的参数 α/β 、TCP、NTCP比值等均为群体平均值，缺乏对不同患者的

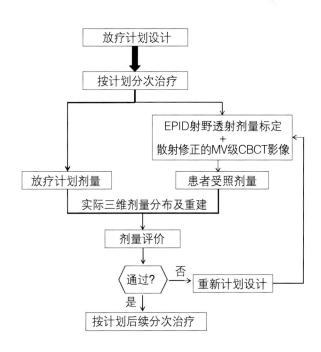

图1-28　DGRT工作原理示意图

个体化考虑。放疗计划实施过程中，剂量分布状态、放疗分割方式等通过调整绝对剂量值来处理放疗效果及并发症，但肿瘤退缩的比例、机体对放疗剂量的反应，具有鲜明的个体化，绝对剂量调整并不合理，按照生物应答的个体差异，依据应答反应比例来优化剂量或计划，可能是未来探索的方向之一。

基于分子放射生物学、放射物理学及影像技术的巨大发展，郎锦义教授、邓小武教授提出生物应答引导的放射治疗，即在放疗实施过程中，非侵入性实时获得体内肿瘤和正常组织的放射生物学应答，尤其是和预后相关的各种应答信息，进一步将这些实时的应答信息转化为放疗计划设计的优化，引导放疗患者获得最佳治疗增益比。生物应答信息包括分子水平、细胞水平到组织、整体水平等多个层次。优化方式包括放疗处方剂量的空间分布优化、时间分布优化、肿瘤和正常组织放射敏感性的修饰、基因放射治疗等。

生物应答引导的放射治疗是在自适应放疗基础上发展起来的新理念。当前的生物调强放疗主要基于放疗靶区的敏感性预测来优化放疗计划，而 BRGRT 策略注重在实际放疗过程中获得真实的放疗应答及信息反馈来指导自适应放疗。因此，BRGRT 充分考虑了放射治疗中生物应答的个体差异，并依据这种差异，在放疗计划制订和执行过程中进行相应修正，从而实现具有针对性的个体化放疗。

■ 放疗与多学科融合

放疗与其他抗肿瘤治疗相结合的综合治疗一直是肿瘤治疗的基本原则。积极采取放疗结合手术，以及放疗联合全身治疗，如化疗、靶向治疗、免疫检测点抑制剂、抗血管生成治疗、放疗增敏剂及正常组织保护剂等的综合治疗，相互结合、互相补充，以控制肿瘤的进展、延长患者的生命、提高患者生活质量。

放疗与手术的综合治疗

1. 术前放射治疗

术前放疗的优点是通过照射使肿瘤缩小，减少手术野内癌细胞的污染，减小手术范围，提高肿瘤的 R0 切除率，并降低局部复发和远处转移率。更重要的是，术前放疗可保留某些器官功能，如术前放疗能提高低位直肠癌患者的保肛率且降低局部复发率，从而大大提高患者生活质量。头颈部肿瘤的下咽癌的预后较差，在病因学上与患者的不良习惯有关，如吸烟、饮酒等，主要症状常有声音嘶哑、吞咽困难及咽痛等；由于部位相对隐蔽，确诊时常常已是进展期；传统的根治性治疗是全喉切除加部分或全咽部切除术，严重影响患者的吞咽功能。随着社会的进步和发展，人们对生活质量的要求越来越高，肿瘤治疗更加强调保留功能。术前放射治疗有助于下咽癌患者选择保守性手术保留喉功能，不影响患者生存，也不显著增加并发症。

术前放疗不仅能缩小肿瘤体积，使其形成假性包膜从而易于手术切除，而且能够减少肿瘤血流，降低术中出血量，同时放疗还能够降低肿瘤细胞活力，使肿瘤降级、降期，并降低局部种植率及远处转移率。对较小面积采用较低剂量放疗（40 Gy 左右）时，机体免疫功能也不会明显下降。当然，应当注意术前放疗与手术的间隔时间，一般以 2~4 周为宜。

2. 术中放射治疗

术中放射治疗（intraoperative radiotherapy, IORT）是在手术过程中对原发肿瘤的瘤床及残存灶、淋巴引流区和可能侵犯的部位施行近距离大剂量照射的放疗方法。术中放疗按照射方式的不同分为术中电子线放疗和术中高剂量率后装放疗。肿瘤放疗效果与剂量呈正相关，增加照射剂量可提高肿瘤局部控制率及生存率，但外照射剂量往往受肿瘤周围正常组织和器官耐受性的限定。术中放疗在术中暴露条件下照射肿瘤区域，可以使肿瘤直接受到大剂量照射的同时保护周围正常组织，从而提高局部控制率、生存率及生活质量。

术中放射治疗一般采用 4~8 MV 的电子线或 30~50 kV 的低能 X 线，照射面积可调节，紧贴肿瘤表面和创口，依据肿瘤深度确定能量，使用过程需要注意工作人员个人防护。照射时间较长，麻醉师需密切观察患者，注意患者安全。与常规外照射（external beam radiotherapy，EBRT）相比，IORT 具有诸多优点，如照射野准确，能够直接杀伤术后残留或无法切除的肿瘤组织，并可最大限度地避开照射量限制敏感组织和正常组织，故可增加照射剂量，更为有效地破坏肿瘤微环境，对肿瘤组织进行有效杀伤。

IORT 具有独特的生物学效应。目前认为，一次剂量为 18~20 Gy 的 IORT 治疗效果与 50 Gy 的 EBRT 相当。手术切除后肿瘤体积缩小，小体积照射可使患者耐受较高的照射剂量；手术可有效降低肿瘤乏氧细胞比例，增强放疗敏感性从而增加局部控制率；手术与放疗同时进行，缩短治疗间隔时间，减小肿瘤细胞的增殖机会。此外，单次大分割放疗可抑制肿瘤细胞的 DNA 损伤修复、细胞周期再分布及乏氧细胞再氧化。

术中放射大大缩短了放疗的持续时间，对患者而言，降低了医疗费用，提供了更多便利；对医疗机构而言，提高了放疗设备使用率，有利于节约资源。

术中放射作为一种新兴技术，尚存在许多争议，比如患者的年龄选择、术中放疗的具体条件、治疗的剂量等，目前国内关于术中放疗的资料较少，其应用的安全性及有效性评价的证据也较少，对患者生存率及晚期不良反应的影响有待大样本临床研究证实。

3. 术后放射治疗

术后放疗的优点是可降低局部复发和区域淋巴结转移的概率，对亚临床病灶的治疗效果优于临床上可检出的复发肿瘤。一般主张尽早进行术后放疗，主要考虑两方面原因：一是术后若局部

瘢痕形成会影响血供，导致组织乏氧，放疗敏感性因此降低；二是尽快清除残留的肿瘤细胞可避免肿瘤复发。一般建议在术后 2~4 周内开始，有些学者主张手术切口愈合良好后即可进行放疗。

术后放疗应用较为普遍，常用于分期偏晚、切缘阳性或疑似残留的各类肿瘤。中晚期子宫内膜癌、乳腺癌、肺癌、胶质瘤和软组织肉瘤等都常规行术后放疗。

放疗与全身治疗的融合

1. 放疗联合化疗

放疗与化疗联合可以是同步放化疗，也可以是序贯化、放疗。同步放化疗是头颈部肿瘤、鼻咽癌、局部晚期非小细胞肺癌、宫颈癌等多种肿瘤的常用根治性手段；序贯化、放疗则常用于全身化疗后残留病灶的局部控制或姑息减症等治疗目的。放疗联合化疗的作用机制通常表现为空间协同和独立毒性，增加肿瘤反应性。

（1）空间协同：放疗和化疗针对不同的解剖空间。放疗针对局部肿瘤给予照射，杀灭体积较大的病灶，化疗药物则清除分散的微小病灶，减少远处转移。空间协同是辅助放化疗的基础，对于播散到颅内"肿瘤避难所"的转移瘤，化疗药物有效率较低，因此更适合放疗。

（2）独立毒性：放化疗主要剂量限制因素是对正常组织的毒性。如果选择的化疗药物毒性和放疗所导致的毒性不叠加，那么综合治疗则能被患者耐受。这种联合治疗需要对化疗药物的作用机制和药物代谢动力学有深入的理解，使得化疗药物联合放疗时，增加抗肿瘤作用的同时不增加正常组织损伤。

2. 放疗联合靶向治疗

以吉非替尼、厄洛替尼等为代表的表皮生长因子受体酪氨酸激酶抑制剂（EGFR-tyrosine kinase inhibitor，EGFR-TKI）在 EGFR 敏感突变晚期 NSCLC 一线治疗中，较传统化疗具有优效性与安全性，可带来 9~13 个月的无进展生存

期（progression free survival，PFS）。肿瘤细胞 EGFR 过表达与肿瘤放疗抵抗有关，EGFR-TKI 通过阻断 Erk 和 PI3K-Akt 信号通路、下调 EGFR mRNA 表达、抑制细胞内 DNA 损伤修复等作用机制，可增强放疗效果，发挥放疗增敏作用。研究显示，对 EGFR-TKI 敏感的肺癌患者，靶向治疗联合局部放疗，可明显延缓耐药及延长总生存期（overall survival，OS），患者 PFS 达 16 个月，ORR 达 84%，且 3 年生存率达 62.5%。RECEL 研究显示，厄洛替尼同步胸部放疗较同步放化疗对于局部晚期 NSCLC 具有更长的 PFS（分别为 21.3 个月和 6.2 个月）。对于 Ⅳ 期 NSCLC 患者而言，EGFR-TKI 同步胸部放疗也可显著增加原发灶的局部控制时间。对于 EGFR-TKI 耐药后局部进展的患者，维持 EGFR-TKI 联合局部病灶放疗是有效的、切实可行的治疗方案。

3. 放疗联合免疫检测点抑制剂

在放射治疗杀死肿瘤细胞后，会导致肿瘤抗原的暴露和释放，增加肿瘤细胞对免疫治疗的敏感性，调节免疫检测点表达及免疫细胞浸润等。较多研究探讨免疫检测点抑制剂与放化疗的联合使用。RTOG 3505 研究探讨 Ⅲ 期 NSCLC 同步放化疗后 Nivolumab 维持治疗，ETOP NICOLAS 研究探讨 Ⅲ 期 NSCLC 患者放化疗同步 Nivolumab 的治疗模式，均体现出放疗联合免疫治疗的优势。PACIFIC 研究是 Ⅲ 期随机对照研究，同步放化疗后使用 Durvalumab 巩固治疗，为局部晚期不可切除的 Ⅲ 期 NSCLC 患者带来生存获益。LUN14-179 研究也提示同步放化疗联合 Pembrolizumab（Keytruda、Pembro 单抗）巩固治疗也为 Ⅲ 期 NSCLC 患者带来临床获益。PEMBRO-RT 研究显示，对比 Pembrolizumab 单药，SBRT 序贯 Pembrolizumab 可使晚期 NSCLC 治疗有效率提高 1 倍以上，且患者耐受性较好。

4. 放疗联合抗血管生成治疗

抗血管生成治疗主要的作用机制是抑制肿瘤血管新生和肿瘤血管正常化。放疗本身存在着氧效应，一方面，放射线可直接损伤肿瘤细胞 DNA，另一方面，放射线可产生氧自由基，间接杀伤肿瘤细胞。乏氧肿瘤细胞对放疗不敏感，抗血管生成药物联合放疗时可能更多是利用了其促进肿瘤血管正常化的作用机制，改善了肿瘤局部氧供，使肿瘤细胞对放疗更加敏感。

5. 放疗联合放疗增敏剂

利用化疗药物和放射治疗在分子、细胞或病理生理（微环境、代谢）水平的相互作用，增强肿瘤细胞的放射敏感性。

实体恶性肿瘤的特征是形成有缺陷的新生血管，使得肿瘤组织血供不充足导致缺氧，促使恶性程度高的肿瘤细胞产生变异，同时向远处播散，并对放化疗更加抗拒。对于缺氧肿瘤细胞对放射线的抗拒，可给予生物还原剂，其在缺氧环境中能够被还原释放出细胞毒性极高的活性物质，从而选择性杀灭缺氧细胞；可给予能够增强缺氧细胞放射敏感性的化疗药物，以减少缺氧细胞的放射线抗拒；亦可给予甘氨双唑钠，能特异性地浓聚于肿瘤组织，其亲电子作用能够转移肿瘤细胞受损 DNA 的电子，将射线对乏氧肿瘤细胞的 DNA 损伤固定下来，从而明显地增强放疗的分子损伤效应，增加肿瘤反应性。

6. 保护正常组织

通过各种措施保护正常组织，使肿瘤组织能够接受更高的辐射剂量。主要通过提高放疗技术、给予选择性保护正常组织免受射线或化疗药物损伤的化学或生物制剂实现。目前，正常组织保护剂多为硫醇类复合物，如 WR-2721（阿米福汀），这类放射防护剂目前较少。

现代放疗综合治疗的困难和问题

现代放疗联合手术或全身治疗的综合治疗，仍存在诸多尚待解决的问题，仍有大量工作有待进一步深入探索。无论放疗联合手术，还是放疗联合全身治疗手段，都存在最佳治疗方案的问题。比如，放疗与手术、化疗、靶向治疗等治疗的顺序、时机、剂量等问题，至今没有标准答案，尤其近年来免疫检测点抑制剂的兴起和发展，其与放疗的联合，具有显著的协同效应，但毒性反应的交叉和叠加、免疫性肺炎、放疗诱导的"记忆效应"、疗效预测标志物等，目前只是基于回顾性分析或小样本研究等循证级别不足的数据来源，有待今后的研究来证实最佳治疗方案和技术选择决策。

至于如何解决这些问题，传统的方法是设计前瞻性对照研究，但免不了消耗大量的人力、物力、财力和时间，尚不一定能获得确定性结果。随着大数据时代的来临，数字化医疗和人工智能的快速发展，也许可以通过更为智能化的研究手段达到多快好省的研究效果，这也是本书将要探讨的方法学问题，将在后面章节陆续展开。

现代放射治疗的同质化

根据世界卫生组织的预测数据，2008—2030年癌症发病率至少上升 58%（低收入国家将上升82%），而且约 2/3 的癌症患者出现在中低收入国家。恶性肿瘤已经成为我国居民死亡的主要原因之一。面对如此严峻的医疗压力，放射治疗作为一种性价比极高而且非常有效的治疗手段，将发挥越来越重要的作用。我国作为发展中国家，更应该大力开展放射治疗。调强放疗（IMRT）是现阶段现代放射治疗的典型代表技术。但其放疗设备、放疗技术、质量控制具有复杂性，我国的肿瘤放射治疗水平区域间差异很大，城乡差异大，放射治疗的资源分布不均衡，各放疗单位的放疗水平良莠不齐。为达到临床放疗要求的精确性、实用性，现代放疗的同质化发展具有重要意义。随着科学发展和现代放疗技术的不断进步，同质化放疗需要迭代更新，应更新 IMRT 的标准流程，以适应临床医疗的需求。本节将主要阐述现代放疗设备、放疗技术、质量控制三方面在同质化发展中涉及的重点内容。

■ 现代放疗设备的同质化

根据中国大陆地区放疗基本情况第七次调查数据，截至 2016 年，中国大陆地区放疗单位共 1413 家，拥有医用加速器等大型放疗设备逾2400 台。大型放疗设备作为现代放疗的先决条件，

需要达到同质化要求。按照证据级别和专家共识程度，拟定推荐级别如表 1-3。现代大型放疗设备的同质化见表 1-4。

放疗硬件设备

加速器的加速管可以产生兆伏级 X 射线（Ⅰ级推荐）；采用高精度旋转机架（Ⅰ级推荐）；治疗床体结构要求：运行平稳，噪音小，精度高，负载能力高（Ⅰ级推荐），可以提供在治疗床上的安装支架（Ⅱ级推荐），用于患者手臂的握持和支持，配合 IGRT 的执行，以及加速器治疗床的三维自由度调整，能够便捷地进行手动摆位（Ⅰ级推荐）；更先进的治疗床能进行六维自由度调整及自动摆位（Ⅱ级推荐）；由于结构复杂、邻近危及器官多，对多叶光栅（MLC）的要求也相

表 1-3 推荐级别

推荐等级	标准
Ⅰ级推荐	1A 类证据和专家共识度高且在中国可及性好的 2A 类证据
Ⅱ级推荐	1B 类证据和专家共识度稍低或在中国可及性不太好的 2A 类证据
Ⅲ级推荐	2B 类证据和 3 类证据

应提高：配置外置 MLC，最小叶片厚度 5 mm（Ⅰ级推荐）或内置式 40 对及以上电动 MLC，最小叶片厚度 3 mm（Ⅱ级推荐）；控制系统的基本要求：可提供实施运行参数的计算机操作系统（Ⅰ级推荐）；有可靠的连锁系统，确保患者安全（Ⅰ级推荐）；内置验证系统 R&V（Ⅰ级推荐）；加速器内部的计算机控制体系应具有临床应用模式、物理验证模式和维修模式（Ⅰ级推荐）；具备图像引导放疗（IGRT）升级平台（Ⅱ级推荐）；自动摆位功能（Ⅱ级推荐）；可集成电子射野影像系统（EPID）（Ⅰ级推荐），支持患者摆位验证和射野验证（Ⅰ级推荐）；可加载锥形束 CT（CBCT）影像系统（Ⅱ级推荐），使用较小剂量获得高清晰度断层图像。容积旋转调强放疗功能（Ⅲ级推荐）：机架旋转速度、照射野形状、剂量率均可连续动态变化。

放疗设备参数

加速器需要提供至少 1~2 档光子线（Ⅰ级推荐），能量范围 6~10 MeV（6、8、10 MeV）；照射野：1 cm×1 cm~30 cm×30 cm 连续可调（SSD=100 cm）（Ⅰ级推荐）；剂量系统的稳定性要求在 5 个工作日内稳定性偏差 ≤ 2%（Ⅰ级推荐）；MLC 叶片运动速度 ≥ 2.0 cm/s。MLC 运动，包括在射野方向上射野大小和形状的自动设置和在照射过程中叶片能按预定要求调节射野内的输出剂量率（Ⅰ级推荐）；具备剂量率伺服功能，剂量率波动在 ±3% 之内：保证引出的束流具有优异的剂量学指标（Ⅰ级推荐）；MLC 位置的精确控制能力，包括速度反馈、位置反馈、加速度反馈以及 MLC 叶片的到位精度（Ⅱ级推荐）。MLC 叶片间泄漏率应满足：照射时透过 MLC 叶片间漏射线的空气比释动能率不得超过标称 SSD 处照射束中心轴的散射最大空气比释动能率的 2%；透过叶片对关位置的泄漏射线不得超过 4%。

现代放射治疗技术的同质化

现代 IMRT 技术在很大程度上依赖于设备和多专业工作人员的协作。基于国产与进口放疗设备的性能差异、各种设备的协作程度，针对放射治疗同质化差异最明显的环节，在放疗定位和计划设计方面进行同质化要求，有利于快速提高患者临床受益。

放疗定位

精确的体位固定，能减少治疗过程中的体位变化，从而提高放疗精度。并且，随着 CT 模拟定位机、MRI、PET-CT 等高精度设备的应用，放疗定位更加精确。以鼻咽癌为例，现代放疗定位技术的同质化见表 1-5。

1. 定位前与患者沟通

告知模拟定位的过程、交代放疗注意事项，取得患者的配合。

2. 摆位与固定

（1）定位床上放置体位固定架（Ⅰ级推荐），选择合适角度的头枕（Ⅰ级推荐），根据需求也可选择真空袋、个体化定位泡沫垫（Ⅱ级推荐）。

（2）指导患者采用能满足治疗需求、舒适、易重复的体位。利用三维激光定位灯（Ⅰ级推荐）进行体位确定。也可在 X 线模拟机下（Ⅲ级推荐）完成制模固定，可调整患者与定位床的相对位置，确保摆位的准确性。

（3）将热塑膜（Ⅰ级推荐）于恒温水箱中软化后罩住患者，固定在固定架上，尽量把患者骨性标志部位的形状凸显出来，以此为参照，确保摆位的重复性。恒温水箱的温度一般控制在 70~80 ℃间。软化后的膜片沥水时稍放几秒钟，手感不烫再做塑型，以免烫伤患者直接与膜片接触部位的皮肤。

（4）X 线放射治疗模拟机：可验证治疗计划中设计的辐射野（含 MLC 野）是否正确；可验证临床摆位是否符合治疗计划要求；还可进行临床

表1-4 现代大型放疗设备的同质化

项目		I 级推荐	II 级推荐	III 级推荐
设备软硬件同质化	加速管	可以产生治疗头颈部肿瘤的兆伏级中低能 X 射线		容积旋转调强放疗功能
	机架	采用高精度旋转机架		机架可在 ±185° 旋转角度范围单弧或多弧设定的角度旋转
	治疗床	床体结构要求：运行平稳、噪音小、精度高、负载能力高	提供在治疗床上的安装支架，可用于患者手臂的握持和支持	
	多叶光栅（MLC）	配置内置式电动 MLC，最小叶片厚度 5 mm	配置外置式电动 MLC，最小叶片厚度 3 mm	加速器内置的动态 MLC 与 VMAT 相结合
	控制系统	可提供实时运行参数的计算机操作系统	具备 IGRT 升级平台；可集成 EPID，支持患者摆位验证和射野验证；可加载 CBCT 影像系统，使用较小剂量获得高清晰度断层图像	
		加速器内部的计算机控制体系应具有临床应用模式、特殊治疗模式、物理验证模式和维修模式		
		有可靠的连锁系统，确保患者安全		
		内置验证系统 R&V		
设备参数同质化	X 线束特性 — 能量	可提供 1~2 档光子线，能量范围 6~10 MeV（6、8、10 MeV）	具有更多档位	
	X 线束特性 — 剂量率	剂量率带伺服功能，剂量率波动在 ±3% 之内		剂量率可调
	X 线束特性 — 照射野尺寸	1 cm×1 cm~30 cm×30 cm 连续可调（SSD=100 cm）		
	剂量系统 — 剂量稳定性误差	在 5 个工作日内稳定性偏差 ≤ 2%		
	多叶光栅（MLC）	MLC 运动，包括在射野方向上射野大小和形状的自动设置和在照射过程中 MLC 叶片能按预定要求调节运动速度和到达位置，并结合剂量率，调节射野内输出剂量	MLC 位置的精确控制能力，包括速度反馈、位置反馈、加速度反馈以及 MLC 叶片的到位精度	MLC 连续运动
		叶片运动速度 ≥ 2.0 cm/s		

摆位复位。

3. 标记参考点

在热塑膜上选取参考点。于热塑膜表面用细头记号水笔在胶布上描记 3 个激光灯"十"字，中心贴置铅点（Ⅰ级推荐）。

4. 定位扫描

（1）定位 CT：CT 模拟定位是当前放疗模拟定位和放疗计划剂量计算的基础，可选用专用的大孔径 CT 模拟定位机（Ⅰ级推荐）进行 CT 模拟定位或与放射科合用普通诊断 CT 机（Ⅱ级推荐）。扫描层厚一般取 3~5 mm（Ⅰ级推荐）。根据需要进行平扫 ± 增强扫描。增强扫描应用高压注射器推注（Ⅰ级推荐），常规推注速度为 1.8~2.5 mL/s。扫描范围必须包含计划照射区域（Ⅰ级推荐）。确认图像无误后，将 CT 图像传送至放疗网络的医师工作站勾画靶区和物理师的放疗计划系统。应强调的是，应让患者签署造影剂使用知情同意书，并常规备用各类抢救物品及药品，有充分可行的抢救预案，一旦患者出现过敏反应，应立即停止注射展开抢救。扫描结束后 30 min 无不良反应出现方可离开。

（2）定位 MRI：MRI 较 CT 有更高的组织分辨率且无任何辐射，可提高靶区定位精度，更好地保护危及器官，推荐 MRI 与 CT 图像融合进行靶区勾画。推荐头颈部肿瘤模拟定位采用 MRI 专用模拟定位机（Ⅱ级）。

（3）定位 PET-CT：PET-CT 定位可以同时提供解剖信息和代谢信息，准确划分局部肿瘤与周围组织的确切边界，确定短径 <1 cm 的淋巴结是否为阳性淋巴结，可以提高靶区和生物靶区勾画的准确性（Ⅲ级推荐）。PET-CT 可与 MRI 或 CT 图像融合来勾画 GTV。

计划设计

在 IMRT 过程中，物理师需要按照放疗医师的处方和靶区等信息，利用 TPS 软件来制订患者的治疗计划。TPS 是放疗过程中不可或缺的大型医疗软件，对保证治疗效果具有非常重要的意义。

1. 影像输入、输出及处理能力

根据 ICRU42 号报告，必须兼容 DICOM3.0/RT 格式，支持 CT、MRI（Ⅰ级推荐）、PET（Ⅱ级推荐）、数字化人体（薄层高精度解剖断层数据集）（Ⅲ级推荐）等影像数据的输入、格式转换和三维重建等处理；能精确重建患者治疗部位的三维图像，并建立坐标系。

2. 靶区、危及器官勾画功能

根据 ICRU50 和 ICRU62 号报告，参考国际国内指南、共识和专业书籍，运用 TPS 提供的各种绘图工具进行手动勾画，以及设定靶区、危及器官等轮廓之间的相互关系（Ⅰ级推荐）。也可基于权威临床研究进行严谨科学设计的靶区勾画（Ⅱ级推荐），甚至能够不同程度地基于三维形变进行自动、半自动的危及器官勾画（Ⅱ级推荐）。目前自动靶区勾画仍不成熟，基于网络的远程协作勾画和基于人工智能、大数据的智能靶区勾画功能是未来的研发方向（Ⅲ级推荐）。

3. 肿瘤靶区和危及器官的三维显示

在既往放疗流程中，放疗医师和物理师往往只在二维 CT 图像上逐层进行靶区审定，这不利于判断各相邻层面靶区勾画的平滑性、位置关系、结构连续性。鉴于 TPS 具有三维结构显示功能（图 1-29），建议将三维显示列入放疗标准流程中，可以帮助放疗医师及物理师更好地了解肿瘤毗邻，更好地进行靶区勾画，更好地选择射野方向，更好地规避重要的正常组织（Ⅰ级推荐）。

4. 图像配准融合功能

基于 2D/2D 配准、3D/3D 配准技术，对于头颈部肿瘤来说，除了进行 CT 与 CT 融合，CT 与 MRI 融合也很重要（Ⅰ级推荐）；进行 CT 与 PET 的融合，则能提供更丰富的肿瘤活性等信息（Ⅱ级推荐）；CT 和（或）MRI 与数字化人体图像（薄层高精度解剖断层数据集）融合会使医师更加便捷、直观地识别和分割肿瘤靶区及器官解剖结构（Ⅲ级推荐）。

表 1-5　现代放疗定位技术的同质化

	项目	Ⅰ级推荐	Ⅱ级推荐	Ⅲ级推荐
设备同质化	固定装置	角度合适的头枕	真空袋、个体化定位泡沫垫	
	体膜	热塑膜		
	体架	固定体架		
	定位	三维激光定位灯		有条件可在 X 线模拟机下完成制模固定，了解体位对称性，更好地选择治疗体位
	X 线放疗模拟机	①可验证治疗计划中设计的辐射野（含 MLC 野）是否正确；②验证临床摆位是否符合治疗计划要求；③临床摆位复位		
	CT 模拟定位机	专用 CT 模拟定位机	普通诊断 CT、专用 MRI 模拟定位机	PET-CT 定位
技术同质化	恒温水箱	不锈钢盘（一般不小于 40 cm × 60 cm）		
	定位前沟通	告知模拟定位的过程、注意事项，取得配合		
	摆位与固定	①体位：仰卧位，自然放松体位；②选择合适头枕及固定体架		
	热塑膜制作	①恒温水箱：水温一般在 70℃~80℃；②热塑膜软化及成型：热塑膜在水箱中软化；③固定：在固定体架上，骨性标志部位成型		
	标记参考点	用细头记号水笔在胶布上描记 3 个激光灯"十"字，中心贴置铅点		放疗单位可根据自己习惯选取参考点
	定位 CT 扫描	条件：层厚 3~5 mm 增强：高压注射器，静脉造影，增强扫描，扫描时间 32~38 s 扫描范围：必须包含计划照射区域		

5. 计划设计、优化和模拟功能

参照中华人民共和国医药行业标准 YY/T 0889-2013 调强放射治疗计划系统性能和试验方法、YY 0775-2010 远距离放射治疗计划系统高能 x（γ）射束剂量计算准确性要求和试验方法、YY 0637-2013 医用电气设备放射治疗计划系统的安全要求，TPS 除了满足经典三维适形计划、二维计划的需要外，还需要进行 IMRT 的计划设计（Ⅰ级推荐）。因为调强放射计划及实施的复杂性，IMRT 计划通常使用计算机逆向设计（Ⅰ级推荐）。优化过程即逆向计划设计过程，通过调整各子野的权重或强度，以满足预期的剂量分布要求。计划模拟功能可以在放疗计划执行前明确计划的可

行性和加速器的执行情况。除了常规的放疗计划，后装放疗计划、立体定向放疗计划也比较常用（Ⅱ级推荐）。

6. 调强计划模式的多样性

目前，国内能够广泛普及的是静态调强（ssIMRT）（Ⅰ级推荐）。有更高级别设备的单位，可根据需求进行旋转调强（dIMRT），包括断层调强（HT），在靶区覆盖和危及器官保护上都可以达到临床要求，在靶区的适形度、均匀性、治疗时间或加速器的机器跳数上相较静态调强各有优势（Ⅱ级推荐）。此外，自适应放疗可实现治疗过程中根据靶区变化并结合放射生物学效应进行计划修正，减少因肿瘤治疗反应、器官运动、

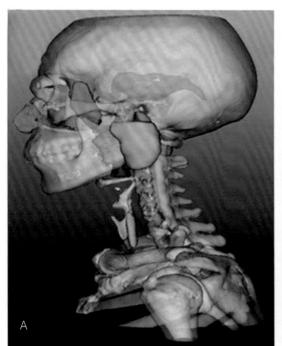
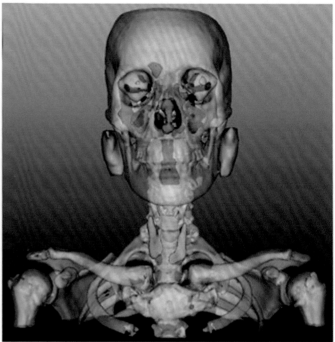

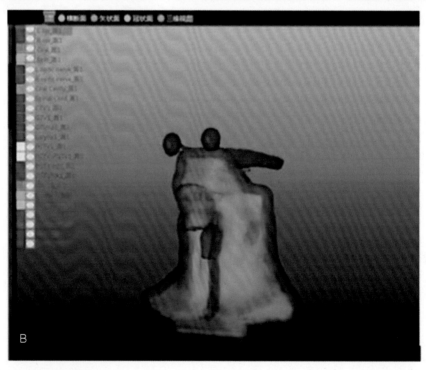

图1-29　肿瘤靶区及危及器官的三维显示
A.危及器官的三维显示；B.放疗轮廓的三维显示

形变等导致的误差（Ⅲ级推荐）。

7. 剂量设定及计划评估功能

参照 QUANTEC、RTOG 0615 及 RTOG 0225 规定及专科书籍，设定处方剂量，包括危及器官剂量体积限值，PTV 接受 100% 处方剂量体积＞95%，PTV ≥ 110% 处方剂量的体积＜10%，PTV ＜ 93% 处方剂量的体积＜3%，PTV 外正常组织不得接受 ≥ 110% 处方剂量；常规照射推荐危及器官限量 TD5/5 为最小耐受剂量，TD50/5 为最大耐受剂量；合理运用各种评估工具，使靶区内剂量尽可能均匀，避免冷点/热点，满足危及器官剂量体积限值；使用剂量体积直方图、等剂量分布图，可以满足对靶区和危及器官的剂量曲线、剂量分布、点剂量、适形度等参数的评估；射野方向观（beam eyes view，BEV）、医师方向观（reaction equation vision，REV），可以方便观察和设计照射野；还有多个计划的比较和合成功能，对放疗计划的设计和评估必不可少（Ⅰ级推荐）。适形度指数（CI）、均匀性指数（HI）、靶区覆盖率（TC）等评价工具，可以满足更高的临床和科研要求（Ⅱ级推荐）。临床科研还会用到肿瘤控制率、正常组织并发症概率模型（Ⅲ级推荐）。如表 1-6。

8. 三维剂量显示

少量 TPS（如 Eclipse）可以在三维重建模体上建立准确的剂量分布数据场，从而进行多角度多层面的三维剂量显示（图 1-30）。在既往的放疗流程中，放疗医师和物理师往往只在二维 CT 图像上逐层进行剂量分布审定，不利于判断肿瘤

表 1-6　现代放疗计划设计的同质化

	项目	Ⅰ级推荐	Ⅱ级推荐	Ⅲ级推荐
功能同质化	影像输入、输出及处理	支持 CT、MRI，重建三维图像、建立坐标系	支持 PET	支持数字化人体（薄层高精度解剖断层数据集）
	靶区及危及器官勾画	手动勾画，三维形变，对勾画结构相互关系的处理	半自动、自动勾画危及器官	远程协作勾画、智能靶区勾画
	图像配准融合	CT 与 CT 融合、CT 与 MRI 融合	CT 与 PET 等其他影像数据融合	CT 与数字化人体融合
	计划设计、优化和模拟	经典适形计划，二维计划和调强计划	后装放疗计划、立体定向放疗计划	
	调强计划模式	ssIMRT	dIMRT、VMAT、HT	ART
	剂量设定及计划评估	DVH、等剂量分布图、BEV、REV、多计划比较合成	CI、HI、TC	TCP、NTCP
	剂量算法	PB、PBC、AAA、CCC、AXB	MC	临床研究
	患者信息管理	查阅和编辑患者治疗信息，治疗计划、治疗记录等信息的传递，治疗过程中参数验证		
技术同质化	影像输入/输出	根据 ICRU42 号报告，兼容 DICOM3.0/RT 格式		
	靶区及危及器官勾画	根据 ICRU50 和 ICRU62 号报告勾画，并参考国际国内指南、共识和专业书籍	权威的临床研究	
	图像配准融合	2D/2D 配准、3D/3D 配准		
	计划设计、优化和模拟	YY/T 0889-2013、YY 0775-2010、YY 0637-2013		
	剂量设定及计划评估	参照 QUANTEC、RTOG0615 及 RTOG 0225 规定		

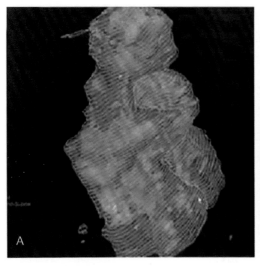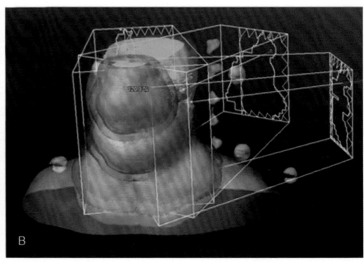

图1-30　三维剂量显示

A.剂量分布与人体组织的空间关系；B.用不同颜色代表不同剂量区域

靶区剂量的平滑性和连续性。鉴于三维剂量显示的重要性，建议剂量分布采用三维可视化的方式，使医师很直观地观察到剂量分布与人体组织的空间关系，提供在任意角度的剖面上的剂量分布显示，便于准确进行放疗计划评估与冷、热点剂量的直观判断，帮助物理师在计划设计和计划优化时的布野角度和剂量权重上的立体印象，最终确定最佳的个人放疗计划（Ⅱ级推荐）。

9. 剂量算法

TPS 种类繁多，采用的剂量算法也各有优劣，常用的有 PB（pencil beam）、PBC（pencil beam convolution）、AAA（analytic anisotropic algorithm）、CCC（collapsed cone convolution）、AXB（acuros XB）算法和相关的衍生算法，在运算速度和精度上均能满足 IMRT 需求（Ⅰ级推荐）。蒙特卡罗（Monte Carlo，MC）算法是目前国际医学领域最精准的剂量计算方法，因 MC 计算速度慢、耗时长，临床放疗中运用较少，多作为其他算法的验证基准（Ⅱ级推荐）。还有各种新的算法也逐渐进入临床研究（Ⅲ级推荐）。

10. 患者信息管理功能

TPS 要求能够便捷查阅和编辑患者治疗信息，进行治疗计划、治疗记录等信息的传递，以及治疗过程中各种参数验证情况的统计（Ⅰ级推荐）。

■ 现代放疗质控的同质化

放疗质控，顾名思义是指在整个放射治疗过程中对于质量的把控。鉴于现代放疗设备构成的复杂性和临床放疗精确性的要求，对现代放疗的质量控制提出了极高标准，合理、可靠、具有针对性的质量控制是精确放疗的必要组成部分，是放射治疗实施过程中的重要环节。明确质控项目、检测程序、检测条件及人员资质要求等，能够有力保证各放疗单位质量控制的规范化、同质化，使基层医院的患者也能接受高标准的放射治疗。

现代放疗质控的基本保障

1. 医院保障

开展调强放射治疗的医院应具备多学科会诊机制、疑难患者多学科病例讨论机制，建立常规多学科诊疗（multi-disciplinary team，MDT）和严重不良反应应急处理机制，保障放疗患者的基本医疗安全。

2. 科室保障

开展调强放射治疗的临床科室应具备以下条件：①配备专业化的医技护团队，保障放疗工作的顺利展开；根据科室的实际情况开展住院放疗或门诊放疗；②具备专业的已批准注册的放疗计划系统；③具备体外照射治疗机、模拟机、CT-模拟机、质控仪器和其他辅助设备。

现代放疗质控的资质要求

放疗基本人员构成包括放疗医师、医学物理师、放疗技师、具备设备维护保养能力的工程师和放疗专科护士。放射治疗相关医技护人员在开展放射治疗技术前，需接受相关专业培训，取得相应资质。日常工作中，不断加强职业安全防护意识培养和专业技术能力训练。

1. 放疗医师（I级推荐）

（1）具有临床医学专业大学本科或以上学历。

（2）取得医师执业证书，并符合地点、执业类别与执业范围的要求。

（3）在省级三甲及以上医院经过 1 年以上的放疗医师培训或者完成放射治疗专业住院医师规范化培训、放射治疗专科培训，并取得培训单位签发的合格证书。

（4）开展放疗的科室至少具备三级医师查房条件，具备高级、中级和初级医师。

（5）持有放射人员工作证、大型医用设备上岗合格证或全国医用设备使用人员业务能力考评合格证。

2. 医学物理师（I级推荐）

（1）具有医学物理相关专业大学本科或以上学历。

（2）在省级三甲及以上医院经过半年以上的放疗物理专业培训，并取得培训单位签发的合格证书。

（3）持有放射人员工作证、大型医用设备上岗合格证或全国医用设备使用人员业务能力考评合格证。

3. 放疗技师／技术员（I级推荐）

（1）具有放射治疗技术相关专业大专或以上学历。

（2）经过半年以上的放疗技师岗位培训，并取得培训单位签发的合格证书。

（3）持有放射人员工作证，并持有大型医用设备上岗合格证或全国医用设备使用人员业务能力考评合格证。

4. 放疗专科护士（I级推荐）

（1）具有医学护理专业大专或以上学历。

（2）持有放射人员工作证。

5. 设备维护保养工程师（II级推荐）

（1）具有工程相关专业本科或以上学历。

（2）持有放射人员工作证。

6. 质量控制和辐射安全管理的专（兼）职人员（I级推荐）

（1）掌握辐射安全管理、质量控制相关的规章制度。

（2）持有放射人员工作证。

现代放疗质控的内涵

1. 放射治疗设备质控制度建立

不同放射治疗技术所需质量控制体系不同，各放疗单位应根据《放射治疗质量控制基本指南》，针对各放射治疗技术，制订相应的质量保证制度（I级推荐）。各放疗单位根据持有的加速器功能、质控设备、剂量测量设备等，按要求设置相应资质人员进行日检、周检、月检、季度检、半年检、年检，依据国家标准、相关指南、国际相关报告建立严格的质控规范及章程制度（I级推荐）。如表 1-7。

2. 放射治疗设备质控人员组成

放射治疗质控人员应当由具备一定资质的医学物理师为主的团队组成（I级推荐），包括技师、工程师（II级推荐）；放射治疗设备各质控项目的实施由物理师组织负责（I级推荐），技师协助物理师相关工作（II级推荐），工程师进行设备维护（II级推荐）。

3. 放射治疗设备质控内容

调强放疗中涉及质量保证的主要设备和技术

包括：加速器、TPS、MLC、电子射野影像系统（EPID）、图像引导设备、CT模拟机、计划剂量验证。

开展治疗前应对上述所有设备进行验收和测试，包括影像、定位设备等使其达到临床需求，后期对包括直线加速器在内的所有设备按规程开展日检、月检和年检等质控措施（Ⅰ级推荐）。质量保证必须进行的项目是：加速器机械稳定性、直线加速器剂量学、直线加速器安全性能，以及CT模拟机、TPS、MLC、调强放射治疗剂量验证。使用调强放射治疗时还需进行电子射野验证设备的质量保证（Ⅰ级推荐）。使用图像引导放射治疗时还需进行图像引导设备的质量保证（Ⅰ级推荐）。

在开展调强放射治疗技术时，剂量验证是必须的质量保证措施。在临床测试阶段，应在使用电离室结合胶片进行剂量学测试通过后，方可采用平面电离室矩阵或三维剂量验证系统等方式进行患者剂量验证（Ⅰ级推荐）；开展调强放疗的机构应为每例患者进行剂量验证。鼓励机构参加调强放疗剂量验证相关的多机构比对或外部检查。

表1-7 现代放疗技术同质化的质量控制

项目		Ⅰ级推荐	Ⅱ级推荐	Ⅲ级推荐
制度建立	制度内容	1. 依据国家标准、指南、国际报告建立质控规范及章程制度 2. 制订质控项目、检测频率（日检、周检、月检、季度检、半年检、年检）及技术路线、技术指标 3. 制订规范的质控检测记录表	制订质控设备的维护、保养、使用记录制度	放射治疗信息化管理网络
人员组成	资质要求	医学物理师	医学物理师、技师、工程师	
质控内容	设备要求 加速器机械稳定性QA	水平仪、机械前指针 坐标纸、等中心仪、直尺	胶片测量系统	
	加速器剂量学QA	绝对剂量测量（电离室剂量计）系统 晨检仪、固体水模体、小水箱、温度计、气压表	胶片测量系统、二维矩阵	三维水箱测量系统
	加速器数字化显示QA	坐标纸、水平仪	直尺	
	CT模拟机QA	均匀介质模体（水模）、已知电子密度的模体 水平仪、坐标纸、小水箱、空间分辨率模体、密度分辨率模体	T型模体、CT绝对剂量测量系统	
	逆向计划系统QA	模体 绝对剂量测量（电离室剂量计）系统	头颈部模体 尺寸已知模体、胶片测量系统、二维矩阵	三维剂量验证系统
	电动多叶光栅QA	每日运行设备自检程序 坐标纸、等中心仪	胶片测量系统	
	剂量验证QA	绝对剂量测量（电离室剂量计）系统 二维矩阵、固体水模体	胶片测量系统、三维剂量验证系统	
	电子射野验证系统QA	等中心检测器、金属小球、电子射野验证设备质控模体		
	图像引导系统（二维非正交）QA	均匀介质模体（水模）、铅粒标记的模体、绝对剂量测量（电离室剂量计）系统	T型模体、已知尺寸的模体	
	图像引导系统（锥形束CT）QA	均匀介质模体（水模）、铅粒标记的模体、绝对剂量测量（电离室剂量计）系统	T型模体、已知尺寸的模体	

表1-7 （续）

项目			I级推荐	II级推荐	III级推荐
质控内容	技术要求	加速器机械稳定性 QA	参见 GB/T 19046-2013、《肿瘤放射治疗物理质控手册》、AAPM TG-142		
		直线加速器剂量学 QA			
		加速器数字化显示 QA			
		加速器安全性能 QA	防碰撞连锁、门连锁、急停连锁、辐射提示连锁、水循环、通风、消防等功能正常可用		
		CT 模拟机 QA	AAPM TG-66、参考《肿瘤放射治疗物理质控手册》		
		逆向计划系统 QA	参见《肿瘤放射治疗物理质控手册》、YY/T 0895-2013		
		电动多叶光栅 QA	参见 GB/T 19046-2013、《肿瘤放射治疗物理质控手册》、AAPM TG-142		
		剂量验证 QA	参见《肿瘤放射治疗物理质控手册》、AAPM TG-218		
		电子射野验证系统 QA	参见《肿瘤放射治疗物理质控手册》、AAPM TG-142		
		图像引导系统 QA	参见《肿瘤放射治疗物理质控手册》、AAPM TG-142		
	网络保障	网络系统	数据可传输、数据不丢失，数据传输可记录		数据核对
		放疗网络流程质量控制			可记录放疗全流程

4.放射治疗设备质控的检测程序和检测条件

放射治疗设备和治疗技术的质量控制是放射治疗质量保证体系的主要组成部分，由于放射治疗设备和治疗技术的多样性和复杂性，其质量控制工作流程要求具备相应的技术规范、合格的物理工程技术人员、配备功能齐全的质控工具等条件，各单位应制订质控要求、技术流程、责任分工等，促进放射肿瘤学的规范化、同质化发展。

放射治疗质量控制流程包括放疗设备的质量保证和治疗计划的质量保证。放疗设备 QA 流程由设备的日检、周检、月检、季度检、年检等项目组成，各项目内容检测后，分析是否需要维护或调整设备相应功能，直至符合规程要求（I级推荐）。治疗计划质量保证项目（I级推荐）包括计划系统算法的 QA、剂量 QA、位置 QA 等项目，治疗计划 QA 各项目内容符合规程后，可实施治疗计划执行 QA（I级推荐），即患者计划剂量验证、患者摆位 QA、患者治疗参数 QA，以保证计划执行时治疗位置在允许范围内、治疗参数得到一致性确认，保障治疗计划执行的精确性。各项目检测应规范详细地记录检测结果、检测人员、检测意见等，签字后存档（I级推荐）。

放射治疗质量控制的检测应依据检测项目的内容要求，具备相应的检测条件，包括设备、人员资质和人员组织、检测制度等。检测设备依据各单位的实际情况配备，计量设备须按照相关国标或法规定期校准合格，且在合格期限内，测量重复性、长期稳定性、测量值显示非线性等满足临床需求（I级推荐）。质控项目实施人员的组织应符合资质要求，熟悉设备性能、具备分析处理检测结果的经验和能力（II级推荐）。各单位应制订规范化检测制度、检测记录等，保证质控的执行度、保障人员组织力度、规范质控流程，保障放射治疗质量控制的实施（I级推荐）。

现代放射治疗的不足

■ 缺乏中国版放射治疗指南

基于循证医学的美国 NCCN 指南已在中国广泛应用，促进我国肿瘤治疗逐渐规范化和标准化，这是一个巨大的进步。然而，国内缺乏放疗规范化诊治指南，各地区放疗质控标准不一，差距较大，诊疗效果难以评估，美国指南可否全盘接受？事实上，中国人群的肿瘤发病特点与美国存在较大差异。以食管癌为例，我国每年新发患者人数为 16.72 万，占所有恶性肿瘤的 16%（第 4 位），而美国每年新发 1.23 万人，仅占所有恶性肿瘤的 1%；我国食管癌的好发部位多见于中上段，90% 以上为鳞癌，而美国食管癌多见于远端食管，约 80% 为腺癌；我国食管癌多与吸烟、饮酒及饮食习惯有关，美国则以 Barret 食管反流最为常见。因此，美国 NCCN 指南可用于参考，但不能全部照搬，应跳出 NCCN 的"思维定式"，基于中国人群的发病特点、疾病特征和基本国情，探讨中国模式下切实可行的治疗方案，制订中国版的肿瘤放射治疗指南。

2017 年 11 月，在中华医学会第十四次全国放射肿瘤治疗学（CSTRO）学术会议上，发布了我国首个《NCC/T-RT 001-2017 放射治疗质量控制基本指南》，一方面，减少整个放射治疗流程中包括模拟定位、计划设计、治疗实施等过程中的不确定性，从而提高治疗的准确性和疗效；另一方面，及时发现治疗流程中的错误，避免医疗事故的发生，更保证不同放射治疗中心标准统一，有利于多中心临床循证研究和经验分享。《NCC/T-RT 001-2017 放射治疗质量控制基本指南》进一步规范放射治疗质量保证和质控标准，保证医疗质量和安全，保障放疗从业人员、患者和公众的健康权益。尽管如此，目前国家质控中心行政主体和权力仍不明确，各相关机构职责划分不清，各省、市、自治区质控中心建设不完善，中国版肿瘤放疗规范及质控指南的制订完善和推广执行仍是个漫长的过程。

■ 放疗从业人员岗位不足

随着肿瘤发病率升高和放疗需求缺口增大，从事放射治疗的专业技术人员严重缺乏，更加限制了肿瘤放射治疗的发展。据国家癌症中心发布的全国恶性肿瘤登记资料分析，2015 年全国新发恶性肿瘤 392.9 万例。按照国际原子能机构建议，每 200 名放疗患者应配备 1 名有经验的物理师，目前我国需要物理师 1~2 万人。然而，据上海第八届国际放射肿瘤学会公布，截至 2016 年 1 月，全国物理师总计约 3 000 人，物理师严重缺乏，全国放疗从业人员共 52 496 人，但放疗从业人员能力参差不齐，中高级职称的放疗医师、物理师和技师分别占 30.5%、17.1% 和 3.1%。大量放疗单位存在设备超负荷运转、人才短缺、物理师水平不一等问题，导致国内医院质控水平参差不齐，很多医院甚至一些三甲医院，存在质控意识薄弱、质控工作执行力差、质控工作不到位或不全面等问题。对于质控工作不够重视的现状，直接导致大量患者因为不规范的放射治疗，造成放射性损伤，其生活质量受到严重威胁，给患者的身心造成二次伤害。

随着放疗技术的不断升级换代，放疗技术的复杂程度不断提高，对放疗医师、物理师和技师都提出了更高的要求。高资历的放疗从业人员具有重要的作用。基层医院放疗医师、物理师专业培训需求强烈，规范化培训的周期至少半年到 1 年，大型医院的培训提供能力有限，培训积极性不高，很难满足培训需要。为培养专业的放疗医师和物理师，提高放疗从业人员的能力，可在高校本科生中探索性地开设放射肿瘤学习班，定期开展继续教育项目，如专业学术会议和专业培训班等，使放射肿瘤医疗人才的培养步入正轨。

■ 放疗相关技术不完备

放疗轮廓勾画与影像技术

放疗的最终目的是最大限度地杀伤肿瘤细胞，同时降低放射线对正常组织的损伤。精准的放疗轮廓勾画是精确放疗的前提和基础。放疗需要患者个体化的放疗靶区，不是群体化的放疗靶区。肿瘤靶区包括物理靶区和生物靶区，二者相互补充，实现基于生物信息的放射治疗。影像技术在确定肿瘤靶区的环节中具有至关重要的作用，不同的影像手段具有各自的优缺点。病理影像是反映肿瘤活性和治疗效果的金标准，但它是回顾性的，且只能离体分析肿瘤靶区的局部变化；X线、超声、CT和MRI等技术可提供分辨率较高的图像，但只是静态图像；功能影像，如SPECT、fMRI、MRS和PET-CT，集功能成像和解剖影像于一体，可反映活体组织中肿瘤活性及功能动态，有利于肿瘤诊断和分期、指导靶区勾画、指导放疗剂量和放射野调整，以及放疗后的疗效评价，存在的问题是空间分辨率低、缺乏临床应用的金标准、难以重复检查及费用过高等。因此，最佳的模式是联合多种影像技术引导靶区勾画和靶区动态评估。

放疗轮廓勾画有一定的指南规范，但不能具体到每个病例，因此放疗轮廓勾画具有较大的不确定性，不同人员之间具有较大的随意性，轮廓勾画准确性与放疗医师的经验、教育程度、是否进行图像融合有关。将同一肺癌患者的CT定位图像传给10名有经验的放疗医师，要求按照RTOG的标准勾画放疗靶区，结果表明这10名放疗医师勾画的CTV差异很大，而且，同一名医师在不同时间勾画的放疗靶区也会受其主观因素的影响而产生差异。这些都显示出放疗轮廓勾画的不确定性，技术方法有待未来去探索和完善。

图像引导技术

临床已有多种图像引导技术，但仍不能满足各种临床需求，有必要继续开发简便易行、清晰优质、实时在线的图像引导技术，比如，三维超声和MRI图像引导。

三维超声图像引导是三维超声成像技术与直线加速器的有机结合，通过采集靶区的三维超声图像，用以辅助靶区定位、减小摆位误差及分次治疗间的靶区移位和变形。超声的原理使其灰阶的切面图像层次清楚、信息量丰富、接近真实的解剖结构；它对活动界面能进行动态的实时显示，便于观察；能发挥管腔造影功能，无须造影剂即可显示管腔结构；对小病灶有良好的显示能力；能取得各种方位的切面图像，并能根据图像显示结构和特点，准确定位病灶和测量其大小。因此，超声引导在治疗乳腺癌、前列腺癌、妇科肿瘤和膀胱癌中具有非常大的优势。但由于超声的图像显示与基于X线的影像显示具有较大的原理差异，其在放疗中的应用尚处于起步阶段。

MRI可以获取CBCT难以获取的更优质的影像信息。使用MRI进行图像引导的放疗，将MRI与直线加速器进行一体化，借助于强大的计算机实时处理能力，在治疗前和治疗中快速采集MRI，根据肿瘤实际位置、形状和运动特征进行患者体位校正，实现在线和实时跟踪肿瘤运动的自适应放疗。目前临床开展仍处于起步阶段，受限于MRI模拟定位设备的普及和高昂的设备投资，MRI引导的自适应放疗应用进展缓慢，随着技术的进步，磁共振技术与加速器技术联合的工程性难题进一步优化解决，有望提高其临床适用性。

放疗剂量及分割

美国密歇根大学Kong FM的研究显示，对NSCLC患者，照射剂量达60 Gy以上时，每提高

1 Gy，则 5 年局部控制率提高 1%，死亡风险降低 3%。因此，在不出现严重并发症的前提下，提倡尽可能提高照射剂量。多项临床试验显示，对于早期肺癌患者，利用体部立体定向放疗技术，给予大分割高剂量照射（生物等效剂量 100 Gy 以上），局部控制率可达到 90% 以上。不过，并非所有的研究都显示更高的剂量可带来更长的生存时间。RTOG 0617 研究显示，局部晚期 NSCLC 的根治性同步放化疗中，提高根治剂量到 74 Gy，与常规根治剂量 60 Gy 相比并未取得更好的临床获益，反而因为心脏毒性等因素降低了患者生存率。对于胶质母细胞瘤而言，提高放疗剂量也未给患者带来更好的生存获益。至于食管癌，其最佳放疗剂量更值得探讨，国内所参照的 NCCN 指南，针对的西方食管癌主要是腺癌，国内则是鳞癌占绝对优势，NCCN 的推荐剂量并不一定适用于国内的临床实践。山东省肿瘤医院对这类患者给予同步放化疗 45~50 Gy 后，行根治性手术，并于放化疗前后行 PET-CT 检查。研究显示，NCCN 指南的推荐剂量（50.4 Gy）可能偏低，仅 20% 的患者达到完全缓解；同时，放疗中的缩野技术也值得商榷。因此，不同个体和肿瘤类型的最佳放疗剂量是不同的，探讨个体化的最佳放疗剂量，以及如何在最大程度控制肿瘤和减少放射损伤之间寻找黄金分割点，值得进一步深入研究。

放疗流程的不足

放射治疗的全流程包括诊断、建立放疗档案、定位、靶区勾画、计划设计、计划验证、计划执行、位置验证、信息文档记录等，从临床拟定行放疗至放疗结束，通常需要 3~8 周时间，各流程不能跨越式进行又相互独立，只能渐次顺延，各流程有机衔接，需要大量人力、物力、时间进行处理。放疗流程中如此多的环节，如何保证各个环节准确、顺畅地执行是放疗高效服务的基础。目前，放疗流程的不足主要体现在以下几方面。①患者收治方面，国内放疗资源紧缺，放疗推广普及尚待推进，非放疗从业医师、群众对放疗不了解，甚至误解，造成需要放疗的患者严重流失。②建立放疗档案方面，信息文档记录是溯源和医疗文书的基本要求，放疗网络独立于医院网络之外，造成建档时患者资料、病历信息不能有效衔接，不能直接从医院网络抓取所需信息，工作人员需耗费大量精力完善建档资料，容易出现差错，而信息文档记录建立后又不能直接合并至医院网络，需相关人员补充完善。③定位方面，定位在放疗流程中是必须且关键步骤，定位准确度关系到后续靶区勾画、计划设计、治疗摆位误差，直接影响放疗效果，需要经验丰富的放疗医师、物理师、技师、护理人员参与，但由于放疗从业人员缺乏、定位设备投入较少，造成了放疗定位环节的薄弱。④靶区勾画、计划设计方面费时费力，高度依赖医师、物理师的经验，造成各级别放疗单位的放疗水平参差不齐，同质化放疗难以实现，新近出现的智能化靶区自动勾画、自动计划设计有助于缓解这一难题，但仍处于起步阶段。⑤计划验证方面，计划验证是检查核对放疗计划是否准确无误并及时纠正问题，从而避免医疗事故的发生。计划验证设备具有多样性、复杂性，同时具有巨大资金和人员的需求，且多数地区的计划验证没有收费项目，在计划验证环节的巨大投入和工作量属于幕后无偿投入，致使医院投入积极性不高，难以达到计划验证全覆盖，存在一定的安全隐患。⑥计划执行、位置验证是放疗的执行阶段，执行中摆位误差受技师人为因素影响大，患者非自主或器官运动均能引起靶区位置偏差，造成剂量不能精确给予。一方面，目前我国放疗技师团队组成人员复杂，专业化教育程度低；另一方面，位置验证设备的投入不足，使得计划执行中位置验证能力不足。

■ 影像信息的自身局限

2D 平片

2D 平片的局限性在于：无法显示肺叶及支气

管的细小病变；对消化系统、泌尿系统、神经系统等缺乏天然对比，不能或者难以发现病灶，辅以人工对比剂（如钡餐等）后才能大致观察肿瘤病灶；对大部分软组织肿瘤显示不清；对于肿瘤和危及器官依靠骨性标志判定位置，无法做到精确定位。由于2D平片提供的影像信息有限，在放疗中的应用越来越少。

CT 扫描

CT图像是断层影像，存在一定的扫描时间，呼吸运动、心脏搏动及肠道蠕动等生理活动会产生一定伪迹，具有时效性与时间的特定关联性，随时间推移，胃、肠道、膀胱等容纳物的充盈或排空在一定程度上会影响读片效果或产生信息映射的差异性。对于空腔脏器的肿瘤，如消化系统肿瘤，由于肠道的食物残渣及气体、消化液等的影响，很难发现早期肿瘤并精准定位。对于组织密度接近周围正常组织、增强扫描不明显的肿瘤，以及存在周围炎性组织的肿瘤，通过CT扫描很难区分。扫描部位的植入金属（人工关节、义齿等），在CT影像上会产生放射状金属伪影，可导致植入体附近的肿瘤很难观测，而且金属伪影对于放疗剂量计算也会产生影响。

MRI 扫描

MRI无电离辐射，不会产生CT检测中的伪影，对神经系统有较好的分辨力，在软组织如肌肉、脂肪、软骨、筋膜等方面也有很大的优越性，常用于颅脑、鼻咽、纵隔、肝脏、盆腔、直肠等部位的检测。MRI扫描也存在不足之处：其空间分辨率不及CT；带有心脏起搏器或有某些金属异物的部位不能做MRI检查；对于肺部而言，由于呼吸运动及肺泡内氢质子密度较低，MRI效果不佳。目前MRI技术应用于放射治疗的发展主要有MRI放疗模拟定位技术和MRI引导的自适应放疗技术。

关于MRI放疗模拟定位技术，由于MRI不能提供放疗计划系统剂量计算所需的电子密度信息，MRI放疗模拟定位的核心技术是解决剂量计算所需的电子密度信息。获取电子密度信息的方式有两种。①以相同体位、相同固定模式分别扫描CT、MRI获取二者图像，MRI影像与CT影像融合后传输至计划系统，利用CT图像的电子密度信息进行计划剂量计算，获得了极大的临床价值。②独立使用MRI模拟定位机，通过赋予单一均匀电子密度、电子密度信息配准融合、骨性空腔和软组织分割定义容积密度等方法，分割组织分配电子密度信息后，传输至计划系统。

关于MRI引导的自适应放疗技术，实现这一技术，需解决以下难点。①磁场干扰：MRI的高场强磁场对直线加速器电子枪和加速管产生磁耦合作用。直线加速器是通过加速电子打靶产生X线辐射，在磁场作用下，电子运动轨迹将改变，即MRI的磁场干扰加速器的正常运转；另一方面，加速器的含磁、金属部件干扰引起MRI失真，需对磁场进行主动屏蔽。②MRI磁场对射线剂量分布的影响：MRI磁场对X线剂量分布有明显影响，主要由于电子回旋效应，即光子线束穿过体模产生次生电子，在无磁场时次生电子逃逸出体模，在有磁场存在时，次生电子在洛伦兹力的作用下发生偏转，在体模–空气边界处回转再射入体模，导致该处剂量增高，致皮肤、表浅位置、体内空腔剂量增高。③剂量计算：由于MRI图像缺乏剂量计算所需要的电子密度信息，而不能直接用于计划系统进行剂量计算，需通过MRI和CT图像融合或强制赋予电子密度来解决，才能实现自适应放射治疗。目前主要有瑞典Elekta公司研发的核磁加速器和美国ViewRay公司研发的MRI伽马刀。这种成像技术对软组织的分辨能力远高于CT，对比度可以提高2~3个等级，且不使用造影剂，避免了造影剂可能引起的过敏反应；成像不会产生CT检测中的骨性伪影，不会像CT那样产生对人体有损伤的电离辐射。磁共振不仅有形态学价值，还具备功能学价值，可以形成分子影像，影像诊断中很热门的磁共振弥散加权成像（DWI）、磁共振弥散张量成像（DTI）等功能磁共振也可以与放射治疗相结合。随着 MRI 模拟定位机在临床的普及，以及 MRI 相关技术在肿瘤领域的进步，基于 MRI 技术的放射治疗将引领放疗技术的进步，发展为一个全新的肿瘤放疗系统，通过实时获取肿瘤体内运动图像并自适应地施照，极大地提高了治疗准确性和效率。

利用 MRI 进行计划设计，要解决的重要问题就是 MRI 图像的失真问题。MRI 因其特殊的成像原理，总会存在图像失真。图像失真影响图像空间位置准确性、解剖结构的精确性，不利于重现患者脏器准确位置。不满足放疗临床要求的脏器位置准确度，是限制 MRI 图像在放疗计划中广泛应用的重要原因之一。失真分为与成像系统相关的失真及患者或物体感应的失真。与成像相关的失真主要是由主磁场不均匀、梯度磁场的存在，以及涡流效应引起的。现在中高场强设备通常采用的是超导磁场，加上更为有效的匀场、梯度场主动屏蔽技术，与成像相关的失真已大为减少。而且，只要成像序列和选择参数不变，系统失真具有重复性，就比较容易校正。一般来说，离中心越远，失真越严重，所以成像范围越大，失真越严重。患者在进行 MRI 检查时的体位与放疗基于 CT 模拟定位的体位不一致（专用 MRI 模拟定位机除外），使得图像融合过程复杂，需要对获取的 MRI 图像进行形变，形变过程加剧了解剖结构位置的不确定性，效率低且配准精度低。

■ 放疗设备有待更新

放疗设备包含普通的深部治疗机、钴 60、近距离治疗机、术中放疗机、直线加速器、螺旋断层放射治疗系统（TOMO）、射波刀（Cyberknife），以及质子和重离子等设备。深部治疗机和钴 60 治疗机由于能量低已逐渐被淘汰，大部分放疗单位采用高能直线加速器。直线加速器品牌及型号众多，档次也参差不齐。随着精确放疗的普及，IGRT 技术已经成为大趋势，而部分直线加速器缺乏该功能，目前尚未成为普及技术。

医用直线加速器属于外照射，对于需要腔内照射的患者仍需要近距离治疗机（后装机）进行补量。螺旋断层放射治疗系统（TOMO）和射波刀（Cyberknife）无电子线，对表浅区域的照射无法保护肿瘤组织后的正常组织，且成本昂贵。

质子射线的物理特性是 Bragg 峰，可以更好地保护正常组织，更大程度消灭肿瘤，但质子加速器占地面积大、成本高、对工作人员的要求高，没有明确的生物学优势。重离子和质子的主要区别在于重离子（如碳离子）的质量要比质子高，其能量释放强度更强、Bragg 峰度更陡，但其治疗效果和治疗成本的差距较大。重离子设备都可以使用质子，但质子设备不能反过来使用重离子。

术中放疗设备能量低、穿透力弱，无法做到剂量和靶区位置的精确性，且其适应证较为局限，大部分肿瘤患者仍需要外照射补量。术中放疗实施复杂，对无菌和手术室的防护要求高，需要多科室协作进行。

大型医疗设备配置许可证制度限制了肿瘤放疗相关设备的合理配置，基层医院设备严重不足、老旧程度较高。2011—2012 年，我国接受放射治疗的肿瘤患者约为 56.9 万人，不足需要接受放疗人数的 30%，放疗设备不足是最主要的原因。截至 2015 年底的全国第七次肿瘤放射治疗信息调查显示，全国有能力开展 3D-CRT、IMRT、IGRT 的单位仅占 70.6%、50.1% 和 31.5%，能够完成先进放疗技术如 VMAT、SBRT 的单位仅占 7.9% 和 16.3%。我国质子和重离子放疗刚刚起步。目前医用直线加速器主要集中在经济比较发达的城市和地区，远不能满足广大癌症患者的需要，预计到 2020 年医用直线加速器有望达到 4 000 台，但由于现有设备不断老化淘汰，仍然有较大缺口。

■ 个体化放疗缺乏标准

基于循证医学证据得出的肿瘤标准化治疗原则以适合大多数患者为最高准则。然而，仍有大量患者处于规范之外，采用标准化治疗时不能得到最大获益，有些甚至是有害的。而且，不同个体及肿瘤之间存在异质性，主要表现在肿瘤组织放化疗获得性抵抗程度不同、多个原发肿瘤的存在、原发灶和转移灶的差异、相同肿瘤组织不同肿瘤细胞间的异质性等。因此，个体化治疗才能给患者最适宜的获益。

分子靶向治疗开启了肿瘤个体化治疗的新篇章，针对肿瘤驱动基因的分子靶向治疗，开启了同病异治和异病同治的时代。个体化手术治疗，通过制订个体化手术方案减少无效手术，如乳腺癌的前哨淋巴结活检（SNB）技术，是个体化手术治疗成功的典范。个体化全身治疗，包括制订个体化的最佳方案、用药剂量及时间，减少捆绑用药。

个体化放疗包括个体化的靶区勾画与照射剂量。此外，需要加强多学科交叉联合的临床肿瘤学研究，分子影像和分子病理引导肿瘤个体化放疗是提高疗效的关键。分子影像引导的个体化放疗能够筛选出放疗敏感患者亚群、针对患者个体的最佳剂量以及勾画不同生物学行为的亚靶区，因此，个体化放疗有望最大限度提高疗效并降低放射性损伤。

■ 数字化和智能化程度低下

自20世纪90年代以来，放疗技术发展迅猛，为癌症治疗带来强有力手段，极大地提高了患者的治愈率。然而，放疗的发展在给癌症治疗带来巨大便利的同时，其挑战及限制逐渐显现。放疗技术越先进，其复杂程度越高，既要考虑患者的预后收益、不良反应等平衡，同时也要涉及技术本身的复杂性，包括复杂的放疗设备、多个环节的治疗程序及多学科医疗人员的参与，且靶区勾画受治疗人员的主观影响，具有较强的不确定性及人为失误等，需要精细化的管理。精细化的管理必须包括患者从建立放疗档案开始到放疗结束的每一个环节，在此期间，如何保证精确的流程操作和精准的治疗实施，对于放射治疗的疗效、并发症、患者预后以及患者安全的保障都极为关键。

随着数字信息化的发展，放射治疗数字化发展已取得了长足进展，基于此，放疗精细化管理逐步发展，但受限于放射治疗数字化和智能化发展程度的不足，仍难以广泛应用。主要体现在以下几个方面。

放疗档案的信息化不足

目前医院数字化信息系统相当成熟，也得到了大力推广，患者病历信息在任何一台终端都可以调阅，但放疗网络基本独立于医院网络之外，不能有效接入医院网络中，不能抓取医院网络中的相关患者个人信息、生化检查、影像资料、病理资料等病历信息，因此在放疗档案建立、放疗医师查阅资料等方面存在不便。

靶区勾画的智能化不足

依据定位CT进行逐层靶区勾画，费时费力；低年资、基层医院的医师很难掌握，严重影响治疗的规范性和精确性；靶区勾画人为因素引起的差异明显，难以达到各放疗单位同质化放疗。智能化自动勾画靶区具有与生俱来的优势，可望很好地解决这一行业难题。在人工智能领域发展的推动下，利用深度学习算法，人工智能自动勾画靶区得到了不少尝试，但因训练人工智能所需的放射治疗患者大数据基础问题难以解决，即各单位放疗靶区和放疗技术难以统一、放疗影像信息可靠性不能保障、放疗设备技术的差异及人员组成等原因，自动化智能化靶区勾画仍发展缓慢。

二维放疗计划的缺陷

基于二维TPS系统，依靠某一方向的CT断层数据进行模拟放射，只能够显示单一方向和尺寸的断层信息，缺乏空间的三维信息；二维放疗计划不能直观地反映病灶区情况，无法模拟真实人体细微结构的立体放疗，从而造成治疗的偏差；计划设计和优化过程中，物理师往往凭借经验和感觉进行射野角度、权重和子野分布的调整，较为盲目和"主观"，难以获得最优化放疗计划。

质量控制与质量保证数字化发展滞后

放疗质量控制贯穿整个放疗流程，内容烦琐，要求极高，是保障患者治疗受益和安全的基石，是放疗的重要环节。目前，质控数字化智能化发展严重滞后，质控实施的隐患不能得到实质性解决，受质控人员业务水平、业务素养以及质控流程执行力因素的影响较大。质控数字化的不足主要体现在：质控流程的数字化不足、质控设备的数字化不足、信息采集的智能化不足，以及质控管理的智能化不足。

放疗流程自动化不足

放射治疗的流程包括诊断、建立放疗档案、定位、靶区勾画、计划设计、计划验证、计划执行、位置验证、信息文档记录等，从建立放疗档案开始至接受第一次放射治疗，常常需要等待数天，有些复杂的计划设计甚至需要2周以上。放疗流程中如此多的环节，如何保证各个环节不发生错误或者发生的差错能得到及时纠正，是非常重要的问题。少数放疗流程环节可实现一定程度的自动化，如，ExacTrac自动摆位包允许用户基于引导图像配准数据获取的摆位误差，从控制室远程控制治疗床移动，对患者摆位误差在3个或6个自由度进行自动纠正。然而，放疗流程的各环节紧密关联，工作内容独立顺延，即使部分环节实现了自动化，但全流程各环节仍然处于相对独立状态，需要投入大量人力、物力、时间处理各环节的联动关系。因此，迫切需要实现放疗全流程自动化智能化，这无疑将大大缓解医院放疗医务人员不足的问题，提高工作效率和服务水平。

本章小结

现代放疗技术的特点是以治疗瘤种的多样性、治疗方案的多样性要求为基础，形成了放疗设备、放疗技术、放疗流程、放疗质控、放疗随访等方面的复杂性，在使用执行过程中，形成了放疗数据的多样性和复杂性，不利于推进各放疗单位同质化发展。

一方面，放疗与多学科融合，与化疗、靶向治疗、免疫治疗相结合，提高和丰富了放射治疗的内涵与技术。如何实现高效放疗、精确定位、精确计划、精确治疗、流程管理等，要求在放疗人员、放疗设备、放疗技术、放疗流程、放疗质控、放疗网络、放射物理、放射生物以及组学研究等各个方面，向着更加数字化、自动化、智能化的方向去推动和发展。另一方面，放疗设备、放疗技术的复杂性，放疗数据的多样性和复杂性，对放疗从业人员配置的要求较高，各级放疗单位的放疗水平不一致，限制了现代放疗向优质化、同质化发展。因此，大力发展数字化技术和人工智能技术，提高放疗设备、放疗技术和放疗质控的数字化、集成化、自动化和智能化程度，最大限度地提高放疗流程效率、放疗技术质量、放疗治疗效果，并最大限度地降低放疗不良反应，实现各地区、各层级放疗单位的同质化水平，是当前亟待解决的重大问题。

参考文献

[1] 郎锦义，王培，吴大可，等 . 2015 年中国大陆放疗基本情况调查研究 . 中华放射肿瘤学杂志，2016, 25(6): 541-545.

[2] 孙可欣，郑荣寿，张思维，等 . 2015 年中国分地区恶性肿瘤发病和死亡分析 . 中国肿瘤，2019, 28(1): 1-11.

[3] Berman AT, Teo BK, Dolney D, et al. An in-silico comparison of proton beam and IMRT for postoperative radiotherapy in completely resected stage IIIA non-small

cell lung cancer. Radiat Oncol, 2013, 8: 144.

[4] Wang JZ, Li JB, Wang W, et al. Changes in tumour volume and motion during radiotherapy for thoracic oesophageal cancer. Radiother Oncol, 2015,114(2): 201-205.

[5] Wang Y,Deng W,Li N, et al.Combining Immunotherapy and Radiotherapy for Cancer Treatment: Current Challenges and Future Directions. Front Pharmacol, 2018, 9: 185.

[6] Zheng L, Wang Y, Xu Z, et al. Concurrent EGFR-TKI and Thoracic Radiotherapy as First-Line Treatment for Stage IV Non-Small Cell Lung Cancer Harboring EGFR Active Mutations. Oncologist, 2019, 24(8): 1031.

[7] Wang Y, Li Y, Xia L, et al. Continued EGFR-TKI with concurrent radiotherapy to improve time to progression (TTP) in patients with locally progressive non-small cell lung cancer (NSCLC) after front-line EGFR-TKI treatment. Clin Transl Oncol, 2018, 20(3): 366-373.

[8] Giaddui T, Chen W, Yu J, et al. Establishing the feasibility of the dosimetric compliance criteria of RTOG 1308: phase III randomized trial comparing overall survival after photon versus proton radiochemotherapy for inoperable stage II-IIIB NSCLC. Radiat Oncol, 2016, 11: 66.

[9] Zhu L, Zhu L, Shi H, et al. Evaluating early response of cervical cancer under concurrent chemo-radiotherapy by intravoxel incoherent motion MR imaging. BMC Cancer, 2016, 16: 79.

[10] 中华人民共和国国家质量技术监督局.医用放射学术语（放射治疗、核医学和辐射剂量学设备）: GB/T 17857-1999.北京：中华人民共和国国家质量技术监督局，1999.

[11] 中华人民共和国国家质量监督检验检疫总局.医用电子加速器验收试验和周期检验规程: GB/T 19046-2013. 北京：中华人民共和国国家质量监督检验检疫总局，2013.

[12] Bray F, Ferlay J, Soerjomataram I, et al. Global cancer statistics 2018: GLOBOCAN estimates of incidence and mortality worldwide for 36 cancers in 185 countries. CA Cancer J Clin, 2018, 68(6): 394-424.

[13] Nguyen VN, Ellerbusch DC, Cetnar AJ, et al. Implementation of an in-house visual feedback system for motion management during radiation therapy. J Appl Clin Med Phys, 2016, 17(1): 421-427.

[14] Marshall TI, Chaudhary P, Michaelidesová A, et al. Investigating the Implications of a Variable RBE on Proton Dose Fractionation Across a Clinical Pencil Beam Scanned Spread-Out Bragg Peak. Int J Radiat Oncol Biol Phys, 2016, 95(1): 70-77.

[15] Baumann M, Krause M, Zips D, et al. Molecular targeting in radiotherapy of lung cancer. Lung Cancer, 2004, 45 (Suppl 2): 187-197.

[16] Antonia SJ, López-Martin JA, Bendell J, et al. Nivolumab alone and nivolumab plus ipilimumab in recurrent small-cell lung cancer (CheckMate 032): a multicentre, open-label, phase 1/2 trial. Lancet Oncol, 2016, 17(7): 883-895.

[17] Wang HY, Hsu MK, Wang KH, et al. Non-small-cell lung cancer cells combat epidermal growth factor receptor tyrosine kinase inhibition through immediate adhesion-related responses. Onco Targets Ther, 2016, 9: 2961-2973.

[18] Antonia SJ, Villegas A, Daniel D, et al. Overall Survival with Durvalumab after Chemoradiotherapy in Stage III NSCLC. N Engl J Med, 2018, 379(24): 2342-2350.

[19] Eom KY, Chie EK, Kim K, et al. Pilot study on interfractional and intrafractional movements using surface infrared markers and EPID for patients with rectal cancer treated in the prone position. Br J Radiol, 2015, 88(1052):1-44.

[20] Sakurai H, Ishikawa H, Okumura T. Proton beam therapy in Japan: current and future status. Jpn J Clin Oncol, 2016, 46(10): 885-892.

[21] Mohan R, Grosshans D. Proton therapy - Present and future. Adv Drug Deliv Rev, 2017, 109: 26-44.

[22] Huijskens SC, van Dijk IW, de Jong R, et al. Quantification of renal and diaphragmatic interfractional motion in pediatric image-guided radiation therapy: A multicenter study. Radiother Oncol, 2015, 117(3): 425-431.

[23] Yang C, Lee DH, Mangraviti A, et al. Quantitative correlational study of microbubble-enhanced ultrasound imaging and magnetic resonance imaging of glioma and early response to radiotherapy in a rat model. Med Phys, 2015, 42(8): 4762-4772.

[24] Mabuchi S, Sasano T, Kuroda H, et al. Real-time tissue sonoelastography for early response monitoring in cervical cancer patients treated with definitive chemoradiotherapy:

preliminary results. J Med Ultrason, 2015, 42(3): 379-385.

[25] Jo VY, Doyle LA. Refinements in Sarcoma Classification in the Current 2013 World Health Organization Classification of Tumours of Soft Tissue and Bone. Surg Oncol Clin N Am, 2016, 25(4): 621-643.

[26] Paganetti H. Relative biological effectiveness (RBE) values for proton beam therapy. Variations as a function of biological endpoint, dose, and linear energy transfer. Phys Med Biol, 2014, 59(22): 419-472.

[27] Guan F, Bronk L, Titt U, et al. Spatial mapping of the biologic effectiveness of scanned particle beams: towards biologically optimized particle therapy. Sci Rep, 2015, 5: 9850.

[28] Plastaras JP, Berman AT, Freedman GM. Special cases for proton beam radiotherapy: re-irradiation, lymphoma, and breast cancer. Semin Oncol, 2014, 41(6): 807-819.

[29] Chang JY, Senan S, Paul MA, et al. Stereotactic ablative radiotherapy versus lobectomy for operable stage I non-small-cell lung cancer: a pooled analysis of two randomised trials. Lancet Oncol, 2015, 16(6): 630-637.

[30] Klein EE, Hanley J, Bayouth J, et al. Task Group 142 report: quality assurance of medical accelerators. Med Phys, 2009, 36(9): 4197-4212.

[31] Miften M, Olch A, Mihailidis D, et al. Tolerance limits and methodologies for IMRT measurement-based verification QA: Recommendations of AAPM Task Group No. 218. Med Phys, 2018, 45(4): 53-83.

[32] Yoon S, Lee DH, Kim SW. Comments on the trial of cisplatin and etoposide plus thoracic radiotherapy followed by nivolumab or placebo for locally advanced non-small cell lung cancer (RTOG 3505). J Thorac Dis, 2017, 9(10): 3525-3528.

[33] Peters S, Felip E, Dafni U, et al. Safety evaluation of nivolumab added concurrently to radiotherapy in a standard first line chemo-radiotherapy regimen in stage III non-small cell lung cancer-The ETOP NICOLAS trial. Lung Cancer, 2019, 133: 83-87.

[34] Tan CS, Gilligan D, Pacey S. Treatment approaches for EGFR-inhibitor-resistant patients with non-small-cell lung cancer. Lancet Oncol, 2015, 16(9): 447-459.

[35] Chang CC, Chi KH, Kao SJ, et al. Upfront gefitinib/erlotinib treatment followed by concomitant radiotherapy for advanced lung cancer: a mono-institutional experience. Lung Cancer, 2011, 73(2): 189-194.

[36] Britten RA, Nazaryan V, Davis LK, et al. Variations in the RBE for cell killing along the depth-dose profile of a modulated proton therapy beam. Radiat Res, 2013, 179(1): 21-28.

[37] Jones B. Why RBE must be a variable and not a constant in proton therapy. Br J Radiol, 2016, 89(1063): 1-16.

[38] Wang W, Lang J. Strategies to optimize radiotherapy based on biological responses of tumor and normal tissue. Exp Ther Med, 2012, 4: 175-180

[39] Shen GZ, Xiao WW, Han F, et al. Advantage of PET/CT in Target Delineation of MRI-negative Cervical Lymph Nodes In Intensity-Modulated Radiation Therapy Planning for Nasopharyngeal Carcinoma. J Cancer, 2017, 8(19): 4117-4123

[40] Yoon JH, Ahn SG, Lee H, et al. Role of autophagy in chemoresistance: regulation of the ATM-mediated DNA-damage signaling pathway through activation of DNA-PKcs and PARP-1. Biochem Pharmacol, 2012, 83: 747-757.

[41] Wang W, Feng M, Fan Z, et al. Clinical outcomes and prognostic factors of 695 nasopharyngeal carcinoma patients treated with intensitymodulated radiotherapy. Biomed Res Int, 2014, 2014: 814-948.

[42] 国家食品药品监督管理总局. 医用电气设备放射治疗计划系统的安全要求：YY 0637-2013[S/OL].[2008-04-25].https://wenku.baidu.com/view/79bdb544492fb4daa58da0116c175f0e7dd1191f.html

[43] 国家食品药品监督管理总局. 放射治疗计划系统的调试典型外照射治疗技术的测试：YY/T 0895-2013[S/OL].[2013-10-21]. http://www.wenku365.com/p-9187776.html

[44] 中华人民共和国卫生部，国家发展和改革委员会，财政部. 大型医用设备配置与使用管理办法. 中国医院, 2005, 9(3): 77-79.

[45] 王冬，田金，许锋. 放疗新技术的研究进展. 中国医疗设备, 2015, 30(2): 69-71.

[46] 中华人民共和国卫生部. 放射工作人员职业健康管理办法. 中华人民共和国卫生部公报, 2007, 8: 1-18.

[47] Eric J. Hall AJG. 放射生物学：放射与放疗学者读本. 卢

铀 , 刘青杰 , 译 北京 : 科学出版社 , 2015.

[48] 中华人民共和国国务院 . 放射性同位素与射线装置安全和防护条例 . 中华人民共和国国务院公报 , 2005, 31: 30-39.

[49] 中华人民共和国卫生部放射诊疗管理规定 . 中华人民共和国卫生部公报 , 2006, 2: 7-18.

[50] 国家肿瘤诊疗质控中心放疗质控专家委员会 , 赫捷 , 王绿化 , 等 . 放射治疗质量控制基本指南 . 中华放射肿瘤学杂志 , 2018, 41(4): 335-342.

[51] 杜云翔 , 李前文 . 规范化放射治疗工作流程 . 北京 : 人民军医出版社 , 2009.

[52] 国产放疗设备集成应用专家组 , 中华医学会数字医学分会 , 重庆市医学会放射肿瘤治疗学专业委员会 , 等 . 国产放疗设备集成应用专家共识——鼻咽癌同质化 IMRT 设备篇 . 中华放射肿瘤学杂志 , 2019, 28(4): 242-249.

[53] Todd Pawlicki, Daniel J.Scanderbeg, George Starkschall. 亨迪放射治疗物理学 . 何侠 , 译 . 天津 : 天津科技翻译出版公司 , 2018.

[54] 徐慧军 , 李玉 , 张素静 , 等 . 射波刀治疗前植入与治疗中追踪的金标数量统计与评价 . 现代肿瘤医学 , 2013, 21(9): 2097-2100.

[55] 王素贞 , 李建彬 , 张英杰 , 等 . 四维 CT 测定非小细胞肺癌患者纵隔转移淋巴结的位移 . 中华肿瘤杂志 , 2012, 9: 679-683.

[56] 王颖 , 于金明 . 图像引导放射治疗的研究现状和进展 . 重庆医学 , 2018, 33: 4205-4207.

[57] 张艳明 , 吕晓波 . 肿瘤放射治疗 - 精确靶区勾画图解 . 北京 : 科学出版社 , 2017.

[58] 田源 , 张红志 . 肿瘤放射治疗技术进展 . 中华结直肠疾病电子杂志 , 2016, 4: 287-291.

[59] 孙新臣 , 孙向东 , 戴圣斌 , 等 . 肿瘤放射治疗临床质量保证规范 . 南京 : 东南大学出版社 , 2018.

[60] 金献测 , 谢聪颖 . 肿瘤放射治疗物理质控手册 . 北京 : 科学出版社 , 2018.

[61] 李晔雄 , 王绿化 , 高黎 , 等 . 肿瘤放射治疗学 . 5 版 . 北京 : 中国协和医科大学出版社 , 2018.

[62] 单书灿 , 邱杰 , 全红 , 等 . 自动勾画软件对鼻咽癌靶区和危及器官勾画结果对比分析 . 中国医学装备 , 2015, 12(7): 33-36.

数字化放射治疗

数字化技术概述

■ 数字化技术起源

计算机和网络技术的迅猛发展引发了一场新的综合性技术革命，即数字化信息革命，微电子技术、光通信技术等高新技术的推广应用，拉开了数字化信息革命的序幕。美国未来学家、麻省理工学院媒体实验室的创办人尼葛洛庞帝在《数字生存》中提到，"过去，大部分的信息都是经过人的缓慢处理，以书籍、杂志、报纸和录像带的形式呈现；而这很快将被即时而廉价的电子数据传输所取代"。传统时代可以称之为原子时代，人类生活的基本交换物质和信息以原子形式存在，但是步入数字化时代，很多信息和产品都将以数字形式存在。

数字化技术是一门与电子技术相伴而生的技术，它借助一定的设备将各种信息，包括图、文、声、像等，将原本以原子形式散发的信息转化为电子计算机能识别的二进制数字"0"和"1"后，进行运算、加工、存储、传送、传播和还原等过程，是实现信息数字化的手段。因此，数字化就是世界由原子向数字转化的过程，以及转化之后形成的以数字形式表现的世界。

二元系统与采样定理为数字化技术提供了软件基础。1854年，英国数学家乔治布尔在杰出论著《思维规律的研究》中提出数字式电子系统中的信息用二元数"比特"表示，1比特可以被认为是"0"或者"1"两个常量中的一个，这种只有两个数字元素的运算系统被称为二元系统，这个理论以用二元数"1"表示真，"0"表示伪的概念为基础。直到84年以后，美国数学家、信息论创始人克劳德·艾尔伍德·香农根据布尔代数提出了开关理论，将布尔代数中的"真"和"伪"与电路系统中的"开"和"关"对应，为数字电路奠定了理论基础，至此，布尔的理论才得到实际的应用。采样定理是连续信号（模拟信号）离散化（数字化）的理论基础，是采样过程所应遵循的规律，阐述了采样频率与信号频谱间的关系，由美国电信工程师奈奎斯特于1928年提出，随后被香农加以明确说明并作为定理正式引用。采样定理存在多种表述形式，其中最主要的表述为时域采样定理和频域采样定理，主要运用于数字式遥测系统、时分制遥测系统、信息处理、数字通信和采样控制理论等领域。

随着数字化技术的硬件基础和软件基础的不断优化、完善，各种工艺、性能的不断改进，数字化技术得以快速发展。数字化以前的时代，受时间、空间、语言及传播媒介的影响，信息在传播过程中存在交换不便、交流困难、成本过高等问题。以书籍为例，作为知识储存的载体，书籍在世界范围内被广泛传播，但从印刷到消费者手中，需要经过运输与储存等诸多环节，其中，约45%的成本被库存、运输与退货所占据，直接影响书本的售价。最可惜的是，印刷类书籍存在绝版的可能，因此许多珍贵书籍被图书馆束之高阁，读者无法借阅。数字化技术的应用，使得这些问题迎刃而解。无论是文字、图形、图像、声音、视频、动画或是不同种类的语言，都将用世界上共通的两个数字字符"0"和"1"进行编码处理、传输和表达，当数字化的信息到达终端时，又将真实还原其本来面目。数字化后的电子书存储更加方便，价格更加便宜，传递更为便捷，且不会绝版。

数字化技术已经成为现代高新技术的重要组成部分，越来越多的产业开始走上数字化转型的道路，数字电路与数字化技术广泛地应用于电视、雷达、通信、电子计算机、自动控制、航天等科学技术领域。微信、微博及网络教育学校，这些数字化技术的产物逐渐融入日常生活，悄然改变着人们的生活、工作和学习方式，数字化时代已然开启。

■ 数字化技术手段

计算机技术和数字化技术的发展与运用，使得现代电子设备实现了从单纯使用模拟电路向混合使用数字电路的转换。目前，模拟电子技术大多用于采集、微弱信号放大、高频大功率输出等局部电路，其余部分均广泛采用数字化技术。

数字化技术大致可分为硬件技术、软件技术与可编程硬件技术3个部分。按照应用对象的不同又可划分为数字化通信技术、数字化多媒体技术、数字化加工技术、数字化图像与影像技术、数字化仿真技术等。数字化技术并不是简单地将信息转换为0或1的字符串，信息在变成数字成为离散的数列后，运用数学方法进行加工处理。调制后通过数据的传递到达终端——用户端，再

经过解调将信息还原出来。以数字通信技术为例，数字化技术包括数字编码、数字调制、数字传输、数字解调和数字解码等技术手段（图2-1）。

数字编码

数字编码分为信源编码与信道编码。信源编码是对输入信源符号进行变换，减少码元数目和降低码元速率，优化与压缩并达成符合标准的数据包。从宏观上，数据的压缩技术主要分为无损压缩技术与有损压缩技术。无损压缩主要利用统计式算法或替换式算法去除、降低或替换数据中冗余的信息而保留数据原始信息，其过程是可逆的，被广泛用于程序、文本及医学图像等数据的压缩（图2-2）。有损压缩利用人类对图片或声波中某些因素不敏感的特性，允许压缩过程中损失一定量的信息，以损失对原始信息影响较小的部分换取较大的压缩比，常用于图片、声音和视频等数据的压缩。虽然二者对信息的处理方法不同，但其最终目的都是将信源的模拟信号向数字信号转化，从而实现模拟信号的数字化传输。

由于移动通信传输过程中存在噪音、干扰和衰落等容易导致信号出现差错的因素，为增强数字信号在信道传输过程中的抗干扰能力，需要对数字信号进行特殊处理，从而提高系统的可靠性。这种增强抗干扰能力、提高数字信号可靠性的特殊处理方法称为信道编码，又称差错控制编码。差错控制的基本方式大致分为反馈重传纠错（automatic repeat for request，ARQ）、前向纠错（forward error correcting，FEC）和混合纠错（hybrid error correcting，HEC）等方式。根据校验位与信息位的形成关系、约束条件、排列位置关系及码本身的结构特点，纠错码又可分为以下几类：非线性码和线性码、卷积码和分组码、系统码和非系统码、循环码与非循环码（图2-3）。

数字调制

在通常情况下，信源产生的原始信号不能

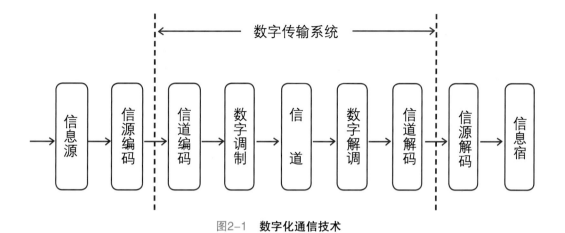

图2-1　数字化通信技术

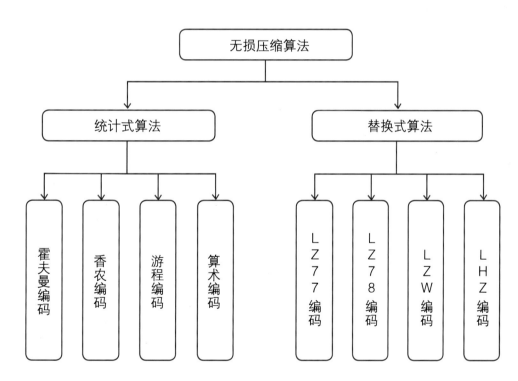

图2-2　无损压缩算法

直接在信道中传输，需要进行转换后，即数字调制，才能通过信道传输到信宿，即信息的接受者、终端用户。数字调制技术有不同的分类，按调制的参数不同可分为幅移键控（amplitude shift keying，ASK）、频移键控（frequency shift keying，FSK）、相移键控（phase shift keying，PSK）；按照电频数目的不同可分为二进制调制与多进制调制；按照传输的特性，根据是否改变信号的原始频谱结构，又可分为线性调制和非线性调制两大类。

常见的数字调制技术方式有二进制幅移键控调制（2ASK）、二进制频移键控调制（2FSK）、二进制相移键控调制（2PSK）、高斯频移键控（GFSK）、多进制频移键控（MFSK）等。选择数字调制方式时受调制方式特性不同的限制，往往需要考虑功率效率、带宽效率、误码率等技术

指标，例如对信号添加差错控制会降低带宽效率，多进制的调制方案虽然降低了占用带宽，却增加了接收功率。

数字传输

数字传输是指信源信息向信宿传递的过程。数字传输系统是数字传输的主要方式之一，是指经由传播路径从接收机输入的信号来控制发射机的传输容量。数字传输系统通过接收机生成控制信号，并将控制信号向发射机与判决电路输出，利用控制信号获取诸如传输质量、接收降噪比（C/N）等监控信息的最优传输容量，将系统控制在该最优传输容量范围内，其目的是将通信系统中的信源端和目的端连接起来。

数字传输系统大致由信道编码、数字调制、信道、数字传输、数字传输数字解码、信道解码

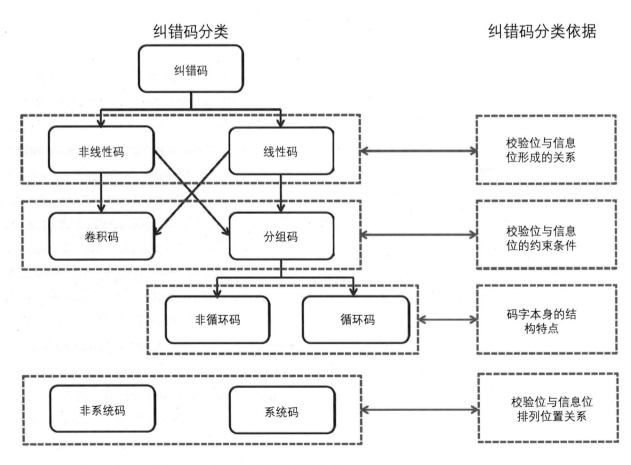

图2-3　纠错码分类及依据

组成。信道是数字信号传播的通道，按照传输方式的不同，数字传输系统分为可直接在信道中传输的"基带信号－基带传输系统"和经过调制（发射端）后在模拟信道上进行传输的"频带信号－频带传输系统"。数字频带传输系统主要有光纤数字传输系统、数字微波传输系统和数字卫星传输系统。

数字解调

数字解调是将已调制的数字频带信号恢复为数字基带信号的过程，是数字调制的反向转换。按照运算方式的不同，解调大致分为相干解调和非相干解调。相干解调采用同步检波法，通过乘法器，输入一路与载频相干（同频同相）的参考信号与载频相乘，适用于解调所有的线性信号；非相干解调采用包络检波，直接从已调波的幅度中恢复原调制信号，无须相干载波，适用于解调不需要提取载波信息的信号。在解调过程中，非相干解调对信道估计的考虑较少，甚至可以忽略，处理更简单，实现较容易；相干解调性能更好，技术要求更高，设备更复杂。表 2-1 列举了几种不同调制方式对应的解调方式。

数字解码

数字解码是把编码后的数字信号恢复成原始数据信号，是数字编码的逆向过程，主要包含信道解码与信源解码。针对编码方式的不同采用不同的解码方式，以无线解码器的调制方式为例，主要有以下几类：①高斯滤波最小频移键控（gaussian filtered minimum shift keying，GFMS）；②四进制相移键控调制（quadrature phase shift keyin，QPSK）；③连续相位频移键控（continuous phase frequency shift keying，CPFSK）；④正交振幅调制（quadrature amplitude modulation，QAM）。

表 2-1　数字调制及其对应解调方法

调制方式	定义	解调方法
振幅键控（ASK）	以载波的振幅随着数字基带信号而变化的数字调制	相干解调法 非相干解调法
频移键控（FSK）	以数字信号控制载波频率变化的调制方式，根据已调波的相位连续与否，分为相位不连续的频移键控和相位连续的频移键控	相干解调法 最佳非相干解调法
相移键控（PSK）	一种用载波相位表示输入信号信息的调制技术，分为绝对移相和相对移相	相干解调法
差分相移键控（DPSK）	利用前后码元的相对载波相位值传送数字信息	差分相干解调法

数字化医疗

■ 数字化医疗的特点

传统医疗模式存在着诸多问题：①我国医疗资源总体不足，且分布不均衡，导致看病难和看病贵的问题；②分级医疗体系效用低，基层医疗机构的医疗服务质量和工作效率堪忧；③信息化医疗手段落后，就医流程繁杂，医疗效率不高。

随着计算机技术、信息技术和制造技术的发展，数字化改革的医疗机构实现了劳动生产力、医疗质量的有效利用和提高，弥补了传统医疗模式存在的不足。从《"十三五"卫生与健康规划》到《新一代人工智能发展规划》都特别强调医疗行业的数字化转型，包括使用人工智能实现和推广治疗新模式、新手段，建立精准快速的智能医疗系统，进行智慧医院探索，建设"智慧服务"和"智慧管理"，开发具有定位准、计算快特点的人机协同的手术机器人，构建诊疗一体的智能辅助系统，研发柔性的可穿戴、生物兼容的生理监测系统，实现医学图像识别、病理分型和多学科智能会诊等。因此，数字化医疗是基于信息技术、计算机技术，把现代数字化技术应用于医疗信息和医疗服务的现代化医疗技术，具有"数字化、信息化、智慧化、集成化、便捷化和精准化"等特点。

数字化影像

现代计算机技术与医疗的结合，最早体现在与医疗设备的结合方面。最典型的代表是CT，数字化影像技术的应用，大大丰富了形态医学临床检查诊断信息及层次，对传统影像技术有很大改变，同时和计算机、互联网等技术有效融合，大幅提升了医学影像质量。影像设备数字化是数字化影像医学的基础，以医学影像存档与通信系统（picture archiving and communication systems，PACS）为代表的影像信息网络化是数字化影像医学的前提。数字化影像将以往必须由一定的物理载体传输的胶片转变成以比特形式快速传输的信息，任何在PACS网络上的终端均可查看包括平片、CT、MRI、PET-CT、超声等影像，真正实现了信息共享。影像诊断从各个影像部门的各自为政、自我封闭的诊断模式变为涵盖所有影像的综合性诊断模式，这也为远程医疗打下了基础。

而且，数字化影像能够提供海量、多模态影像信息，使影像组学成为现实。以高通量数据分析方法为本质的影像组学，从影像中获取标准的、量化的数据并以之建立模型，具备准确性、客观性及可重复性，可结合多种成像方式为医学影像学在临床实践中提供帮助。

此外，数字化人体的出现，即利用断层铣切技术对人体断面解剖逐层拍照进行数据采集，并使用计算机技术进行人体器官结构三维重建，为科学研究、教育事业及临床诊疗开启了新的途径，奠定了数字化医学发展的基础。陆军军医大学数字医学教研室创建了中国女性盆底三维数字化解剖模型，获得肛提肌解剖形态新发现，进而提出其生理功能的新发现（图2-4）。

数字化信息

通过计算机技术、网络通信技术和数据库技术，将各医院之间、医院各个部门之间的信息，如管理信息、医师信息和诊断信息都进行数字化，然后收集、存储、处理、提取，并进行数据交换，满足临床各种需求。例如医院信息系统（hospital information system，HIS），信息管理系统（management information system，MIS），

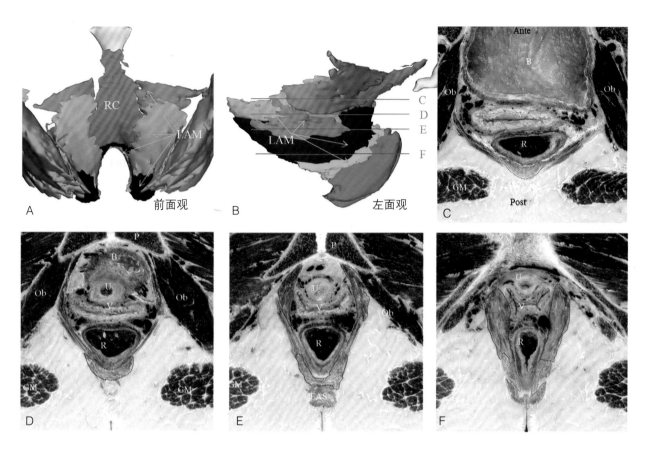

AL.肛门尾骨韧带；Ante.前部；B.膀胱；CO.尾骨肌；EAS.肛门外括约肌；GM.臀大肌；Post.后；PR-D.耻骨直肠肌深部；PR-S.耻骨直肠肌浅部；PV.耻骨内脏肌肉，深层(紫色)和浅层(橙色)；RC.尾骨直肠肌；U.尿道；R.直肠；V.阴道。

图2-4 肛提肌的断层解剖与三维可视化研究

A.肛提肌前面观；B.肛提肌左面观；C~F.肛提肌横断面图像

电子病例系统（electronic medical record system，EMRS），医学影像存档与通信系统（picture archiving and communication systems，PACS）等，为医疗活动中病例诊断、图像存档、信息检索和信息功能等医疗工作提供了便捷，对于提高医师工作效率、提高患者满意度和信任度、提升医院的科技形象都具有重要意义，让医师有更多的时间专注于为患者服务。

数字化管理

1. 医院行政数字化管理

通过借助先进的硬件设备和网络通信技术，实现对包括医院工作业务、人力资源、财务、设备物资档案及教科研在内的医院日常管理和运行的所有信息的综合管理和控制，有助于重新整合、优化医院资源，降低运营成本。

医院现有的平均值评价、诊断相关分类（diagnosis related groups，DRG）相关指标评价，因缺少疾病相应风险变化与医疗质量指标差异的合理性分析，导致临床科室对评价指标的不认同甚至消极应对。借用医疗大数据分析和疾病风险调整体系可以快速解决上述问题，通过对医疗治疗数据的收集、清洗、标化和建模分析，形成疾病风险调整模型，判断医疗质量管理结果的优劣，即病例实际管理结果与模型预测结果进行比较。通过医疗质量管理结果相对性比较，而非传统的平均值比较，可有效解决医疗质量管理结果评价的合理性，在医疗技术不断加强、医疗风险增长时，医疗管理结果预测值也增加，正向评价医疗管理结果，从而正向推动医疗技术的发展，提升医疗质量的管理能力。

医疗领域信息经过数字化整合后将变得更加

简单，流程智能软件可以记录医务人员及后勤人员在电脑桌面上的任何操作行为，能够实现医院全流程业务覆盖，即包括实现横向人力资源、财务管理、供应链管理及专业科室管理全流程自动化，纵向覆盖IT支持业务流程、报表分析统计及独立监督、风险管控、数据上报等业务全景自动化。帮助医疗专业人员将耗时且容易出错的手动工作转移到流程智能软件中，简化人、财、物全面业务流程，释放生产力、降本增效、提升运营能力、提高应对风险能力。

2. 医疗工作数字化管理

在治疗信息的智慧化方面，随着信息化的发展，人们希望大数据带来的医疗信息能够被有效地利用，提炼出医学知识，指导医疗健康服务。其发展历程从较早的临床信息系统，发展到临床决策支持系统，用以规范临床路径，以及通过软件系统实现质控过程，从而达到提高诊疗效果和诊疗质量的目的。

在治疗信息的精准化方面，使用计算机技术，可根据患者个性化的内在生物学信息、临床症状和体征，对患者实施关于健康医疗和临床决策的量身定制，关注患者的个体化特征，减少因为个体之间的差异所引起的一些问题。在临床诊疗、预防干预、药物的开发和使用、癌症基因组学等各个方面，实现精准杀灭病原、提高治疗效率、降低治疗并发症的目的。数字化医疗以最少的流程完成就诊，病历信息档案记录当前和历史的所有健康信息，协助医师提高诊断准确率和治疗准确率，方便医师综合判断。

3. 检查检验工作数字化管理

主要包括医学影像存档与通信系统、放射信息系统、实验室信息系统。医学影像存档与通信系统包括数字化阅片室、远程影像会诊中心、网络影像打印、网络影像存储。放射信息系统包括书写报告单、打印报告单、放射报告作业。实验室信息系统包括生化、临检管理、微生物管理、检验科主任管理、病理管理、病理科主任管理。

计算机算法可以分析医学检查检验中的规律和特征，标记出问题所在，并辅助医师给出报告。除了分析工作，算法还能够优化相关的工作流程，改善从发出检查通知到最终给出报告的每一个环节，并实现如分流患者、编排科室工作流程等功能。

4. 医疗平台数字化管理

在医疗平台的集成化方面，患者通过医院的系统或者APP进行预约挂号、取药和打印报告等，建立了一个透明的医疗平台，简化了就医流程，从而帮助就医流程的有序进行，杜绝恶意抢占挂号现象的出现，减少患者就诊过程中的不平等待遇；合理分配患者的就医时间和医师的就诊时间，减少不必要的等待时间和精力耗费，提高就诊效率。

在医疗平台的便携化方面，可穿戴医疗设备将以前只能在医院进行的常规检测和诊断融入人们生活的每一天，实现了医疗服务的"随时随地"在线操作和监控。医疗的便捷化是信息化的产物，不仅减轻了医护人员的工作强度、去除了医疗服务中各种重复环节、提升了诊疗速度和精度，同时减轻了患者就医的流程，省去了不必要的等待。

数字化医疗技术

手术导航技术

手术导航系统以核磁共振、CT等医学影像数据为基础，将患者术前或术中影像数据和手术床上患者解剖结构准确对应，手术中跟踪手术器械并将手术器械的位置在患者影像上以虚拟探针的形式实时更新显示，使医师对手术器械相对患者解剖结构的位置一目了然，使外科手术更快速、更精确、更安全。手术导航系统融合了计算机辅助手术系统和三维位置追踪技术，三维位置追踪能有效减小手术创面，最大限度地减轻手术患者的痛苦，使微创手术得到快速的发展与推广。该系统极大地提高了外科医师的手术精确度，为患者提供了更好的医疗服务，已在世界范围内尤其是发达国家得到了积极的推广应用。

手术导航系统常用于以下情况。①神经外科：脑立体定向外科手术的对象是人的大脑，视野很小，轻微的误伤即可能产生严重的后果，手术导航系统可精确显示病灶的三维位置，指明手术路径上的核团、血管及与重要核团和大血管的距离，从而有助于术前制订手术计划、确定手术路径；目前已经用于内镜经鼻切除垂体瘤、脊索瘤、颅咽管瘤等颅底肿瘤手术，脑室内肿瘤、松果体区肿瘤切除术等脑深部手术，脑实质内肿瘤切除手术，穿刺术，活检术，以及脊柱内固定手术等（图2-5）；②术前手术模拟：术前在计算机中进行模拟手术，可使临床医师做到心中有数，减少手术中的失误，还可用于培训年轻医师和医学院的课堂教学等；③临床手术导航：部分先进的CT、MRI有三维定位功能，但其产生的影像为位图性质，无法自动识别核团的名称，直接用于导航有困难，结合手术导航设备，可实现真正意义上的三维导航；④术中实时显现：围手术期将手术部位经过准确定位，融合患者解剖结构，在计算机上建立虚拟数字化患者模型，手术刀在探针指引

下，能安全地一步步逼近术区，确保万无一失。采用导航技术后，手术的定位精度可以从厘米级变为毫米级，导航精度的平均值小于2 mm。

虚拟现实和增强现实

虚拟现实（virtual reality，VR）技术是一种可以创建和体验虚拟世界的计算机仿真系统，是利用现实生活中的数据，通过计算机技术产生的电子信号，将其与各种输出设备结合使其转化为能够让人们感受到的现象，并通过三维模型表现出来。因为这些现象不是直接所能看到的，而是通过计算机技术模拟出来的现实中的世界，故称为虚拟现实。

增强现实（augmented reality，AR）技术是一种将虚拟信息与真实世界融合的技术，广泛运用了多媒体、三维建模、实时跟踪及注册、智能交互、传感等多种技术手段，将计算机生成的文字、图像、三维模型、音乐、视频等虚拟信息模拟仿真后，应用到真实世界中，两种信息互为补充，从而实现对真实世界的"增强"。

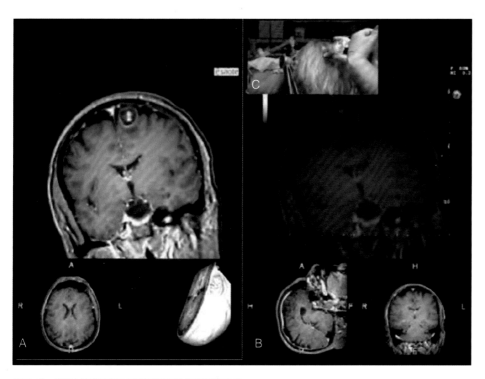

图2-5 通过神经导航系统辅导神经外科手术
A.术前磁共振图像及空间方位图；B.超声与磁共振融合图像及空间方位图；C.术中使用神经导航系统超声探头

VR、AR技术的存在性、多感知性、交互性等特征使其在医学中有了广泛的应用前景，越来越多地被应用于医学教育、病患分析及临床治疗中，微创手术也越来越多地借助VR、AR技术降低手术成本及风险，减轻患者的痛苦。如，以VR、AR为代表的"沉浸体验式教育培训"已经成为医学教育和体验式学习的新模式，通过互动的教育平台向学生展示医学学科的解剖、生理、病理、细胞、分子、基因之间是如何构成和发挥作用的，也可展示基础医学原理、临床医学病例的知识联系与结构体系。VR、AR虚拟系统帮助医师快速构建外科培训场景，通过交互式虚拟现实医学训练模拟器，在技能训练模式中，外科医师主要接受腔镜相机、针头、抓握、电凝、缝合等基本操作训练，在手术训练模式下，外科医师通过指导或非指导教学进行模拟实践手术过程。基于内镜的双手术导航系统，将VR和AR技术结合在一起，可视化目标器官、内镜和手术工具之间的空间关系，为目标器官获取更多的深度和视觉信息，AR环境显示原始的内镜图像与附近的器官图像重叠，就像从CT和MRI扫描获得的一样，可有效辅助手术安全和精准操作，提高手术疗效，降低手术并发症发生率。

在肝胆外科中，VR和AR技术有助于提高手术成功率。南方医科大学钟世镇院士团队利用中国可视化人体（Chinese visible human，CVH）构建虚拟模型，利用改进的特殊质量弹簧模型和变形目标动画模拟实时变形，设计并制作了一个集成了2个5自由度机械手的外部装置，实现了与虚拟系统的交互。德国VITOM摄像机能够在真实场景下拍摄手术中图像，与术前构建的3D重建图像叠加在一起，获得AR图像。图像融合结构主要包括下腔静脉、左肾静脉、主动脉、肠系膜上静脉、胰腺下缘等，在虚拟数字模型中，动脉被赋予绿色，血管被赋予蓝色。法国Strasbourg大学医院对一例77岁男性患者进行AR辅助胰腺十二指肠切除手术（图2-6），AR显示和精细配准耗时6分钟，通过AR引导沿悬吊平面解剖肠系膜上动脉和悬吊手术，患者术后恢复较好。

3D打印技术

3D打印是数字化制造产业的发展方向之一，是快速成型技术的一种，主要以三维数字模型文件为基础，利用立体光固化（stereo lithography apparatus，SLA）、熔融沉积成型（fused deposition modeling，FDM）与选择性激光烧结（selective laser sintering，SLS）等技术快速成型构建物体。3D打印技术通过分层加工、逐层叠加的工作原理，将金属、陶瓷与塑料等打印材料层层叠加，使得计算机中的三维模型变为实体。不同的打印技术在打印过程中所使用的材料与层构方式有所区别（表2-2），根据不同的技术原理，3D打印机分为不同的类型：FDM打印机、SLA打印机、SLS打印机等（图2-7）。

3D黏合材料在重建静态物体方面已经达到较高水平，基本实现了任何静态的形状都可以被

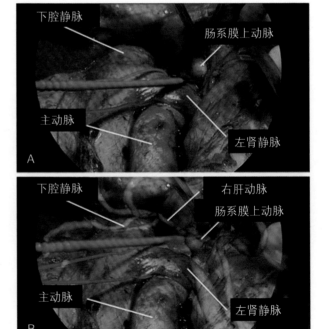

图2-6　胰腺十二指肠切除术中增强现实
A.在肠系膜上动脉的起点位置的手术剥离；B.肠系膜上动脉起始位置的AR图像

表 2-2　3D 打印的技术原理及其特点

技术名称	层构类型	技术原理	优缺点	适用范围	基础材料
立体光固化技术	光聚合	利用特定波长与强度的激光聚焦到光固化材料表面，使之由点到线、由线到面顺序凝固，完成一个层面的绘图作业，然后升降台在垂直方向移动一个层片的高度，再固化另一个层面，逐层堆积形成三维实体	优点：精度高、表面质量好、加工速度快 缺点：使用与维护成本较高、工作环境要求苛刻、成品耐热性有限	手术规划、手术演练、个性化康复器材的定制等	液态光敏树脂
熔融堆积	挤压	利用高温将材料融化成熔融状态，再通过细小的喷嘴挤压并排列填充出一个界面并迅速固化，逐层堆积形成三维实体	优点：使用和维护成本低、使用环境无限制、成品强度高，韧性好 缺点：打印速度慢、尺寸精度较差、表面较粗糙	手术规划、手术演练等	蜡、丙烯腈 – 丁二烯 – 苯乙烯共聚物（ABS）、聚乳酸（PLA）、聚碳酸酯（PC）、尼龙
选择性激光烧结技术	粒状	将粉末预热至低于其熔点的温度，利用平整滚将粉末铺平，在计算机的控制下，根据分层截面信息，通过红外线激光器进行有选择烧结	优点：材料选择广泛、可打印复杂结构、材料利用率高 缺点：表面粗糙、打印耗时较长、设备购置与维护成本高	外科手术辅助器械与适形植入物的制造	高分子材料（PC、尼龙、PE 等）、蜡、陶瓷、金属或其复合物的粉末

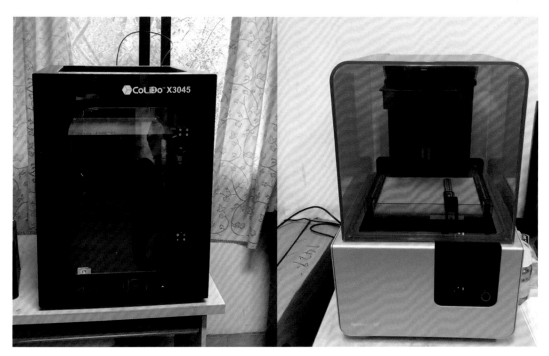

图2-7　FDM打印机与SLA打印机

精细化、真实化打印出来，因此，3D打印在医疗领域中有着广泛应用。①借助手动分割、半自动分割及自动分割等方式对DICOM、CVH及数字切片扫描图像等数据中的感兴趣结构的分割，能够获取接近真实人体的三维数字模型数据，制作出传统方法难以制作或无法制作的人体器官模型。②3D打印的成品可以帮助医师直观观察病灶及其周边的毗邻关系，辅助医师进行精准的手术规划与预演，有效提升手术成功率，降低因为二维图像不能显示三维毗邻结构带来的手术风险，方便医患间就手术方案进行直观沟通；3D打印能够为患者提供个性化的手术导板、植入物及康复医疗器械，为患者提供更好的治疗与康复效果。③3D打印的器官模型不仅可作为课堂模型应用于教学，有效解决尸体标本少、尸体解剖不完全、尸体解剖难以反映脏器真实病理状态等问题；而且可以应用于培训，基于人体管道系统模型的构建，采用柔韧性高的打印材料，打印出有韧性的血管，可为将来介入仿真手术的培训提供良好方法。

3D打印技术对整形外科学（plastic surgery）的帮助尤为巨大。整形外科学分为两类，一类是重建手术，包括颅颌面手术、手外科手术、外科手术和烧伤治疗，另一类是美容或美容手术。其最大矛盾在于医师的审美能力和患者的手术预期之间的偏差。随着数字化技术在医学影像处理、3D处理、可视化技术和计算机导航等方面的应用，整形外科领域迅速发展，并取得较多的研究成果，其中比较明显的就是3D整形扫描系统和3D打印技术的应用，对于消除整形外科的矛盾具有重要作用。

3D整形扫描系统集成了计算机3D模拟和设计技术，根据量化的美学标准，判断容貌的缺陷，从而设计出个性化的整形美容方案，并对方案进行可视化，使求美者在手术之前先看到"效果图"。同时，还可以依据此"效果图"与医师进行准确沟通，直至达成统一意见后再进行手术。整个过程是人体美学、高科技数字化和整形技术的完美结合，使之变得更加数字化、精准化和个性化。

3D打印技术可以模仿天然骨复杂多孔的结构，构建精细骨组织支架，借助3D打印技术制作骨替代品及个性化假肢、假体的技术已相当成熟，因此3D打印技术与整形医学结合紧密，特别是在颅颌面骨重建与耳鼻修复与再造等方面，相较常规假体更加精准可靠，可最大程度改善患者的面部外观对称性甚至功能。比如，南部战区总医院对因外伤致左侧颧骨、鼻骨骨折的患者进行"眶颧、鼻部外伤畸形整复术"，根据术前螺旋CT影像学数据对患者的受伤部位进行3D重建，并在此基础上进行3D打印假体设计，用于缺损部位的支撑、修复，患者的左侧颧骨、鼻骨等都得到了良好的修复（图2-8）。

磁导航技术

磁导航技术（magnetic navigation techniques, MNT）是在磁导航系统的操控下通过外源性磁场将导管或药物快速准确引导到病变处，完成介入治疗的一种全新方法。

1.磁导航技术产生的背景

介入治疗技术日臻完善，正逐步替代部分外

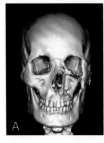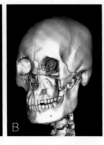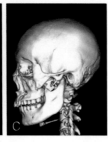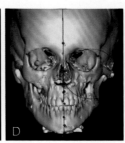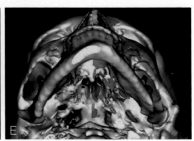

图2-8 患者术前、手术模拟重建模型
A~C.术前三维重建；D,E.3D打印的手术模拟

科手术，涵盖全身各个系统，尤其在心脏、神经系统、肿瘤、外周血管疾病的诊断和治疗方面，具有对正常组织损伤小、伤口愈合快、麻醉风险低、治疗效果好、能重复操作等特点。

然而，传统的介入操作不能直接监测，需要医师熟练的技能和丰富的经验，但就算经验丰富的介入医师在手术中也只能达到约 2mm 的精度。而且，医师不能感测到血管与导管之间的接触力，极易造成较大的医源性损伤。一旦遇到复杂的病情及异常的解剖结构，将增加操作难度系数，延长操作时间，而长时间操作不仅使患者遭受 X 线辐射及造影剂肾毒性的双重损伤，而且介入医师也会遭受 X 线辐射及长时间负荷沉重铅衣的痛苦。

磁导航技术的成功研发使得上述介入操作的问题迎刃而解，它具有定位准确、操作简便、效果稳定的特点，降低了插管的难度，缩短了操作时间，提高了工作效率，并降低了医师的 X 线曝光量和铅衣负荷，解决了介入医师多年的困扰。磁导航技术是介入医学中独特的新方法，是传统介入治疗的补充。

2. 磁导航系统的构成及原理

磁导航系统以 2003 年美国 Stereotaxis 公司推出的数字平板磁导航血管造影系统为代表，由半球形永磁体、磁性导管、导管推进器、计算机导航系统、X 线血管造影机、其他整合系统等部分组成。半球性永磁体（图 2-9A）位于导管床的两侧，能产生一个半径为 7.5~10 cm、场强 0.08~0.10 T 的复合球形磁场。磁导航专用磁性导管（图 2-9B）的柔韧性好，可以任意角度弯曲或伸直，能够进行 360° 旋转，可实现最小距离 1 mm、最小转动角度 1° 的精确定位，前段镶嵌 1 至数块磁性物质，在不同的扭矩力作用下改变前段的运动方向。导管推进器（图 2-9C）犹如操作者的手，在计算机控制下将磁导管快速精确送到预定位置。X 线

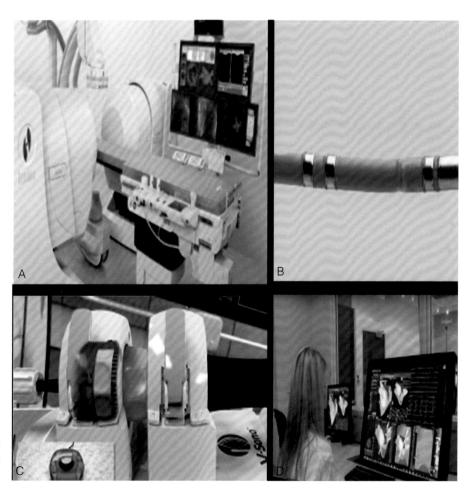

图2-9　磁导航系统
A.磁导航系统主机；B.导管推进器；C.磁性导管；D.计算机导航系统工作站

部分由 X 线球管、平板探测器、机架、显示器、高压注射器、心电压力监护装置等构成。其他整合系统包括多导电生理记录仪、射频消融机、电刺激仪和导管床等设备，以及 Carto RMT（biosense webster）三维电解剖标测系统。

3.磁导航技术的医学应用

磁导航技术不仅是介入医师手中的利器，而且也成为外科医师的"眼睛"。在外科手术中，由于每位患者的结构有一定差异，部分手术位置又十分狭小，医师很难看到手术实际方向。外科医师在术中用磁导航技术进行精确定位，目前已成功地应用于神经外科、耳鼻喉科、矫形外科，引导着外科医师的手术刀准确无误地移动。目前常用的神经外科电磁导航系统为美国 COMPASS Cygnus 电磁导航系统。术前用 Cygnus 系统将 CT 或 MRI 做三维重建，制订手术计划、选择最佳手术途径，在患者头颅病灶周围选择 6~8 个参考点并用标记物标记，将每一个参考点记录到系统中。术中用 Cygnus 独有的"显示尖端"模式导航手术器械尖端。

支气管镜是肺部病变活检常用方法，但有65% 的外周病变是无法到达的，需要更多的活检技术，比如经皮肺穿刺活检术、胸腔镜或开胸手术等，但有气胸、出血等风险，肺功能差的患者更不能耐受。磁导航支气管镜检查（ENB）是一种较安全的取样方法，对于外周和纵隔病变，诊断率高，且与病变大小和位置无关。其原理为：将先前采集的 CT 扫描加载到专有软件中，该软件以多个 3D 图像重建患者的气道，标记目标位置并规划该目标位置的路径；利用磁导航技术调整传感器探头转向，将导管送到目标位置；经导管放入穿刺针或活检钳取出组织（图 2-10，图 2-11）。

对于心血管内科，磁导航技术可利用使导管头端任意转向并保持恒定的接触力进行心脑血管疾病的介入治疗，尤其在房颤、室性心律失常的消融方面，具有成功率高、手术时间短、并发症发生率低的优点。在远程磁导航技术指导的 1 000 多例房颤消融手术中，整体并发症发生率仅为 0.6%，远低于全球最新的房颤导管消融术的 4.5% 的主要并发症发生率（图 2-12）。

可穿戴技术

1.可穿戴技术简介

可穿戴技术（wearable technology）是以个体健康管理系统工程为中心，探索和创造能直接穿在身上的电子设备或把电子设备整合进用户服装或配件的科学技术。可穿戴设备是"互联网+"医疗服务的重要体现，往往用于医疗技术细分领域的产品创新和实际应用。市场上主要有 9 类可穿戴设备，即智能手表、可穿戴相机、头戴式显示器（包括 VR、AR、MR 等）、智能手环、智能服装、智能蓝牙耳机、心率胸带检测仪、运动手表等。可穿戴设备大多采用蓝牙、Zigbee 和 WIFI 技术，通过医疗传感器，把人体的生理信号或者环境信号转化为有确定关系电学信号的变换装置，是医疗数据采集的入口，可以采集生物数据（血压、心率等）、环境数据（温度、气压等）、物理数据（重量、姿势等）和食物数据（热量、过敏原等）。

自 Google 推出头戴式显示器以来，可穿戴设备引起了广泛关注，短时间内在消费电子市场上赢得了重要地位，被认为是解决许多行业需求的

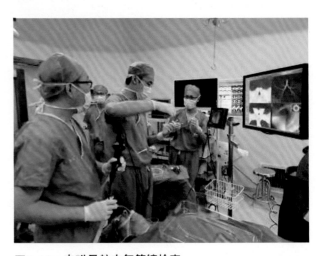

图2-10　电磁导航支气管镜检查

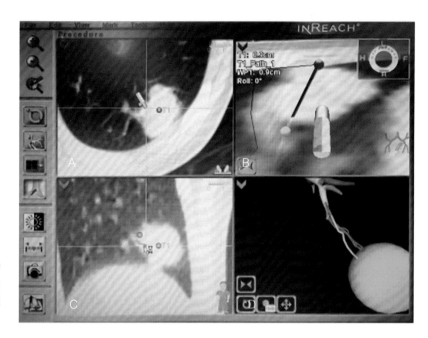

图2-11　磁导航系统多平面窗口
A、B.虚拟导管指示磁性导管的进退方向；C.在CT图像中显示传感器位置的轴向和冠状图像；D.蓝色为传感器位置，绿色为目标位置

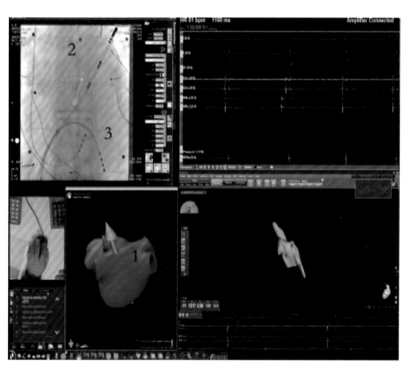

1.导航向量的三维立体方向；2.虚拟导管指示磁性导管的进退方向；3.普通导管。
图2-12　磁导航心脏介入治疗

新手段。例如，建筑业可通过可穿戴设备对建筑工人的生理状态进行监测，并进行健康和安全管理。可穿戴设备在医学、健康、肿瘤患者管理和智能放疗中尤其具有重要作用。

2.可穿戴设备的医学应用

可穿戴式健康设备（wearable health devices，WHD）能够在日常生活中或临床环境中对人的生命体征进行连续的动态监测，其优点是将不适和干扰降至最低，人体具有多种可以测量的生理信号：从电子信号到生化信号，可以提取人体生物信号并用于更好地了解身体健康状况和对外部因素的反应。如今，可穿戴技术和场景使人们可以根据三个方面对 WHD 进行分类：使用场景（家庭／远程或临床环境）；监控类型（离线或在线）；

用户类型（健康或患者）。

基于消费者的可穿戴式体育锻炼监控器是通过附着在身体或衣服上而重新安装的小型设备。这些设备可提供客观、可量化的身体活动指标，例如心率变异性、活动的时间和强度、能量消耗和姿势（例如每天坐、站或躺下）所花费的时间。

医学专业人员使用WHD之类的可穿戴设备获取生理、行为和情境数据，以人体监测为目标可用于医疗活动和（或）健身、健康等目的，也可用于慢性疾病的诊断、治疗和管理，包括对生命体征的监测，如心电图（electrocardiogram，ECG）、心率（heart rate, HR）、血压（blood pressure，BP）、呼吸频率（respiratory rate，RR）和体温（body temperature，BT），以及对其他生理参数的监测，如血氧饱和度（SpO_2）、血糖（BG）等。通过非侵入性方法获取更多的生理参数是一个挑战，也是可穿戴设备未来的发展方向，基于生物医学技术、微米和纳米技术、材料工程、电子工程及信息和通信技术等多个科学领域之间的协同发展，对于互联网＋医疗、精准云放疗及智能放疗的快速发展，具有举足轻重的价值和意义。

手术机器人

手术机器人即内镜手术器械控制系统，具有自动的、位置可控的、可编程的多功能精密机械手。手术时医师坐在电脑显示屏前，通过显示屏和内镜仔细观察患者体内的病灶情况，然后借助机械手施行外科手术、靶点定位、药物注入、损毁病灶或修复组织等任务。在神经外科手术中，机器人主要用于对脑部病灶位置精确的空间定位及辅助医师夹持和固定手术器械等。骨科机器人可为施术者提供良好的视野及手术辅助功能，有效提升手术精度、术前规划，减少术中损伤，从而提高手术成功率及减少术后并发症。腹腔镜机器人用于泌尿外科、胸外科、肝胆胰外科、胃肠外科、妇科等相关的微创腹腔镜手术。与常规开放性手术相比，腹腔镜机器人手术有效地减少患者创伤、缩短患者康复时间，同时可以减轻医师疲劳度。血管介入手术机器人避免了医师在射线环境下工作，并解决了手术操作复杂、手术时间长、医师疲劳和人手操作不稳定等因素对手术质量的影响。

世界上最有代表性的手术机器人是达芬奇手术系统。达芬奇手术系统分为两部分：手术室的手术台和医师的远程操控终端。手术台是有3个机械手臂的机器人，它负责对患者进行手术，每个机械手臂的灵活性都远远超过人类，而且带有摄像机可以进入人体内，因此手术创口非常小，并且能够实施一些医师很难完成的手术。在控制终端上，计算机可以通过几台摄像机拍摄的二维图像还原出人体内的高清晰度的三维图像，以便监控整个手术过程。据不完全统计，截至2018年，全世界共装配了3000多台达芬奇机器人，完成了300万例手术。

然而，手术机器人系统费用昂贵、器材耐久性差，不利于普及，且体积偏大，占用手术室较大的空间。现在的手术机器人普遍缺少触觉反馈系统，在一定程度上影响了手术操作的精确性、安全性和灵活性。对于大部分医师来说，机械系统仍显陌生，手术机器人的操作使用尚属不易，机器人相关操作需要更简单化、人性化。

因此，未来的手术机器人发展应该更加注重轻量化、精密性、灵巧型机械构型创新设计。手术机器人系统集成面向具体的手术流程需求、手术室应用、遥控操作及远程手术操作。高精度3D跟踪定位及可视化技术实现术中实时标定及配准，人机交互及深度融合快速发展的人工智能，将开创外科机器人的新天地。

数字化放射治疗

肿瘤放射治疗的流程一般包括确定治疗目的和放疗方式、放疗计划设计和放疗计划实施、质量控制与质量保证、放疗后随访等阶段，数字信息伴随整个放疗流程。随着数字化信息技术在肿瘤放射治疗领域的不断发展，现代肿瘤放射治疗已经进入了以精确定位、精确计划和精确治疗为主要特征的精确放疗时代。

■ 放疗数据的数字化形式

随着影像工程学的发展，医学领域中不断更新的影像成像设备在丰富影像模态的同时，也极大提高了影像映射的精确性，使放射治疗靶区勾画更加精确、可靠。诸如CT、MRI、PET-CT等医学成像技术，都可针对人体某一特定部位提供直观影像信息。由于成像原理和成像设备的差异，这些影像的特征各不相同，相互独立却相互依赖。这些高度数字化、信息化集成的设备是建立影像数字化的条件，实现了以影像为基础的放射治疗的数字化。

放疗数据的数字化主要包括以下三部分。①临床患者的一般信息以数字化方式实现存储、传输，一般信息包括年龄、肿瘤分期、病理诊断资料、各种辅助检查结果等，这些数据是明确诊断及分期、确定治疗目的和治疗方式的重要依据，是数字化放疗的基础组成部分。②影像数据的数字化，其中影像数据包括CT、MRI、PET及PET-CT等，经放射治疗计划系统处理后的归一化插值影像数据，三维重建影像数据及将运算结果以可视化方式表达的图形数据，这些数据主要用于确定肿瘤靶区位置、治疗部位及正常组织器官等轮廓的勾画并确定相互空间位置关系，放疗影像的数字化基于影像设备的数字化，高度依赖计算机技术的

发展，是放疗数字化的主题。③基于放疗数字化影像产生的数据，如靶区勾画信息、放疗计划、图像引导信息、剂量执行信息等也以数字化形式存在。

■ 数字技术与精确放疗

精确放疗的整个过程，包括定位、计划和执行3个阶段，均需应用数字技术特别是数字影像技术，确定肿瘤的位置及其与周围组织的关系，以保证放射治疗的质量。

基于数字成像的精确定位

放疗定位的主要目的是确定肿瘤及其与周围正常组织器官的空间关系，以准确获取患者的解剖影像数据，为制订治疗方案提供依据，是放射治疗的首要环节。定位技术与数字成像技术的发展密切相关，早期放疗定位应用X线透视、X线诊断片及体表标志等。随着计算机技术、信息技术和数字医学成像技术的发展与应用，现代放疗定位已广泛采用数字模拟定位机模式，即CT模拟定位机、MRI、PET及PET-CT等设备或技术，其特点是影像质量好，能实现多维成像和影像融合，使靶区定位更加精准。

1. CT在精确放疗中的应用

CT模拟定位是三维适形放疗（3D-CRT）、调强放疗（IMRT）、图像引导放疗（IGRT）、剂量引导放疗（DGRT）等精确放射治疗的基本技术，是放疗医师进行精确放疗靶区勾画及物理师进行精确计划设计的基础。

2. MRI在精确放疗中的应用

MRI与CT属于断层成像，分辨率高。与CT相比，MRI还具有以下特点：卓越的软组织对比

能力、骨皮质显示低信号、可获得任意平面的解剖影像、无电离辐射等，尤其对于头颈、中枢神经、脊髓、软组织、宫颈、前列腺及骨转移肿瘤临床靶区勾画有极大的帮助。MRI-CT 影像融合是目前放疗靶区勾画的常用技术手段：MRI 用于勾画靶区，CT 含有电子密度信息用于剂量计算。

尽管 MRI 在特定情况下具有突出的优势，但在放射治疗计划设计时，CT 影像仍然是首选。目前 MRI 影像存在几何失真，而且 MRI 信号强度与电子密度信息的相关性不具有 CT 影像的优势，因此，基于 MRI 的计划设计仍在探索及小范围应用阶段。

3. PET 及 PET-CT 在精确放疗中的应用

PET 在精确放疗中的应用主要是因为其具有功能成像的特点，但其空间分辨率较低，在解剖结构的精确定位方面存在明显不足；另外，PET 反映的是组织(器官)摄入放射性核素的浓度差异，并不能反映组织密度差异，所以在放射治疗计划系统中很少单独应用，而更多的是使用 PET-CT 影像融合。

PET-CT 影像融合实现了功能影像与解剖影像的同机影像融合，克服了二者单独显像时的局限性，可更直观地提供病理生理信息，并可提高对肿瘤的诊断、定级、定位和定量分析，为制订放射治疗计划提供更充分的依据。

基于数字成像的精确计划

放射治疗计划系统（TPS）是一种基于肿瘤患者的 CT、MRI、PET 等医学影像，利用数字技术制订放射治疗计划的设备。在 TPS 中，患者的解剖结构和肿瘤靶区以三维模式显示，在最大肿瘤控制概率和最小正常组织并发症概率的原则指导下进行精确放疗计划设计，主要包括如下三方面：①数字医学影像的输入和处理；②实现治疗对靶区剂量及其分布、重要器官限量、剂量分割方式等治疗方案的要求；③计划设计、确认和执行过程的质量保证。

基于数字技术的精确放疗

精确放疗技术主要包括：立体定向放射治疗（SRT）、三维适形放射治疗（3D-CRT）、调强放射治疗（IMRT）、生物调强放疗（BIMRT）、图像引导放疗（IGRT）、剂量引导放疗（DGRT）、生物应答引导放疗（BRGRT）等，所有精确放疗技术均采用大量的数字信息技术。BIMRT、IGRT、DGRT 和 BRGRT 都是为进一步提高治疗效果而发明的精确放疗技术，是 IMRT 技术的延伸和发展，其基本技术支持和实施步骤与 IMRT 较为类似。

■ 数字人与放疗

数字人简介

数字化可视人体（digitized visible human，DVH），简称数字人，是依靠计算机技术三维显示人体器官结构的计算机模型，是医学与信息技术、计算机技术的结合。数字人的研究发起于 1989 年美国国立医学图书馆可视人计划，已由科罗拉多大学于 1994—1995 年建立了一男一女共 2 套数字化可视人数据集。数据采集方法为：选择年龄、身高、体重适合，无任何器质性病变的男性或女性尸体，经过外形测量、血管灌注、明胶包埋等前期处理后，放入深低温冰库中冰冻 1 周，然后在 -25℃低温实验室中用数控铣床从头到脚切成薄片，逐层使用高清晰度数码相机进行拍摄，之后将所得人体模型数据输入电脑分析，合成完整的人体结构数据集，利用计算机进行人体结构的三维重建和立体显示。

2002 年，南方医科大学和陆军军医大学构建了 2 套中国男、女首批数据集，截至目前已完成 8 套代表中国人体数据集，称为 CVH。其特点在于：①为真实人体连续断层数据，无节段性数据缺损，断层精度达到 0.1~1 mm，8 套中国数字人中断层层数最多的一套达 8 000 层以上，可精确显示血管神经的位置及走向，可完整显示一些细小器官边缘轮廓及界限；②已精确三维重建出人体5 000多个解剖结构，并以不同颜色进行区分，对于单个器官的显示可实现透明度调节、放大缩小旋转，可在3D状态下进行360°全方位展示；③是目前唯一以中国人断层为重建依据的完整的数字人体模型，完全符合中国人的体型特征。

数字人在放疗中的应用

1. 基于数字人构建头颈部高精度三维数字化模型

在放射治疗过程中，最大限度保护危及器官是减少患者不良反应、提高生存质量的重要原则之一。在针对不同瘤种进行放疗时，需要勾画的危及器官的数量和类别差异较大，如某些骨转移癌患者所需勾画的危及器官较少，而鼻咽癌患者常规需要勾画20余个危及器官，而在最新的勾画指南中，要求勾画的危及器官更多，但由于人体鼻咽部解剖结构的特殊性，使得这些危及器官的识别和区分非常困难。为解决此问题，陆军军医大学数字医学教研室，基于4套中国数字化人体薄层高精度断层解剖数据集（CVH1、CVH2、CVH4、CVH5），创建了4例头颈部高精度三维数字化模型，成功分割并重建出120余个结构，包括：动脉系统、脑干、小脑、背侧丘脑、侧脑室、第三脑室、眼球、晶状体、角膜、视网膜、视神经、视交叉、腮腺、颅骨、翼内肌、翼外肌、下颌骨、颅骨、脊髓、颌下腺、斜坡、视交叉、晶体、下颌骨、中耳、内耳、舌骨、环状软骨、甲状腺、气管、口咽、咽缩肌、颈部血管、胸锁乳突肌、斜方肌等，呈现出整个头颈部翔实清晰的解剖结构，包含了鼻咽癌放疗所有的危及器官，为鼻咽癌放疗的各项工作提供了极大的参考价值。

2. 基于数字人构建鼻咽癌放疗教学培训模型

传统放疗教学手段采用二维图片对人体鼻咽部结构进行展示，无法明确显示鼻咽部结构的三维形态和毗邻关系，加上鼻咽癌患者的肿瘤位置和形态灵活多变，导致放疗教学演示效果差，学生对肿瘤病变部位缺乏直观印象。

数字人构建出的头颈部高精度三维数字化模型可清楚展示鼻咽部精细结构，从而提高医学生对鼻咽部解剖结构的认识，同时还可实现不同形态和部位的鼻咽部肿瘤模型的模拟并进行放疗轮廓勾画步骤的学习，即在二维数字人医学图像上勾画不同形状的靶区和危及器官，并用不同颜色显示照射线剂量分布，让医学生对放疗实施过程有全面了解。

基于数字人构建的鼻咽癌放疗教学培训模型，极大地丰富了教学内容，能让学生在短期内学习大量的、具体的、不同特点的鼻咽癌放疗案例，可有效提高教学质量。同时，还可用于远程传输教学，为教学内容和教学形式提供了新的思路和方法。

3. 将数字人与放疗患者CT、MRI图像进行形变配准和融合

在精准放疗中，医学图像配准技术是实现精准放疗的关键，尤其是形变配准技术可反映解剖结构在放疗过程中发生的局部变化，为病情诊断、靶区勾画、精准摆位和精准治疗提供重要依据。目前与放疗定位CT配准融合的图像多为增强CT、MRI等，然而CT和MRI图像都是灰度图像，包含的信息量有限，尤其是对结构小、邻近组织成分接近的器官很难清晰分辨，加之扫描层厚间距较宽，导致一些神经、血管、核团、肌肉等器官的走行、边缘的显影存在解剖信息不全面的缺陷，不能满足"精准"的要求。而数字人在分辨率、色彩、层厚等方面优于CT、MRI等，包含更多的解剖学信息，将全彩色的中国可视化人体头颈部断层图像经形变融合后匹配到患者相应的MRI和CT图像上，可克服传统CT和MRI的缺点，极大地增加图像信息，更好地显示病灶及其周围解剖结构，尤其是针对鼻咽部中的细小结构的显示，保证了放疗的精准化。

在实现数字人头颈部断层图像与真实患者头

颈部CT、MRI形变配准融合的过程包含以下步骤。

（1）基于3次B样条曲面的空间变换：在进行配准处理时，将不进行变换的图像称为参考图像（fixed image），需进行空间变换的图像称为浮动图像（moving image）。进行图像预处理（浮动图像转换为灰度图像，参考图像进行裁剪，使参考图像只包含头部）之后，提取浮动图像与参考图像之间的特征空间，然后对提取出的特征空间进行采样或插值的预处理，最后对浮动图像进行合适的空间变换。配准过程中，由于正向或逆向的映射空间变换会造成浮动图像的变形，像素点可能会落在非整数坐标上，这时再对变形后的图像用非线性的三阶B样条插值算法重新计算每个像素的像素值，生成像素值准确的变形图像。

（2）基于互信息的相似度测量：在进行空间变换之后，需要找一个合适的描述量来表征参考图像和浮动图像之间的相似或者差异，这个描述量就是相似性测度，是影像图像配准结果的关键因素。互信息是一个随机变量中包含的关于另一个随机变量的信息量，互信息可以用到图像配准中的依据是：若两幅图像实现了配准，则二者的互信息值达到最大值，即相似性测度最大，反之亦然，从而为图像的配准提供调整依据。

（3）基于梯度下降算法（gradient descent）的最优配准参数寻找：通过不断优化参数，寻找使得相似性测度最大的最优参数组合。如何选取优化算法决定着是否可以寻找到最优解及找到最优解的效率。选择梯度下降算法进行优化，可快速得到使相似性测度最大的模型参数值，即最优参数。用得到的最优参数模型，便可实现数字人数据集与CT、MRI图像配准融合，从而大大提高放疗的精确度（图2-13）。

■ 数字化放疗计划系统

数字化影像技术基础

放疗计划设计是放射治疗过程的重要环节，需要依托放射治疗计划系统（TPS）。TPS是放射治疗的重要医疗设备之一，是一个计算机软件和硬件系统集成的专门的应用体系，可通过对放射源和患者进行建模，以产生光束形状和剂量分布，来模拟计划实施的放射治疗，从而最大限度地控制肿瘤并最大限度地减少正常组织并发症。TPS以数字化影像为基础，进行肿瘤靶区及正常结构勾画、支持影像融合、放疗计划设计、生成验证信息、导出图像引导信息，以及剂量评估、对比、验证等功能，其好坏直接决定了放疗的剂量分布优劣及准确性，是数字化医疗在肿瘤放疗领域的具体应用。

TPS剂量算法的发展

TPS是放射治疗质量控制与质量保证必不可少的手段，采用一个或多个算法对患者体内吸收剂量分布进行计算，计算结果供放射治疗计划制订者使用。20世纪70年代前，治疗计划一般是通过人工脱膜法或利用有限的X线平片的方式（称为二维方式，2D）来获得放疗计划需要的治疗部位轮廓。这种治疗计划设计方式严重依赖于有经验的物理师对射野权重和楔形角度的合理选择。20世纪70年代后，随着CT技术的发展及计算能力的提升和简易化，基于CT的计算机化治疗计划得以开发，提供了直接叠加在患者轴向解剖结构上的剂量分布的能力。TPS逐渐由2D技术发展至3D技术，在图形、计算和优化方面的连续改进最为显著。

剂量算法是计算机化的TPS中最关键的软件组件。这些模块负责正确表示患者的剂量，并与射线时间或机器跳数（monitor unit，MU）计算相关。剂量计算已经从简单的2D模型计算、部分3D模型点核方法，演变为完整的三维剂量模型，其中考虑了感兴趣体积的初级和散射辐射。剂量算法由基于正向的计划设计方式发展到逆向计划设计模式，后者利用剂量优化技术满足用户对肿瘤靶区和危及器官的指定剂量目标，利用调强放

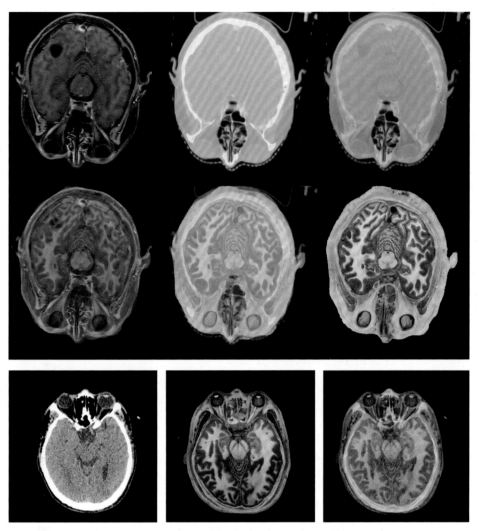

图2-13 数字人图像与患者鼻咽部CT及MRI的配准融合

疗（IMRT）模式向肿瘤靶区提供所需剂量，同时兼顾危及器官的剂量限制标准。逆向计划设计技术是基于计算机化治疗计划的模式，获得了快速的发展，其严重依赖计算机硬件和算法的设计，相关专业人员需要制订切实可行的质量保证和质量控制体系，以保障TPS的正确使用，确保治疗计划的正确实施。

数字化TPS的影像显示

在影像显示方面，数字化TPS能够显示任意剂量分布的射野方向观（beam eye view，BEV）和数字重建X线片（digital reconstruction X-ray，DRR）。BEV通常与DRR结合使用，以帮助评估肿瘤覆盖范围和用挡块或MLC进行光束整形。BEV使用户能够了解机架和治疗床之间的相互关系，有助于避免从虚拟计划移动到实际患者设置时可能发生的碰撞。DRR是通过数学将射线穿过患者CT数据而生成的投影影像。数字复合射线照片（digital composite radiograph，DCR）可以通过差分加权CT数值范围产生，以选择性地区分投影影像上的组织密度。影像配准程序可以将MRI、PET、PET-CT、超声等其他影像，与计划CT图像进行融合配准，便于更精确地观察病灶和结构。

TPS计划优化

计划优化主要是基于逆向条件进行的，由

TPS 提供，具有不同程度的复杂性。算法可以修改光束权重、几何形状或者计算获取具有调制强度的光束以满足用户设计要求。这些标准可以基于多个离散的兴趣点或者被指定的目标和关键区域的最小、最大剂量。剂量体积直方图（DVH）用于显示优化结果中各种规定结构的体积所得到的优化剂量值。计划设计可以根据特定肿瘤部位，预设好特定的射野数量、角度及剂量目标值，以缩短计划优化的时间。DVH 通过 TPS 计算肿瘤靶区和危及器官体积，以确定特定治疗计划是否充分满足临床需求，并比较相互竞争的治疗计划。DVH 可以显示为微分 DVH，其中纵坐标表示接收剂量等于或大于横坐标上指示剂量的体积或百分比体积。不同计划的 DVH 叠加可帮助评估不同的治疗计划，提供关于感兴趣区域剂量的信息。

TPS 光束照射时间和 MU 值的计算是可变的，计算过程与归一化方法直接相关，也与各个直线加速器的输出因子、楔形因子（WF）、托盘因子和其他机器特定因素相关，可以将参考点（例如 100 cm 的 SSD、参考射野最大剂量深度）的绝对剂量输出、总处方剂量和分次信息合并在一起，依据设计者个人要求设置显示，但在计划报告单中应详细体现相关参数。

TPS 与加速器的通信

计划验证功能，联网的 TPS 允许加速器记录和验证系统之间的接口，无论是通过直接连接还是使用快速交换机的远程服务器。记录和验证系统可能由 TPS 制造商、直线加速器制造商或第三方软件提供。可能需要在直线加速器和 TPS 上的各种附件之间进行映射，使得诸如铅门和楔形板装置相对于患者的解剖结构正确定向。TPS 和直线加速器之间的通信，避免了与纸质打印输出到直线加速器的手动转录有关的人因错误，并且可以帮助治疗涉及不对称铅门和定制 MLC 形状区域的复杂病例。

TPS 临床应用

TPS 应用于临床治疗，应首先对放射源（医用直线加速器）建模，在安装阶段根据模型要求建立相应的束流及参数数据库。在对患者设计计划时，首先向治疗计划系统输入图像，系统获得关于患者的病变及重要器官与组织的信息，并进行电子密度场的重建，完成对患者建模。医师与物理人员结合治疗机（医用直线加速器）参数，先进的治疗计划系统可提供自动优化功能，治疗计划系统给出治疗计划的模拟结果，通过一种或多种评价方法，对已设计的计划予以评价，经过反复修正和完善，最终获得用于临床的详细治疗方案。

主流 TPS 的不足

1. 靶区勾画智能化不足

靶区勾画费时费力，不同人员勾画效果不同，不能有效实现统一化、同质化的靶区勾画。

2. 计划设计效率低

计划设计是反复调整优化的过程，内容烦琐且人员评价标准不一，使得计划结果虽有提升空间，但限于精力、时间、工作量大等问题，一般难以达到计划完美状态，阻碍同质化精确放疗的实施。

3. 靶区勾画、计划设计过度依赖人为因素

不同单位的不同工作人员勾画、计划受自身业务水平、认知水平、工作状态影响较大，直接影响患者的放疗效果。

4. 缺乏三维剂量分布信息

基于 CT 切面数据的二维图像进行模拟放射，放射线的射野角度和权重只能给在二维剖面上，缺乏对肿瘤组织和危及器官的三维剂量分布信息。同时，物理师优化放疗计划时，主要靠经验调整照射参数，致使放疗计划优化的低效率和盲目性。

5. 再程计划难以评估

不少患者在治疗中发现靶区变化较大，需重

新定位进行计划设计。由于不是同一组 CT 图像，计划评估、剂量叠加等不能实现，即使第三方软件通过形变配准实现剂量叠加，但精确度不够，仅能作为参考。

6. 放疗单位相对独立，数据无法有效流通

各放疗单位相对独立，受工作人员能力、设备配置、放疗管理影响很大，内容差异大，使得这部分数据不能有效流通。

这些不足是制约现代放疗发展的关键所在，但在未来有望随着大数据的发展，应用人工智能技术进行克服。

放疗网络信息系统

放疗网络信息系统的技术协议

放射治疗信息系统的建设是当今放射治疗技术快速发展的需要，也是医院信息化建设的重要组成部分，可实现放射治疗流程规范化和放疗影像管理数字化，显著提高放疗质量和放疗单位工作效率，它基于以下技术。

1. TCP/IP 协议

TCP/IP 协议（transmission control protocol and internet protocol）是标准的网络传输协议，由网络层的 IP 协议和传输层的 TCP 协议组成，是 Internet 最基本的协议，是国际互联网络的基础。TCP/IP 协议定义了电子设备如何连入因特网以及数据传输的标准。TCP/IP 协议的主要特点是不依赖于计算机硬件或操作系统，提供开放的协议标准；不依赖于网络传输硬件，能够集成各种网络；统一的网络地址分配方案，使得每个设备在网络中都具有唯一的地址；标准化的高层协议，提供多种可靠的用户服务。

2. DICOM 协议

DICOM（digital image communication in medicine）是用于医疗影像传输的标准格式。DICOM 标准分为信息体和服务两个部分，是医学影像及其他数字信息在各种医疗设备之间传输的

统一规范。DICOM 协议特点包括：它是一种基于 TCP/IP 的网络协议；DICOM 数据编码定义了标准的多种内部数据类型；DICOM 标准支持多个字符集；DICOM 具有自己独特的数据模型，可完整地建立和定义医院环境下的数据模型；DICOM 使用在网络环境下唯一的标识各种信息对象，使之不致混淆。

3. DICOM-RT 协议

DICOM-RT 协议的目的是支持放疗相关的数据在放疗单位内设备间的传输，DICOM-RT 专门处理放射治疗设备间的数据传输，是 DICOM 标准的扩展，包含了放疗单位特有的信息体，包括模拟机、计划系统、治疗实施等所产生的信息。

4. 卫生信息交换标准

卫生信息交换标准（health level 7，HL7）是国际上广泛应用的标准化卫生信息传输协议，是医疗领域不同应用之间电子传输的协议，可集合不同应用软件界面，各个医疗机构间可进行数据交互，涉及病房和患者信息管理、检验系统、药房系统、放射系统、收费系统等各环节。HL7 的宗旨是开发和研制医院数据信息传输协议和标准，规范临床医学和管理信息格式，降低医院信息系统互连的成本，提供医院信息系统之间的数据信息共享。

放疗网络信息系统的实现方式

随着放疗技术的高速发展，新设备的应用、多样的信息源、患者数量的急剧增加以及放疗单位的日益扩大，加之放疗过程复杂、任务多、角色多、质量保证要求严格，使得放射治疗网络信息系统建设成为当今放射治疗技术快速发展的需要，也成为医院信息化建设的重要组成部分。以信息技术为支撑，实现放射治疗流程的规范化和放疗影像管理的数字化，以提高放疗质量和工作效率。引入放疗网络管理系统并通过该平台，搭建各项管理与规范功能，是放射治疗实现标准化、规范化建设与统一管理以及信息化普及发展的必

然趋势（图2-14）。

现代精确放疗技术需要经过一系列复杂而烦琐的流程，其中产生的大量数据需要验证和监控，多种精确放疗技术的应用对放疗网络也提出了越来越高的要求。放疗信息管理系统是放疗单位统一信息管理和交互平台，通过整合、重建放疗单位网络资源，将放射治疗所涉及的各种设备、网络及软件系统进行统一管理，把放射治疗全部业务及数据囊括其中，实现完整肿瘤病历数据的结构和电子化储存与管理、放疗流程优化与质控管理、综合分析，提高医护人员工作效率和工作质量，为临床、管理和科研提供全面的数据支持和分析。

放疗单位作为技术依赖、设备依赖型科室，对网络的要求极高。一方面，多种治疗计划系统、各种治疗设备都是通过网络进行连接的；另一方面，放疗网络还需要外接到医院信息系统（HIS）、医学影像存档与通信系统（PACS）等，其网络构成非常复杂。一套好的放疗网络系统，是针对质量控制、流程控制及数据存储等各个环节所存在问题的整体解决方案。

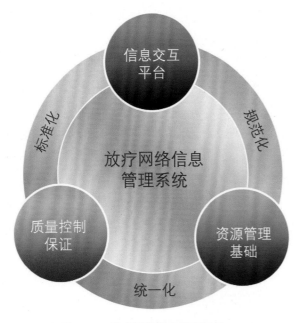

图2-14　放疗网络信息管理系统

放疗网络信息系统举例

1. Elekta MOSAIQ 肿瘤信息管理系统

MOSAIQ 是医科达的一款集所有业务功能，如资源排程、账务管理、报告管理与分析于一体的具备影像功能的肿瘤电子病历系统（electronic medical record，EMR）软件。MOSAIQ 致力于通过此系统来提高整个化/放疗工作流程的效率。从开始的诊断与肿瘤分期，到计划制订与实施，再到随访与生存率调查，MOSAIQ 协助优化整个流程。MOSAIQ 的核心基础是 EMR，它是医疗人员在整个肿瘤治疗中信息交换的基础。

（1）诊断、病理：除了文档形式的诊断和分期信息外，还包括导入的病理报告、影像报告和实验报告。

（2）治疗：MOSAIQ 能处理复杂的放/化疗流程，包括化疗处方管理、各项治疗计划、手术报告和数据管理。

（3）临床试验：实验信息系统为临床试验提供管理工具，用来提高业务和临床操作的效率。MOSAIQ 是基于开放标准的系统，同时采用 web 技术，使用这个程序时可通过网络非常便捷地下医嘱、查询和发送报告。

（4）肿瘤记录：便捷、高效地获得肿瘤数据，对提供好的治疗方案和疗效方面变得越来越重要。MOSAIQ 为个体医院、网络医院、教学型医院提供了肿瘤案例跟踪、数据集成、分析和报告等工具。

（5）业务管理：在业务管理方面提供了一系列的模块，如资源排程、收费项捕获、账务管理、审核及电子化报销。

2. 医诺放疗信息化系统

（1）放疗信息管理系统（radiotherapy information system，RTIS）：RTIS 采用存储阵列、SAN、NAS、CDP 等 IT 解决方案，保证数据存储安全；提供数据的自动校验和差错提醒，保证数据来源安全；支持计划参数自动比对校验，确保治疗计划正确执行。支持身份证及 HIS 导入快速登记、模板化一键开单，让医师工作更简单；支持人员和设备的工作负荷展示，合理调配资源，使管理更容易；支持历史病案快速检索，让病历查找更方便；支持模板化病历报告，保证病历一致性；提供标准化质量保证体系，确保质控工作有序进行；提供规范化工作流程，保证岗位工作一目了然、权责分明；支持放疗费用记账、查询、打印及报表输出；支持随访计划制订、随访模板配置及日常随访工作提醒。

（2）放疗预约叫号系统（radiotherapy queuing system，RQS）：RQS 是用于放疗科诊室、定位室、治疗室的便捷排程、智能呼叫和分诊排队的管理系统；患者自助报到，医师和技师通过该系统呼叫患者，使医疗秩序规范化、智能化，能有效改善服务环境，提高工作效率，改善患者就医体验。

3. 东软 NEU-RadioNet 放疗信息系统

基于 DICOM 标准建立的网络通信保证了系统的可扩展性与易用性；基于 DICOM RT 标准的射野数据生成和传输方法，用于调强放疗中对加速器和多叶光栅的控制；治疗数据以 RT Plan 为介质动态传递到 NeuLife 上以便进行数据获取与确认，准确无误对患者进行治疗；同时可加配 EPID 系统增加对治疗验证的保障。

NEU-RadioNet 系统功能概述：①患者建档；②建立简单治疗计划；③导入治疗计划；④数据验证；⑤实时显示位置信息与治疗信息；⑥多叶光栅通信控制。

4. 全域精准云放疗信息系统

（1）AOIS 肿瘤信息管理系统：依托北京医信之星科技有限公司，通过服务肿瘤放疗从业人员（医师、物理师、技师、护士），使患者放疗流程规范化、电子化，形成以患者为中心的流程管理系统。AOIS 肿瘤信息管理系统贯穿放疗全流程，以放疗数据中心为基础，通过与医院已有的软硬件互联互通，打破放疗单位目前的数据孤岛，

实现数据整合、信息共享。

（2）MOSAIQ Integrate Platform（MIP）："基于放疗流程的放疗信息整合平台"是在医科达放疗专用网络系统 MOSAIQ 的基础上，结合中山大学肿瘤防治中心的实际需要，放疗单位与研发团队合作设计开发的一种新型网络管理系统。解决"放疗资源分散，缺乏信息收集、公布及统一调配"的问题，建立"医嘱、收费、记录"三者之间连带关系的一体化流程，实现了"以医嘱为核心的收费、记录信息整合平台"。

（3）随访系统：与索闻博识科技（北京）有限公司合作的博识医疗云是自主开发基于移动互联网的云平台，提供包括数据分析、患者随访和科研管理等全方位功能，以科学有序的管理、便捷有效的操作和个性化的定制服务为基础，打造让医院满意的随访服务。

5. MIM 图形工作站

MIM 图形工作站（MIM Maestro）是第三方放疗解决方案处理系统，主要功能如下。

（1）图形配准与剂量叠加：MIM Software 引入了 Reg Reveal™ 功能，它是第一个且唯一用于形变配准质量保证与报告的评估系统，可实现对不同影像种类或组合的融合配准。Reg Refine™ 是在形变配准基础上的一大进步，允许用户在检测出形变欠理想区域后进行纠正。可实现同患者不同时间的模拟定位 CT 融合，且可进行计划叠加，例如，将带有施源器的 HDR 计划 CT 配准到体外放疗 CT 用于剂量叠加，能得到非常出色的结果。

（2）ART Assist™：ART Assist™ 是一款定制化自动处理与报告工具，可自动量化评估放射疗程中剂量变化。

（3）靶区勾画：精确的靶区定义通常需要综合使用多个模态的影像。MIM Software™ 以影像融合著称，利用辅助配准功能，多个模态可同时融合，勾画可在任意的肿瘤最佳可视面或模态上实时修改，提高靶区勾画精度。

（4）自动勾画：可实现自动勾画功能，可

拥有用户自定义数据库、自动匹配对象，选择以相似病例的算法，为 CT 和 MRI 提供自动勾画解决方案。

（5）4D-CT 图像处理：4D-CT 在胸腹部肿瘤定位技术方面显示出巨大优势，MIM 可处理 4D-CT 影像，允许在单个时相上快速勾画，然后勾画自动映射到其他所需时相上。

（6）剂量评估：MIM 可实现无地域限制的计划评估；可根据需要快速叠加多个剂量图集，呈现一个直观的总接受剂量图；SRS、近距离放疗或 EBRT 等多模态治疗也能在转换为生物等效剂量后进行叠加；将已照射剂量与治疗后的评估影像关联起来，对于制订患者治疗决策尤为关键。

（7）数据管理：① MIM 实现数据应用管理的多样化，提供自动查询诊断影像；自动同步于 MIMcloud；多会话支持处理多个病例；允许多人同时勾画同一病例，只需在完成后合并勾画即可。②可实现数据长期储存，并保证能在本地快速取用数据，可本地长期存档方案，也可远程备份病例数据，可有效应对突发事件；MIMcloud 是保护数据最便捷的方式。③远程访问 MIMcloud 的使用，可以在任何角落快速取用病例数据，基于互联网的医疗影像服务提供便捷的数据存储、共享和查看功能，提供院外 DICOM 数据的长期存储和查看功能。

■ 3D 打印技术与放疗

人体主要由肌肉、脂肪、骨、气腔（气管、喉、上颌窦腔等）以及肺组织等不均匀组织组成，组织的不均匀性对剂量分布的影响主要是改变了原射线的吸收和散射线的分布，以及改变了次级电子的通量分布。对剂量影响的大小取决于剂量沉积点位置的组织组成，位于不均匀组织后的点，原射线的衰减是影响剂量分布的主因，而散射线的改变影响不均匀组织附近的点，对于不均匀组织交界处及其中的点，次级电子通量的变化对剂量的影响是主要的。因此，在剂量计算中，有效

真实地计算射线透过介质时的衰减变化是非常困难的，且在组织界面，电子分布情况及原射线、散射线分布情况更加复杂，电子注量不能够建立电子平衡。为此，在放疗前实施个体化的剂量模拟能够有效了解剂量分布。受制于技术发展，主流放疗质控的模体是结构相对简单的均匀模体，不能满足个体化组织差异，3D 打印技术的发展，将人体结构通过数字模型的转变，运用复合粉末状可黏合材料，通过逐层打印的方式构造个体化的模体，可有效解决这一难题。目前在近距离放疗（组织间插植、粒子植入、后装治疗）、头颈部肿瘤放疗、电子线治疗等方面有了较多的应用，取得了可喜的成果。

3D 打印与组织间插植

组织间插植是将放射源制成针状体，后装模式通过施源器将放射源准确内置于肿瘤区域，依据剂量-距离平方反比定律，大幅度提升布源区域剂量的同时限制正常组织辐照剂量。由于施源器在治疗过程中始终与肿瘤位置嵌入一致，可规避运动器官在外照射中需扩大靶区或使用门控技术带来的正常器官受量提升或可能的偏靶问题。

组织间插植放疗可为多种类型癌症提供可能的根治放疗手段。徒手插植对医师的经验值有较高要求，尤其在运动器官，定位 CT 属于静态影像，整个操作流程可能需要反复调整以达到覆盖靶区之目的，操作流程时间较长的同时加大了患者的定位 CT 受照剂量。因此，医护人员若能基于外照射经验在实施组织间插植治疗前制作模拟计划，确定进针数量、深度及针道方向，不仅能够极大地缩短操作时间，减少辐照次数，还能使得操作过程按照预期模拟设计微调，提高植入效率。

随着三维重建技术、治疗计划系统及 3D 打印等物理技术的发展，基于 CT 的瘤体积和人体轮廓可 3D 打印出共面或曲面模板，设计并打印针道及固定进针深度。通过治疗计划系统制作模

拟预计划,确定进针数量、深度及进针方向,以最大限度地缩短进针时长和优化布源。3D打印技术的应用,达到同质化治疗的同时降低经验依赖,较高适形度地大剂量单次递送生物等效剂量,更好实现组织间插植的个体化与精准化(图2-15,图2-16)。

3D打印与粒子植入

放射性粒子植入技术是将放射源微粒子植入肿瘤内,放射源发出持续、短距离的 γ 放射线,给予肿瘤组织持续的低剂量率的长时间照射,由于其剂量沉积在放射性粒子附近的肿瘤范围内,因此正常组织不损伤或只有微小损伤。粒子植入技术适用于多种实体肿瘤,在美国等国家已成为早期前列腺癌的标准治疗手段,在国内其治疗理念也逐渐得到认可。

针对不同肿瘤的粒子植入治疗方式有所不同,首先,要明确肿瘤的形态、位置、大小及与

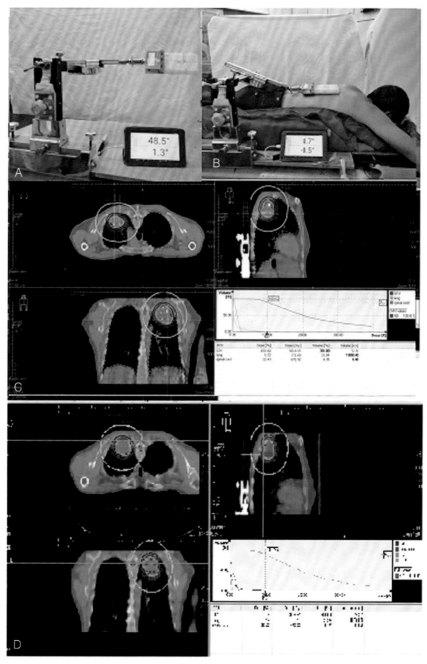

图2-15 3D打印技术在组织间插植中的应用
A.3D打印组织间插植共面模板;
B.3D共面模板组织间插植预计化定位评估;C.3D共面模板组织间插植预设针道计划及剂量评估;D.3D共面模板实际插植计划及剂量评估

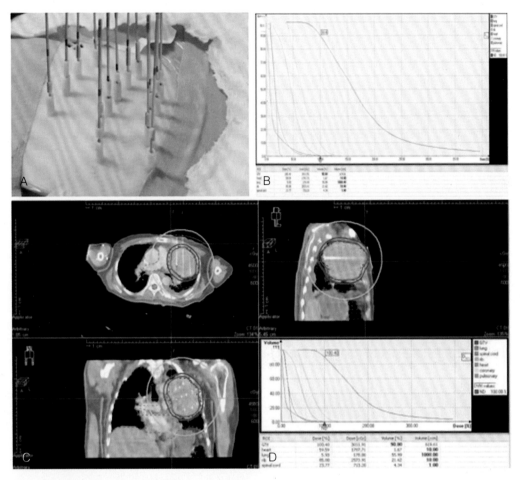

图2-16 3D打印技术在组织间插植中的应用
A.3D打印组织间非共面插植模板；B.预计划DVH；C.不同断面组织间插值针分布及靶区剂量曲线分布；D.实际插植DVH

邻近器官、血管的关系，描绘出治疗的区域；其次，要确定植入粒子的数量和位置，这取决于肿瘤的大小和放射源的活性强度；最后，确定粒子植入的方式与方法。目前粒子植入治疗有3种方式：模板种植、影像（B超和CT）引导下种植、术中种植。由于粒子种植在三维空间进行，每种放射性粒子物理特性不同，故对每种核素需要制订一种特殊的三维治疗计划。可根据B超、CT、ECT、MRI等影像检查获得的肿瘤图像，进行模拟粒子种植的空间分布，决定粒子种植数目和靶区及周围危及器官的剂量分布，指导临床粒子种植，但仍依赖手术实施者的经验。放射性粒子植入技术对剂量分布要求极为严格，术前严格的设计是保证术中精准实施和手术成功的关键。然而，

传统治疗模式为术中徒手穿刺，穿刺针无法固定，高度依赖医师的经验，很难复制术前的计划，甚至植入的结果与术前的设计差别巨大。

随着3D打印技术在医疗领域的广泛应用，通过3D打印个体化模板可将每位患者术前定位时CT等影像数据输入放射性粒子治疗计划系统，为患者量身定制与其解剖结构、穿刺进针路径相匹配的模板。术前由肿瘤科医师与放疗物理师精确设计靶区粒子剂量分布，术中医师按照设计好的每个针道的深度、角度及植入粒子的数目，避开血管、神经及脏器等进行精准的穿刺植入。有了3D模板，不仅极大地缩短了手术时间，减少了对患者的创伤，满足了患者的临床需求，更重要的是使剂量控制得到了严格保障，可最大程度

保证精度，利于提升患者的生存质量，减轻患者的痛苦。

3D 打印与宫颈癌后装治疗

腔内近距离放疗是宫颈癌的主要治疗方法，已经有 90 年的历史。宫颈癌的肿瘤形态、正常组织和肿瘤组织的精确区分、放疗时对正常组织损伤的控制，都制约着该技术的应用。放疗前，宫颈癌患者进行影像检查，医师根据图像，使用三维医学影像数据处理平台获得 3D 模型数据，通过 3D 打印获取个体化模型，将放射源放置于该模型需要治疗的部位模拟放射治疗，评估靶区、各器官的受照情况，使宫颈癌后装治疗满足个体化和精准化治疗需求，从而使放疗效果得到明显提高。

3D 打印与电子线照射

高能电子束的特性使得其在浅表型肿瘤治疗方面有广泛的应用，电子线的辐射剂量迅速跌落下降，有效保护肿瘤后方的正常组织。通过调整能量，可以调节高能电子线放疗的深度，但直线加速器的能量是固定的不连续能量，在治疗中，治疗深度、能量不能个体化调整，限制了电子线精确放疗的能力，通过 3D 打印技术、应用等效材料，可根据每位患者的表面结构和肿瘤区域状况，精确定制打印适应不同剂量模式需要的等效膜，将等效膜紧贴于靶区上，通过调整电子线穿射路径而调整通过进入靶区的电子束的能量值，可有效保护肿瘤区域后方器官或正常组织，提高治疗质量。

3D 打印与人体曲面和组织不均性修正

在临床工作中，人体曲面及人体内不均匀组织的存在，会改变原射线及散射线的分布，致使剂量分布有所改变，需在剂量计算时给予修正，通过 3D 打印技术，打印个体化的组织填充物或组织补偿器，可以有效改善射线的剂量分布。

3D 打印与其他放疗应用

针对上颌窦癌术后患者，由于切除部分上颌骨，缺损范围大，面部失去骨支撑，使患者张口受限，难以使用常规应用的口腔支架。使用 3D 打印的口腔支撑装置可保证患者术后辅助放疗的顺利实施，减轻放射治疗造成的放射性口腔黏膜损伤，有效提高患者生活质量。

本章小结

随着信息技术和制造技术的发展，全球数字化时代的号角已然吹响，数字化信息浪潮席卷着社会各行各业，数字化技术的硬件基础和软件基础不断优化、完善，数字化医疗技术得到快速发展，数字化医疗服务和数字化医疗环境变得更加智能便捷。数字化医疗技术如手术导航系统、VR/AR 虚拟技术、3D 打印技术、磁导航技术、可穿戴技术、手术机器人等，弥补了传统医疗模式的不足，也极大地改变了传统医疗体系，让健康科技更轻松舒适地融入患者的医疗活动。放疗领域紧跟数字化时代步伐，数字化放疗数据、数字化放疗计划系统、数字化放疗网络信息系统、数字人体和数字成像以及 3D 打印等数字化技术，从多维度、多层次、多模态帮助医师做出更快更准确的放疗策略，为生命创造更多的美好和精彩！数字化放疗不仅关乎百姓健康，更与整个放疗行业息息相关！在不久的将来，数字化放疗将引领传统放疗行业走进新纪元。

参考文献

[1] 张继武. 数字化医疗发展概述. 中国医疗器械信息，2016,22(6):1-4.

[2] 赵韫琦，赵钢. 临床决策形式对医学发展影响的探讨. 医学与哲学，2018,39(2):9-13.

[3] 陈小玲，刘丽杭，阳历. 移动医疗服务的发展及实践. 中国现代医药杂志,2012,14(8):121-123.

[4] 国家卫生和计划生育委员会. 中国卫生和计划生育统计

年鉴 2016.北京:中国协和医科大学出版社,2016.

[5] 马丽媛,吴亚哲,王文,等.《中国心血管病报告 2017》要点解读.中国心血管杂志,2018,23(1):3-6.

[6]Xu B,Tu S ,Qiao S,et al.Diagnostic Accuracy of Angiography-Based Quantitative Flow Ratio Measurements for Online Assessment of Coronary Stenosis. JAMCOLLCARDIOL,2017,70:3077-3087.

[7]Westra J,Andersen BK,Campo G,et al.Diagnostic Performance of In-Procedure Angiography-Derived Quantitative Flow Reserve Compared to Pressure-Derived Fractional Flow Reserve: The FAVORII Europe-Japan Study.JAMHEARTASSOC,2018,7(14):e009603.

[8]Sun X,Zhang H,Zhu K,et al.Patient-specific three-dimensional printing for Kommerell's diverticulum. IntJCardiol,2018,255:184-187.

[9] 朱海云,程永德.介入放射学抑或介入医学.介入放射学杂志,2017,26(7):577-578.

[10] 王建利.介入放射治疗的防护措施分析.中国医药指南,2017,15(16):289-290.

[11] 陈政,沈毓,陆清声.机器人辅助血管介入治疗研究进展.介入放射学杂志,2018,27(1):1-4.

[12]Mangels DR,Giri J,Hirshfeld J,et al.Robotic-assisted Percutaneous Coronary intervention.CatheterCardioInte,2017,90:948-955.

[13]Qi Z,Wu B,Luo X,et al.Magnetic navigation system for percutaneous coronary intervention:Ameta-analysis. Medicine,2016,95(29):e4216.

[14]Yuan S,Holmqvist F,Kongstad O,et al.Long-term outcomes of the current remotemagnetic catheter navigation technique for ablationo fatrial fibrillation.ScandCardiovas cJ,2017,51:308-3015.

[15]Mesquita JR,Cavaco D,Ferreira AM,et al.Very long-term outcomes afte rasing lecatheter ablation procedure for the treatment of atrial fibrillation—the protective role of anti arrhythmic drugtherapy.JIntervCardElect er,2018,52:39-45.

[16]Hall,Burr W,T Prinzi.A Practical Guide to Radio frequency Catheter Ablation of Atrial Fibrillation.Clinical Cardiac Electrophysiology in Clinical Practice.Springer London,2015.

[17]Speggiorin S,Durairaj S,Mimic B,et al.Virtual 3D Modeling of Airwaysin Congenital Heart Defects.Front Pediatr,2016,4:116.

[18]Wiener RS,Schwartz LM,Woloshin S,et al. Population-based risk for complications after transthoracic needle lung biopsy of a pulmonary nodule: an analysis of discharge records. Ann Intern Med,2011,155:137-144.

[19]Boskovic T,Stanic J,Pena-Karan S,et al. Pneumothorax after transthoracic needle biopsy of lung lesions under CT guidance.JThorac Dis,2014,6(S1):99-107.

[20]Rivera MP,Mehta AC,Wahidi MM.Establishing the diagnosis of lung cancer: Diagnosis and management of lung cancer, 3rd ed: American College of Chest Physicians evidence-based clinical practice guidelines. Chest,2013,143:142-165.

[21]Leong S,Ju H,Marshall H,et al. Electromagnetic navigation bronchoscopy: A descriptive analysis.J ThoracDis,2012,4:173-185.

[22]Khan KA,Nardelli P,Jaeger A,et al.Navigational Bronchoscopy for Early Lung Cancer: A Road to Therapy. Adv Ther,2016,33:580-596.

[23] 陆舜,虞永峰,纪文翔.2015 年肺癌诊疗指南:共识和争议.解放军医学杂志,2016,41(1):1-6.

[24] 陈昶.我国胸外科发展的机遇与挑战.中华医学信息导报,2017,34(22):20.

[25]Baste JM,Soldea V,Lachkar S,et al.Development of a precision multimodal surgical navigation system for lung robotic segmentectomy.J Thorac Dis,2018,10:1195-1204.

[26]Wu Y,Wu W,Wang H,et al.Application of three-dimensional printing in the resection of giant tumor of the thoracic cavity and the reconstruction surgery of chestwall.Digit Med,2016,2:17-21.

[27]Wu Y,Chen N,Xu Z,et al.Application of 3D printing technology to thoracic wall tumor resection and thoracic wall reconstruction.J Thorac Dis,2018,10:6880-6890.

[28] 王亚,李永欣,黄文.人类脑计划的研究进展.中国医学物理学杂志.2016,151(2):7-10.

[29]Prada F,DelBene M,Mattei L,et al. Preoperative magnetic resonance and intraoperative ultrasound fusion imaging for real-time neuronavigation in brain tumor surgery. Ultraschall Med,2015,36:174-186.

[30]Deng W,Li F,Wang M,et al. Easy-to-use augmented reality neuronavigation using a wireless tablet PC.Stereot Funct Neuros,2014,92:17-24.

[31] 李青峰.整形外科发展叙述.中国医疗美容,2012,2:32-34.

[32]Bauermeister AJ,Zuriarrain A,Newman MI.Three-Dimensional Printing in Plastic and Reconstructive Surgery: A Systematic Review. Ann Plas Surg,2016,77(5):569-576.

[33] 周小义,刘尧.3D打印导板辅助髁突骨软骨瘤及继发复杂牙颌面畸形的手术治疗.口腔医学研究,2017,33(2):166-169.

[34]Tang J,Xu L,He L,et al.Virtual Laparoscopic Training System Basedon VCH Model.J Med Syst,2017,41(4):58.

[35]Marzano E,Piardi T,Soler L,et al.Augmented Reality-Guided Artery-First Pancreatico-Duodenectomy. J Gastrointest Sur,2013,17(11):1980-1983.

[36]Kuroda S,Kobayashi T,Ohdan H.3D printing model of the intrahepatic vessels for navigation during anatomical resection of hepatocellular carcinoma.Int J Surg Case Rep,2017,41:219-222.

[37]Hou Y,Shi J,Lin Y,et al.Virtual surgery simulation versus traditional approaches in training of residents in cervical pedicle screw placement.Arch Orthop Traum Su,2018,138:777-782.

[38]Chen X,Possel JK,Wacongne C,et al.3D printing and modeling of customized implants and surgical guides fornon-human primates.J Neurosci Meth,2017,286:38-55.

[39]Guenette JP,Himes N,Giannopoulos AA,et al.Computer-Based Vertebral Tumor Cryoablation Planning and Procedure Simulation Involving Two Cases Using MRI-Visible 3D Printing and Advanced Visualization.Am J Roentgenol,2016,207(5):1128-1131.

[40]Wu Y,Dabhoiwala NF,Hagoort J,et al.Architectural differences in theanterior and middle compartments of the pelvic floor of young-adult and postmenopausal females.J Anat,2017,230:651-663.

[41]Wu Y,Dabhoiwala NF,Hagoort J,et al.3D Topography of the Young Adult Anal Sphincter Complex Reconstructed from Undeformed Serial Anatomical Sections. PLoSOne,2015,10:e0132226.

[42]Wu Y,Dabgiuwala NF,Hagoort J,et al.Architecture of structure sintheurogenital triangle of young adult males:comparison with females.J Anat,2018,233:447-459.

[43] 刘萍,陈兰,李鉴轶,等.3D打印个体化女性盆腔结构.实用医学杂志,2015,31(8):1225-1229.

[44]Kajiwara N,Maehara S,Maeda J,et al.Clinical applications of virtual navigation bronchial intervention.J Thorac Dis,2018,10(1):307-313.

[45] 廖金红.PACS的发展和展望.医疗装备,2012,25(3):16-17.

大数据与智能放疗

人工智能的本质是以统计作为原理让机器实现智能化，现阶段取得的成绩已经举世瞩目。然而，人工智能在 20 世纪 60 年代及 90 年代曾出现两次热潮，最终却发展受挫，其根本原因在于既无足够多的数据，又无足够好的统计。随着互联网、云平台的高度发展，计算机设备被网络整合为一体，主机和终端之间频繁的数据交换最终促成了大数据的快速崛起。2006 年起，深度学习技术逐渐成熟，加上互联网长年累积起来的海量数据，人工智能终于发展成为真正有用的科学技术。可以说：深度学习 + 大数据 = 人工智能。

经典的大数据方法对结构化数据处理较好，如金融信息、身份信息、交通信息、医疗信息等。但是，对于多参数非线性结构化数据，以及语音、图像、视频及点云模型等高维非结构化数据，则需要借助人工智能，利用统计分析、知识图谱、深度学习等方法，提取高维复杂数据中的内在关系。因此，大数据积累为人工智能提供数据基础支撑，而人工智能为大数据复杂问题提供解决方法。

在医疗大数据中，影像数据（CT、MRI 及超声）等高维非结构化数据，是最重要的一部分，如用于直观反映病情，需要将非结构化数据进行结构化，并借助深度学习等人工智能方法，利用知识图谱、支持向量机及神经网络对相关疾病进行挖掘，提取影像数据中的内在特征，建立某类疾病的辅助诊疗模型，辅助医师进行定性诊疗。有足够的医疗数据作为深度学习的输入，计算机就可学会医学概念和知识，并将它们应用到新的医疗数据中，从而指导人类的医疗活动。本章将对大数据方法进行概述，对人工智能相关算法进行阐述，并跟踪国内外人工智能医学应用，以及对数字化智能放疗进行归类和定义。

大数据

■ 大数据定义

大数据是一类在数据获取、存储、管理、分析方面大大超出传统数据库软件能力范围的数据集合，具有数据内容规模大（volume）、数据产生速度快（velocity）、数据类型多样（variety）、价值密度低（value）及真实存在性（veracity）等五大特征。在数据处理技术层面，大数据与云计算的关系密不可分。大数据无法用单台的计算机进行处理，必须采用分布式架构。它的特征在于对海量数据进行分布式数据挖掘，依托云计算的分布式处理、分布式数据库和云存储、虚拟化技术。

■ 大数据的作用

在大数据时代的背景下，随着信息技术的发展，新一代信息技术伴随着移动互联网、物联网、社交网络、数字家庭、电子商务等应用形态的产生与发展，这些应用产生了海量、多样化的数据信息，而云计算为这些大数据提供了存储和运算的平台。通过数据分析和处理技术，能够快速挖掘出有用的信息，剔除无效数据，并将结果反馈到决策层，创造出巨大的经济和社会价值。

大数据推动了信息产业跨越式发展。大数据产业生态正在不断完善和蓬勃发展，与之对应，信息产业的新技术、新产品、新服务和新业态等不断形成。如在硬件与集成设备领域，随着数据来源的愈发多样化，结构化和非结构化数据量不断增长，以前的存储系统已经无法满足需要。大数据推动了储存芯片、大数据芯片的出现，其中，大数据芯片的主要功能是存储数据、查询数据和对数据进行分类。硬件的发展是由软件需求推动的，大数据还将催生内存计算、集数据和存储处理为一体的服务器等市场。在软件及大数据算法领域，将引发数据挖掘及快速处理分析等技术的发展。

大数据利用将成为国家和企业的核心竞争力，是推动社会进步的重要力量。各个行业的决策已经从"业务驱动"逐渐转向"数据驱动"。随着智慧经济时代的到来，通过对消费者的大数据进行分析，零售商能够实时掌握消费市场动态并做出应对；商家可以制订出更加有效的营销策略；也便于企业为消费者制订个性化服务。在医疗健康领域，可以帮助提高诊断准确性及判断预后。在科学研究领域，研究方法和手段也正在发生重大转变，基于大数据的深入挖掘分析，能够得到更为准确的科学性结论。

■ 大数据的处理

大数据的处理流程一般包括 4 个步骤：数据采集、预处理、统计分析和数据挖掘。

大数据采集技术是指从数据来源端对数据进行收集、抽取、转换，最终加载到目的端，进一步分析处理后，挖掘数据的有效价值。大数据采集利用数据库接收来自客户端的数据，该过程的特点和面临的主要挑战是并发数高，可能有成千上万的用户同时访问和操作，比如一些售票网站，并发访问量有时可达上百万，因此要在采集端安装多个数据库。如何在这些数据库之间进行负载均衡和分片，需要深入的思考和设计。

虽然在数据来源端会安装多个数据库，用户可进行简单的查询和处理工作，但这些数据库不对海量数据进行深入分析，需要将采集端的数据集中到大型分布式数据库或分布式存储集群，在此基础上进行一些简单的清洗、预处理等。该过程的主要挑战是导入的数据量大，导入量通常会达到百兆 / 秒，甚至千兆 / 秒。数据预处理后，进一步利用分布式数据库或分布式计算集群进行数据分析和分类汇总。而与传统的统计分析不同的是，大数据的数据挖掘通常并没有预设好主题，主要是对已有数据进行各种算法的计算，从而达到预测的目的，满足高级别数据分析的需求。

■ 大数据的分析

大数据涉及的领域越来越多，造成了大数据不断增长的复杂性。大数据通过分析后才能得到深入的、有价值的信息，因此，大数据分析是产生价值的基础，是判断信息价值的决定性因素。目前大数据分析的通用方法包括可视化分析、数据挖掘算法和预测性分析。其中，可视化分析可直观地呈现大数据的特点，各级用户易于接受，因此普通用户和部分大数据分析专家常选用此种分析方法。语义引擎非结构化数据的多元化是大数据分析面临的新挑战，语义引擎可以让用户更快速、更准确及更全面地获得所需信息，提升用户体验。此外，无论在商业应用还是学术研究领域，数据质量和有效的数据管理是大数据分析的基本保障，保证分析结果的有效性、真实性和价值性。

2016 年 3 月 17 日，《中华人民共和国国民经济和社会发展第十三个五年规划纲要》提出国家大数据战略，把大数据作为基础性战略资源，全面实施促进大数据发展行动，加快推动数据资源共享开放和开发应用，助力产业转型升级和社会治理创新。具体内容包括加快政府数据开放共享及促进大数据产业稳定、健康发展。《促进大数据发展行动纲要》中明确指出，推动大数据发展和应用，在未来 5~10 年打造精准治理、多方协作的社会治理新模式，建立运行平稳、安全高效的经济运行新机制，构建以人为本、惠及全民的民生服务新体系，开启大众创业、万众创新的创新驱动新格局，培育高端智能、新兴繁荣的产业发展新生态。

■ 医疗大数据平台

医疗大数据平台主要包括系统平台、分析挖掘模块、应用模块 3 个部分，主要提供如下功能。①大数据在线存储：存储影像、电生理、病理以及诊疗等数据。②提供 HDFS、NFS、CIFS 等接口，便于各医院远程快速访问、文档调阅及实时并发查询。③支持其他系统对数据的访问，集成内部各个业务系统数据，包括医院 HIS 系统等。④数据的处理，包括数据标准化、数据结构化、数据脱敏、数据清洗等，在内部按照统一的数据标准全面提高数据质量。

系统平台

采用基于 Hadoop 2.0 的整体技术架构，采用 MapReduce / Spark 并行计算、HDFS / HBase / Mongo DB 分布式存储、Docker 封装技术、DN 动态内网、Kerberos / LDAP 权限控制和远程系统管理等。

系统平台支持针对各种数据文件的并行处理，如对海量影像文件的并行分析，同时构建集电生理、病历、诊疗、医院等数据的综合数据仓库，支持针对医疗的统计分析。整个架构采用分布式并行计算框架，部署企业级 Hadoop 分布式并行计算平台软件，支持上层的数据挖掘应用和对各种数据文件的并行分析处理。对于分析任务，可灵活配置计算、存储等节点。由于不同分析模型选择的数据特征维度、算法的复杂性有差异性，有的业务模型可能不消耗计算资源，有的则可能消耗大量计算资源，根据待分析处理的数据量，以及同时运行的分析任务，综合考虑系统设计的节点。

系统平台的功能特点：利用搜索引擎技术，快速检索需要的患者信息，秒级响应速度，为上层应用提供强有力的支持。

智能数据挖掘和应用建模

基于各种机器学习算法（聚类、分类、回归、推荐、决策树、神经网络、深度学习等），进行数据特征管理，利用多种可视化的数据处理算法，实现可视化的应用建模。具体建设方案：基于分布式计算框架的数据分析，挖掘子系统在分布式并行计算，部署数据分析挖掘平台，支持多种基于并行计算模型的数据挖掘算法，包括聚类、分类、回归、预测、分词等，提供多种数据处理算法，用于对数据的预处理和特征的提取，同时提供可视化的界面，支持数据挖掘过程的拖拽式应用。

系统平台的具体架构

整个平台开发的核心思路是数据向上集中，服务向下延伸。系统设计时充分考虑先进性和可扩充性，采用 B/S 结构、J2EE 中 SSH 框架技术和业务分模块的构架设计理念，主要包括业务层、功能层、数据层和平台层。

业务层：位于最上层，通过调用功能层业务接口或多种服务接口组合，形成针对患者、医师、医疗机构、管理部门等不同对象的多样化服务。业务层包括但不限于患者预防干预、患者临床干预、医学知识积累、精准医疗、患者行为分析，更重要的是提供放疗决策支持等服务。采用云端全程管理服务和智能 APP 终端相结合的方式，查阅及修正患者统计数据、放疗方案、统计分析与报告。

功能层：位于业务层下，是服务接口层，平台层通过多种处理方式计算所得的结果形成多样化的服务接口，供业务层进行调用。功能层主要包括机器学习、深度挖掘、分析统计、实时查询等功能。功能层的实现可以采用 Python、MATLAB 等软件构建计算平台，实现各种智能分析算法。

数据层：位于功能层之下，平台层之上，主要功能是计算处理各种数据。数据层包括原有系统数据的导入、实时数据流处理、批量数据处理系统以及用于数据挖掘的算法库，能够高效支撑实时 / 离线多种数据处理需求。将抽取的数据进行清理、过滤、格式化，进行标准化的审查与核查，同时动态监测数据，并实现实时上传。与功能层不同，数据层的数据处理仅仅为海量简单数据处理，如数据清洗、结构化等，不进行复杂的分析计算。数据层利用 Spark、Hadoop MapReduc、Flink 等计算环境，为计算平台提供可靠、安全、稳定的运行环境。

平台层：是系统的最底层，提供海量数据挖掘平台运行的支撑平台。采用云计算架构，数据存储有弹性，灵活可扩展，便于对海量异构的医疗数据进行分布式存储。在云平台上部署有分布式文件系统 HDFS、NoSQL 数据库 HBase 以及 MySQL 数据库等多种类型数据库，保证复杂多样的医疗数据存储。通过管理和维护基础硬件设备和数据存储，保证平台的高性能、高可用性和高扩展性。从 HIS、LIS、PACS、EMR 及门诊系统抽取放疗患者医疗数据，并且抽取患者日常生理数据 (包括血糖、血压、血氧含量、BMI、心率等)，将这些数据作为持久数据在数据库中保存起来，系统提供扩展接口可以和第三方系统共享信息。

大数据的结构化及分析

大数据最核心的价值就在于对海量数据进行存储和分析。大数据实质上是全面的、混杂的，并且具有量大、高速产生、多样性、低价值密度的特点。数据标准化整理是数据分析过程中最重要的环节，医疗大数据中，除了各种生理指标、检验数据等结构化数据以外，还包含了各种诊断报告等非结构化文本数据及 CT、MRI、超声等图像数据，如何将这类数据转化为计算机能理解的结构化数据，则是大数据建立的难点。

对于图像数据的结构化，是将图像的像素信息转换为计算机可理解的数据结构信息，如将器官的二维 / 三维图像，转化为线段、面积等几何器官的轮廓信息。病历及诊断报告作为医院的宝贵财富，蕴含了大量的专业知识，虽然这类数据也是电子化的，但由于存放方式是以文字为形式，并未进行标签化、结构化，使之变成计算机能够理解的数据结构形式，因此往往不能直接应用。对于整个医疗大数据，最重要的工作就是利用人工智能技术，让机器"读懂"病历及诊断报告。对病历及诊断报告文本相关的智能分析主要涉及自然语言处理技术，系统主要涉及句法学、语义学和语用学共 3 个不同等级的语言学分析，由分词、病历标注、命名实体识别和语义关联抽取共 4 个模块组成。

分词

作为病历智能分析的第一步，对病历文本进行分词至关重要。病历文本内有大量的医学专业术语和表达，这种特点导致传统分词工具对病历文本的分词效果不好。例如药品名"去甲伪麻黄碱"会被划分为"去 / 甲 / 伪 / 麻黄碱"，而不是将其当成一个整体。为了提高对病历文本的分词效果，应收集医学专业词汇和常用药品名，将这些词条整合成词典作为分词工具的补充。将词典与开源的"结巴分词"工具相结合来对电子病历进行分词处理，构成了一个完全非监督、无须人工标注即可使用的病历分词引擎。

病历及诊断报告数据集标注

有监督的机器学习能对病历文本中的医学知识和患者的健康信息进行抽取。进行监督学习的第一步是对病历文本进行人工标注，使得标注后数据能够对机器进行有效的训练。对两类信息：医学命名实体（包括疾病、疾病诊断、临床症状、检查和治疗等），以及实体间的语义关联，如治疗和疾病、治疗和症状、检查和疾病、检查和症状、疾病和症状，两两之间的关联关系进行人工标注，采用BIO的标注体系，B表示一个命名实体的开始，I表示目标词在命名实体的内部，O表示目标词不属于命名实体，可以对来自平台的放疗诊断书进行标注。

命名实体识别分析技术

命名实体识别技术是将病历中重要的医学实体，如疾病、症状、检查、治疗等变量从病历文本中抽取出来。例如"2个月前因咳嗽痰中带血，诊断为肺腺癌肺内转移，一直服用特罗凯"这句病历描述，"咳嗽痰中带血"被识别为症状，"肺腺癌肺内转移"被识别为诊断，"特罗凯"被识别为药物，属于医疗手段。

由于病历文本是由自由文本书写而成的，对这些医学命名实体进行识别时，将病历文本进行结构化是病历智能分析的重要环节。命名实体识别的方法主要分为基于词典和规则的方法，以及基于机器学习的方法。基于词典和规则的方法需要人工编制出很多相关规则和专业的医学词典，而词典和规则的编制过程需要大量的人力，并且这些规则和词典应用到病历文本时容易受到命名实体上下文的影响，因此效果并不理想。基于机器学习的方法是将命名实体识别任务作为序列数据的标注问题，主要考虑上下文的信息，将大大提高命名实体识别能力。完成命名实体识别性能较好的机器学习模型是条件随机场（CRF）等，特征构造过程中常用的特征是上下文特征、字典特征等。利用5 000份以上标注病历，采用CRF模型进行训练，可以准确地完成医学命名实体识别的任务。

语义关联抽取技术

对病历文本中抽取出来命名实体之间的语义关联进行分析，也是病历智能分析的重要环节。抽取的关系包括疾病和症状、疾病和治疗、时间副词的修饰等。在这个步骤中，可以把问题转化成一个分类问题。通常相距过远的命名实体产生关联的可能性很小，限定100字以内的命名实体，使用机器学习模型去判断其是否有关联以及关联类别是什么。这类工作可以采用条件随机场（CRF）、逻辑回归、决策树（C4.5）等模型，在同等的特征和训练数据下，得到相似性能。按照这个训练分类器，应用于新的病历上，以获得完整解析后的效果。

人工智能

■ 概述

人工智能的定义

自2015年以来，以深度学习为核心的人工智能技术呈现出爆发式的发展趋势。人们常把深度学习和机器学习的概念等同于人工智能，实际上三者之间存在着区别和联系，本节首先概述三者之间的关系。

人工智能（artificial intelligence，AI）是一门研究、开发人类智能的理论、方法、技术及应用，并在此基础上模拟、延伸和扩展人类智能的科学技术。该研究领域主要包括机器人、图像分类与识别、语言识别、自然语言处理和专家系统等。人工智能技术自诞生以来，其理论基础和技术日渐成熟，应用领域也在不断扩大，未来人工智能带来的科技产品将会进一步改善人类生活。作为模拟人的意识、思维的一门学科，AI虽然不是人的智能，但它能像人那样思考，将来甚至可能超过人类的智能。

机器学习（machine learning，ML）技术是一门由多领域交叉学科共同组成的技术，其核心是研究计算机模拟或实现人类获取新知识的学习行为。机器学习利用算法对数据进行解析并学习，再利用学习到的知识对现实事件做出预测和决策。机器学习利用大量的数据对模型进行"训练"，从数据中学习如何完成不同的任务，这是与传统的为解决特定任务的软件程序的最大区别。

深度学习（deep learning，DL）技术是与浅层学习相对的一种机器学习模式，起源于对人工神经网络的研究。深度学习技术可通过构建一种深层非线性网络结构，实现复杂函数的逼近，从而在小样本的情况下学习数据集的本质特征。目前该领域取得了突飞猛进的进展，一些性能优异的深度神经网络结构相继被提出（如DeepLab、残差网络等），促进了无人驾驶、语音识别、医学图像处理、自然语言处理等领域的发展，是人工智能中最有效的手段和方法。人工智能、机器学习和深度学习三者的区别和联系见图3-1。

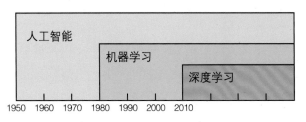

图3-1 人工智能、机器学习、深度学习的关系

人工智能的发展历程

1950年，被称为"计算机之父"的阿兰·图灵（Alan Mathison Turing）提出了图灵测试。按照图灵的设想：如果一台机器能够与人类开展对话而不被辨别出机器身份，那么这台机器就具有智能。1956年夏，在美国达特茅斯大学召开的会议上，以约翰·麦卡锡（John McCarthy）和马文·明斯基（Marvin Lee Minsky）为代表的一批学者提议将"人工智能"确立为一门独立的学科，正是在这次会议中，"Artificial Intelligence"这一术语被正式确立。

20世纪70年代中期到80年代末，大量专家系统相继问世，对很多领域产生了巨大影响，但人们逐渐意识到，人工智能的实现不能仅靠逻辑推理能力。1980年，卡内基梅隆大学为数字设备公司设计了一套名为XCON的"专家系统"。1982年，在加州理工学院担任生物物理学教授的霍普菲尔德（J. J. Hopfield）提出了一种新的神经网络——霍普菲尔德神经网络。霍普菲尔德神经网络是一种将存储系统和二元系统进行结合的递归神经网络。在该网络中，首次引入了能量函数，以此来判别网络的平衡稳定状态，使得网络可以逐步收敛。1984年，霍普菲尔德用集成电路实现了该模型。此后，学者们积极投身于神经网络研究的热情又被大大激发，由此迎来了神经网络研究的浪潮。1986年，由鲁姆哈特（David Rumelhart）和麦克莱兰（McCelland）等几名学者提出的反向神经网络成为神经网络发展史上的里程碑。随后，鲁姆哈特等学者完整地提出了反向传播算法（back-propagation algorithm，BP算法），系统地解决了多层网络中隐单元连接权的学习问题，并在数学上给出了完整的推导过程。

2006年，加拿大多伦多大学教授Geoffrey Hinton提出了一种改进的模型训练方法，以此打破了BP神经网络发展的瓶颈。Hinton在《Science》上发表的论文中提出了两个观点：①多层人工神经网络模型有很强的特征学习能力，学习到的特征信息更具代表性，因此对分类和可视化问题更加方便；②可以采用逐层训练方法解决深度神经网络中很难达到训练最优的问题，即将上一层训练好的结果作为下一层的初始化参数。在此论文中，采用无监督学习方式对深度学习模型进行逐层初始化。

深度学习是一种具有多层体系结构的机器学习技术，其在信息处理阶段利用非监督特征学习方法实现模型分类。深度学习的本质是提出数据的分层特征表示，进一步将低级特征抽象成高级特征。

2014 年 Facebook 的 DeepFace 利用 9 层神经网络来获得脸部表征，其参数量高达 1.2 亿，使得人脸识别技术的准确率达到 97.25%，略低于人类识别的 97.5%，几乎可媲美人类。2016 年，谷歌（Google）旗下 DeepMind 公司的戴维·西尔弗、艾佳·黄和戴密斯·哈萨比斯团队开发的 AlphaGo 战胜了世界围棋冠军、职业九段选手李世石并以 4:1 的总比分获胜，AlphaGo 主要就是利用了深度学习技术。

■ 人工智能的关键技术

人工智能，有时也被称为机器智能，与人类和其他动物展示的自然智能不同，机器所展示的智能通常包括：自然语言处理、计算机视觉、认知与推理、机器学习等。其中与智能医疗尤其是智能放疗关系密切的主要有两个研究领域：计算机视觉和机器学习。

计算机视觉

1.概述

人类以直接的方式感知周围世界的三维结构，可以很容易地将花朵从背景中分割出来。计算机视觉研究人员致力于使计算机具有人类的视觉能力。计算机视觉能够在图像中识别出多个目标并定位（图 3-2A）；可以追踪多个目标在复杂背景下的运动轨迹（图 3-2B）；计算机视觉算法能够在医学图像中清楚地分割出肝脏和病灶（图 3-2C）；甚至可以利用图像成像过程中的"退化"先验知识，恢复已被退化图像的本来面目（图 3-2D）。尽管取得了这些进步，但是让计算机对图像的理解达到 2 岁幼儿的水平依然是一个梦想。

计算机视觉是一门研究如何教机器"看"的学科，即描述在一个或多个图像中看到的世界并重建其属性，例如形状、纹理、照明和颜色分布等。它可以被定义为"用于构建从图像或多维数据中获取信息的人工系统的理论和技术"。简单地说，计算机视觉就是试图自动化实现人类视觉系统可以完成的任务，其中图像的分割和分析是计算机视觉研究的最主要内容。

2.计算机视觉的基本算法

（1）图像分割：图像分割（image segmentation）是指根据空间纹理、色彩、灰度、几何形状等特征将图像划分成若干个互不相交的独立区域，也可简述为从背景中分离目标区域（图 3-3）。图像分割是计算机视觉和图像分析的基础，同时也是图像处理中最困难的问题之一。

由于图像分割本身的重要性和困难性，目前为止还不存在能应用于所有情况且分割效果好的图像分割方法。在图像分割的实践中，应根据图像本身的特征，采用不同的方法进行分割。

1）基于阈值的图像分割方法：阈值分割法是通过特征阈值，将图像像素点划分为目标区域和背景区域。这是一种最基本但应用最广泛的图像分割方法，具有计算量小、实现简单和性能较稳定等优点。

阈值处理操作的输入通常是灰度或彩色图像。在最简单的实现中，输出为二进制图像：黑色像素对应于背景，白色像素对应于前景（反之亦然）。以图 3-4 所示的指纹图像处理为例，图 3-4A 为输入图像，图 3-4B 为设置的阈值，图 3-4C 为分割后的输出图像。

基于阈值的图像分割方法对于目标和背景占

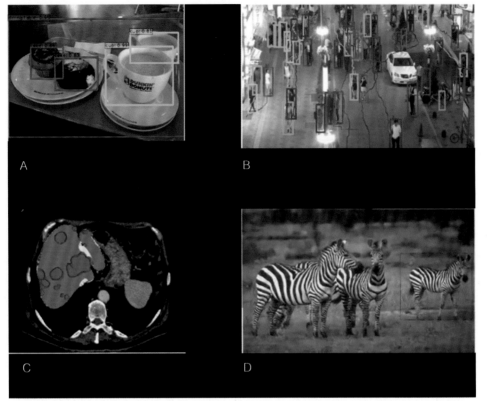

图3-2　计算机视觉算法和应用实例
A.目标检测：对图像中的感兴趣目标进行辨别和定位；B.多目标跟踪：同时对多个感兴趣目标进行定位、标记和轨迹记录；C.医学图像分割：从医学图像中提取相关特征，将器官和病灶分割出来；D.图像复原：将成像后"退化"的图像恢复为原本面貌

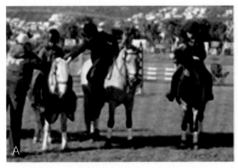
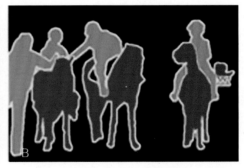

图3-3　骑马图像
A.原始图像，前景对象和背景较为复杂；B.分割好的图像，将人和马从背景中分割出来，每个区域是一组对象相同的连接像素

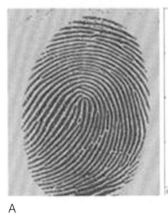
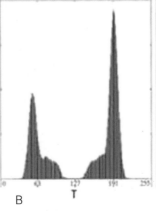
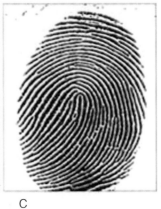

图3-4　基于全局阈值的指纹分割
A.原始指纹图像；B.对A进行直方图变换后的灰度直方图；C.单阈值分割指纹

据不同灰度级范围的图像尤为适用。在全局阈值中，阈值根据图像全局信息产生，且在整幅图像的全部像素上使用单个阈值（公式 3–1）。

$$g(x,y)=\begin{cases}0, f(x,y)<T\\1, f(x,y)\geqslant T\end{cases} \quad (3-1)$$

当图像的感光不均匀时，单个阈值效果欠佳，此时就需要局部阈值和自适应阈值。局部阈值是通过一个中心像素点的邻域信息产生一个或多个阈值；自适应阈值为像素点的函数，随着图像像素值动态变化。在存在多个不同灰度级的情况下，可以设置多个阈值进行分割，如公式 3–2 所示，T 是一系列局部阈值，K 为分割后各个区域的标签。

$$g(x,y)=\begin{cases}0, T_0<f(x,y)\leqslant T_1\\1, T_1<f(x,y)\leqslant T_2\\ \vdots \\k, T_k<f(x,y)\leqslant T_{k+1}\end{cases} \quad (3-2)$$

图 3–5 显示了单阈值分割与多阈值分割所产生的不同效果：其中，图 3–5A 中左边部分光照较亮，右边较暗，图 3–5B 用单阈值进行分割，右边数字 5 不能正确分割，图 3–5C 采用多阈值才能正确分割。

2）基于区域的图像分割方法：基于区域的图像分割方法是通过搜索区域进而对其进行分割的技术，有两种基本形式：一种是区域生长算法，通过逐步合并单个像素以形成目标分割区域；另一种是区域分裂法，通过对全图逐步切割形成所需的分割区域。

①区域生长算法：区域生长算法从初始区域（如小邻域或单个像素）开始，将相邻的具有相同性质的像素或其他区域归并到目前的区域中从而逐步增长区域，直到没有可以归并的点或其他小区域为止。区域生长需要 3 个条件：初始点（种子点）的选取、生长准则、终止条件。

图 3–6 为区域生长算法的一个示例。其中图 3–6A 为待分割图像，下划线标识两个种子像素点，以这两个种子点开始区域生长。在区域生长过程中，采取的生长准则是：当分割像素与种子像素的差值小于给定的阈值时，则该像素被标记为种子像素值。图 3–6B 给出了当 T=4 和图中不符时的区域生长结果，整幅图被较好地分成两个区域。

A　　　　B　　　　C

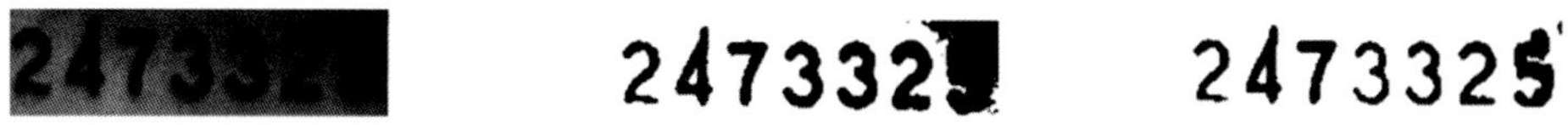

图3–5　单阈值分割与多阈值分割比较
A.光照不均匀的车牌图像；B.单阈值的分割结果；C.两区域局部阈值的分割结果

1	0	4	7	5
1	2	4	6	7
0	<u>1</u>	5	<u>5</u>	5
2	0	5	6	7
2	2	7	6	4

1	1	5	5	5
1	1	5	5	5
1	1	5	5	5
1	1	5	5	5
1	1	5	5	5

图3–6　区域生长示例
A.待分割图；B.T=4时区域生长结果

区域增长只能应对较为简单的图像，对于具有复杂背景的图像，区域增长法则无法很好地对图像进行分割。

②区域分裂合并算法：区域分裂合并法是一种与区域生长法略微相似的图像分割算法，区别在于它无须预先指定初始区域，而是按某种一致性准则分裂或者合并区域。该方法对分割复杂的场景图像比较有效。

区域分裂合并算法首先通过某种初始分割算法将图像分割成任意个区域，然后再根据一定的准则分裂或者合并这些区域，直至满足最终的分割要求。如图3-7所示，该算法主要利用四叉树进行分裂合并，其思想为：首先将图像分裂成4个面积相等区域，如果其中一个区域满足分裂条件，那么将这一区域又分裂成4个区域，重复此过程一直分裂。当分裂的区域到达一定数量时，再以每个区域为中心，判断相邻区域是否满足一定的条件，若满足则合并。如此循环往复进行分裂和合并的操作，最后将一些小块区域图像合并到旁边的大块区域里。

分裂：表示在整个图像区域中的某种相似性准则（比如，该区域内的灰度值相等或相近）。首先将整幅图像等分为4个区域，然后反复将分割得到的子图像再次分割为4个区域，直到任意子区域满足相似性条件。

合并：分裂过程结束后得到的一些区域满足一定的相似性，可以将图中任意2个具有相似特征的相邻区域合并，其中合并的2个区域可以不在同一层。

当图像无先验知识参考时，区域分裂合并算法性能最佳，并且适用于比较复杂的图像，如自然景物等（图3-8）。需要注意的是，区域分裂合并算法作为一种迭代的方法，某些情况下会造成空间和时间的极大消耗。

3）基于边缘检测的图像分割方法：基于边缘检测的分割方法是目前研究最多的方法之一，它主要通过检测包含不同区域的边缘来解决分割问题。边缘检测方法是依据图像一阶导数的极大值或二阶导数的过零点信息来判断边缘点，如图3-9所示。该方法通常假定不同区域边缘上像素灰度值的剧烈变化。

图像中的边缘检测可以通过对灰度值求导来确定，而导数可以通过微分算子计算。在数字图像处理过程中，通常采用差分计算来近似代替微分运算。常用的一阶微分算子包括 Prewitt、Sobel 和 Roberts 等算子，二阶微分算子有 Laplace 算子等，以及非微分边缘检测算子 Canny。图3-10 展示了使用不同边缘算子得到的图像分割结果。

4）基于聚类的分割方法：聚类是一种对灰度图像和彩色图像中的相似灰度或色度进行合并

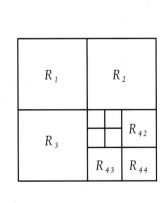
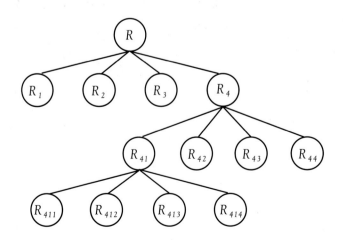

图3-7　四叉树表示法

的方法。聚类算法是通过图像像素点的具体特征，根据最小化目标函数来获取最终分割结果的一类算法。此方法实际上是将图像分割问题转化为模式识别的聚类分析，常用的聚类分析方法（如k均值、参数密度估计和非参数密度估计等）都能用于图像分割。在实际应用中，最常用的分割算法是基于模糊C均值（fuzzy C-means，FCM）的方法。FCM算法由Bezdek于1981年提出，利用初始化方法确定聚类中心、聚类数，通过不断迭代循环调整和优化聚类中心，使最终的类内方差

达到最小，实现聚类。

当FCM算法应用于图像分割时，选取图像的像素点作为样本点，用像素点隶属于某一类的概率表示隶属度。假设像素点处于类中心点的附近，该像素点隶属于该类的隶属度高，既具有较大的概率值属于该类，同时属于其他类的概率值低。迭代更新中心点直到满足预设的迭代终止条件为止。此时，图像的每个像素点都被分配相应的隶属值，用以表征该像素点属于哪个类别，从而实现图像分割，图 3-11 为基于 FCM 算法的脑部 CT

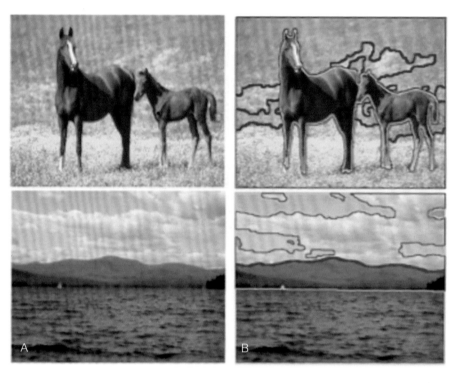

图3-8　使用区域分裂合并算法对2个自然彩色图像进行分割
A.原始图像；B.分割结果，类边界以不同的颜色标出

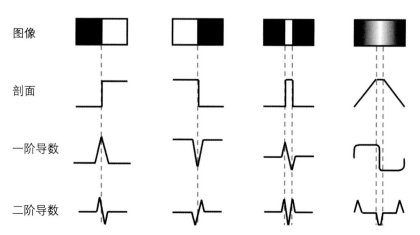

图3-9　图像边缘类型及导数曲线规律示例

图像分割效果。

基于FCM的分割算法具有良好的局部收敛特性，在无先验知识的前提下，能更好适用于图像的自动分割。但是当图像像素点过多时，计算收敛速度慢，耗时长，且对噪声敏感。

5）基于主动轮廓模型的分割方法：主动轮廓模型（active contours）具有统一的开放式的描述形式，为图像分割技术的研究和创新提供了理想框架，是图像分割中一种重要方法。在实现主动轮廓模型时，可以根据需求选择合适的约束力、初始轮廓和作用域等，以得到更佳的分割效果。

主动轮廓模型是利用曲线演化来检测给定图像中目标的方法，进而得到更加精确的边缘信息。它首先定义初始曲线，然后根据图像数据得到能

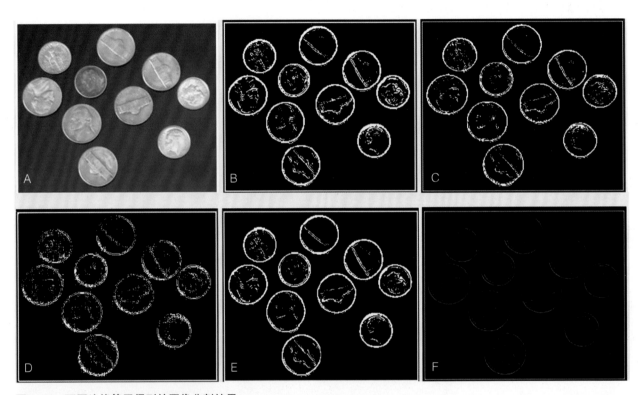

图3-10　不同边缘算子得到的图像分割结果
A.原图；B.Prewitt算子；C.roberts算子；D.Laplacian算子；E.Sobel算子；FLoG算子

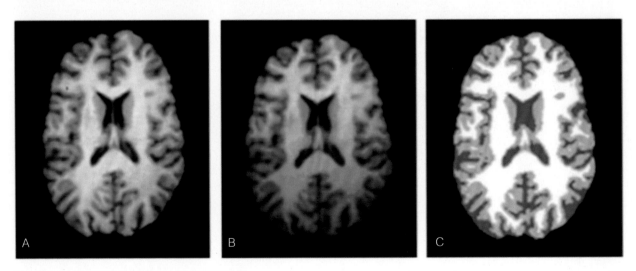

图3-11　在强度不均匀的情况下用分割脑图像
A.原始图像；B.原始的增强；C.FCM分割

量函数,通过最小化能量函数来使曲线逐渐向目标边缘逼近,最终得到目标边缘。这种通过动态逼近得到边缘曲线的方法具有封闭、光滑等优点。图3-12展示了该方法的分割效果。

主动轮廓模型的最大优点在于在高噪声的情况下也能得到连续、光滑的闭合分割边界。但是,主动轮廓依赖于初始边缘、计算量大、不易并行化导致分割速度慢,已逐渐被深度学习所取代。

6)基于人工神经网络(深度学习)的图像分割方法:20世纪80年代后期,受人工智能发展的影响,在图像处理、模式识别和计算机视觉领域出现了将更高层次的推理机制用于识别系统的做法,基于人工神经网络模型(artificial neural networks,ANN)的图像分割方法由此产生。人工神经网络是由大量神经元互连组成的高度非线性

动力系统,是在认识、理解人脑组织机构和运行机制的基础上模拟其结构和智能行为的一种工程系统。目前,神经网络中的卷积神经网络(深度学习),已经成为图像分割中最常用的方法,具体方法在后文进行详细介绍。

(2)图像识别:在机器视觉背景下,图像识别是一个分类问题,即在所有给定数据中找出目标。该分类的层面往往不是针对像素,而是识别出图像中的对象、地点、人物或动作。图像识别可用于执行大量基于机器的视觉任务,例如医学实验中的细胞识别,地质科学中用遥感图像识别技术进行地形地质勘察,森林、水利、海洋、农业等资源调查,以及自动驾驶汽车和事故避免系统等(图3-13)。

早期的识别算法包括基于几何特征、模板匹配和子空间等多种类型算法。

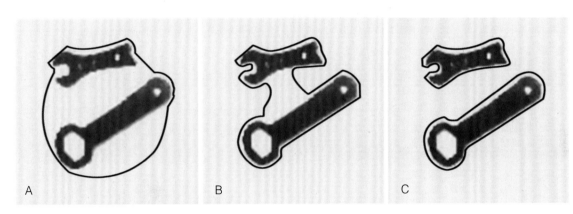

图3-12 主动轮廓模型的图像分割结果
A.原始图像及初始轮廓;B.迭代过程中轮廓的变化;C.最终的分割结果

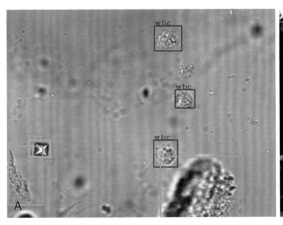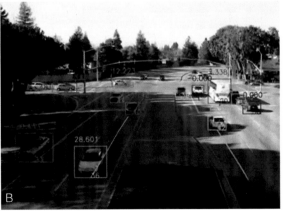

图3-13 各种图像识别
A.细胞图像识别;B.道路车辆识别

数字图像的维数通常是非常高的，子空间算法就是把图像当成一个高维向量，然后将其投影到低维空间中，利用投影之后得到的低维向量对不同目标进行区分。主成分分析（principal component analysis，PCA）就是经典的基于子空间的识别算法。

模板匹配（template matching）是图像识别中最具代表性的方法之一。它从待识别图像中提取若干特征向量与模板对应的特征向量进行比较，确认是否为同一物体。模板匹配算法是通过滑窗（sliding window）的方式在待匹配的图像上滑动，通过比较模板与子图的相似度，找到与模板相似度最大的子图。因此，分割结果的好坏很大程度上取决于相似性函数的合理性。

模板匹配的基本原理是基于相关函数的计算和被搜索图的坐标位置来确定的。如图3-14所示，设模板（个像素点）叠放在搜索图上平移，模板覆盖下的搜索图被称为子图，子图的左上角像点在图中的坐标，称为参考点。利用相似性函数比较子图与模板图像的值，若二者一致，则匹配成功。

第二阶段的图像识别算法普遍采用了先通过人工提取特征，再用分类器进行分类的思想。

采用的分类器可以有多种选择，如神经网络、支持向量机、贝叶斯等，其最关键的任务在于提取人工特征。研究人员提出多种提取图像特征的方法，如方向梯度直方图（histogram of oriented gradient，HOG）、尺度不变特征变换(scale-invariant feature transform，SIFT)、局部二值模式（local binary pattern，LBP）等。

方向梯度直方图（HOG）是一种在计算机视觉和图像处理领域中用来进行物体检测的特征描述方法。它通过计算和统计图像局部区域的梯度方向直方图来构成特征。HOG特征与支持向量机（support vector machine，SVM）分类器相结合的图像识别方法已被广泛应用于各个领域中，尤其在行人检测中获得了极大的成功。它主要是利用了一副图像中局部目标的表象和形状能够被梯度或边缘的方向密度分布很好地描述这个特点。提取HOG特征时需要将图像分成小的连通区域，再采集小连通域中各像素点梯度或边缘的方向直方图，最后将这些直方图进行组合以构成特征描述器。

尺度不变特征变换（SIFT）是目前应用最广泛的关键点检测算法和特征描述算法，它具有旋转、平移、尺度、视角及亮度不变性等特点，能

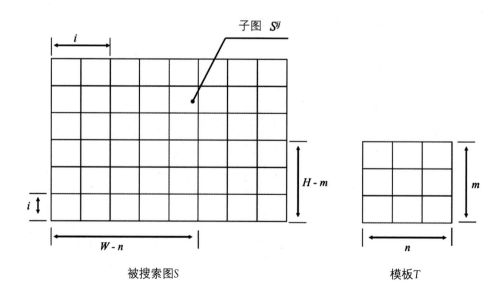

图3-14　标准模板匹配过程

够对目标特征信息进行有效表达。同时 SIFT 可根据场景需要调整适宜的特征点数量，具有对参数调整鲁棒性好的优点。SIFT 算法由尺度空间构建、尺度空间极值点检测、特征点精确定位、方向确定和特征点描述等 5 个步骤组成。

局部二值模式（LBP）是一种用来描述图像局部纹理特征的算法，具有旋转不变性和灰度不变性等优点。原始的 LBP 算法主要思想为，在一个 3×3 窗口内，以窗口中心像素为参考阈值，比较其与相邻 8 个像素的灰度值，如果周围像素值大于该阈值，则将该像素点的位置标记为 1，否则标记为 0。因此，一个 3×3 邻域内的 8 个点可产生 8 位二进制数（通常可转换为十进制数即 LBP 码，共 256 种），该值即为该窗口中心像素点的 LBP 值，通过该值可反映该区域的纹理信息。图 3-15 为 LBP 特征描述示例。

图像识别的研究已经有相当长的历史，其发展可以分为早期算法、人工特征结合分类器以及深度学习 3 个阶段。图像分析和识别具体方法更偏向于机器学习，利用机器学习的方法理解图像，因此相关具体算法详见机器学习。目前基于深度学习的图像识别算法极大地提高了识别的精度，而有关深度学习的方法将在"深度学习"部分详细介绍，本节不涉及深度学习方面的技术。

（3）目标跟踪：目标跟踪是计算机视觉研究领域的热点之一。其主要目标是在连续的视频序列中，通过建立所要跟踪物体的位置关系进而得到物体完整的运动轨迹。其过程为：通过给定图像上一帧的目标坐标位置，计算在下一帧图像中目标的确切位置，循环此过程直至最后一帧。在运动的过程中，目标可能会呈现出比如姿态或形状变化、尺度变化、背景遮挡或光线亮度变化等。另外，检测的物体可以是任意的，比如行人、车辆、运动员、动物等（图 3-16）。在计算机视觉领域，任务可以分为 3 层，而目标跟踪属于中间层，是其他的高层任务（如动作识别、行为分析等）的基础。目标跟踪的主要应用包括：视频监控、人机交互、虚拟现实、增强现实以及医学

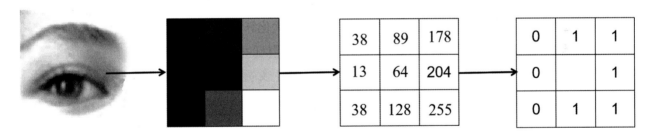

图3-15　LBP特征描述

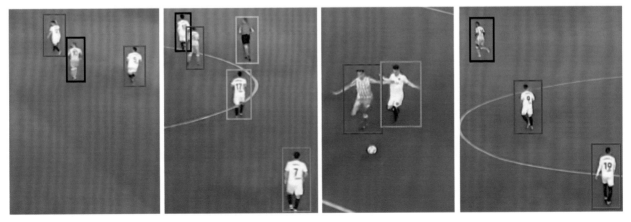

图3-16　足球比赛序列的多目标跟踪，在空间和规模上都有很好的跟踪效果

图像。

过去的几十年，目标跟踪方法已经从最经典的均值向量偏移（Mean-Shift）、粒子滤波（particle filter）过渡到了基于检测（track by detection）或相关滤波（correlation filter）的方法。最近3年来，基于深度学习的方法又使目标跟踪得到了进一步的发展。近年来，基于公开跟踪数据集的竞赛越来越激烈，提出的方法也越来越多。下面就介绍几种经典目标追踪方法。

均值向量偏移（Mean-Shift）方法是一种基于概率密度分布的跟踪方法。在对目标进行搜索的过程中，一直沿着概率梯度上升的方向，迭代收敛到概率密度分布的局部峰值上。Mean-Shift首先会利用比如目标的颜色分布来对目标进行建模，然后计算目标在下一帧图像上的概率分布，从而迭代得到局部最密集的区域。Mean-Shift对目标的色彩模型和背景差异比较大的情形比较适用，早期也用于人脸跟踪。由于Mean-Shift方法具有快速计算的特点，研究学者也提出了一些在此基础上的改进方法。

粒子滤波（particle filter）方法是一种基于粒子分布统计的方法。在目标跟踪的过程中，首先对跟踪目标进行建模，并定义一种相似度度量方法确定粒子与目标的匹配程度。在目标搜索的过程中，按照一定的分布规则（比如均匀分布或高斯分布）散布粒子，通过计算这些粒子的相似度来确定目标可能的位置，在下一帧中的这些位置加入更多新的粒子，就可以确保更大概率跟踪上目标。

追踪学习检测（tracking-learning-detection，TLD）是一种对视频中单个物体长时间跟踪的算法。该算法通过结合传统的跟踪算法和检测算法，解决被跟踪目标在被跟踪过程中发生形变、部分遮挡等问题。同时，通过一种改进的在线学习机制可以不断地更新跟踪模块中的"显著特征点"和检测模块中的目标模型及相关参数，从而使得跟踪效果更加稳定、可靠。

机器学习

1. 概述

机器学习（machine learning，ML），也叫模式识别，是一门涉及概率论、统计学、逼近论、凸分析、算法复杂度等理论的多领域交叉学科。专门研究计算机如何模拟或实现人类的学习行为，以获取新的知识或技能，并且能够重新组织学得的知识结构使之不断改善自身性能。机器学习是使计算机具有智能的根本途径，也是人工智能的核心，其应用遍及人工智能各个领域。

根据学习模式的不同，机器学习可以分为有监督学习（supervised learning）和无监督学习（unsupervised learning）两种。区别在于，前者在学习的过程中需要数据的标签，而后者不需要。有监督学习通常为分类问题，而无监督通常是聚类问题。

机器学习的基本要素通常包括：训练数据、模型、训练算法。利用训练数据对模型进行训练，进而逼近真实的待学习对象的结构，简单来说，机器学习是一个求解 $y=f(x)$ 的过程。训练算法也称为优化算法，用于不断更新模型的参数来得到一个更优的模型或者称为学习机。

上文提到的（x,y）为训练样本数据。其中 x 为输入数据（input data），y 为输出数据（output data）或者称为标签（label）。通常 x 和 y 都是高维矩阵，以 x 为例：$x=(x_1, x_2, x_3...x_i)$，其中 x_i 表示第 i 个输入样本，x_i 可以是一维、二维、三维或者更加高维的数据类型。标签 y 根据需求可以有不同的形式，以 n 分类为例，y_i 就是一个 n 维向量，其中一个值为 1，其余元素都为 0，第几个元素为 1 就表明属于第几个类别。

模型是训练好的参数集合，通过对模型中参数的线性或非线性组合，可逼近任意 $f(x)$。机器学习算法模型可以概括为三类。①基于网络的模型：例如人工神经网络模型，模型包含若干层，且每一层又包含若干节点，同时每两个节点之间都有一个需要优化的参数，通过大量非线性的神经元，神经网络就可以逼近任何函数；②基于核方法（kernel methods，KMs）的模型：例如支持向量机，把输入向量通过一个核函数将数据映射到高维空间，通过几个超平面可以将数据分成若干个类别；③基于统计学习的模型：例如贝叶斯学习机，统计学习方法是利用数理统计工具来对学习机进行训练，通常模型中需要学习的参数是一些均值、方差等统计特征，最终学习目的是使预测正确概率的期望达到最大。

2. 机器学习的基本方法

（1）回归方法：回归（regression）是指用一个函数对训练样本点集进行拟合，使得点集与拟合函数间的均方误差最小，如果这个函数曲线是一条直线，那就被称为线性回归，如果曲线是一条二次曲线，就被称为二次回归。

线性回归（linear regression）是回归算法的一种，回归函数是一次函数，线性回归通过拟合线性模型以尽可能准确地预测出实值，例如公式3-3。

$$h_\theta(x) = \theta_0 + \theta_1 x_1 + \mathrm{L} + \theta_n x_n \quad (3-3)$$

$h_\theta(x)$ 表示回归函数模型，θ 表示模型中的未知参数，x 表示训练样本集中样本的各个特征（图3-17）。

逻辑回归（logistic regression，LR）是在线性回归模型的基础上，使用 Sigmoid 函数将线性模型的结果映射到 [0, 1] 之间，使其拥有概率意义，实际上它仍然是一种线性模型。逻辑回归算法被广泛地应用在广告计算和推荐系统中，是一种基本的预估模型算法。同时，逻辑回归模型也是深度学习的基本组成单元，因此回归算法也可以很好地应用于医学领域。Carter 等利用回归算法，评估慢性疾病管理综合护理模式对糖尿病患者的影响，并利用数据库得出 2000 年 4 月 1 日至 2012 年 3 月 31 日之间急诊科每周就诊率，进行分段回归分析，以求得新管理模式实施后数年的估计及外推访问率。为了加强研究的有效性，其采用了急性阑尾炎的临床资料分析进行对照比较。结果表明：采用新管理模式后，短期糖尿病相关并发症就诊率及总就诊率逐渐下降，而对比同一时期阑尾炎发病数据表明，在整个研究期间，就诊率并没有显著变化，进而证明了该方法的有效性。张德山等分析了北京地区变应性鼻炎（AR）发病率与综合气象参数的相关性，建立 AR 的非线性

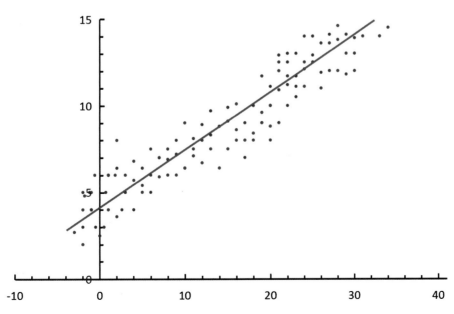

图3-17 线性回归示意图。当 x 维度只有1时，回归模型即为直线方程，通过一个直线拟合点集合

预测方程, 其采用北京同仁医院 2007—2010 年收治的急性呼吸窘迫症患者 (10 478 例) 及北京气象台同期采集气象资料 (包括日平均气温、日最高气温、日最低气温、日相对湿度、日平均水汽压、日露点温度、日降水量、日平均风速、海平面压力), 使用非线性相关和回归分析方法, 对 AR 发病率与气象变量的关系进行了分析。研究显示, AR 发病高峰出现在气象变量的变化量的前一个阶段, AR 的发生率与湿度密切相关, 两个预测模型的相关系数为 0.893 1~0.917 6, 均通过显著性检验, 拟合效果良好, 结果表明综合气象参数可用于 AR 发病率的预测, 有利于 AR 的防治。Wagner 等使用分段回归分析来建立精确预测模型, 预测政府对医疗机构的政策和对患者的教育与药物使用量的关系, 利用该模型从统计学的角度为各级政府对医院和患者的教育和政策干预进行精确评估, 以提高药物使用的质量并控制成本。

（2）支持向量机: 支持向量机（support vector machine, SVM）是由 Corinna Cortes 和 Vapnik 等在 1995 年提出的一种算法, 它在解决小样本、非线性及高维模式识别中表现出许多特有的优势, 并可以扩展应用到函数拟合等其他机器学习中。支持向量机是一种监督学习模型, 可以应用到数据分析、分类和回归分析中。在 SVM 中, 最重要的是首先标定好带标签的训练样本, 可以根据特征提取器来获得样本的特征, 得到特征和标签之后送入训练模型, 通过学习样本的特征, 来寻找合适的分割线。支持向量机根据输入数据的不同类型分为线性和非线性两种模型。

支持向量机是在统计学习理论基础上建立的, 它根据有限的样本信息寻求模型复杂度和学习能力之间的最佳折中, 以此找到最优的平面来对输入数据进行划分。当输入数据是线性时, 设 H 是最后通过学习得到的分割线, H_1、H_2 代表分割线 H 附近所输入的数据, 其到分割线 H 的距离是 ω, 分割线 H_1 和 H_2 之间的间距是 2ω, 训练后的最优平面就是对于所有的输入数据进行划分

并且使分割距离 ω 达到最大, 在训练中需要注意训练的数据要充足, 避免出现欠拟合现象。SVM 原理如图 3-18 所示。

为了用支持向量机解决非线性的问题, 可以引入核函数, 它可以把低维的线性不可分数据映射到高维进行分割, 如果一次映射之后还是不可分则继续映射, 直到数据可分为止。这种方法使非线性数据实现高维线性化, 在高维空间寻找最优平面。

支持向量机是一种常用的分类方法, 在一般情况下效果良好, 尤其在医学领域应用广泛。例如, 在临床诊断时, 常用的方法包括临床访谈、行为问卷调查和神经心理学评估, 但是这些方法过分依赖于临床解释并具有不稳定的可靠性、灵敏度和特异性。针对此类问题, Bledsoe JC 等提出了一种新的神经心理学评估方法, 使用前向特征选择方法来识别, 使用支持向量机分类最具信息性的神经心理学特征, 并使用决策树模型来推导基于此规则的模型。通过该实验与对比, SVM 模型对患有和不患有注意缺陷多动障碍（attention deficit hyperactivity disorder, ADHD）的个体儿童（1.0）产生了极好的分类准确性（100%）, 说明这种基于简短神经心理学数据的数据驱动行为算法, 可能辅助临床医师进行更加有效、准确的诊断。

目前, 支持向量机方法在中医药领域也应用极为普遍。比如, Tan C 等开发了一种新的快

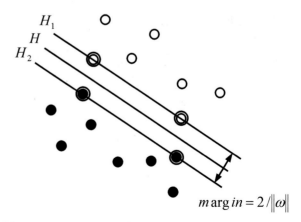

图3-18　线性SVM最优超平面示意图

速方法，用于鉴定胆南星（BA）的发酵时间和胆汁组分，测定了 BA 的多糖含量（polysaccharide content，PC）、蛋白酶活性（protease activity，PA）和淀粉酶活性（amylase activity，AC）。通过电子鼻技术（E-nose）获得 BA 的气味数据，利用主成分分析（PCA）法鉴定胆汁组分，再用最小二乘支持向量机（LS-SVM）进一步验证结果。经过训练的 LS-SVM 还用于预测样品的 PC、PA 和 AC 以鉴定发酵时间。该研究表明，E-nose 结合 LS-SVM 可以有效预测样品的 PC、PA 和 AC，鉴定 BA 的胆汁种类和发酵时间，证明这是一种有效的针对中药产品发酵质量控制的策略。

除了上述的临床和中医药领域，在医学检测系统方面，支持向量机也发挥了十分重要的作用。Kumar R 等在 2015 年开发了一种基于支持向量机的预测系统 PredLactamase，用于 β-内酰胺酶蛋白及其预测。此外，Surangsrirat D 等关注帕金森病（Parkinson disease, PD）和特发性震颤（essential tremor, ET）的诊断，这两种病具有共同的震颤症状，其鉴别诊断很重要。该研究基于一些假设开发了一种新颖的特征，支持向量机用作分类器并使用 10 倍交叉验证进行测试，结果显示这种新颖的功能提供了完美的 PD/ET 分类，具有 100% 的准确性、灵敏度和特异性。

（3）人工神经网络：20 世纪 80 年代以来，由于人工智能领域的兴起，人工神经网络（artificial neural network）成为专家学者们的研究热点。它从人脑处理信息的角度对神经网络进行抽象，按不同的连接方式组成不同的网络，模拟人类的思考过程。与其他常见分类器相比，人工神经网络拥有许多优势，包括并行计算、独立学习等，同时还能解决其他分类器无法解决的问题。

1）神经元：在神经系统中，神经细胞可传递、处理信息，人工神经元模仿神经细胞工作方式，图 3-19 是单个神经元的模型。

比较常见的神经元结构包括：接收数据部分、对数据处理的计算单元、增加非线性强度的激活

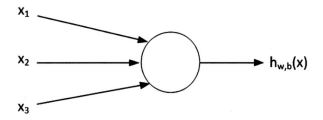

图3-19　神经元示意图

函数单元和输出单元。在图 3-19 的神经元中，设 3 个输入的偏置项为 1，则神经元的核心计算公式为公式 3-4。

$$h_{w,b}(x) = f(w^T x) = f(\sum_{i=1}^{3} w_i x_i + b) \quad (3-4)$$

f 是神经元的激活函数，b 为偏置项。

激活函数具有非线性，基本上可逼近所有函数，最常用的是 sigmoid 和 tanh 函数。tanh 是 sigmoid 的变形，且 tanh 是以 0 为均值的。

① sigmoid 函数：其表达式如公式 3-5。

$$y = f(x) = \frac{1}{1 + e^{-\lambda x}} \quad (3-5)$$

λ 是函数的增益，它的取值在 0~1 之间。

② tanh 函数：其表达式如公式 3-6。

$$f(x) = \tanh(x) \frac{e^x - e^x}{e^x + e^x} \quad (3-6)$$

tanh 函数取值在 -1~1 之间，以 0 为均值。

2）神经网络：神经网络是神经元通过全连接而成的网状模型，最基本的神经网络由 3 部分组成，包括输入层、隐藏层以及输出层，其基本结构如图 3-20。

神经网络模型包含 3 层，最左边的 L_1 为输入层，中间的 L_2 为隐藏层，最右边的 L_3 为输出层，圆形表示神经元，带有 +1 的圆形表示偏置节点。该神经元参数可表示为 $(W, b) = (W^{(1)}, b^{(1)}, W^{(2)}, b^{(2)})$，$W_{ij}^l$ 表示第 l 层中第 j 个节点与第 $l+1$ 层中第 i 个节点相连接的权重参数，$b_i^{(l)}$ 表示 $l+1$ 层第 i 个节点的偏置。$a_i^{(l)}$ 表示 l 层第 i 个节点的输出，当 $l=1$ 时，$a_i^{(1)} = x_i$，对于参数合集，神经网络通过计算结果，步骤如下。

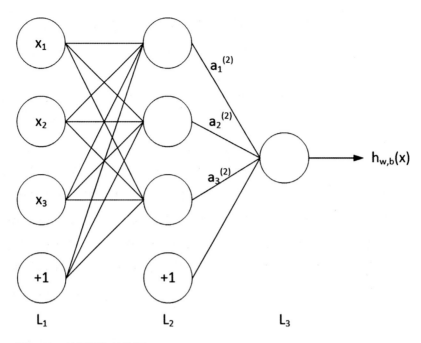

图3-20　神经网络结构图

$$a_1^{(2)} = f\left(W_{11}^{(1)}x_1 + W_{12}^{(1)}x_2 + W_{13}^{(1)}x_3 + b_1^{(1)}\right) \quad (3-7)$$

$$a_2^{(2)} = f\left(W_{21}^{(1)}x_1 + W_{22}^{(1)}x_2 + W_{23}^{(1)}x_3 + b_2^{(1)}\right) \quad (3-8)$$

$$a_3^{(2)} = f\left(W_{31}^{(1)}x_1 + W_{32}^{(1)}x_2 + W_{33}^{(1)}x_3 + b_3^{(1)}\right) \quad (3-9)$$

隐藏层激活值为：$z_i^{(2)} = \sum_{j=1}^{n} W_{ij}^{(1)}x_j + b_i^{(1)}$，$a_i^{(l)}$ 值的计算方式可表示为：$a_i^{(l)} = f(z_i^{(l)})$，f 函数以向量的形式进行扩展，表示如下。

$$f\left([z_1, z_2, z_3]\right) = \left[f(z_1), f(z_2), f(z_3)\right] \quad (3-10)$$

上述过程均为前向传播，在知道第 i 层激活值时，可算出 $i+1$ 层的激活值，步骤如下。

$$z^{(l+1)} = W^{(l)}a^{(l)} + b^{(l)} \quad (3-11)$$

$$a^{(l+1)} = f(z^{(l+1)}) \quad (3-12)$$

若要计算权重项中的参数，则需要反向传播计算，看输入的神经元对最终结果产生多大的影响，如果是正影响就增大权重值，反之改小权重值，直到训练出最好的结果。

由于神经网络中神经元之间是相互连接的，为了和后续的卷积神经网络区分，因此把这类网络称为全连接神经网络。

全连接神经网络不太适合图像识别任务，因为全连接神经网络的参数数量过多，假设输入一个像素的图片 $1\,000 \times 1\,000$（一百万像素），输入层有 $1\,000 \times 1\,000 = 100$ 万个节点。假设第一个隐藏层有 100 个节点，那么仅这一层就有 $1\,000 \times 1\,000 \times 100 = 1$ 亿参数，这是非常大的参数量。当图像尺寸稍扩大时，参数数量就会呈指数级增多，因此它的扩展性很差。网络的表达能力随着层数增多而增强，但是，由于全连接神经网络的梯度很难传递超过 3 层，因此，梯度下降算法不能对深度全连接神经网络进行有效训练。由于全连接神经网络的深度有限，从而限制了模型的学习和表达能力。为解决这一问题，卷积神经网络（convolutional neural networks，CNN）应运而生。

卷积神经网络是一类包含卷积或相关计算且具有深度结构的前馈神经网络（feed forward neural networks），是深度学习的代表算法之一。

卷积神经网络通过局部连接、权值共享以及下采样（subsampled）来尽可能保留重要参数，可以去掉大量不重要的参数，同时提升模型的鲁棒性，这就很好地解决了 BP 神经网络中反向传播时梯度损失过快的问题，可达到更好的学习效果。有关卷积神经网络的内容将在"深度学习"部分详细介绍。

在医学领域的实际应用中，人工神经网络充分体现了它的优势。由前面的说明得知，诸如基于人工神经网络的机器学习模型是用于分析和解释大型和复杂数据集的有价值的工具。Kim JS 等将人工神经网络用于整形外科手术中的危险因素分析，其设计的模型用于预测心脏并发症、伤口并发症、静脉血栓栓塞和死亡率。使用美国麻醉学会（American society of anesthesiology，ASA）提供的样本为预测基准，使用受试者工作曲线下的面积（area under receiver operating curves，AUC）来确定其机器学习模型的准确性。结果表明，用于识别后路腰椎融合后发生并发症的危险因素时，Logistic 回归和人工神经网络形式的机器学习比基准 ASA 评分更准确，可以作为脊柱手术风险因素分析的重要工具。

除了手术风险，住院风险因素也是比较重要的医学问题。Beauchet 等认为跌倒风险对老年住院患者很重要，对急症护理病房老年住院患者的床边护理评估和人工神经网络进行组合，分析跌倒预测的性能指标（敏感性、特异性、阳性预测值、阴性预测值和准确性）。结果表明，由床边护理评估和人工神经网络分析得出的跌倒预测具有高

特异性和低敏感性，因而考虑急症护理病房老年住院患者跌倒风险时，这种组合方法更适合诊断测试而不是筛查测试。

（4）聚类算法：不同于回归、SVM 及人工神经网络算法，聚类算法（clustering）是一种无监督学习方法，它按照某个特定标准（如距离准则等）把一个数据集划分成若干个不同的类或簇，使得同一个簇内的对象尽可能相似，同时使不同簇中的对象的差异性也尽可能大，从而使聚类后不同类数据尽量分离，同一类数据尽可能聚集。聚类算法可分为：层次聚类法、划分聚类法、密度聚类法、网络聚类法、模糊聚类法等。

1）聚类方法

① 层 次 聚 类 法（hierarchical clustering methods，HCA）：层次聚类主要有两种类型，凝 聚 式 层 次 聚 类（agglomerative hierarchical clustering，AHC）和分裂式层次聚类（divisive hierarchical clustering，DHC）。前者采用的是"自底向上"的策略，从最底层开始，每次通过合并最相似的簇来形成上一层次中的簇，当全部数据点都合并到一个簇或达到某个终止条件时就停止，大部分层次聚类算法都是采用这种原理。如基于距离的层次聚类，该算法将每个对象看为一类，通过计算两两之间的距离，将距离最小的两个类合并成一个新类，不断重复该过程，直到达到预设的聚类簇数。其根本思想如图 3–21。

层次聚类算法的可解释性较好，能产生高质

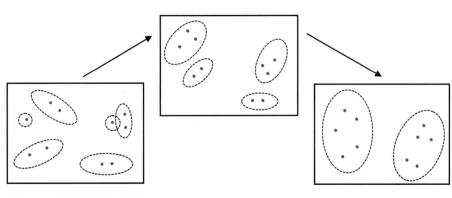

图3–21　层次聚类法示意图

量的聚类，但其时间复杂度很高。

划分聚类法（partition-based methods）：基于划分的方法首先要确定数据集最后聚成几类，然后选择几个初始中心点，再依据预先定好的启发式算法（heuristical algorithms）对数据样本做迭代重置，直到最后到达"类内的点都足够近，类间的点都足够远"的目标效果。

该算法首先随机地选择 K 个对象，将每个对象初始化为一个簇的中心，然后对剩余的每个对象，通过计算其与各簇中心的距离，将其赋给最近的簇。不断重复该过程，直到达到预设的聚类簇数。具体思想如图 3-22。

对于大型数据集，该算法具有简单高效、时间复杂度和空间复杂度较低等优点。同时，该算法也具有明显的缺点：容易局部最优、需要预先设定 K 值、对最先的 K 个点选取很敏感、对噪声和离群值非常敏感等。

密度聚类法（density-based methods）：对于不规则形状的聚类，可采用基于密度的方法系统解决这个问题。该算法需要定义 2 个参数，一个是表示以给定点 P 为中心的圆形邻域的最大半径（Eps）；另一个是以给定点 P 为中心的邻域内最少点的数量（MinPts）。当满足以点 P 为中心、以 Eps 为半径的邻域内点的个数不少于 MinPts 时，则称点 P 为核心点。算法从任一对象点 P 开始寻找，合并核心 P 直接密度可达的对象。若 P 是一个边界点（从 P 没有密度可达的点），则寻找下一个对象点；若 P 是一个核心点，则找到了一个

聚类，重复以上操作直到所有的点都被处理为止。

基于密度的算法对噪声不敏感，能发现任意形状的聚类，但通常情况下，聚类的结果与参数选择有很大的关系。当用固定参数进行聚类识别时，聚类的稀疏程度不同会破坏聚类的自然结构，较稀的聚类会被划分为多个类，而密度较大离得较近的类会被合并成一个聚类。

网络聚类法（network-based methods）：基于网络的聚类方法即将数据空间划分为若干网格单元，再将数据映射到划分的网格单元中，并计算每个单元的密度。根据预设的阈值判断每个网格单元是否属于高密度单元，由邻近的稠密单元组成"类"。

由于基于网络的聚类方法的速度与数据对象的个数无关，而仅依赖于数据空间中每个维的单元个数，因此其速度较快。但是该类方法效率的提高是以聚类结果的精确性为代价的，同时存在着对参数敏感、维数灾难、无法处理不规则分布的数据等问题，因此常将其与基于密度的算法结合使用。

②模糊聚类法（fuzzy clustering methods）：在基于模糊集理论的聚类算法中，通过计算样本属于某类的概率确定样本类别。经典的模糊聚类方法有：基于相似性关系或模糊关系的方法、基于目标函数的模糊聚类方法、基于模糊图论的最小支撑树方法、基于模糊等价关系的传递闭包方法、基于数据集的凸分解、动态规划和难以辨别关系等方法。模糊 C 均值（FCM）算法是对传统

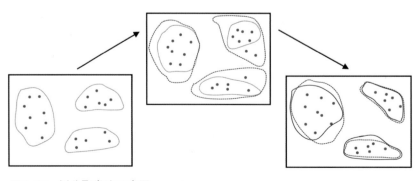

图3-22　划分聚类法示意图

的硬聚类算法的改进，是一种基于目标函数的模糊聚类算法。在FCM模糊聚类算法中首先需要对数据矩阵进行标准化，建立模糊相似矩阵，并初始化隶属矩阵，然后进行算法迭代，直到目标函数收敛到极小值为止。根据迭代结果，由最后的隶属矩阵确定样本所属的类，并显示最后的聚类结果。

模糊C均值算法的主要思想可以归纳为三点：①固定数量的集群；②每个集群一个质心；③每个数据点属于最接近质心对应的簇。具体思想见图3-23。

基于模糊的聚类算法对于满足正态分布的数据聚类效果会很好，但对孤立点十分敏感。由于不能确保FCM收敛于一个最优解，算法的性能比较依赖于初始聚类中心，因此，在实际应用中需要用其他的快速算法确定初始聚类中心或者每次用不同的初始聚类中心启动并多次运行FCM算法。

2）聚类方法在医学中的应用：Ryan Burns等对与健康相关的评估指标进行层次聚类，用于了解大学生健康情况并验证针对相关标准的解决方案，从而帮助大学生制订锻炼计划。该研究统计了美国西南部某大学的523名大学生（男性181名，女性342名，平均年龄19.2±0.6岁），健康相关指标包括体重指数（BMI）、最大摄氧量（VO_{2max}）和标准俯卧撑测试等，通过层次聚类法进行分析，将研究人群分为6个组，单因素方差分析方法探讨各指标在衍生聚类组间的差异，最后对每个组群制订健身计划，并观察效果，从而验证针对个体的锻炼计划。

遗传性出血和血小板疾病（bleeding and platelet disorders，BPD）具有明显的异质性，通常具有未知的遗传因素。Sarah K Westbury等提出BPD研究的新方法，通过对病例特征进行聚类分析，再进行基因测序来发现BPD的新发病基因。BPD病例的临床和实验室特征采用适应的人类表

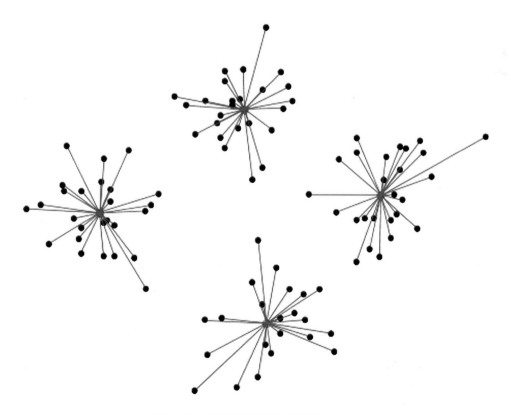

图3-23　模糊C均值算法示意图

型（human phenotype ontology，HPO），使用聚类分析来表征具有相同HPO和相同基因异构体的病例组，从而为未知遗传基础的BPD提供了新的发现工具。这种方法也适用于具有显著遗传异质性的其他罕见疾病。

专家系统

1.概述

专家系统是早期人工智能的一个重要分支，可以看作是一类具有专门知识和经验的计算机智能程序系统，一般采用人工智能中的知识表示和知识推理技术，来模拟领域专家才能解决的复杂问题。

专家系统的概念最早由爱德华·阿尔伯特·费根鲍姆（Edward Albert Feigenbaum）提出，其建立了全世界第一个专家系统DENDRAL，该突破性成就激发了专家系统的发展，从而将人工智能从实验室转移到软件应用程序。同样重要的是，DENDRAL改变了人工智能科学的框架：人工智能的用途由知识基础转换为推理过程。基于这些成就，他被称为"专家系统之父"。

一般来说，专家系统=知识库+推理机，因此其也被称为基于知识的系统，具备专家级解决问题的能力。专家系统有3个基本特点。①启发性：能运用专家的知识和经验进行推理和判断；②透明性：能表达出本身的推理过程，不仅仅给出答案，还给出得到答案的过程；③灵活性：能不断地增长知识，更新原有知识。专家系统所涉及的领域在不断延伸拓展，包括军事、医疗、服务、科研、教育等。应用的广泛性也将影响相关领域，如机器学习、数据挖掘、推理理论等。

专家系统的基本结构一般由人机交互界面、知识库、推理机、解释器、综合数据库、知识获取6个部分构成（图3-24）。

2.专家系统类别

目前已研究的专家系统有很多种模型，其中较为流行的包括：基于规则的专家系统、基于案例的专家系统、基于框架的专家系统、基于模糊逻辑的专家系统、基于D-S证据理论的专家系统、基于人工神经网络的专家系统和基于遗传算法的专家系统等。

（1）基于规则的专家系统：基于规则推理（rule based reasoning，RBR）是构建专家系统最常用的方法。RBR根据以往专家诊断的经验，将

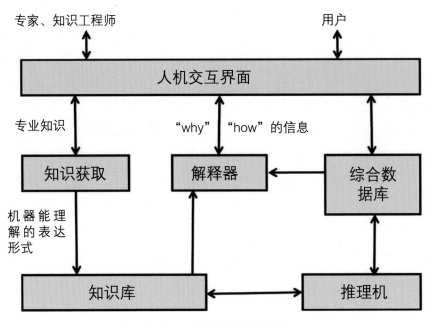

图3-24 专家系统的基本结构

其归纳成规则，根据引擎连接知识库的规则和数据库的事实进行推理。它具有明确的推理前提，并得到确定的推理结果。根据推理的方法分类主要有 DENDRAL 专家系统、MYCIN 专家系统、PROSPECTOR 专家系统等。在转换为机器语言时，用产生式的 IF… AND(OR)… THEN… 表示。因此这种系统又称为产生式专家系统。主要缺点包括知识的整体形象难以把握、处理效率低、推理缺乏灵活性等。

（2）基于案例的专家系统：基于案例推理（case based reasoning，CBR）就是通过寻找以前成功解决过的问题，比较新、旧问题之间的特征、发生背景等差异，重新使用或参考以前的知识，最终找到解决新问题的方法。它起源于 1982 年美国学者 Roger Schank 关于人类学习和回忆的动态存储模型的研究工作。第一个基于案例的专家系统是 1983 年由 Janet Kolodner 开发的 CYRUS 系统。它以 Schank 动态存储模型和问题求解的 MOP（memory organized packet）理论为基础，完成与旅行相关的咨询工作。这种类比推理比较符合人类的认知心理。基于案例的专家系统具有不少优点：不用拥有领域的专业知识；无须提取相关规则，降低了解决问题的难度；开放体系、增量式学习，案例库的覆盖度随系统的不断使用而逐渐增加。基于案例的推理方法适用于使用定理难以表示成规则形式，而容易表示成案例形式并且已积累丰富案例的领域（如医学诊断系统）。

（3）基于框架的专家系统：框架是将某类对象的所有知识组织在一起的一种数据结构，而相互关联的框架连接组成框架系统。1975 年，人工智能学者马文·明斯基（Marvin Lee Minsky）提出了框架理论，并把它作为理解视觉、自然语言对话及其他复杂行为的基础。在框架理论中，框架被视为知识表示的一个基本单位。它把要描述事物的各方面知识放在一起，通过槽值关联起来。框架的顶层是代表某个对象的框架名，其下为代表该框架某一方面属性的若干个槽，槽由槽名和

槽值组成。槽还可分为若干个侧面（由侧面名和侧面值组成）。一个框架系统常被表示成一种树型结构，树的每一个节点是一个框架结构，子节点与父节点之间用槽连接。当子节点的某些槽值或侧面值没有被直接记录时，可以从其父节点继承这些值。

框架表示法最突出的特点是善于表达结构性知识，且具有良好的继承性和自然性。基于框架的专家系统适合于格式相对固定的动作、事物或事件。Montaña 等研发的基于轮替运动的帕金森病诊断专家系统，通过提取关节震颤的声音，运用框架表示技术最终达到早期诊断帕金森病的目的。

（4）基于模糊逻辑的专家系统：模糊理论的概念由扎德（Zadeh LA）首先提出。模糊性是指存在于现实中的不分明现象，如"稳定"与"不稳定"等。从差异的一方到另一方，中间经历了一个从量变到质变的连续过渡过程。模糊逻辑理论是对模糊事物相互关系的研究。为了能将人类对事物定性的思维方式输入到计算机中，让计算机能够利用人类定性分析的规则去定量分析，便诞生了模糊理论。基于模糊逻辑的专家系统的优点在于：①具有专家水平的知识技能，有足够的鲁棒性；②能进行有效的推理，具有启发性，能够运用专家的经验和知识进行启发性搜索、试探性推理；③具有透明性和灵活性。Soltani 等设计的基于模糊逻辑和图像处理技术的专家系统用于早期青光眼的诊断，该系统能取得 96% 以上的正确率，较现有诊断系统的准确性提高了 1%~9%。

（5）基于 D-S 证据理论的专家系统：D-S 证据理论是 Dempster 于 1967 年提出的，其在该理论中首次提出了上、下界概率的定义，Shafer 于 1976 年对其加以推广和发展，因此，人们把证据理论称为 D-S 理论。证据理论可处理由未知因素所引起的不确定性，它采用信任函数而不是概率作为度量，通过对一些事件的概率加以约束以建立信任函数，而不必说明精确的难以获得的概

率。当约束限制为严格的概率时,它就成为概率论。

基于 D-S 证据理论的专家系统的优点在于:①既能处理随机性所导致的不确定性,又能处理由于模糊性所导致的不确定性;②系统可以依靠证据的积累,不断缩小假设集;③能在不同层次上组合证据。D-S 理论具有较强的理论基础,它能将"不知道"和"不确定"区分开来。但 D-S 理论也存在明显的不足,当证据冲突度较高时,经过其组合规则得到的结论常常有悖于常理。另外,基于 D-S 理论的专家系统在数据较多时,具有潜在的指数复杂度和推理链较长的缺点。

(6)基于人工神经网络的专家系统:人工神经网络(artificial neural network,ANN)仿效生物体信息处理系统获得更高灵活度信息的处理能力,从 20 世纪 80 年代后期开始兴起(由理论研究阶段发展到应用阶段)。它是从微观上模拟人脑结构,是一种分布式的微观数值模型,神经元网络通过大量经验样本学习知识。更重要的是,神经网络有极强的自学习能力,对于新的模式和样本可以通过权值的改变进行学习、记忆和存储,进而在以后的运行中能够判断这些新的模式。神经网络模型从知识表示、推理机制到控制方式都与目前专家系统的基于逻辑的推理模型有本质的区别。知识表示从显式转变为隐式,这种知识不是通过人的加工转换成规则,而是通过学习算法自动获取的。人工神经网络很好地解决了专家系统很难获取知识的问题,能使专家系统具有自学习能力。神经网络技术的出现为专家系统提供了一种新的解决途径,特别是对于在实际中难以建立数学模型的复杂系统。目前较为常用的神经网络有误差反传网络(BP)、小脑网络(CMAC)、自组织特征映射网络(SOM)、自适应共振理论(ART)和径向基函数网络(RBF)等。基于神经网络的专家系统的具体应用形式,可以根据实际情况选择不同的神经网络模型,最终实现不同的用途。

Karabatak 等建立了一种基于关联规则(association rules,AR)和神经网络的乳腺癌检测系统,AR 用于降低乳腺癌数据库的维度,将输入特征空间的维度从 9 个减少到 4 个,神经网络用于智能分类。在测试阶段,将 3 倍交叉验证方法应用于 Wisconsin 乳腺癌数据库,以评价系统的性能。研究表明,该检测系统的正确分类率为 95.6%。因此,AR 有利于减少特征空间的维数,AR 联合神经网络模型可用于疾病的快速自动诊断。

(7)基于遗传算法的专家系统:遗传算法(genetic algorithms,GA)是基于自然选择和基因遗传学原理的优化搜索方法,于 1975 年由美国 John H. Holland 教授提出。遗传算法将问题的解表示成染色体,从而将问题的可能解构成一群染色体。将它们置于问题的环境中,根据适者生存的原则,从中选择出适应环境的染色体进行复制。通过交换、变异两种基因操作产生出新一代更适应环境的染色体群,这样一代代地不断进化,最后收敛到最适合环境的个体上,求得问题的最优解。遗传算法是模拟自然选择和遗传机制的一种搜索和优化算法。与一般的寻优方法相比,遗传算法有其独特的适用领域。它只能用于解答能够分为很多部分且不同部分能够重组的情况。

遗传算法具有很多优点:①从许多初始点开始进行并行操作,克服了传统优化方法容易陷入局部极点的缺点,相对来说算是一种全局优化算法;②对变量的编码进行操作,可以替代梯度算法,在模糊推理隶属度函数形状的选取上具有更大的灵活性;③由于具有隐含并行性,可通过大规模并行计算来提高计算速度;④可在没有任何先验知识和专家知识的情况下取得次优或最优解。遗传算法作为优化搜索算法,一方面希望在宽广的空间内进行搜索,从而提高求得最优解的概率;另一方面又希望向着解的方向尽快缩小搜索范围,从而提高搜索效率。如何同时提高搜索最优解的概率和效率,是遗传算法需要进一步探索的问题。

（8）基于 Web 的专家系统：虽然专家系统有很多，但目前基于 Web 的专家系统在互联网上可用的很少，而且这些专家系统大多数是中小型的专家系统，大部分没有进行不确定性处理。由于目前 Web 技术没有提供对专家系统的足够支持，所以基于 Web 的专家系统很难设计得非常完善，也没有一款非常适合基于 Web 的专家系统开发工具。在网络快速发达及大数据时代下，如何实时更新知识库、推理机如何保持同步、如何维护与建设专家系统、如何保护数据的安全等都是需要考虑的问题。

3. 专家系统在医疗中的应用

IBM 和微软公司都在努力尝试把人工智能领域的研究成果应用于认知计算中，以此彻底改变医疗保健行业。美国癌症研究学会（AACR）运用 IBM Watson 在网站以及相关数据源进行癌症的数据挖掘项目，期待能为不同的癌症患者提供个性化治疗。根据 IBM 调查报告，目前大约有 16 项癌症的实践项目使用 Watson 平台。由纪念斯隆 - 凯特琳癌症中心（memorial Sloan Kettering cancer center）训练的 IBM Watson 肿瘤解决方案（IBM watson for oncology）能够帮助实现最佳癌症治疗效果，以有效提升全球癌症治疗的能力与效率。

专家系统在肿瘤诊疗方面的运用较多。Saritas 构建了基于模糊推理模型的前列腺癌诊断专家系统，能够结合 PSA、年龄及前列腺大小提高诊断率。值得注意的是，Dreiseitl 及其团队发起了前瞻性临床研究，对比了计算机与人工在黑色素瘤诊断方面的价值，专家系统拥有较低的灵敏度和较高的特异性。Karabatak 报道了基于规则和神经网络的乳腺癌诊断系统，与模糊推理模型对比有优势。刘奇等采用快速原型法、面向对象的程序设计方法，制作了基于 Web 的肺癌专家系统，有望为肺癌的诊断提供更便捷和准确的手段。Avci 报道了一种基于 GDA-LS_SVM 的肺癌诊断专家系统，分类准确性能达到 96.875%。Issac Niwas 开发了一款乳腺癌诊断专家系统，该系统利用彩色图像空间上的小波分析组织样本的细胞核，并开发了一种基于小波特征的算法，有望用于自动诊断。汤其宇等研究了一个基于本体的肝肿瘤 CT 检查报告质量控制知识库系统的实现方法，有望运用于临床。马磊等开发了基于基因组合模式挖掘的辅助诊断专家系统，研究显示其能够在一定程度上满足辅助诊断的需求。赵鸿宇开发的原发性肝癌智能专家系统，以临床指南、规范为依据，符合肝癌规范化诊疗的要求，而且能够实际应用于临床，解决相关的决策问题。骨扫描图像专家系统拟改善前列腺癌骨转移的进展评估，作为转移性前列腺癌患者疗效监测的辅助参数。刘欣等借助专家系统模拟医师进行肺癌早期筛查，将专家系统设计为 B/S 模式，用户可以直接使用浏览器，通过基于 Web 的肺癌诊断专家系统进行早期肺癌筛查，判断自己的患病概率，为下一步的诊疗提供依据。Safdari 开发基于模糊规则的专家系统，对胃癌的早期诊断灵敏度达到 92.1%、特异性达到 83.1%。

专家系统在放疗领域的运用也有部分报道，但是整体上有待开发。Skripcak 讨论了针对联合数据库和公共数据库的数据交换策略，有望为构建放射治疗专家系统提供支持。前列腺癌自适应放疗专家系统有望减少不恰当的治疗、减轻不良反应，从而提高整体放疗效果。

总的来说，专家系统对于肿瘤疾病的诊断和治疗大有可为，但是如何实时更新数据库，如何筛选合适的数据来源以及数据的质控等，都是影响数据库实用性的关键因素。Watson 平台基于 NCCN 指南及国外医学中心的经验，其能否完全适用于中国患者，有待进一步验证；能否运用于肿瘤放射治疗靶区的设计、免疫治疗效果预测等，都需要拭目以待。因此，亟须依据中国临床研究的数据和经验开发肿瘤诊疗专家系统，并在国内的大型医疗机构进行训练，以期更加契合中国的医疗环境。专家系统研发的不断升级，必将进一步推动现代医学的发展和人类健康的进步。

■ 人工智能核心技术——深度学习

深度学习的概念源于人工神经网络，是一种含有大量隐含层的多层感知器，被广泛应用于语音识别、图像处理、自然语言处理等多个领域，取得了良好的效果。在过去几十年的发展中，深度学习吸收借鉴了大量关于人脑、统计学和应用数学的知识。近年来随着计算机性能的不断提高、大型数据集的出现和高效网络训练技术的成熟，深度学习可对海量数据集进行快速训练，准确率和实用性都有了极大的发展，应用于图像处理、语音识别、自然语音处理等各领域中。当前，深度学习正经历发展的高峰，在新领域应用中面临着巨大机遇和挑战。

卷积神经网络

受到视觉皮层电生理现象的启发，卷积神经网络（convolutional neural networks，CNN）被提出。Hubel 和 Wiesel 在 1958 年的猫视觉皮层实验中，首次观察到视觉初级皮层的神经元对移动的边缘刺激敏感，并定义了简单和复杂细胞，发现了视功能柱结构。此项工作为视觉神经的研究奠定了重要基础，两人在 1981 年共享了诺贝尔生理学或医学奖，以表彰他们在"视觉系统信息加工"方面的重要贡献。受到该项研究启发，日本科学家福岛邦彦（Kunihiko Fukishima）提出了 Neocognitron 网络，其目的是构建一个类似于人脑的实现分类识别的网络结构，进而帮助理解大脑的运作。此项研究创造性地将人类视觉系统中的新思想引入到人工神经网络中，被认为是 CNN 的雏形。Neocognitron 网络具备了大部分现代 CNN 的结构，接下来 10 年间没有出现任何突破，直到 LeCun 在 1990 年将反向传播应用到了类似 Neocoginitro 的网络上做有监督学习，并应用到手写数字识别中，取得了较好的识别率。1998 年，LeCun 将其网络进行改进提出了 LeNet-5 模型，该模型网络层数加深到了 7 层并包含了 2 层卷积

层和 2 层池化层，CNN 模型得到定型，CNN 开始逐渐走向各个应用领域。近年来，卷积神经网络在语音识别、人脸识别、通用物体识别、运动分析、自然语言处理以及脑电波分析等方向取得了良好的进展。

卷积神经网络与普通神经网络的区别在于，卷积神经网络是使用卷积的方法来传递数据，而普通神经网络是使用全连接的方法来传递数据。在 CNN 的一个卷积层中，通常包含若干个特征平面，每个特征平面由一些矩形排列的神经元组成，同一特征平面的神经元共享权值，这里共享的权值就是卷积核。卷积核一般以随机小数矩阵的形式初始化，在网络的训练过程中卷积核将学习得到合理的权值。共享权值（卷积核）带来的直接好处是减少网络各层之间的连接，同时又降低过拟合的风险。子采样也称为池化（pooling），可以看作一种特殊的卷积过程。卷积和子采样大大简化了模型复杂度，减少了模型的参数。CNN 的基本结构如图 3-25 所示，主要由 3 部分构成：第一部分是输入层，第二部分由 n 个卷积层和池化层的组合组成，第三部分由一个全连接的多层感知机分类器构成。

1. 局部感知野

在 CNN 网络中有两种重要的方法可以大大降低参数量，第一种是局部感知野。一般认为人对外界的认知是从局部到全局，而图像的空间联系也是局部像素联系较为紧密，而距离较远的像素相关性则较弱。因而，每个神经元没有必要对全局图像进行感知，只需要对局部进行感知，然后在更高层将局部的信息综合起来就得到了全局的信息。第二种是网络部分连通思想，受生物学中视觉系统结构的启发。视觉皮层的神经元就是局部接受信息的，即这些神经元只响应某些特定区域的刺激。如图 3-26 所示：原始图像的每个像素单元的感受野定义为 1，即每个像素只能看到自己。原始图像通过 3×3 卷积后在卷积层 1 中的每一个像素所能表达的原始图像是 3×3，即感受野

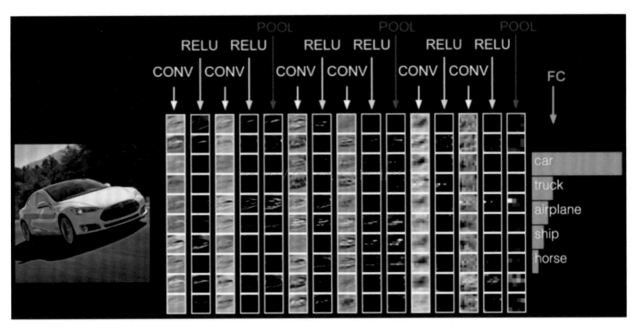

图3-25　卷积神经网络基本结构示意图

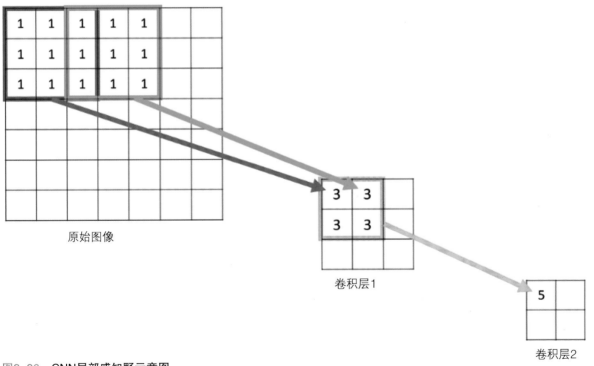

图3-26　CNN局部感知野示意图

为 3。而卷积层 2 的每个单元都是由 2×2 范围构成的，因此回溯到原始图像，是能够看到 5×5 的原始图像范围的，因此卷积层 2 的感受野是 5。

2. 权值共享

CNN 的局部连接，每个神经元都对应 100 个参数，一共 1 000 000 个神经元，如果这 1 000 000 个神经元的 100 个参数都是相等的，那么参数数目就变为 100 了。

怎么理解权值共享呢？可以将这 100 个参数（也就是卷积操作）的获取看成是提取特征的方式，该方式与位置无关。其中隐含的原理是，图像的一部分统计特性与其他部分是一样的，这也意味着这一部分学习的特征，在另一部分也能用，所以对于这个图像上的所有位置，都能使用同样的方法来提取局部特征。更直观一些，从一个大尺寸图像中随机选取一小块，比如说 8×8 作为样本，并且从这个小块样本中学习到了一些局部特征，这时可以把从这个 8×8 样本中学习到的特征作为探测器，应用到这个图像的任意地方中去。特别是可以用从 8×8 样本中所学习到的特征与原本的大尺寸图像进行卷积，从而对这个大尺寸图像上的任一位置获得一个相同特征的不同激活值。

3. 卷积层

滤波器（filter）是卷积神经网络中重要的结构，它可以将神经网络当前层的一个子节点矩阵转化为下一层神经网络上的一个单位节点矩阵。所谓的单位节点矩阵指的是长和宽均为 1，但是深度不限的节点矩阵。卷积层滤波器结构如图 3-27 所示。

卷集核在一层卷积层中，滤波器的尺寸，即

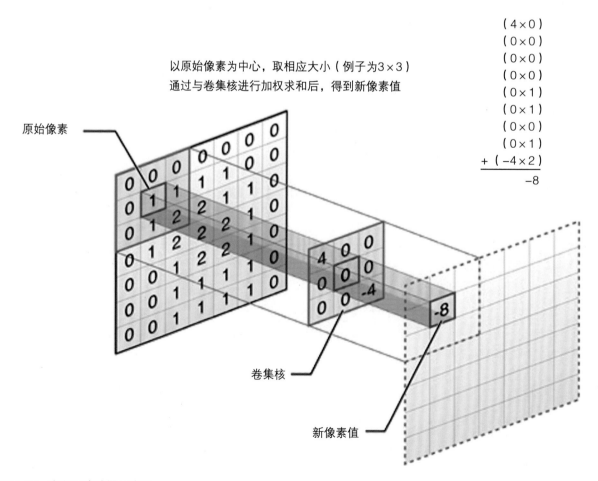

图3-27　卷积层滤波器示意图

其处理节点矩阵的长和宽都是人工设定的，常用的滤波器尺寸有 1×1、3×3 及 5×5 等。当滤波器尺寸为 1×1 时，相当于对图像做线性变化。滤波器假设使用 $w^i_{x,y,z}$ 来表示对于输出节点单位矩阵中的第 i 个节点，滤波器输入节点 (x, y, z) 的权重，使用 b^i 表示第 i 个输出节点对应的偏执项参数，那么单位矩阵中的第 i 个节点的取值 $g(i)$ 为：

$$g(i) = f(\sum_{x=1}^{2} \sum_{y=1}^{2} \sum_{z=1}^{3} a_{x,y,z} \times w^i_{x,y,z} + b^i)$$

其中 $a_{x,y,z}$ 为滤波器中节点 (x, y, z) 的取值，f 为激活函数。

当滤波器的大小不为 1 时，卷积层的前向传播得到的矩阵尺寸要小于当前层矩阵的尺寸。如图 3-28，当前层矩阵的大小为 3×3，而通过卷积层前向传播算法之后，得到的矩阵大小是 2×2。有很多种方法可避免尺寸的改变，可以在当前层矩阵的边界加入全 0 填充（zero-padding），这样就可以使得卷积层前向传播的结果矩阵与当前层矩阵的大小保持一致。

除了全 0 填充外还可以通过调节滤波器的步长来调整结果矩阵的大小。图 3-29 显示了当移动步长为 2 全 0 填充时，卷积层前向传播的过程。

在卷积神经网络中，卷积层的每个滤波器都要对整幅图像进行卷积，这是卷积神经网络的重要性质，可以保证图像上的内容不受位置的影响。滤波器共享权值可以大大缩减神经网络中的参数。以传统的全连接网络为例，将一幅常用的 $1\,000 \times 1\,000$ 的图像，构成 3 层神经网络，如果第一层使用全连接层，第二层节点参数为 $1\,000 \times 1\,000 = 100$ 万，即使第二层只有 100 个神经元，使用全连接也拥有 100 万 $\times 100 = 1$ 亿个参数，无法进行计算。如果采用卷积，以输入的图像数据大小为 $1\,000 \times 1\,000$ 为例，假设第一层卷积层使用尺寸 5×5，卷集个数为 100，则该卷积层的参数为 $5 \times 5 \times 100 = 2\,500$ 个参数，相比之下，卷积层的参数个数远远小于全连接层的参数个数。

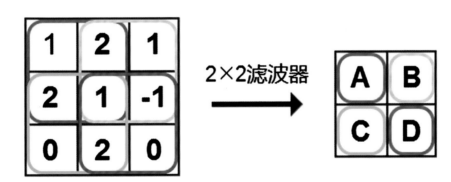

图3-28　卷积不填0网络传播过程示意图

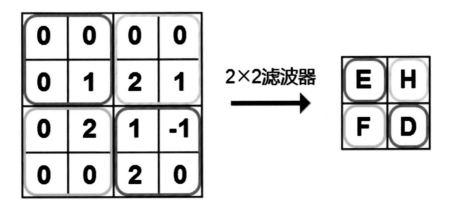

图3-29　滤波器步长为2时传播过程示意图

而且卷积层参数的个数和图片大小无关，它只与过滤器尺寸、深度以及当前节点矩阵的深度有关，这使得卷积神经网络可以很好地应用于更大图像数据的处理。

4. 池化层

在卷积层之间通常会加入一个池化层（pooling layer）。池化层可以非常有效地缩小矩阵的尺寸，从而减少全连接层中的参数。池化层的使用可以加快计算的速度，同时防止过拟合。

与卷积层类似，池化层的前向传播过程也是通过移动一个类似滤波器的结构来实现的，不过池化层滤波器的计算不是节点的加权和，而是采用更加简单的最大值或平均值运算。采用最大值操作的池化层称为最大池化层（max pooling），这是最常用的池化层结构，采用平均值操作的池化层被称为平均池化层（average pooling）。其他池化层在实践中应用较少，故不过多介绍。池

化层和卷积层中过滤器移动的方式相同，唯一的区别是在卷积层中使用的过滤器是横跨整个深度的，而池化层使用的过滤器只影响一个深度上的节点。所以池化层的过滤器不仅在长和宽两个维度上移动，还要在深度维度上移动。图 3-30 展示了 3×3×2 节点矩阵经过全 0 填充且步长为 2 的最大池化层前向传播的计算过程。

5. 深度学习基础网络模型

将前述提到的卷积神经网络技术进行组合，针对特定功能，就形成了深度学习的网络模型。最简单的网络模型是 LeNet 网络模型，诞生于 1994 年，由深度学习三巨头之一 YanLeCun 提出，他也被称为卷积神经网络之父。LeNet 主要用来进行手写字符的识别与分类，准确率达到了 98%，并在美国的银行中投入了使用，被用于读取北美约 10% 的支票。LeNet 网络模型奠定了现代卷积神经网络的基础，其基本结构见图 3-31。

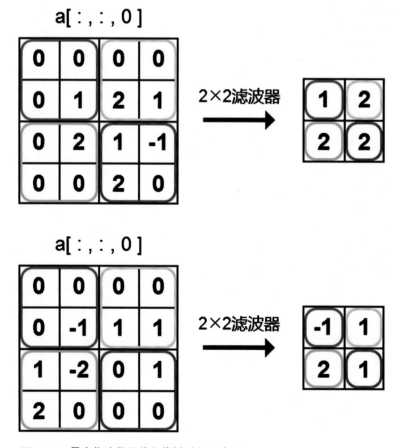

图3-30　最大化池化层前向传播过程示意图

图 3-31 为 LeNet 基本结构图，网络结构一共有 6 层：3 个卷积层、2 个下采样层和 1 个全连接层（图中 C 代表卷积层，S 代表下采样层，F 代表全连接层）。其中，C5 层也可以看成是一个全连接层，因为 C5 层的卷积核大小和输入图像的大小一致，都是 5×5。LeNet 通过卷积网络，将一张输入为 32×32 像素的图片，转换成 120 维的特征向量进行分类。LeNet 卷积神经网络能非常高效地识别手写体字符，能够很好地利用图像的结构信息。卷积层的参数较少，是由卷积层的主要特性即局部连接和共享权重所决定的。

Alex 在 2012 年提出了 AlexNet，引爆了神经网络的应用热潮，并赢得了 2012 届图像识别大赛的冠军，因此，CNN 成为在图像分类上的核心算法模型。AlexNet 结构如图 3-32 所示，基本参数见表 3-1。

在 AlexNet 中，卷积层由图 3-32 所示的 C1~C5 组成，共 5 层。每次卷积后的结果在图中可以看到，比如经过卷积层 C1 后，原始的图像变成了 55×55（像素）尺寸，一共有 96 个通道，分布在 2 张显存为 3G 的显卡上，所以图中一个立方体的尺寸是 55×55×48，48 是通道数目，单位为像素，而在这个立方体里面还有一个 5×5×48 的小立方体，这个就是 C2 卷积层的卷积核尺寸，48 是核的厚度。这样就能看到每一层的卷积核尺寸以及每一层卷积之后的尺寸。

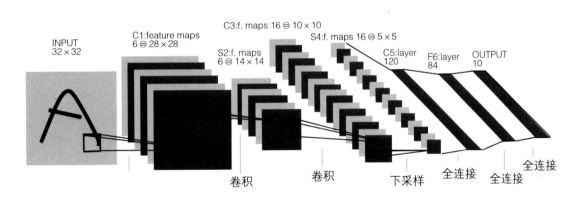

图 3-31　LeNet基本结构

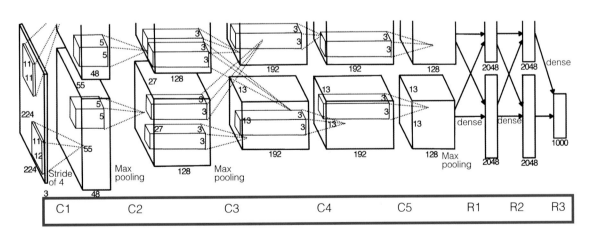

图 3-32　AlexNet基本结构

表 3-1　AlexNet 网络结构的基本参数

卷积层	全连接层	深度	参数个数	神经元个数	分类数目
5 层	3 层	8 层	60 M	650 k	1 000 类

如图3-32的网络结构，R1、R2、R3就是全连接层。AlexNet网络最后的分类数目为1 000，也就是最后的输出为1 000，输入为4 096，中间通过R3连接，R3就是最后一层，全连接的第3层，所有层数的第8层。

深度学习复杂网络模型

上一节介绍的LeNet模型和AlexNet模型都是比较简单的分类模型，而卷积神经网络最初为解决图像识别问题而提出，广泛应用于图像、视频、音频和文本数据，可以当作深度学习的代名词。深度学习还有其他众多的网络模型用于处理不同的任务，如图像分类中的VGG模型、目标检测领域占统治地位的Faster R-CNN、作为医学图像分割基石的UNet和经典的全卷积神经网络（fully convolutional networks，FCN）。按照功能，分别将模型分为4类：①判别模型，即分类模型；②检测模型，即找出图像或者数据中特定目标；③语义分割模型，即对图像中的内容进行像素级的分割；④生成对抗网络，通常用于构造样本及图像。在此对这些常见网络进行介绍。

1. 判别模型（discriminant model）

判别模型，即分类模型，主要用于对提取的图像、参数等进行分类。其中，比较具有代表性的是VGGNet（Visual Geometry Group），是由牛津大学计算机视觉组和Google DeepMind公司共同研发的一种深度卷积网络，在2014年ILSVRC比赛上获得了分类项目的第二名和定位项目的第一名。

VGG网络模型对于具有巨量影像数据的疾病诊断与疗效评价具有非常重要的应用价值。比如，伦敦帝国理工学院的研究人员开发了一种基于AI的永久起搏器识别软件，通过VGG等神经网络模型对X线胸片识别起搏器或者除颤器的制造商和型号，该研究结果发表在美国心脏病学会临床电生理学杂志上（图3-33）。

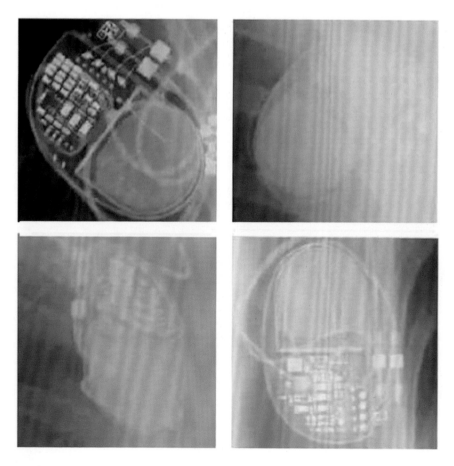

图3-33　利用VGG对X线胸片进行起搏器型号判别

胎盘成熟度分级的准确性对小于胎龄儿、死胎及死产的临床诊断有重要的作用。但成像过程复杂、妊娠期长、图像质量差异以及医师主观判断差异等因素导致胎盘成熟度分级成为耗时又冗长的工作。李婉君等研究基于判别模型的深度学习方法，为胎盘成熟度自动分级算法的临床应用提供了新的思路（图 3-34）。

人体表皮细胞（HEp-2）在医学疾病检测上有着重要的作用，其样本图片的诊断一般由专业人员通过肉眼观察完成，工作强度大且容易受主观因素影响。近年来人们尝试用计算机视觉算法来进行 HEp-2 样本自动化判读。该过程主要分为阴阳性判断和样本的核型判断。周先得等采用基于判别模型的深度学习方法能够很好地解决 HEp-2 样本图片阴阳性判断问题（图 3-35）。

下面主要以 VGG 网络模型为例，对典型的判别模型进行介绍。

（1）VGGNet 模型原理：图 3-36 是 VGGNet 网络结构，其中 conv 表示卷积，maxpool 表示池化。VGG 是由牛津大学视觉组开发的预训练深度学习模型，分为 VGG-16 和 VGG-19 两个版本。该模型利用了超大型数据集 ImageNet 进行训练，ImageNet 图像数据库是为图像识别和分类而构建的。VGG 模型学习了超过一百万个图像的特征，构建了一个强大的类似于人判别物体的特征层次

结构，这些特征具备强大的空间、旋转和平移不变性，可以作为适合计算机视觉问题的新图像的良好特征提取器。VGG-19 模型是一个 19 层深度学习网络，VGG-19 型号的架构如图 3-36 所示。

（2）VGGNet 结构特点：与 AlexNet 和 ZFNet 不同，VGGNet 在网络中使用很小的卷积核。AlexNet 在第一个卷积层的卷积尺寸为 11×11，步长为 4，ZFNet 在第一个卷积层的卷积尺寸为 7×7，步长为 2。VGGNet 则使用 3×3 的小卷积核。Ciresan 等也曾用过小卷积核，但是其网络相对 VGGNet 要浅一些，而且没有在大规模的 ILSVRC 数据集上测试。Goodfellow 使用较深的卷积网络(11 层) 做街道数字识别，提示在一定条件下增加卷积网络深度可以提高性能。GoogLeNet(ILSVRC-2014 分类任务冠军) 与 VGGNet 得以独立发展起来，同样也是使用了很深的卷积网络（22 层）和小的卷积（5×5、3×3、1×1）。

（3）VGGNet 模型训练：VGGNet 网络在训练时可以先训练 A 级别的简单网络，再复用 A 网络的权重来初始化后面的几个复杂模型，这样训练收敛的速度更快。同时在训练中，VGGNet 还使用了 Multi-Scale 的方法做数据增强，将原始图像缩放到不同尺寸 S，然后再随机裁切 224×224 的图片，这样能增加很多训练数据量，对于防止模型过拟合有很不错的效果。在训练的过程中，

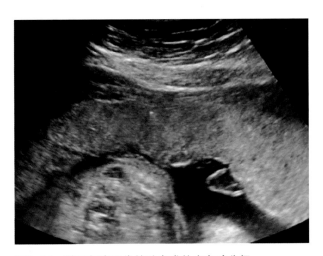

图3-34　基于超声图像的胎盘成熟度自动分级

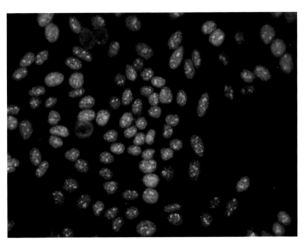

图3-35　HEp-2图像的自动判读

VGGNet 比 AlexNet 收敛得要快一些，这是因为：①使用小卷积核和更深的网络进行的正则化；②在特定的层使用预训练得到的数据进行参数的初始化。

2. 目标检测模型（object detection model）

（1）目标检测模型意义：图像分类、检测及分割是计算机视觉领域的三大任务。这三大任务是从简单到复杂排列的，前者为后者做技术铺垫，后者可以代替前者。图像分类模型是将图像划分为单个类别，通常对应于图像中最突出的物体。但是，现实世界的图片通常包含多个物体，此时如果使用图像分类模型为图像分配单一标签并不足以表达其内容。对于这样的情况，就需要目标检测模型，目标检测模型可以识别一张图片中的多个物体，并定位出不同物体（给出边界框）（图 3-37）。

目标检测（object detection）简单来说就是在给定的图片中精确找到物体所在位置，并标注出

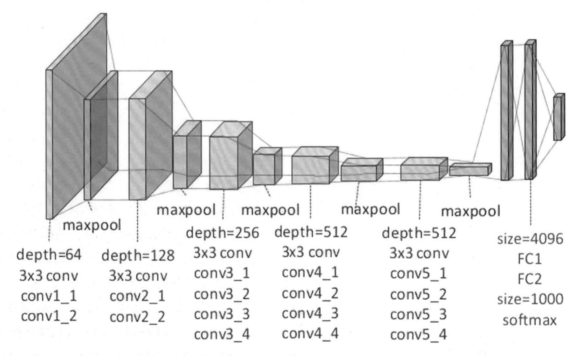

图3-36　VGGNet模型不同参数类型

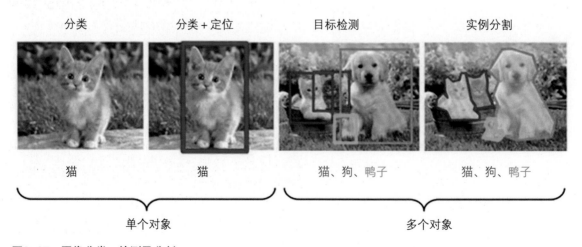

图3-37　图像分类、检测及分割

物体的类别。但是这个问题并不容易解决，物体的尺寸变化范围很大，可能会有障碍物遮挡，摆放物体的角度、姿态不定，且可以出现在图片的任何地方，更何况物体还可能是可变形物体。目标检测技术的演变主要从 R-CNN 到 Fast R-CNN 再到 Faster R-CNN，其在很多场景具有应用价值，如无人机巡航、公共安全检测、医学影像等多个领域。

如果利用深度学习，则可以轻松实现无人机图像目标检测，可以识别地面大部分目标（图3-38）。

基于医学影像的癌症早期检测是目前医学领域面临的一个非常重要的命题。比如，基于 Faster R-CNN 的癌症影像检测方法可以在保证精度的情况下提高诊断效率，为计算机辅助诊断提供参考。同时，Faster R-CNN 算法也在病理图像分析公开数据集上取得突出的结果，可以在检测识别癌细胞、细胞核以及核分裂图像等方面达到不错的效

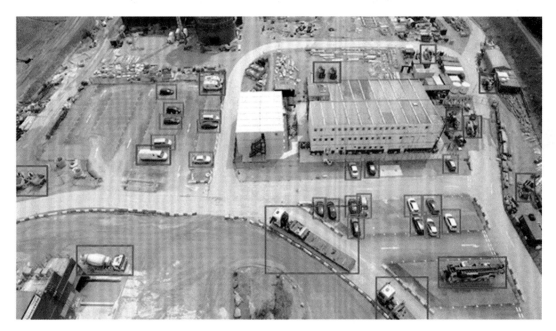

图3-38　无人机图像目标检测

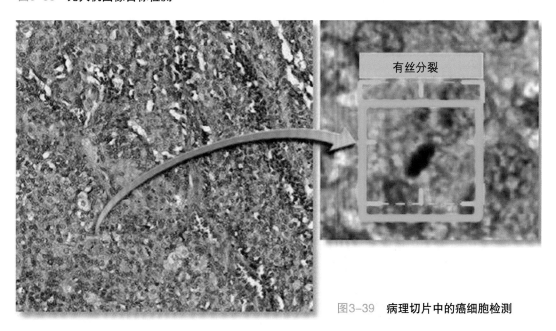

图3-39　病理切片中的癌细胞检测

有丝分裂

果（图 3-39）。

（2）R-CNN 网络：进行目标检测的常用网络有 R-CNN、Faster R-CNN、Yolo 模型等，后两种网络均为 R-CNN 网络的改进，在此简要介绍 R-CNN 网络。

R-CNN 网络的主要流程：首先输入完整图片，通过区域搜索选择算法（selective search）产生候选目标区域，接着对这些目标区域提取 CNN 特征，然后训练支持向量机（support vector machine，SVM）对这些特征进行分类，最后进行 Bounding Box 回归以提高定位的准确性（图 3-40）。

1）产生候选目标区域：使用 Selective search 选择性搜索，选择 1 000~2 000 个置信度最高的区域候选，将每个候选框内图像块缩放至相同大小，并输入到 CNN 内进行特征提取。Selective search 首先生成区域集 R，然后计算区域集里每个相邻区域的相似度，接着找出相似度最高的两个区域合并为新集，添加进原来的区域集 R，并从相似度 S 集合中移除新集以前的子集，最后计算新集与所有子集的相似度，反复循环直到 S 为空。

2）CNN 特征提取：R-CNN 模型使用 AlexNet 框架进行图像特征提取。由于 CNN 参数量巨大，训练需要大量样本，R-CNN 使用 ImageNet 集中标记的数据进行有监督的预训练，然后再对最后一层的全连接层进行微调。为了尽可能获取最多的正样本，R-CNN 将重合度（intersection over union，IOU）大于 0.5 的样本称为正样本。由于 CNN 需要固定大小的输入，因此对于每一个区域候选，首先将其缩放至 227×227，然后通过 CNN 提取特征，将全连接层作为结果分析提取层。

3）目标种类分类器：在通过 CNN 提取区域候选的特征后，R-CNN 对每个种类训练 SVM 用以分类这些特征具体属于哪个种类。但是这些样本确定和 CNN 的样本不一样，因为 CNN 需要大量的样本去驱动特征提取，因此正样本的阈值比较低。而 SVM 适合小样本的分类，通过反复实验，R-CNN 的 SVM 训练将 Ground truth 样本作为正样本，而 IOU<0.3 的样本作为负样本。

4）Bounding Box 回归：为了进一步提高定位的准确率，需要一个位置精修步骤。R-CNN 在贪婪非极大值抑制后进行 Bounding Box 回归，进一步微调 Bounding Box 的位置（图 3-41）。

R-CNN 网络存在一些待解决问题：①速度瓶颈：重复为每个 Region proposal 提取特征极其费时，Selective search 对每幅图片产生 2 000 个左右 Region proposal，即每幅图片需经过 2 000 次完整 CNN 计算得到最终的结果；②性能瓶颈：将所有 Region proposal 缩放到固定的尺寸会导致不期望的几何形变，且由于速度瓶颈的存在，无法采用多尺度或者大量的数据增强去训练模型。

（3）Fast R-CNN 网络：为了在单阶段训练中提升识别准确率，Girshick 于 2015 年提出了 Fast R-CNN 模型。该模型采用多任务目标函数，将 SVM 分类以及区域回归的部分纳入了卷积神经网络（图 3-42）。

类似于 R-CNN，Fast R-CNN 首先通过 Selective search 产生一系列的候选区域，然后通过

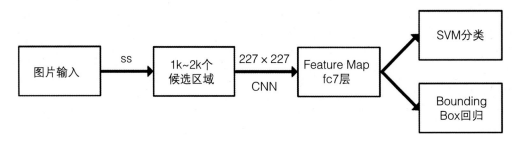

图3-40　R-CNN网络的主要流程

CNN 提取每个候选区域的特征，之后训练分类网络以及区域回归网络。ROI Pooling 可看作是空间金字塔池化的简化版本，它通过将区域候选对应的卷积层特征分为 H×W 个块，然后在每个块上进行最大池化。每个块的划分直接使用卷积特征尺寸除块的数目。空间金字塔池化的特征是多尺寸的，而 ROI Pooling 是单一尺度的。R-CNN 网络的 CNN 仅用于特征提取，因此输出端只有网络类别的概率，而 Fast R-CNN 网络输出是包含区域回归的。

目标检测领域由 R-CNN 开始，通过引入卷积神经网络取得了长足的进步，但是始终未能摆脱传统区域建议算法的限制。Fast R-CNN 提到如果去除区域建议算法的话，网络能够接近实时，而 Selective search 方法进行区域建议的时间一般在秒级。产生差异的原因在于卷积神经网络部分运行在 GPU 上，而 Selective search 运行在 CPU 上。一种可以想到的解决策略是将 Selective search 通过 GPU 实现一遍，但是这种实现方式忽略了接下来的检测网络可以与区域建议方法共享计算的问题。基于此，Ross B.Girshick 在 2015 年提出了新的 Faster R-CNN 模型。该模型从提高区域速度为出发点，提出了 Region Proposal Network（RPN），用以通过 GPU 实现快速的区域建议，即找到候选框的工作也交给神经网络来做。在结构上，Faster R-CNN 将特征抽取、Proposal 提取、Bounding Box 回归、特征分类都整合在了一个网络中，由 RPN 网络产生区域建议，然后直接传递给 Fast R-CNN，

使得综合性能有较大提高，在检测速度方面尤为明显。

3. 语义分割模型（semantic segmentation model）

（1）语义分割模型意义：语义分割是计算机视觉中的基本任务，也称为图像分割。在语义分割中需要将视觉输入分为不同的语义可解释类别，即分类类别在真实世界中是有意义的。将目标按照其分类进行像素级的区分，如图 3-43 所示，图像语义分割不仅需要识别出输入图像中的摩托车和骑手，而且还要求标注出属于某特定类别的像素。因而，语义分割不同于图像分类，可以定义为密集的像素级预测任务。

与图像分类或目标检测相比，语义分割对图像有更加细致的了解。这种了解在诸如地理信息

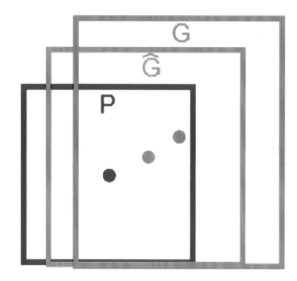

图3-41　Bounding Box回归

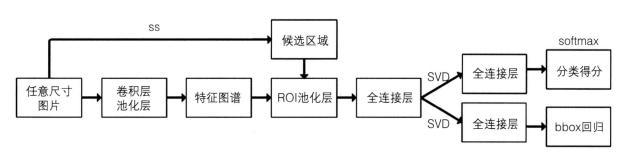

图3-42　Fast R-CNN网络的主要流程

系统、无人驾驶、医疗影像分析以及机器人等许多领域都是非常重要的。如图 3-44 所示，在街道错综复杂的环境下，对目标识别带来了极大的挑战。传统的基于区域特征提取的目标识别方法受限于目标分割的好坏以及人工设计特征的表达准确度，因而往往很难精确地分割并识别出场景事物。而基于深度卷积神经网络的语义分割技术不仅具有较高的识别准确率，而且避免了传统方法中区域提取的过程，算法流程更加简洁。

随着人工智能的发展，神经网络与医疗诊断的结合也成为研究热点，智能医疗研究逐渐成熟。近几年，许多研究者对 CT 图像的分割进行了深入研究。

现在医学图像分割主要有两种框架：一是基于 CNN 加上图搜索等算法，二是基于 FCN 的 UNet。这二者与传统方法 CNN 网络相比，建立了一个更为优雅的网络结构，即全卷积网络。基于该网络进行相应修改和扩展，使得网络能够在较少的训练图像情况下运行，并做出更为精确的分割操作。因此，UNet 网络及 FCN 网络的广泛运用促进了对医学图像分割方面的研究。图 3-45 采用 UNet 网络实现了对肝脏的分割。

（2）FCN 网络模型特点：CNN 的强大之处在于它的多层结构能自动学习特征，并且可以学

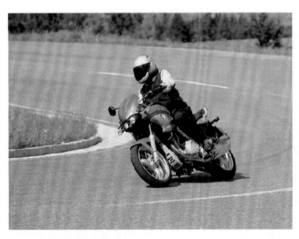
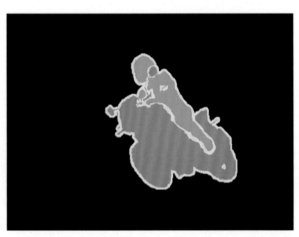

图3-43　摩托车和骑手语义分割

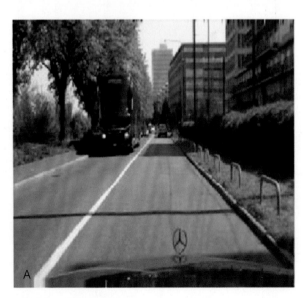
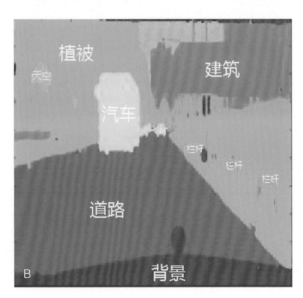

图3-44　街道场景识别
A.原始图像；B.街道场景识别图像

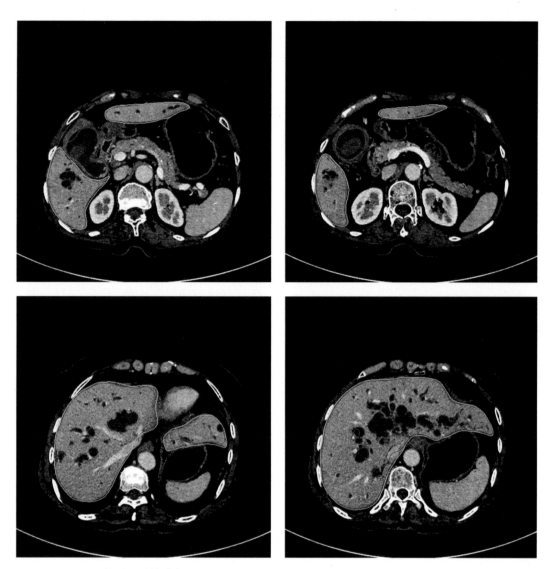

图3-45　UNet网络对肝脏的分割

习到多个层次的特征，较浅的卷积层感知域较小，可以学习到一些局部区域的特征，较深的卷积层具有较大的感知域，能够学习到更加抽象的特征。这些抽象特征对物体的大小、位置和方向等敏感性更低，从而有助于识别性能的提高。这些抽象的特征对分类很有帮助，可以很好地判断出一幅图像中包含物体的类别，但是由于丢失了一些物体的细节，不能很好地给出物体的具体轮廓、指出每个像素具体属于哪个物体，因此很难做到精确分割。

针对这个问题，Jonathan Long 等提出了全卷积神经网络（FCN）用于图像分割。该网络试图从抽象的特征中恢复出每个像素所属类别，即从图像级别的分类进一步延伸到像素级别的分类。与传统用 CNN 进行图像分割的方法相比，FCN 有两大明显的优点：一是可以接受任意大小的输入图像，而不用要求所有的训练图像和测试图像具有同样的尺寸；二是更加高效，避免了由于使用像素块而带来的重复存储和计算卷积的问题。

FCN 将传统 CNN 中的全连接层都转化为了卷积层。如图 3-46 所示，在传统的 CNN 结构中，前 5 层是卷积层，第 6 层和第 7 层都是长度为 4 096 的一维向量，第 8 层是长度为 1 000 的一维向量，分别对应 1 000 个类别的概率。在 FCN 模型中，将 CNN 的 6~8 层转化为卷积层，由于所有的层都是卷积层，故称为全卷积网络。

经过多次卷积和池化之后，得到的图像越来越小，分辨率越来越低。为了从这个分辨率较低的粗略图像恢复为原图的分辨率，FCN 使用了上采样。例如经过 5 次卷积和池化之后，图像的分辨率依次缩小了 2、4、8、16、32 倍。对于最后一层的输出图像，需要进行 32 倍的上采样，以得到与原图一样的大小。这个上采样是通过反卷积（deconvolution）实现的。对第 5 层的输出（32 倍缩小）反卷积到原图大小，得到的结果还是不够精确，很多细节无法恢复。于是 Jonathan 将第

4 层和第 3 层的输出也依次反卷积，分别需要 16 倍和 8 倍上采样，得到的结果就更精细了。图 3-47 是卷积和反卷积上采样过程的示意图。

（3）UNet 网络模型特点：UNet 是 Ronneberger 等参加 ISBI Challenge 提出的一种分割网络，能够适应很小的训练集（大约 30 张图），适合用来做医学图像的分割。与 FCN 逐点相加不同，UNet 将特征图在通道维度拼接在一起，形成更"厚"的特征图，并且与 FCN 需要 3 次训练不同，UNet 只需要 1 次训练。

整个 UNet 网络结构如图 3-48 所示，类似字母 U。左侧为一个下采样过程，分 4 组卷积操作（蓝

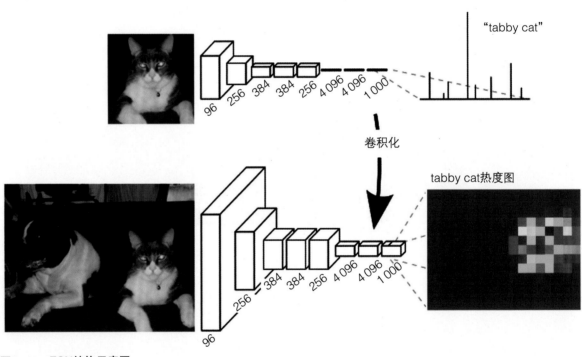

图3-46　FCN结构示意图

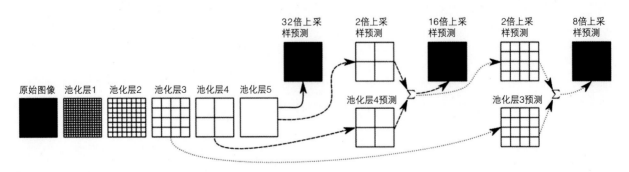

图3-47　卷积和反卷积上采样过程示意图

色箭头）进行。每组卷积操作后进行一次池化操作（红色箭头），将图片缩小为原来的1/2。

UNet左边是一个从上到下、一步一步从原始图像抽取特征（即原始图像本质信息）的过程，右边是一个从下到上、一步一步从图像本质特征还原目标细节信息的过程，整个网络结构都是卷积神经网络。图像中长方条上方的数字代表了这层的feature map的数量，长方条下方的数字代表了这层feature map的尺寸大小。左边的红色箭头代表了max pooling操作即下采样过程，右边的绿色箭头代表了反卷积操作即上采样过程。在这个网络中上采样使用的是双线性插值算法。图中灰色的箭头代表了信息流的复制工作，图中白色方框和蓝色方框的拼接是在第三维度上的拼接，最后的conv1×1操作是为了使模型最后的输出层feature map的个数和最终分类的类别数是一致的。

4. 生成对抗网络（generative adversarial networks，GAN）

生成对抗网络是近年来用于复杂分布上无监督学习最具前景的深度学习模型之一，最早由Goodfellow等提出，将图像的生成过程分为两部分：生成网络G和判别网络D，二者的训练过程是一个相互博弈的过程。实验时，指定生成网络G为一个深度神经网络，以100维高斯随机噪声作为输入，输出为一幅生成的图像。判别器D是传统的卷积神经网络，输出为一张图片来自真实分布的概率。一个优秀的GAN应用需要有良好的训练方法，否则可能由于神经网络模型的自由性而导致输出不理想。

在人工智能热潮下，GAN的提出很快就在许多领域取得了不错的成就，同时为这些领域注入了新的发展动力，著名学者LeCun甚至将其称为"过去十年间机器学习领域最让人激动的点子"。

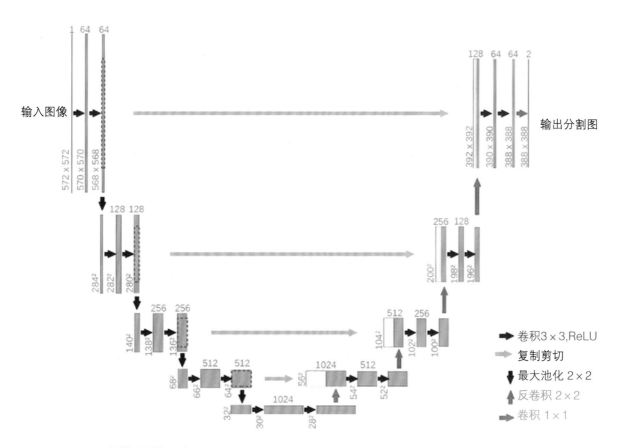

图3-48 UNet网络模型结构示意图

目前，图像和视觉领域是对 GAN 研究和应用最广泛的一个领域，已经能够生成数字或人脸等物体对象、构成各种逼真的室内外场景、从分割的图像恢复到原图像、使黑白图像变成彩色图像、从物体轮廓恢复物体图像、从低分辨率图像还原到高分辨率图像等。此外，GAN 已经开始应用到语音和语言处理、电脑病毒监测、棋类对抗游戏等研究中。

作为一个具有"无限"生成能力的模型，GAN 的直接应用就是先建模，然后生成与真实数据分布一致的数据样本，例如可以生成图像、视频等。当标注数据不足时，GAN 仍然可以很好地学习，还被用于无监督学习、半监督学习等。在有些报道中，GAN 网络能够生成更多的训练样本，从而提高网络模型在医学图像应用中的性能。

深度学习平台

深度学习是机器学习中一种基于对数据进行表征学习的方法，其好处是用非监督式或半监督式的特征学习、分层特征提取高效算法来替代手工获取特征。作为当下最热门的话题，Google、Facebook、Microsoft 等巨头都围绕深度学习重点投资了一系列新兴项目，并支持较多的开源深度学习框架。

研究人员正在使用的深度学习框架不尽相同，并被应用于计算机视觉、语音识别、自然语言处理与生物信息学等领域，并获取了较好的效果，其中比较常用的框架包括 TensorFlow、Caffe、CNTK、Keras、Theano、Torch7、MXNet 等。常用深度学习框架用户数量和关注度等数据的统计结果见表 3-2。

1. TensorFlow

TensorFlow 最初由研究人员和 Google Brain 团队针对机器学习和深度神经网络研发，开源之后几乎可以适用各种领域，是很常用的深度学习框架。

TensorFlow 是一个基于数据流编程（dataflow programming）的符号数学系统，被广泛应用于各类机器学习算法的编程实现。Tensorflow 拥有多层级结构，可部署于各类服务器、PC 终端和网页并支持 GPU 和 TPU 高性能数值计算，被广泛应用于 Google 内部的产品开发和各领域的科学研究。

TensorFlow 拥有包括 TensorFlow Hub、TensorFlow Lite、TensorFlow Research Cloud 在内的多个项目以及各类应用程序接口（application programming interface，API）。自 2015 年 11 月 9 日起，TensorFlow 依据阿帕奇授权协议（apache 2.0 open source license）开放源代码，并支持多种客户端语言下的安装和运行。截至版本 1.12.0，绑定完成并支持版本兼容运行的语言为 C 和 Python。

表 3-2　各个开源框架在 GitHub 上的数据统计

框架	机构	支持语言	得分数	贡献数
TensorFlow	Google	Python/C++/Go/…	41 628	568
Caffe	BVLC	Python/C++	14 956	211
Keras	fchollet	Python	10 727	322
CNTK	Microsoft	C++	9 063	100
MXNet	DMLC	Python/C++/R/…	7 393	241
Torch7	facebook	Lua	6 111	113
Theano	U.Montreal	Python	5 352	271

TensorFlow 的优点：①同 Theano 一样，有计算图抽象；②比 Theano 的编译速度更快；③进行可视化的 TensorBoard；④支持数据和模型并行。

TensorFlow 的缺点：①比其他框架慢；②预训练模型不多；③计算图是纯 Python 的；④无商业化支持，优化欠缺；⑤需要退出到 Python 才能加载每个新的训练 Batch。

2. Caffe

Caffe（convolutional architecture for fast feature embedding）由加州大学伯克利分校的贾扬清博士开发，是一个清晰而高效的开源深度学习框架，目前由伯克利视觉学中心（Berkeley vision and learning center，BVLC）维护。

Caffe 是一个清晰而高效的深度学习框架，也是一个被广泛使用的开源深度学习框架，在 Tensorflow 出现之前一直是深度学习领域最受关注的项目，其主要优势为：上手容易，网络结构都是以配置文件形式定义，不需要用代码设计网络；训练速度快，组件模块化，可以方便地拓展到新的模型和学习任务。但是 Caffe 最开始设计的目标只针对图像，没有考虑文本、语音或者时间序列的数据，因此 Caffe 对卷积神经网络的支持非常好，但是对时间序列 RNN、LSTM 等的支持不是特别充分。Caffe 工程的 Models 文件夹中常用的网络模型比较多，比如 Lenet、AlexNet、ZFNet、VGGNet、GoogleNet、ResNet 等。Caffe 由低到高依次把网络中的数据抽象成 Blob，各层网络抽象成 Layer，整个网络抽象成 Net，网络模型的求解方法抽象成 Solver。

Caffe 的优点：①非常适于前馈神经网络和图像处理任务；②非常适于利用现有神经网络；③不写代码也能训练模型；④具有较好的交互界面。

Caffe 的缺点：①需要 C++ 和 CUDA 来编写新的级；②在递归神经网络上表现不佳；③对 GoogLeNet、ResNet 等大型库开发烦琐；④没有商业支持。

3. Theano

2008 年 Theano 诞生于蒙特利尔理工学院，派生出了大量深度学习 Python 软件包，最著名的包括 Blocks 和 Keras。Theano 的核心是一个数学表达式的编译器，它知道如何编译用户构建的结构，使之成为一个本地库的高效代码，如 BLAS 和 C++，并在 CPU 或 GPU 上高效地运行。该架构是为深度学习中处理大型神经网络算法所需的计算而专门设计的，被认为是深度学习研究和开发的行业标准。

Theano 像 Numpy 一样，是一个处理多维数组的库。与其他库一起使用，很适合于数据探索和数据挖掘。所用语言为 Python，适合模型为 CNN、RNN、LSTM，所用系统为所有操作系统，支持 CPU、GPU 以及多 GPU 并行。

Theano 框架的优点：① Python 和 NumPy 的组合；②使用计算图；③ RNN 与计算图兼容良好；④有 Keras 和 Lasagne 等高层库；⑤学习门槛比 Tensorflow 低。

Theano 框架的缺点：①原始 Theano 效率较低；②大型模型有较长的编译时间；③框架比较"臃肿"；④对预训练模型支持不佳。

4. Torch

Torch 是一个有大量机器学习算法支持的科学计算框架，其诞生已经有十年之久，其起势得益于 Facebook 开源了大量 Torch 的深度学习模块和扩展。Torch 的另外一个特殊之处是采用了编程语言 Lua（该语言曾被用来开发视频游戏）。

Torch 非常适用于卷积神经网络，Torch 的原生交互界面比其他框架用起来更自然、更得心应手。与 Caffe 相比，在 Torch 里定义一个新层级更为容易，因为不需要写 C++ 代码。与 TensorFlow 和 Theano 相比，Torch 的灵活度更高，因为它是命令式的，而前二者是陈述式的（declarative），还必须 Declare 一个计算图。这使得在 Torch 上进行束搜索（beam search）这样的操作要比 TensorFlow 和 Theano 容易得多。Torch 主要应用在增强学习领域，用卷积神经网络和代理处理图像问题。第三方的扩展工具包提供了丰富的递归神经网络模型。因为这些强项，Facebook、Twitter及 DeepMind 等大型科技公司开发了定制版的 Torch，以助力各自的 AI 研究。

但 Torch 使用的是 Lua 语言，由于 Python 已经统治了机器学习领域，企业软件工程师最熟悉的是 Java，导致了 Torch 推广的困难。

Torch 框架优点：①灵活度高；②高度模块化；③容易编写自己的网络；④有较多训练好的模型。

Torch 框架缺点：①需要学 Lua；②通常需要自己写训练代码；③没有商业支持。

5. Deeplearning4j

Deeplearning4j 由创业公司 Skymind 于 2014 年 6 月发布。Deeplearning4j 是 "for Java" 的深度学习框架，也是首个商用级别的深度学习开源库，适用于人脸 / 图像识别、语音搜索、语音转文字（speech to text）、垃圾信息过滤（异常侦测）、电商欺诈侦测等。Deeplearning4j 基于 java 并且基于所用系统，是一个面向生产环境和商业应用的高成熟度深度学习开源库，可与 Hadoop 和 Spark 集成，即插即用，方便开发者在 APP 中快速集成深度学习功能。

6. CNTK

CNTK（computational network toolkit）是微软研究院（MSR）开源的深度学习框架。目前已经发展成一个通用的、跨平台的深度学习系统，在语音识别领域的使用尤其广泛。CNTK 通过一个有向图将神经网络描述为一系列的运算操作，这个有向图中子节点代表输入或网络参数，其他节点代表各种矩阵运算。CNTK 支持各种前馈网络，包括 MLP、CNN、RNN、LSTM、Sequence-to-Sequence 模型等，也支持自动求解梯度。CNTK 有丰富的细粒度的神经网络组件，使得用户不需要写底层的 C++ 或 CUDA，就能通过组合这些组件设计新的复杂的 Layer。CNTK 拥有产品级的代码质量，支持多机、多 GPU 的分布式训练。

7. MXNet

MXNet 由分布式机器学习社区（distributed machine learning community，DMLC）打造。MXNet 是亚马逊（Amazon）选择的深度学习库，它拥有类似于 Theano 和 TensorFlow 的数据流图，为多 GPU 配置提供了良好的配置，有着类似于 Lasagne 和 Blocks 更高级别的模型构建块，并且可以在任何硬件上运行（包括手机）。对 Python 的支持只是其冰山一角，MXNet 同样提供了对 R、Julia、C++、Scala、Matlab 和 Javascript 的接口。

MXNet 强调提高内存使用的效率，甚至能在智能手机上运行诸如图像识别等任务。

人工智能与医学应用

近年来，人工智能发展速度相当快，不仅有 AlphaGo 接连战胜人类顶尖棋手，还有商场、餐厅里无处不见的智能机器人。人工智能已经不仅仅局限于实验室，而是走向社会、面向大众，相关领域的投资及舆论关注度，都不断增加。

医疗是一个成本高昂、资源严重不足的领域。

之前，"互联网 + 医疗"模式风靡过一段时间，即将挂号、诊疗、支付等手续全部放在线上进行，在一定程度上提高了整个医疗系统的运行效率，推进了整个医疗行业的改革。但是在业内人看来，这个模式有明显的缺陷。在人们日益增长的医疗健康需求与供给端仍旧不足的矛盾下，顺应时代需求，将人工智能与医疗健康行业相结合，是未来智能化健康产业发展的方向。

■ 影像处理

智能医学影像是人工智能技术在医学影像诊断上的应用。人工智能在医学影像的应用主要有器官重建、病灶识别、三维重建、手术规划等。

CT、MRI、X 线、PET 等一系列现代医学影像设备出现之后，医师可以使用无创手段，根据断层图像通过多方位、多视角的三维模式观察并诊断患者的病变区域，这对传统医学诊断方式产生了巨大的影响。器官三维重建模型和医学影像作为临床医师诊病治病的两个不可或缺的辅助工具，扮演着极为重要的角色。虽然医学影像可以辅助医师发现并诊断病情，但是这种方式由于图像本身的分辨率、对比度等原因，易导致医师的误判。并且，医师通过一组二维图像构想人体器官的三维结构不是一件容易的事，在某些情况下，甚至会导致误诊而影响医疗的效果。为了提高医疗诊断及治疗规划的准确性与科学性，亟待加入人工智能技术。使用人工智能技术来识别、解读医学影像，然后再通过对比其他病例记录进行分析，进而帮助医师定位病灶并辅助诊断，可以有效地弥补传统诊疗方式的缺口，从而减轻医师负荷，减少医学误判，提高诊疗效率。

人工智能用于影像处理，主要采用近年显著进步的深度学习算法。本节将重点讨论深度学习在影像分割、配准、定位、解剖和细胞结构检测、组织分割、计算机辅助疾病诊断、治疗和预后的实际应用。

影像分割

图像分割是将医学影像图分成若干个特定的、具有特有性质的区域，并且提取出感兴趣目标的过程和技术，是从图像处理过渡到图像分析的关键步骤。医学图像包括超声、CT、MRI、正电子发射断层成像（PET）、单光子发射计算机断层成像（SPECT）以及其他医学影像设备所获得的图像。医学图像分割是将原始的 2D 或 3D 图像划分成不同性质（如纹理、灰度等）的区域，从而提取出感兴趣区域。医学图像分割是具有极高研究价值的领域，对图像引导手术、疾病诊断及医学数据可视化等有相当重要的作用，可以为病理学研究和临床诊疗提供可靠的依据。

由于医学影像文件包括了人体中的多个器官，而医师在诊疗时可能只对其中一个或几个器官感兴趣，所以有必要从图像文件中突出医师感兴趣的器官，弱化甚至去除不感兴趣的部分。二维图像分割是三维模型重建系统中的重要组成部分，全自动很难实现，其分割结果将直接影响三维表面重建的效果。

医学图像处理具有多样性、复杂性的特点。由于医学图像的组织本身和成像原理的特性差异，图像形成受到局部体效应、场偏移效应、噪音和组织运动等的影响，和普通图像相比，不可避免地具有不均匀性、模糊等缺点。此外，人体组织结构形状的差异性，以及人与人之间巨大的差别，都给医学图像分割带来了一系列的挑战。

Kleesiek 等提出一种三维卷积深度学习体系结构，经过适当的训练，可以处理 MRI 图像中不同器官的分割。它对 MRI 数据的适用性包括 3 个通道：未增强和对比度增强的 T_1W、T_2W 和 FLAIR，在包含脑肿瘤的临床数据集上取得了较好的成绩。分割效果如图 3-49 所示。

在大规模各个年龄阶段的医学图像研究中，脑 MRI 图像的自动分割对定量分析具有重要意义。Moeskops 提出一种利用卷积神经网络将脑 MRI 图像自动分割成多个组织类别的方法。为了保证该方法得到准确的分割细节和空间一致性，网络使用多个 Patch 尺寸和多个卷积核尺寸来获取每个体元的多尺度信息。该方法不依赖于显式特征，而是根据训练数据，学习识别对重要信息的分类。该方法只需要各阶段的 MRI 图像，将该分割方法

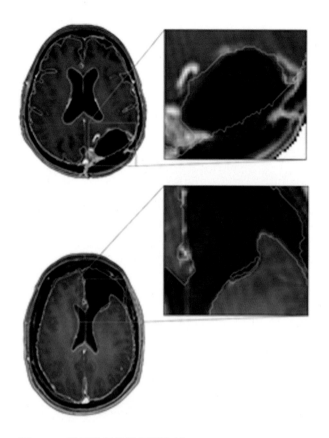

图3-49 肿瘤数据集的示例分割

应用于5个不同的数据集：末次月经后30周和40周获得早产儿分娩加权图像、40周胎龄（PMA）时早产儿的轴向加权图像、平均年龄70岁老年人的轴向加权图像和平均年龄23岁年轻人的加权图像。该方法获得的每个数据集在所有分段组织类别上的平均DICE系数分别为0.87、0.82、0.84、0.86和0.91。结果表明，该方法在五组样本中均获得了准确的分割结果，从而证明该方法的可靠性（图3-50）。

　　肝癌是我国居民死亡的主要原因之一，为了辅助医师进行肝癌的诊断和治疗，在临床实践中需要一种准确、自动的正常肝脏组织和肿瘤组织分割方法。该领域图像分割方法的核心是基于FCN网络的深度学习算法。然而，二维的FCN不能有效地利用三维的空间信息，三维的FCN虽然可以充分利用，却需要较高的GPU内存消耗和计算成本。为了解决这些问题，Li XM等提出了一种混合密度连接的UNet（H-Dense

UNet）分割方法，其利用二维FCN提取肿瘤图像的信息并用三维UNet来约束层与层之间的整体信息，该方法对MICCAI 2017肝肿瘤分割（LiTS）挑战和3DIRCADb数据集进行了评估，结果表明其在肝脏肿瘤分割方面优于其他现有技术（图3-51）。

　　CT图像分割存在一个困难，即胰腺的自动分割，因为不同患者的胰腺形状和尺寸差异较大。Oda M等采用3D全卷积网络（3D FCN）对整个胰腺的3D图像进行处理并进行自动分割，还利用胃癌患者的临床试验数据集进行评估，该数据集包括在门静脉期获得的147个增强腹部CT扫描图片。在测试中获得了（89.7±3.8）分的平均Dice得分，在该数据集上实现了胰腺分割的最佳性能（图3-52）。

　　Ngo等将深度学习和水平集方法用于MRI数据中的心脏左心室自动分割。该方法与分割问题相关，由于深度学习依赖大量的样本，而在该分割任务中，心室形态变化大，但标注训练集较少，这是各种医学图像分析应用所面临的情况。水平集方法基于形状和外观，不依赖于训练集，但是当分割对象存在较大变化时分割效果较差。虽然深度学习方法可以使用训练数据来取得较好的分割结果，但是它们一般需要大量的样本，可对形状变化较大的图像产生较好的分割结果。因此，可结合两种方法的优点，利用小训练集产生准确的分割结果（图3-53）。该方法在MICCAI 2009左心室分割挑战数据库（包含15个训练序列、15个验证序列和15个测试序列）上进行了测试，取得了非常好的成绩。

图像配准

　　图像配准（image registration）就是把不同条件下（摄像位置、照度、天候和角度等）、不同时间或不同传感器（成像设备）获取的两幅或多幅图像进行匹配、叠加的过程。它在计算机视觉、遥感数据分析、图像处理等领域有广泛的应用。

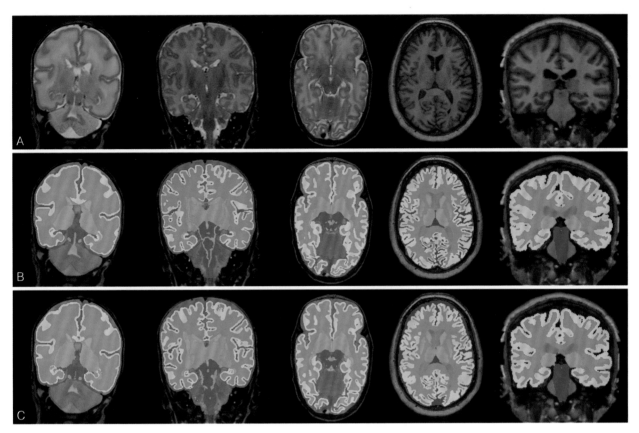

图3-50　大规模脑数据分割结果
A.原始MRI数据；B.专家分割的数据；C.深度学习分割的数据

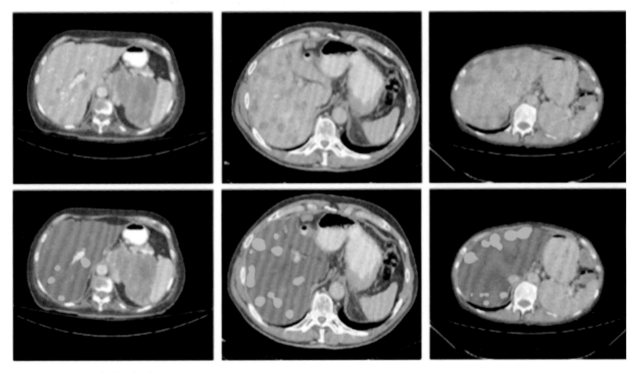

图3-51　肝脏及肿瘤分割结果图

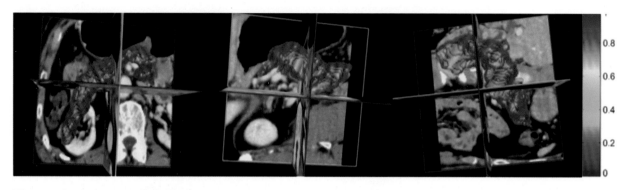

图3-52 利用3D FCN分割胰腺组织

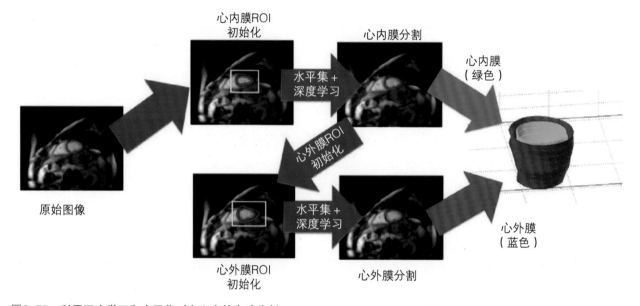

图3-53 利用深度学习和水平集对左心室的自动分割

配准方法的基本流程如下。首先，利用特征提取从两幅图像中获得特征点，再通过相似性度量找到匹配的特征点对。然后，使用匹配到的特征点变换所获得的图像空间坐标中的参数。最后，由坐标变换参数进行图像配准。配准技术中的关键是特征提取，准确的特征提取是特征匹配成功的保证。因此，对于匹配精度至关重要的就是找到具有准确性和良好不变性的特征提取方法。图像配准有许多方法，依据待配准图像间的关系进行分类，可以将图像配准分为多角度图像配准、多源图像配准、时间序列图像配准、基于模板的配准四大类。虽然图像配准的方法种类繁多，但是一般都基于特征提取、图像重采样、特征匹配和

变换模型参数估计等步骤。

医学图像配准是将图像的特征点通过空间变换将其匹配到对应图像的特征点位置的过程，它的目的是比较或融合针对同一对象在不同条件下获取的图像。它在目标检测与分割、模型重建、病变定位、血管造影等方面有广泛的应用。

20世纪以来，医学成像技术经历了从静态到动态、从形态到功能、从平面到立体的飞速发展。将各种图像结合起来，在同一图像上显示各自的信息，为临床诊断提供多数据多信息依据，是极具应用价值的技术，而准确高效的图像配准是关键和难点。

在简单的情况下，配准通过简单的物理准则

约束就可以得到较理想的空间变换。例如，对于同一目标不同模态下的图像配准，通常假设目标是刚体，从而简化空间变换模型。但是，即使成像的目标严格满足刚体性质，在医学图像的采集和重建中涉及的物理过程可能得到伪影并导致非刚体模型。这种情况在 MRI 和 PET 图像中普遍存在。到目前为止，图像配准的许多工作仅涉及线性约束的空间变换。刚体变换是最常用的线性模型，但很多松弛的线性模型也能处理某些类型的图像失真，例如距离标定误差。

对于目标间的配准，通常需要使用非线性模型表示对应特征点的空间变换，线性变换仅提供这些点之间的近似。线性模型的主要优势是仅需少量信息就可以求解空间变换，每个数据中 3 个标记点就可以得到 1 个相对准确的三维刚性变换模型。医学图像中通常包含丰富的空间信息，这些信息有利于准确变换模型的建立，也有利于客观地评估模型精度。

医学影像是一个异常庞大的学科，计算方法种类繁多，图像配准的方法相当丰富，理论严谨，富有实效。从基础的方法论角度来看，比较普适的方法主要有 3 种，分别是基于流体力学、基于微分几何和基于概率测度理论的方法。虽然，这些图像配准途径中的问题提法、计算机算法、数学工具等都不尽相同，但是最终均可以归结为几何偏微分方程，然后转换为变分优化问题。基于微分几何算法中比较常用的是共形几何（conformal geometry）方法。这种方法只需要依赖曲面的黎曼度量，而不需要曲面的嵌入。大形变微分同胚度量映射（LDDMM）方法考虑空间中的流场。当每个粒子在空中流动时，每一时刻的流场可以用粒子的速度向量场来表示。此外，医学图像的灰度值可以当作概率测度。倘若两个图像之间匹配，那么应该满足如下条件：密度相近的点彼此对应，并且每个原像点和其像点的距离要尽量地接近。从这个角度出发，衍生了基于最优传输理论（optimal transportation theory）的

图像匹配方法。这三种方法各有优劣，相辅相成，均具有不小的实用价值，并且分支众多，每种方法都在迅猛发展。

传统的配准方法是一个迭代优化的过程。首先，定义一个相似性指标（例如 L_2 范数），以获得配准后的移动图像与固定图像相似性最高为目标，对参数化转换或非参数化转换不断进行迭代优化。基于深度学习的医学图像配准方法比传统的配准方法具有更大的潜力与优势，所以更多的研究人员在研究该方法。这种方法主要分为基于监督学习和非监督学习两种类型。

基于监督学习的配准方法在训练学习网络的时候需要提供与配准相对应的真实变形场（ground truth）。用二维图像配准举例，监督学习一般先用两幅图像对应坐标为中心点来进行切块，然后将图像块输入深度学习网络（通常为卷积神经网络），最后输出图像块中心点对应的变形向量（deformation vector）。在训练监督学习网络的时候，需要提供训练样本所对应的标签，也就是真实的变形场。获取标签的方式有以下两种：①利用传统的经典配准方法配准后获得的变形场作为标签；②先模拟变形原始图像，再将原始图像作为固定图像，变形图像作为移动图像，将模拟变形场作为标签。在测试阶段，对需要配准的图像进行采样后输入网络，然后将预测的变形向量综合成为变形场，再利用预测的变形场对移动图像进行插值即获得配准图像。三维图像的配准方法与之类似。

与监督学习相比，基于非监督学习的配准方法就是在训练学习网络的时候，不提供标签（即真实的变形场）。因此，该方法在训练和测试阶段都不需要使用传统的配准方法。通常，基于非监督学习的配准是先将配准图像输入网络得到变形场，再对移动图像进行变形插值即获得配准图像。三维图像与之类似，先将三维图像输入网络以获得变形场，再插值得到配准图像。空间转换层（spatial transformation networks，STN）提出之

后，Bob 等首次成功地将其应用到医学图像领域，实现在训练阶段非监督学习的配准。空间转换层直接连在深度学习网络之后，利用所得到的变形场对移动图像进行变形，获得变形后的图像。训练的时候，利用固定图像和变形后的图像求损失函数值（loss function）对其进行反向传播，不断迭代优化，使得损失函数值最小。

在配准过程中配准图像的深度特征在配准效果上起着重要作用，所以需要选择最具鉴别力的特征，准确而简洁地描述图像块中复杂的形态模式，从而提高特征点检测和图像配准精度。此外，越来越多的成像模式被开发出来，便于更好地识别医学影像数据中的形态变化，可变图像配准方法的发展可以很好地适应新的图像模式或图像应用而不需要人工干预，这对医学图像分析领域有重大影响。为了解决这些问题，有研究者提出一种基于深度学习的图像配准框架，利用深度学习

的方法，从图像数据中找出高度区分和紧凑的特征，在非常短的时间内从成像数据中直接学习特征表示，使所提出的特征选择方法对于新的成像模式更加灵活（图3-54）。在 LONI 和 ADNI 成像数据集中将该图像配准方法与两种目前最先进的采用手工特征的可变形图像配准方法进行比较，并在 7.0T 脑 MRI 图像上进行图像配准实验，其图像配准框架始终表现出更准确的配准结果，可见采用深度学习的效果非常理想。

许多基于深度学习的方法已经被开发出来，帮助选择最合适的特征来进行具有较大变异的器官之间的特征检测，但是，常常受限于需要已知的对应关系（通常通过某些配准方法进行估计）作为训练基础。有研究者提出使用无监督的深度学习方法直接学习滤波器，该滤波器能够有效地表示所有观察到的图像块，然后这些滤波器在表示特定图像块时的系数可以看作是图像配准过程

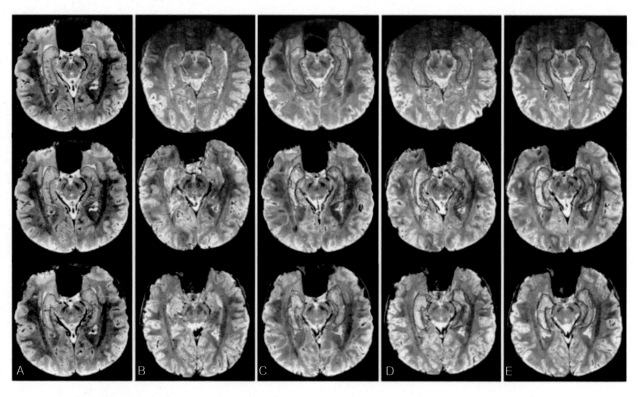

图3-54　深度配准特征选择
A.模板图；B.待配准的图像；C.采用diffeomorphic Demons方法进行配准的结果；D.HAMMER法配准结果；E.HAMMER结合深度学习配准结果

中对应的形态学特征（图3-55）。通过用深度学习得到的数据自适应特征替换手工设计的特征，取得了良好的配准结果。

此外，还有一些图像配准的研究报道，如从多尺度方面利用深度学习方法研究非刚性图像配准研究、无监督学习的仿射形变（affine transformation）、深度学习配准框架应用在MRI和CT图像的配准。

图像配准应用领域较多，典型的就是图像融合增强。图像融合是将不同来源的同一对象的图像数据进行空间配准，然后采用一定的算法将各图像数据中所含的信息优势互补，产生新图像数据的信息，因此，图像配准是图像融合的基础，融合增强效果如图3-56所示。

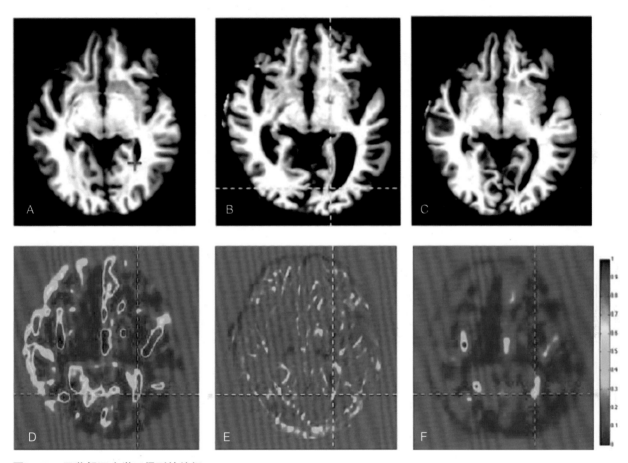

图3-55　无监督深度学习得到的特征
A.配准模板；B.待配准图像；C.配准后的图像；D.Local patchce特征；E.SIFT特征；F.无监督结合深度学习特征

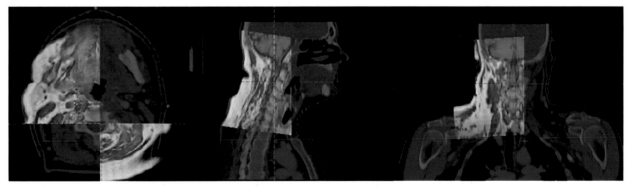

图3-56　图像融合增强

医学图像配准是计算机视觉和图像处理中重要的、复杂的研究领域。医学图像配准研究的最终目标是得到一种适应的、鲁棒的、弹性的 2D 或 3D 配准方法，使其能够在不同情况下均能应用，在临床上更为灵活地应用，比如疾病诊断、可视化手术导航及监督治疗过程等，现在研究的热点主要是头颈部图像配准、胸腹部图像配准、多模态图像配准和快速全局优化算法等。

器官和细胞定位

医学图像中解剖结构的定位和插值是放射工作流程中的关键步骤。放射科医师通过识别某些解剖特征，将一个解剖结构与其他解剖结构区分开。早期的研究经常创建特定的图像滤波器来提取解剖学特征，但由于特征的表达过于抽象和复杂，效果较差，主要依赖医师的手工精细操作。随着人工智能技术的进步，计算机可自主学习这些解剖特征，最流行的技术是基于深度学习。因为深度学习技术足够成熟，能解决图像处理的诸多问题，而且越来越多的高质量医学图像数据集也越来越便于深度学习的训练。

Shin HC 等将深度学习方法应用到磁共振医学图像的器官识别中，通过视觉和时间层次等特征来学习如何对未标记的 MRI 数据集进行对象分类，分类器采用弱监督方法进行训练。该项研究利用深度学习训练好的模型进行图像特征提取，并用概率方法对多器官进行检测。尽管缺少标记好的训练数据集，且患者数据集图像数据变异性大，深度学习方法在该类医学图像数据分类中依然取得了较好的效果（图 3-57）。

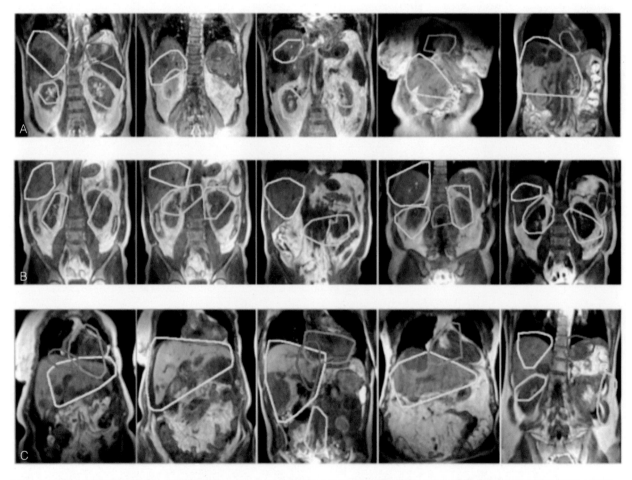

图3-57　器官识别结果图示。训练数据集（A）、CV数据集（B）和测试数据集（C）的最终多器官检测的示例（黄色：肝脏；品红：心脏；青色：肾脏；红色：脾脏）

人体解剖学的自动分类是许多计算机辅助诊断系统的重要前提，而整个人体的空间复杂度和个体变异性使得分类困难。Roth HR 等采用卷积神经网络对 CT 图像进行器官分类。该项研究训练了一个卷积神经网络，使用 4 298 个独立的轴向 2D 关键图像（图像数据是从医院 PACS 档案的 1 675 例患者中提取得到的），学习 5 个解剖类型，进行部位特异性解剖分类（图 3-58）。研究实现了 5.9% 的解剖学特异性分类误差和 0.998 的平均曲线下面积（AUC），证明了深度学习是非常可靠的、精确的分类器，可以作为计算机辅助诊断的基础。

准确可靠的细胞检测是许多生物医学图像分析应用的关键先决条件。Xie Y 等在回归模型的基础上，提出了一种新的卷积神经网络（CNN），它能够在背景噪声、尺寸和形状变化较大的情况下处理粘连的细胞，而且该方法只需要少量的训练图像（在对象中心附近标注一个点），给定一个含有细胞的输入图像块，该算法生成结构化的输出并生成细胞的邻近图，其中密度最大的位置代表细胞的几何中心。通过使用 3 个不同的染色方式和细胞模型的图像数据集对算法进行测试，对比实验表明，这种新方法优于现有的先进技术（图 3-59）。

■ 其他医学应用

基因组学

卡耐基梅龙大学的 Yue T 等详述了深度学习在基因组学中的应用。从 1953 年 James D Watson 将 DNA 解释为人类遗传信息的载体之后，学者们便致力于研究怎样才能更有效地收集生物信息，探索由这些遗传信息所主导的生物学过程。基因组学与传统的遗传学有很大的不同，它的数据量相当大。此外，遗传学的研究一般只涉及个别基因，基因组学的研究则需要考虑整个生物体的全

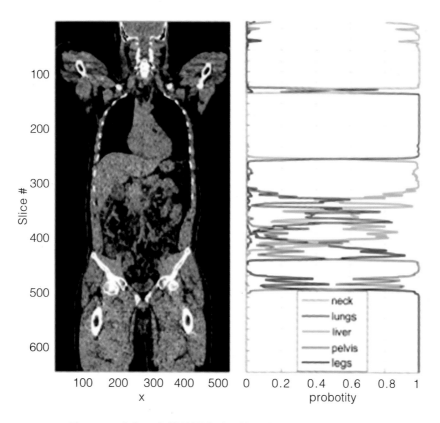

图3-58　全身CT扫描的器官特异性概率

部基因，即从整体水平上探索全基因组在生命活动中所发挥的作用。例如，人类基因组序列测序，信息的量级为23对染色体上30亿碱基对的排序。因为基因组的数据量相当大，况且生物体各部分之间的依赖关系十分复杂，单一形式的深度神经网络模型已经不能满足人们对基因组信息精度和效率的高要求。目前在基因组研究中取得实质性进展的项目，无一例外结合了多个深度学习网络模块。

在2000年首次进行商用的高通量测序（high-throughput sequencing，HTS）是基因测序领域的一次革命性技术变革。HTS可以快速、低成本、大规模地获得任意生物的基因序列。但是，HTS有一个致命的缺陷是测序结果是不完整的短序列片段，也被称为读取单位（Reads）。怎样精准又高效地拼接这些碎片化的信息，对HTS来说一直是一种挑战。一款由Google Brain联合母公司Alphabet旗下公司Verily所开发的开源工具DeepVariant巧妙地将HTS序列片段的拼接问题转换成一个图像处理的分类问题。DeepVariant利用Google Brain的深度学习模型Inception，使用深度神经网络来识别HTS测序结果中DNA碱基的变异位点，其包含基因组上的插入缺失（indel）和单碱基突变（SNP），进而极大地提高了拼接的精度。

此外，深度学习模型广泛应用在鉴别基因的

不同成分之中，比如启动子（promoter）、增强子（enhancer）、外显子（exon）、内含子（intron）、剪接位点（splice site）、定位核小体（positioned nucleosome）、非转录区（untranslated region，UTR）等。同时，数据种类的丰富性也对基因组学研究有极大助力：转录因子（DNA结合）、转录后修饰（RNA结合）、基因微列阵（microarray）、RNA序列表达（RNA-seq expression）、组蛋白修饰（histone modification）等。许多信息门户比如dbGaP、GEO、GDC都为广大的科研工作者提供了这类数据来源。

病理诊断

在检查患者的生物组织样品之后，许多疾病的诊断金标准是病理报告，特别是癌症，病理学家的诊断对于患者的治疗具有极为重要的影响。病理切片审查是一个相当严谨和复杂的任务，医师需要有丰富的专业知识和经验以及经多年的培训才能胜任。尽管这样，不同的病理学家对同一患者所给出的诊断结果，可能存在实质性差异，从而导致误诊。诊断时缺乏一致性的情况并不少见，比如，在某些类型乳腺癌的诊断中，诊断结论的一致性低至48%。同样，前列腺癌诊断的一致性也较低。想要做出准确的诊断，必须要检查大量的信息，而病理学家往往只审查一张或少量切片上所有可见的生物组织。但是，每位患者可

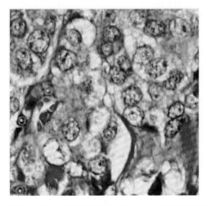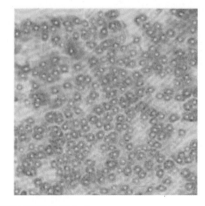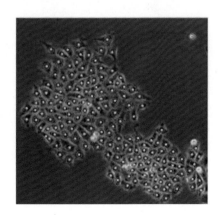

图3-59　**细胞检测结果，黄点代表检测到的细胞几何中心**

能有很多病理切片，假定以40倍放大进行数字化切片的图像，那么每位患者的图像数据均超过了10亿个像素点。病理学家在有限的时间里去检查大量细节，这几乎是不可能完成的工作量，产生误判在所难免。

为了解决诊断结果不一致和诊断时间有限的问题，Google利用深度学习发挥其在数字病理学领域的作用，通过一个自动检测算法使其可以作为病理学家工作的辅助工具。Google研究院训练诊断算法的图像数据由Radboud大学医学中心提供，该算法使用标准的深度学习方法，采用Google公司的Inception网络模型，同时对这个网络做了增强定制，包括用不同放大倍数的图片来训练模型，从测试结果来看，识别效果较好，可以定位出乳腺癌细胞向区域淋巴结扩散的范围和程度（图3-60）。

该算法的定位得分（FROC）达到89%，明显高于即便是没有时间约束的病理学家的得分，后者得分仅为73%。与此同时，模型不仅有极强的鲁棒性，对不同医院所使用的不同扫描仪所获得的图像均可以识别。

药物研发

人工智能技术在新药研发上应用广泛，比如靶点筛选、药物筛选、药物优化、患者招募、服药依从性管理、小分子药物晶型预测等。

1. 靶点筛选

靶点筛选是指发现能延缓或治疗人类疾病的基因、蛋白质或生物标记物的途径，这是新药研发的核心瓶颈。根据前沿论文分析和处理并提供预测数据，也可以作为靶点筛选上的应用。目前寻找药物常用的方式是老药新用，它的实现方式是将市面上已经曝光的药物以及人类一万多个靶点进行交叉研究和匹配。使用人工智能替代人工进行这项试验，将指数级地提高试验的速度。根据推测，搭建算法模型和大规模计算能力，利用"老药新用"这一手段有望将药物研发成本降低到3亿美元甚至更低，同时研发周期也将缩短到6.5年。

2. 药物筛选

药物筛选，也称先导物筛选。制药企业往往有大量用来调控蛋白功能的小分子化合物，大规

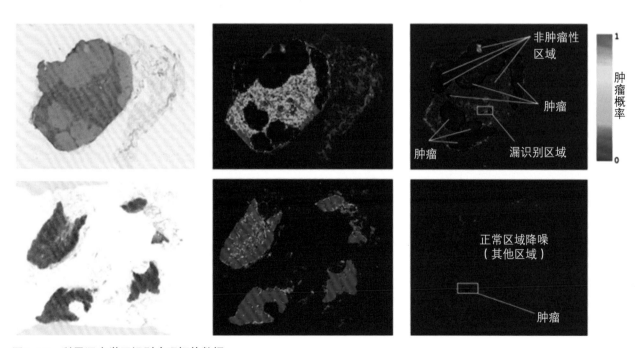

图3-60　利用深度学习识别病理切片数据

模的跨国药企一般都有 50 万 ~300 万的化合物储备。先导物筛选首先利用少数小分子模块组合成不同的蛋白，然后使用高通量筛选来寻找合适的先导物。高通量筛选在同一时刻由机器人进行数以百万计的试验，所以成本相当高昂。对于药物筛选阶段，人工智能技术有以下两种应用方案，一种是利用深度学习开发虚拟筛选技术来取代高通量筛选，另一种是利用人工智能图像识别技术来优化高通量筛选。

Stanford 大学和 Google 的研究人员利用深度学习来开发虚拟筛选技术，用来增强或者取代传统的高通量筛选，并且提高筛选的成功率，加快筛选的速度。通过深度学习，研究人员可以对跨越多个靶点的众多实验实现信息共享。

3. 药物优化

药物优化，又称先导物优化，主要是优化先导物的构效关系。在这个阶段，需要将先导物的分子缺陷全面改进，当代药物研发有时需要同时优化 20 ~ 30 个指标，而分子改造牵一发而动全身。在人工智能的辅助下，能够以直观的方式定性地推测先导物与生理活性物质在结构上的相关性，从而推测靶酶活性位点的结构，并且设计新的活性物质结构，进而提升药物构效关系的分析速度，快速挑选出最安全有效的化合物。

4. 患者招募

制药公司面临的各种难题较多，其中之一就是招募合适的志愿者。在时间就是金钱的药物研发过程中，除招募志愿者的直接成本外，还有长时间造成的间接成本。在实际过程中，在计划时间内很难找到足够数量的合适患者，大多数临床试验不得不大幅延长研究周期。这类问题并不少见，根据拜耳的调研数据，90% 的临床试验不能在指定时间内招募到足够数量的入组患者，所耗费的时间是指定时间的 2 倍左右。利用人工智能技术对疾病数据进行深度分析，制药企业可以更为精准地挖掘目标患者，从而尽早完成患者招募。

5. 服药依从性管理

依从性是指患者执行医嘱的客观应答的程度。在新药临床试验中，依从性可以被定义为受试者按照规定的疗程和药物剂量服用试验药物的程度。传统方式下服药依从性主要是通过人工随访来进行管理，倘若数据量大的话，则只能依靠患者的自觉性。在这个阶段，利用面部识别技术和移动技术便可以判断患者是否按时服药，用智能算法便可以识别药物和药物摄取，并且提醒患者按时服药，对患者的服药依从性进行精准管理。

6. 小分子药物晶型预测

药物晶型对于制药企业相当重要，其不仅决定了小分子药物的临床效果，还具有极大的专利价值。利用人工智能可以高效地动态配置药物晶型，还能将小分子药物所有可能的晶型进行全部预测。与传统药物晶型的研发相比，制药企业由于不需要担心因为实验搜索空间有限而漏掉重要的晶型，从而能够更为自如地应对来自仿制药企的晶型专利挑战。同时，晶型预测技术还大大地缩短了晶型开发的周期，可更为有效地挑选出合适的药物晶型，不仅缩短了研发周期，还减少了研发成本。

细胞模拟

Allen 细胞科学研究所的研究人员利用深度学习算法开发了一种新的细胞模型研究工具。它通过卷积神经网络（CNN）等 AI 算法学习现有的 2D 和 3D 细胞影像资料，训练出两套能够精准展示和预测细胞结构位置、形状及工作状态的算法模型。其中一个叫确定性模型（deterministic model），主要用来研究人体诱导多能干细胞（hiPSC）各组分的组织成分和形状；另外一个叫概率模型（probabilistic model），它可以用来分析还没有被深入研究过的人体细胞。由于这两套训练方式基本相同，故它们被合称为 Allen Integrated Cell，并且用同一套工具来渲染和展示 3D 细胞模型（图 3-61）。

首先，研究人员增加 hiPSC 的细胞集样本到 24 个，把目标定为 21 个关键结构和子结构，这其中包含了 Sec61 beta、TOM20、Paxillin 等蛋白质。使用荧光标记法对细胞的 14 种可染色蛋白质逐一染色之后，放到显微镜下观察细胞器的分布、形状和工作模式，并且形成数据库用于模型的训练和测试（图 3-62）。接着，研究人员将这些 3D 图像数据输入两个不同的深度学习模型进行训练。确定性模型在学习了荧光标记细胞的活动规律和颜色信息数据后，无须标记就能精准地输出细胞的 3D 活动模式，并且区分细胞各组分。概率模型在完成训练和推理过程后，可以输出细胞的 3D 工作模型，动态地显示不同条件下细胞器的分布和动态。理论上，该模型既能用于研究组织来源尚不清晰的细胞，又有助于拓展人体细胞的形态学边界。

对于这两个模型的实用价值，Allen 细胞科学研究所公布了不同蛋白质模型的预测置信度。从图 3-63 可以看出，核被膜、细胞核等蛋白质的置信度比较高。也就是说，AI 模拟出的细胞活动与观测数据的误差极小。目前，Allen Integrated Cell 作为一种在线工具，它的核心代码文件已经发布在了 Github 上。

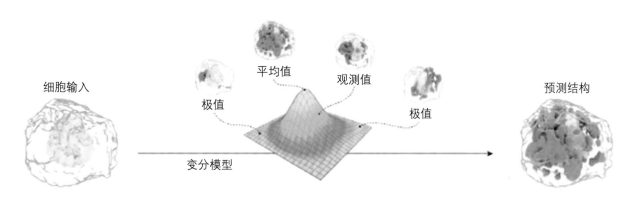

图3-61　Allen Integrated Cell示意图

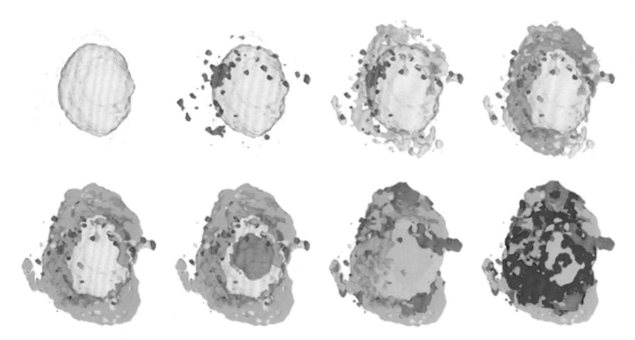

图3-62　蛋白的不同荧光标记结果

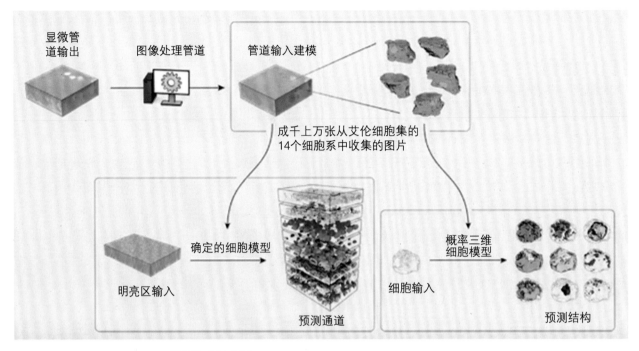

图3-63　Allen Integrated Cell 模型构建示意图

负责细胞活动建模的医学博士 Molly Maleckar 表示，荧光标记法也有它的弊端。那就是对细胞有毒，并且进行大规模使用时成本很高。研究者可以利用 AI 来模拟细胞的工作模式与真实结构，进而降低实验成本。

同时，AI 应用在细胞模型上，既有助于科学家研究人体的正常细胞，又可以观察和分析衰老或病变细胞（比如癌细胞）。Greg Johnson 表示，如果可以更好地理解健康细胞内部的工作机制，就能够知道哪些因素会诱导它突变成癌细胞，回溯癌细胞的过往，观察它所发生的变化，尽早地发现它们。

皮肤癌诊断

斯坦福大学研究人员开发的深度学习算法使皮肤癌识别的准确率达到了专业医师的水准，相关研究论文被选为封面论文发表在《Nature》杂志上。研究人员利用深度学习技术构建了智能识别系统，经过近13万张痣、皮疹和其他皮肤病变的图像训练之后让系统进行识别，同时与21位皮

肤科医师进行对比测试，结果表明，采用人工智能的识别系统精确度与人类医师基本达到一致（识别率91%）。使用这一技术，有望研制出家用便携皮肤癌扫描仪，造福广大患者。

皮肤科医师往往使用皮肤镜仔细检查患者皮肤，所观察的皮肤病图像的透视角度和放大率是大体一致的。由于没有现有的皮肤癌数据库进行训练，该团队在互联网上收集数据，并与医学院合作从杂乱的数据中整理出皮肤癌的分类。但从互联网上收集的皮肤病图像在焦距、角度和光照等方面不尽相同，因此，研究人员进行了必要的数据清洗，最终收集近13万张可用的皮肤病变图像，覆盖的疾病类型达2000多种，从而创建了皮肤病图像库，建立了标签和描述相关疾病的附加数据。

皮肤病变的外观变化差异相当大，给自动分类带来了极大的挑战。研究人员采用深度卷积神经网络（CNN）中的 GoogleNet 模型，该模型利用 ImageNet 数据库进行训练，可以识别包含1000个对象类别的128万张图像，但这些图像中

没有皮肤癌分类图像。研究人员采用建立好的皮肤癌数据集，利用训练好的已可以区分各种对象的 GoogleNet 进行迁移学习训练，让它学会分辨恶性肿瘤和良性脂溢性角化病。该算法不仅在发现癌性病变的敏感性上表现良好，同时在发现癌性病变的特异性上也有不错表现，综合准确率为91%，达到病理专家的水平（图3-64）。

为测试算法的性能，研究人员将斯坦福医学院的 21 名皮肤科医师与该算法进行对比。深度学习算法和人类医师需要同时完成三项任务：黑色素瘤分类、角质细胞癌分类以及使用皮肤镜检查的结果对黑色素瘤进行分类。在最后一项测试中，研究人员仅使用了经活检证实的、高质量的恶性癌变和恶性黑色素瘤的图片。该算法在发现假阳性率、所有癌性病变检测两方面均表现良好，综合准确率为91%，达到与医师一致的水平。

糖尿病视网膜病变诊断

糖尿病患者因视网膜病变而致盲的人数逐年增加，全世界大约有 4.15 亿糖尿病患者正面临着这一威胁。如果未能及时诊断，错过了最佳治疗时机，可能造成患者失明，从而无法医治。如果能够找到方法有效地捕捉视网膜病变的征兆特征，就可以从源头上通过早期治疗而避免失明。

一般情况下，眼科专家通过分析患者眼底造影图以检查糖尿病患者的眼部，并且评估患者是否患病及其严重程度。其中，患病严重程度的评估是通过检查眼底病变来判定的，比如眼底出血、硬性渗出、微动脉瘤等，主要参考液体渗出、出血等病况（图3-65）。由于需要有较强的专业功底以及丰富的临床经验才能对影像信息做出解释，要为世界上每位可能失明的糖尿病患者做出诊断，

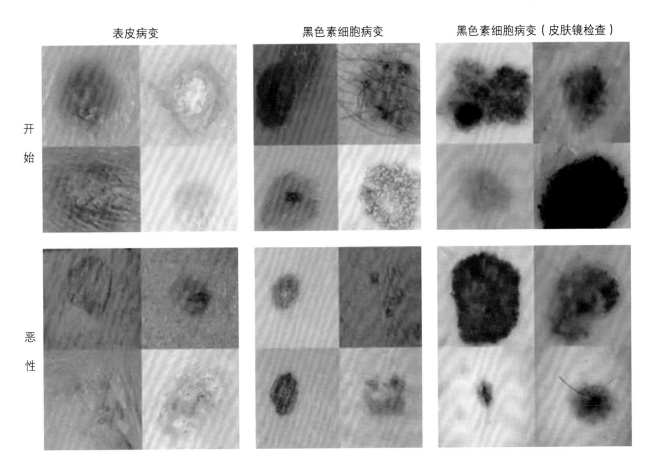

图3-64　**利用深度学习对皮肤癌分类**

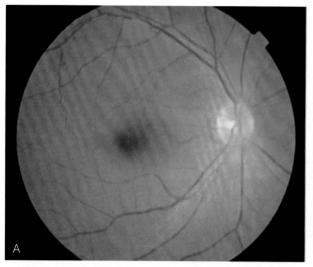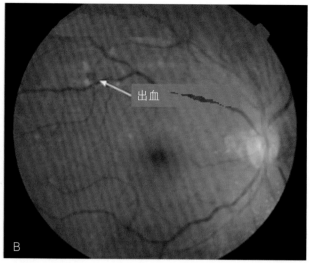

图3-65　糖尿病视网膜病变患者视网膜造影示例
A.眼部正常的糖尿病患者；B.患有视网膜病变的糖尿病患者，眼底有出血现象（小红点）

专业医师的数量是远远不够的。

　　Google 研究人员提出基于深度学习的算法，能够在视网膜造影中对糖尿病视网膜病变的迹象做出判断，为更多的患者做出专业快速的诊断。通过与美国及印度的 57 名眼科医师进行密切合作，Google 研究人员建立了有 12.8 万幅眼底图片的数据集，并对每张图片进行标注，利用 3~7 名眼科医师对图片进行评估，得到标注结果。利用该数据集对搭建的深度学习算法模型进行训练，从而检测分析糖尿病视网膜病变图片。为了测试该算法的性能，该团队使用两个独立的临床验证数据集进行测试，一共包括 1.2 万幅图片，每幅测试图片都进行标注。评审专家组由多名通过职业资格考核的美国眼科专家组成，采用多数投票通过的方式进行评判，同时还需要保证结果与训练集所参考的 54 名眼科医师所开出的诊断结果一致。该实验共对比了 9 963 幅临床有效集合内的图片，该算法获得 95% 的正确率，该算法生成的检测结果与眼科专家的诊断结果一致，表明 Google 研发的算法的诊断能力可与眼科专家相媲美。

智能放疗的内涵

　　我国肿瘤放射治疗经 80 余年发展已取得长足进步，但对比发达国家，主要矛盾仍非常突出：肿瘤发病率和死亡率逐年上升，而国内放疗人才和放疗设备严重不足、区域发展不平衡、各层级放疗水平参差不齐、分级诊疗推进缓慢，这些对放射治疗服务质量与管理模式提出了严峻的挑战。为了解决这一矛盾，实现肿瘤患者在区县级别医院接受高质量放疗的目标，将大数据和人工智能的发展运用在肿瘤放射治疗上是势在必行的。当前，人工智能已成为全球科技巨头介入智慧医疗的创新点，国家提出的"现代医院"概念及实施"健康中国"战略，也提升了智慧医疗的热度。2017年 11 月 12 日，中华医学会第十四次全国放射肿瘤治疗学（CSTRO）学术会议将"人工智能和大数据"列入专题研讨，与会学者共同研究人工智能在肿瘤放疗领域的应用和价值，将其赋名为"人工智能与放射治疗",自此,数字化智能放疗正式进入肿瘤放疗领域,并蓬勃发展起来。大数据和人工智能技术的快速发展必将推动以智能靶区勾画和智能放疗计划为代表的数字化智能放疗的发展,不仅可提高肿瘤放射治疗的工作效率,也可为不同放疗单位、不同层级医院的同质化放疗奠定基础。

数字化智能放疗虽尚未有公认的定义,但可根据普遍认识简要概括如下:数字化智能放疗是一门将数字医学、人工智能、计算机信息技术及通信技术深入融合应用于现代放射治疗的学科,以提高肿瘤放疗诊治效率和降低人为因素等不确定性为目的,在数字化的基础上实现快速化、精准化、同质化的智能放疗技术及开展智能放疗流程管理,简称智能放疗。智能放疗包含狭义智能放疗和广义智能放疗(图3-66)。

狭义智能放疗是指将大数据、人工智能、计算机等技术应用于放疗技术,以实现放疗自动靶区勾画、自动放疗计划设计及放疗流程智能化管理的学科,实现智能疗效预测、智能治疗决策,

包括最佳治疗时机、最优治疗技术(如 IMRT、SBRT、IGRT 等技术)的选择以及临床干预等。目前,人们所提及的智能放疗主要是指狭义智能放疗,以单中心、局域性智能放疗技术为主,实现智能放疗流程管理,替代放疗医务工作者关于病案信息管理、靶区勾画、计划设计、质量控制、肿瘤控制评价等重复性强、劳动量大、耗时长的放疗工作的一种新技术、新学科(详见第四章)。

广义智能放疗以多中心、广域性智能放疗技术为主,是基于远程多中心区域协同发展的智能放疗模式,以建设"互联网+"放疗云平台、发展物联网智能放疗为基础,并通过区块链放疗体系的建立、边缘计算放疗平台的应用、可穿戴设备的放疗信息收集、5G 通信高速传输等技术应用,构建先进智能放疗远程网络系统,进一步促进放疗共享技术发展。广义智能放疗涵盖了基层医院已有的放疗计划系统、电子病历信息系统、影像系统,可实现跨地域的放疗事务处理、放疗流程管理、放疗技术指导和多中心服务协作,建立多层次智能放疗系统技术联盟,能够有效解决放疗

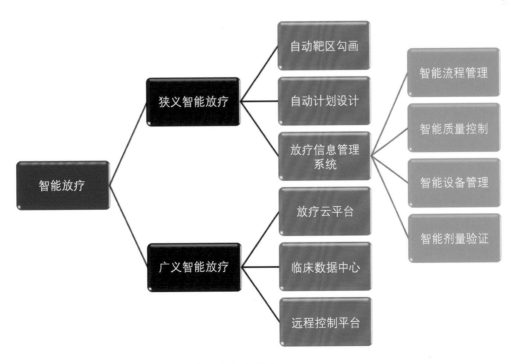

图3-66 **数字化智能放疗内涵**

资源分布不均、工作人员负荷大效率低的问题，能为偏远地区患者提供高水平的放疗服务，弥补放疗技术区域发展不均衡等现状（详见第五章）。

本章小结

大数据不仅是存储海量数据，而是将各种异构数据进行清洗、抽取及结构化，进而进行分析。大数据本身开辟出了一个新的价值空间，大数据应用才是最终的目的，人工智能正是大数据应用的重要出口。人工智能，特别是深度学习等算法，是建立在大数据基础上的。通过对大数据的深度学习，计算机可以学会原本只有人类才理解的概念或知识，然后再将这些信息转换于新的数据集，从而产生了人工智能。人工智能为医学影像处理（影像分割、图像配准、疾病诊断）提供了极大的方便，在其他医学领域如基因组学、病理诊断、药物研发、细胞模拟、皮肤癌诊断、糖尿病视网膜病变诊断等方面也发挥巨大作用。将人工智能和肿瘤放射治疗相结合，既是人工智能在医学领域的应用发展，更是肿瘤放射治疗快速发展的契机与必由之路。

参考文献

[1] Schmidhuber Jürgen.Deep learning in neural networks: An overview. Neural Networks, 2015, 61: 85-117.

[2] Esteva A, Kuprel B, Novoa RA, et al. Dermatologist-level classification of skin cancer with deep neural networks. Nature, 2017, 542(7639): 115-118.

[3] 孙岩，李梦妮．几种经典边缘检测算子的比较．信息技术与信息化，2015, 188(8): 192-193.

[4] Melas DE, Wilson SP. Double Markov random fields and Bayesian image segmentation. IEEE T Signal Proces, 2002, 50(2): 357-365.

[5] Bezdek, James C. Pattern Recognition with Fuzzy Objective Function Algorithms. Advanced Applications in Pattern Recognition, 1981, 22(1171): 203-239.

[6] Mark Everingham, Luc Van Gooll, Christopher K.I. Williams, et al. The PASCAL Visual Object Classes (VOC) Challenge. Int J Comput Vision, 2010, 88: 303-338.

[7] Qin AK, Clausi DA. Multivariate Image Segmentation Using Semantic Region Growing With Adaptive Edge Penalty. The IEEE Signal Processing Society, 2010, 19(8): 21-57.

[8] Collins RT. Mean-shift Blob Tracking through Scale Space. IEEE Computer Society, 2003, 2(2): 34-40.

[9] Kalal Z, Mikolajczyk K, Matas J. Tracking-Learning-Detection. IEEE T Software Eng, 2011, 34(7): 1409-1422.

[10] Henriques JF, Caseiro R, Martins P, et al. High-Speed Tracking with Kernelized Correlation Filters. IEEE T Pattern Anal, 2015, 37(3): 583-596.

[11] Rau JY, Jhan JP, Rau RJ. Semiautomatic Object-Oriented Landslide Recognition Scheme FromMultisensor Optical Imagery and DEM. IEEE T Geosci Remote, 2014, 52(2): 1336-1349.

[12] Sullivan DP, Lundberg E. Seeing More: A Future of Augmented Microscopy. Cell, 2018, 173(3): 546-548.

[13] Zaklouta F, Stanciulescu B. Real-time traffic sign recognition in three stages. Robot Auton Syst, 2014, 62(1): 16-24.

[14] Yuille AL. Deformable Templates for Face Recognition. J Cognitive Neurosci, 1991, 3(1): 59-70.

[15] Fischler M. The representation and matching of pictorial structures. IEEE T Comput, 1973, 22(1): 67-92.

[16] Brunelli R, Poggio T. Face recognition: features versus templates. IEEE T Pattern Anal, 1993, 15(10): 1042-1052.

[17] Peng H, Long F, Chi Z. Document Image Recognition based on template matching of component block projections. IEEE T Pattern Anal, 2003, 25(9): 1190-1192.

[18] Carter R, Quesnel-Vallée, Amélie, et al. Effect of family medicine groups on visits to the emergency department among diabetic patients in Quebec between 2000 and 2011: a population-based segmented regression analysis. BMC Fam Pract, 2016, 17(1): 1-10.

[19] Zhang DS, Zhang X, Ouyang YH, et al. Incidence of allergic rhinitis and meteorological variables: Non-linear correlation and non-linear regression analysis based on Yunqi theory of Chinese medicine. Chin J Integr Med, 2016, 2016: 1-7.

[20] Wagner AK, Soumerai SB, Zhang F, et al. Segmented regression analysis of interrupted time series studies in

medication use research. J Clin Pharm Ther, 2002, 27(4): 11.

[21] Bledsoe JC, Xiao D, Chaovalitwongse A, et al. Diagnostic Classification of ADHD Versus Control: Support Vector Machine Classification Using Brief Neuropsychological Assessment. J Atten Disord, 2016, 108: 57-71.

[22] Tan C, Xie D, Liu Y, et al. Identification of Different Bile Species and Fermentation Time of Bile Arisaema Based on An Intelligent Electronic Nose and Least Squares Support Vector Machine. Anal Chen, 2018, 90(5): 3460-3466.

[23] Kumar R, Srivastava A, Kumari B, et al. Prediction of β-lactamase and its class by Chou's pseudo-amino acid composition and support vector machine. J Theor Biol, 2015, 365: 96-103.

[24] Kim JS, Merrill RK, Arvind V, et al. Examining the Ability of Artificial Neural Networks Machine Learning Models to Accurately Predict Complications Following Posterior Lumbar Spine Fusion. Spine, 2018, 43(12): 853-860.

[25] Beauchet O, Noublanche F, Simon R, et al. Falls risk prediction for older inpatients in acute care medical wards: Is there an interest to combine an early nurse assessment and the artificial neural network analysis? J Nutr Health Aging, 2018, 22(1): 131-137.

[26] Vavougios GD, Natsios G, Pastaka C, et al. Phenotypes of comorbidity in OSAS patients: combining categorical principal component analysis with cluster analysis. J Sleep Res, 2016, 25(1): 31-38.

[27] Kozlova YI, Frolova EV, Filippova LV, et al. Allergic bronchopulmonary aspergillosis in patients with asthma: Results of a prospective study. Ter Arkh, 2017, 89(8): 13-16.

[28] Ahlqvist E, Storm P, A Käräjämäki, et al. Novel subgroups of adult-onset diabetes and their association with outcomes: a data-driven cluster analysis of six variables. Lancet Diabetes Endo, 2018, 6(5): 361-369.

[29] Westbury SK, Turro E, Greene D, et al. Human phenotype ontology annotation and cluster analysis to unravel genetic defects in 707 cases with unexplained bleeding and platelet disorders. Genome Med, 2015, 7(1): 36.

[30] 王坤峰，苟超，段艳杰，等．生成式对抗网络 GAN 的研究进展与展望．自动化学报，2017, 43(3): 321-332.

[31] Ledig C, Theis L, Huszar F, et al. Photo-Realistic Single Image Super-Resolution Using a Generative Adversarial Network. Computer vision foundation, 2017, 25: 4681-4688.

[32] Li JW, Monroe W, Shi TL, et al. Adversarial learning for neural dialogue generation. Computation and Language, 2017, 9(24): 3.

[33] Yu L, Zhang W, Wang J, et al. SeqGAN: Sequence Generative Adversarial Nets with Policy Gradient. Machine Learning, 2016, 8(25): 6.

[34] Reed S, Akata Z, Yan X, et al. Generative Adversarial Text to Image Synthesis. Neural and Evolutionary Computing, 2017, 7(5): 2.

[35] 阳珊，樊博，谢磊，等．基于 BLSTM-RNN 的语音驱动逼真面部动画合成．清华大学学报（自然科学版），2017, 3: 250-256.

[36] Grier DA. Edward Feigenbaum. IEEE ANN HIST COMPUT, 2013, 35(4): 74-81.

[37] Brasil LM, de Azevedo FM, Barreto JM. Hybrid expert system for decision supporting in the medical area: complexity and cognitive computing. Int J Med Inform, 2001, 63(1): 19-30.

[38] Qiu S, Sallak M, Schön W, et al. A Valuation-Based System approach for risk assessment of belief rule-based expert systems. Inform Sciences, 2018, 466(10): 323-336.

[39] Gupta A, Forgy C, Newell A, et al. Parallel algorithms and architectures for rule-based systems. ACM SIGARCH Computer Architecture News, 1986, 27(2): 28-37.

[40] 刘敬华，钱宗，屈景辉，等．骨肿瘤辅助诊断系统临床知识库的建立．第四军医大学学报，2003, 2: 179-181.

[41] MontaA D, Campos-Roca Y, PérezCarlos J. A Diadochokinesis-based expert system considering articulatory features of plosive consonants for early detection of Parkinson's disease. Comput Meth Prog Bio, 2018, 154: 89-97.

[42] Soltani A, Battikh T, Jabri I, et al. A new expert system based on fuzzy logic and image processing algorithms for early glaucoma diagnosis. BIOMED SIGNAL PROCES, 2018, 40: 366-377.

[43] Howard JP, Fisher L, Shun-Shin MJ, et al. Cardiac Rhythm Device Identification Using Neural Networks.

JACC: Clinical Electrophysiology, 2019, 5(5): 576-586.

[44] Karabatak M, Ince MC. An expert system for detection of breast cancer based on association rules and neural network. Expert Syst Appl, 2009, 36: 3465-3469.

[45] Dreiseitl S, Binder M, Hable K, et al. Computer versus human diagnosis of melanoma: evaluation of the feasibility of an automated diagnostic system in a prospective clinical trial. Melanoma research, 2009, 19(3): 180-184.

[46] 刘奇, 张喜雨, 杜贾军. 基于专家系统的肺肿瘤数据库的开发研究. 中华肿瘤防治杂志, 2010, 17(10): 759-762.

[47] Avci E. A new expert system for diagnosis of lung cancer: GDA-LS_SVM. J Med Syst, 2012, 36(3): 2005-2009.

[48] Issac Niwas S, Palanisamy P, Chibbar R, et al. An expert support system for breast cancer diagnosis using color wavelet features. J Med Syst, 2012, 36(5): 3091-3102.

[49] Domínguez Hernández Karem R, Aguilar LAA, Posada Gómez Rubén, et al. Development of an Expert System as a Diagnostic Support of Cervical Cancer in Atypical Glandular Cells, Based on Fuzzy Logics and Image Interpretation. Comput Math Method M, 2013, 2013: 796387.

[50] 汤其宇, 刘逸敏, 邵丹丹, 等. 基于本体的肝肿瘤CT检查报告质量控制知识库系统的实现. 中国数字医学, 2015, 10(10): 53-56.

[51] 马磊, 贾奇男, 张俊, 等. 基于基因组合模式挖掘的辅助诊断专家系统. 计算机工程与应用, 2014, 50(24): 122-126.

[52] Skripcak T, Belka C, Bosch W, et al. Creating a data exchange strategy for radiotherapy research: towards federated databases and anonymised public datasets. Radiother Oncol. 2014, 113(3): 303-309.

[53] Guidi G, Maffei N, Vecchi C, et al. Expert system classifier for adaptive radiation therapy in prostate cancer. Australas Phys Eng S, 2017, 40(2): 337-348.

[54] Haupt F, Berding G, Namazian A, et al. Expert System for Bone Scan Interpretation Improves Progression Assessment in Bone Metastatic Prostate Cancer. Adv Ther, 2017, 34(4): 986-994.

[55] Safdari R, Arpanahi HK, Langarizadeh M, et al. Design a Fuzzy Rule-based Expert System to Aid Earlier Diagnosis

of Gastric Cancer. Acta I Informatica Medica, 2018, 26(1): 19-23.

[56] Thrall JH, Li X, Li Q, et al. Artificial Intelligence and Machine Learning in Radiology: Opportunities, Challenges, Pitfalls, and Criteria for Success. J AM Coll Cardiol, 2018, 15(3): 504-508.

[57] Thompson RF, Valdes G, Fuller CD, et al. The Future of Artificial Intelligence in Radiation Oncology. Int J Radiat Oncol, 2018, 102(2): 247-248.

[58] Kleesiek J, Urban G, Hubert A, et al. Deep MRI brain extraction: a 3D convolutional neural network for skull stripping. Neuro Image, 2016, 129: 460–469.

[59] Moeskops P, Viergever MA, Mendrik AM, et al. Automatic segmentation of MR brain images with a convolutional neural network. IEEE T Med Imaging, 2016, 35(5): 1252-1261.

[60] Li X, Chen H, Qi X, et al. H-Dense UNet: hybrid densely connected UNet for liver and tumor segmentation from CT volumes. IEEE T Med Imaging, 2018, 37(12): 2663-2674.

[61] Ngo TA, Lu Z, Carneiro G. Combining deep learning and level set for the automated segmentation of the left ventricle of the heart from cardiac cine magnetic resonance. Med Image Anal, 2017, 35: 159-171.

[62] Czajkowski P, Piotrowski T. Registration methods in radiotherapy. Rep Pract Oncol Radiother, 2019, 24(1): 28-34.

[63] Wu G, Kim M, Wang Q, et al. Unsupervised Deep Feature Learning for Deformable Registration of MR Brain Images. International Conference on Medical Image Computing and Computer-Assisted Intervention, 2013, 23: 49–56.

[64] Wu G, Kim M, Wang Q, et al. Scalable high-performance image registration framework by unsupervised deep feature representations learning. IEEE T Bio-Med Eng, 2016, 63:1505–1516.

[65] Sokooti H, Vos BD, Berendsen F, et al. Nonrigid Image Registration Using Multi-scale 3D Convolutional Neural Networks. Medical Image Computing and Computer Assisted Intervention, 2017, 10433: 232-239.

[66] De Vos B D, Berendsen FF, Viergever MA, et al. A Deep Learning Framework for Unsupervised Affine and

Deformable Image Registration. Med Image Anal, 2018, 52: 128-143.

[67] Shin HC, Orton MR, Collins DJ, et al. Stacked autoencoders for unsupervised feature learning and multiple organ detection in a pilot study using 4D patient data. IEEE T Pattern Anal, 2013, 35(8):1930–1943.

[68] Roth HR, Lee CT, Shin HC, et al. Anatomy-specific classification of medical images using deep convolutional nets. Open Access Library Journal, 2015, 1504: 101-104.

[69] Xie Y, Xing F, Kong X, et al. Beyond classification: structured regression for robust cell detection using convolutional neural network. International Conference on Medical Image Computing and Computer-Assisted Intervention, 2015, 9351: 358-365.

[70] Yue T, Wang H. Deep Learning for Genomics: A Concise Overview. Genomics, 2018, 5(8): 2.

[71] Gulshan V, Peng L, Coram M, et al. Development and Validation of a Deep Learning Algorithm for Detection of Diabetic Retinopathy in Retinal Fundus Photographs. J Am Med Assoc, 2016, 316(22): 2402.

[72] 奉振球. 微创血管介入手术机器人的主从交互控制方法与实现. 自动化学报, 2016, 42(5): 696-705.

[73] Yuen SG, Nettler DT, Novotny PM, et al. Robotic motion compensation for beating heart intracardiac surgery. The International Journal of Robotics Research, 2009, 28(10): 1355-1372.

[74] Kesner SB, Howe RD. Force control of flexible catheter robots for beating heart surgery. In: Proceedings of the 2011 IEEE International Conference on Robotics and Automation. Shanghai, China: IEEE, 2011, 2011: 1589-1594.

[75] Payne CJ, Raffi-Tari H, Yang GZ. A force feedback system for endovascular eatheterisation. International Conference on Intelligent Robots & Systems, 2012, 2012: 1298-1304.

[76] Srimathveeravalli G, Kesavadas T, Li XY. Design and fabrication of a robotic mechanism for remote steering and positioning of interventional devices. The International Journal of Medical Robotics and Computer Assisted Surgery, 2010, 6(2): 160-170.

狭义智能放疗

近年来，大数据、计算机、人工智能等新技术蓬勃发展，现代放疗技术也日新月异，这些新技术与现代放疗技术的融合方兴未艾，百年放疗史再次面临革命性的时刻，形成了以自动放疗靶区勾画、自动放疗计划设计及放疗流程智能化管理为目标的狭义智能放疗学科。狭义智能放疗不仅能替代部分放疗人员工作，而且能与放疗人员协作改进放疗工作效率、加快放疗流程速度、提升放射治疗精度、增强医疗服务品质、精简医疗共享资源，还促进不同层级放疗单位提高同质化放疗水平和规范化放疗质量。随着放疗辅助学科的发展，以及影像组学、VR/AR/MR、数字孪生等大批新领域新成果与人工智能技术的融合，智能放疗在影像学、生物学、虚拟情景、人机交互及数字复制品等各方面快速发展，使现代放疗技术升华到一个新的境界，更好地实现放射线杀伤肿瘤细胞并减少正常组织损伤的最终目的。

放疗大数据

■ 放疗大数据的来源

放疗影像大数据

1. CT 图像

包括诊断阶段的 CT 图像和模拟定位阶段的 CT 图像。CT 图像是由一定数目由黑到白不同灰度的像素按矩阵排列所构成的。这些像素反映的是相应体素对 X 线的吸收系数，吸收系数体现的是不同物体间物理密度的差异，而物理密度的差异可直接转换为电子密度的不同。放射治疗常用的光子射线能量范围为 2.5~15 MeV，该能量范围内的光子在物质内的能量沉积依赖于物质的电子密度，也就是放射治疗的剂量计算基于患者体内的电子密度。因此，CT 图像的本质决定了其在放疗应用中的突出地位和天然优势。肿瘤患者的 CT 图像一般扫描范围大，检查次数多，图像信息复杂，数据量大，个体化信息的差异极大。除了常用的 CT 扫描，某些肿瘤还会应用 MRI 或 PET-CT 进行诊断，从而获得相应的图像。其中，定位 CT 和在定位 CT 上勾画的解剖结构信息构成放疗大数据的基石，放疗大数据的分析应用必须基于定位阶段产生的 CT 数据。

2. MRI 图像

与超声、CT、PET-CT 等图像相比，MRI 的成像原理更为复杂，能够得到更加丰富的信息，同时，成像方式更为安全、多样。MRI 的缺点是空间分辨率低于 CT 影像，带有金属异物的部位不能做 MRI 检查。颅脑、心脏大血管、鼻咽、脊髓、软组织、关节骨骼及盆腔等组织应用 MRI 效果较好，此类肿瘤患者进行放射治疗时，需要将 MRI 影像与 CT 图像进行融合，以期获得最佳的靶区识别效果。目前，MRI 影像技术在放疗中得到越来越广泛的应用，其影像特征与 CT 互补，在头颈部肿瘤放疗中尤为重要，因此，MRI 影像是放疗大数据中重要的组成部分，可提供 CT 图像不能提供的有效价值。

3. PET-CT

将 PET 与 CT 成像结合起来，PET 可提供肿瘤病灶的功能与代谢等分子信息，而 CT 可精准定位病灶的解剖位置，通过一次性显像得到全身各个方位的断层图像，全面了解患者的整体状况，其特点是检测准确、灵敏性高、特异性强及定位精确等。PET-CT 可实现肿瘤的早期诊断、鉴别诊断，对肿瘤进行分期和再分期，寻找原发灶和转移灶，从而指导制订治疗方案和进行疗效评价。经 PET-CT 检查后，有相当数量的肿瘤患者明确了肿瘤组织的分布范围、确定了肿瘤临床分期或者筛查到原发病灶，从而使治疗方案更精准。

放疗流程大数据

越来越多的医院已实施电子信息化、网络化办公，将患者数据纳入网络，极大地增加了医疗数据量，同时也为医疗数据的使用和共享提供了方便。相应地，肿瘤患者在放疗的各个阶段都会产生大量数据，形成一系列数据集合，这是放疗大数据的基础（图 4-1）。这些数据为智能放疗提供了坚实的基础，但是这些数据存储于网络服务器，每位患者均带有个体的特异性，数据量大而烦琐，难以统一化和标准化，单一数据的价值密度低，须经过数据标注、数据信息标准化处理等平台构建后，才能将低价值密度的放疗大数据进一步开发应用。

1. 肿瘤诊断阶段大数据

在诊断阶段，将患者的病史资料、实验室检

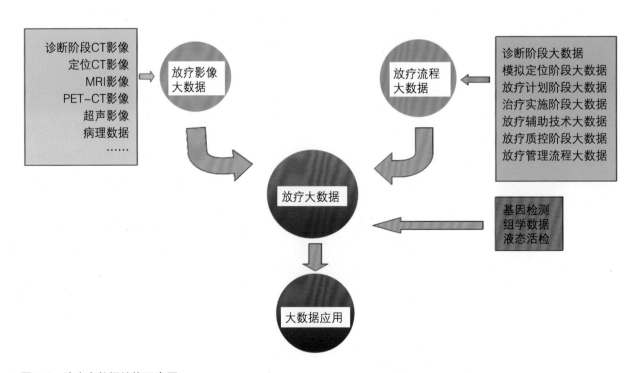

图4-1　放疗大数据结构示意图

查报告，结合 X 线、CT、磁共振成像、B 超、正电子发射断层扫描等影像资料和组织病理学及基因检测结果，判断放疗适应证和禁忌证，并确定放疗目的为根治性治疗或姑息性治疗，包括所有在诊断过程中产生的一系列数据。

医疗单位的设备、人员经验、患者个体因素等均有一定的差异，使得患者确诊的证明材料难以统一化、标准化。鉴于肿瘤细胞代谢活跃，摄取显像剂能力为正常细胞的 2~10 倍，因此，PET-CT 在肿瘤的诊断和鉴别诊断方面具有极大的优势，基于 PET-CT 的功能影像数据，在肿瘤诊断、疾病分期、肿瘤靶区、放疗计划、疗效评估中具有重要价值，PET-CT 数据可以弥补 X 线、CT、MRI 所不具备的肿瘤代谢信息。

肿瘤诊断中最为重要的是病理诊断，除常规的 HE 染色外，常常需要免疫组化来进一步明确肿瘤的组织起源、增殖活性、激素受体状态以及鉴别诊断，对于手术标本，还要明确手术切缘、淋巴结状态、血管及淋巴管受侵情况、神经受累情况等。随着分子生物学的进步，基于肿瘤特定基因改变的靶向治疗已成为常规手段。基于肿瘤免疫状态的免疫治疗也如火如荼，作为肿瘤分子诊断的一部分，肿瘤基因检测、免疫指标检测等已经成为肿瘤诊断的常规检查，基于扩增受阻突变系统（amplification refractory mutation system，ARMS）、二代测序（next generation sequencing，NGS）、微滴度数字 PCR（droplet digital PCR，ddPCR），进行大 Panel 或者全外显子组测序（whole exome sequencing，WES）等检测技术，极大地丰富了肿瘤分子信息。这些病理数据、分子信息，不仅是肿瘤诊断的关键信息，也与放疗选择息息相关，对于放疗边界、放疗剂量、放疗目的是姑息还是根治、术后辅助，都有重要的相关性，甚至是决定性因素。

2. 模拟定位阶段大数据

在确定放疗方案后，选择舒适稳定、暴露充分、易重复的体位，采集患者解剖位置信息。现目前多数医院的定位信息采集为 CT 定位图像，依据病情决定是否使用增强剂，必要时需要 MRI、PET-CT 影像来识别肿瘤部位和范围，有时还需要诊断阶段的影像资料与定位图像相比较，才能确定放疗范围。这些影像信息，极大地丰富了放疗大数据的多样性。

3. 放疗计划阶段大数据

放疗医师利用放射治疗计划系统（TPS）进行放疗靶区及危及器官（OARs）的勾画，制订放疗计划方案，根据患者情况、病灶大小及周围正常器官情况决定选择 X- 刀或 γ- 刀立体定向放射外科治疗（SRS）、立体定向放射治疗（SRT）、3D 适形放射治疗（3D-CRT）或调强放射治疗（IMRT），确定放疗处方剂量，由放射物理师进行照射野设计和虚拟模拟，完成放疗计划设计和优化，经放疗医师审核后，输出治疗文件并制订放疗计划验证方案。该阶段将产生大量轮廓勾画数据、放疗计划数据和剂量参数数据等。

4. 治疗实施阶段大数据

在患者接受加速器治疗前，治疗计划需要进行剂量验证，确定机架角、小机头、多叶准直器的到位精确度，通过验证后，确认照射野中心位置无误，方可开始治疗。治疗过程中，部分患者依据临床需要进行图像引导，修正摆位误差，确认放疗靶区位置。

5. 放疗辅助技术大数据

现代肿瘤放疗技术进入了精准治疗时代，要求位置精准和剂量精准。随着图像引导技术（IGRT）的发展与应用，放疗靶区的治疗精确度达到了毫米、亚毫米级别，确保放疗过程中达到位置精准的要求。通过 4D-CT 放疗靶区勾画技术，解决呼吸运动等引起的放疗靶区周期性位移问题，使放疗靶区剂量给予更加精准。放疗辅助技术所带来的大量数据，是放疗大数据的重要内容，也是发展最快、技术最新的领域。

6. 放疗质控阶段大数据

放疗质控大数据是肿瘤放疗的质量保证，由

信息系统提供设备管理模块，用于记录及查询设备的日常监测报告、设备故障及故障信息的自动发布。

7. 放疗管理流程大数据

从患者进入医院登记即开始跟踪、监控、验证与汇总患者各类治疗与收费信息，引入流程审核机制，在放疗流程的各个环节进行审核确认，确保每个环节的信息输入与输出得到有效保障，确保各流程间数据传输准确无误。

组学大数据

组学（omics）是生物体中描述某一类生物过程的集合，包括基因组学、代谢组学、蛋白组学、脂类组学、转录组学、免疫组学、糖组学和影像组学等。基因组学是研究构成生物体所有基因及这些基因间关系的学科。代谢组学是以代谢物为研究对象，对所有生物体内代谢物进行定量分析，并研究代谢物与生理病理变化之间的内在关系的学科。蛋白组学是研究细胞、组织及生物体蛋白的组成及其变化规律的学科，其研究对象是蛋白质组。影像组学研究放射影像资料的内在信息，阐述影像特征与疾病性质、肿瘤特性以及治疗反应等的相关性。

所有组学数据，都与肿瘤属性、个体化反应、肿瘤放疗相关，是放疗大数据分子信息的重要组成部分，也必将在未来的智能放疗中发挥巨大作用。本章"影像组学与智能放疗"部分将详细阐述影像组学与智能放疗的相关性。

■ 放疗大数据的特点

放疗大数据具有一般大数据的特征，即数据量大、数据高速产生、数据具有多样性、低价值密度、数据具有真实性。

数据量大

在放疗的各个阶段均会产生大量的数据，不仅包括患者的一般资料、治疗方案，还包括各类诊断数据，如影像数据、各类检验检查数据、病理诊断及基因检测数据等。

数据高速产生

放疗数据随着患者治疗日程的推移而快速增加，即患者放疗方案的执行、执行中的生化检查、放疗方案调整、放疗方案验证、图像引导等；其次，放疗数据随患者数量的增加而快速增加，也随多模态检测手段的增加而快速增加。

数据具有多样性

因患者病情与身体状况、医疗资源、医院设备、医师经验水平等不同，故肿瘤患者的诊断手段、治疗方案、执行过程等不具有标准性，造成了数据的复杂性、多样性。

低价值密度

单个患者的放疗数据不能够通过处理模式使其具有更强的应用或者参考价值，必须以海量处理、高增长率和多样化的大数据为基础，才能做出普适性的应用决策，因此，就单一数据而言，其应用价值低。

数据具有真实性

单一数据来源的真实性、完整性是构建放疗大数据真实性的共同基础，单一数据即个体化的患者病历信息，具有个体真实性和差异性。

■ 放疗大数据平台

放疗大数据平台采用异构大数据，主要包括系统平台、分析挖掘模块、应用模块 3 个部分。主要提供如下功能：大数据在线存储；提供 HDFS、NFS、CIFS 等接口；集成内部各个业务系统数据，支持其他系统对数据的访问；数据的处理，在内部按照统一的数据标准全面提高数据质量。详见第六章"传统放疗难题的智能探索"部分。

■ 放疗大数据的结构化及分析

大数据的核心价值就在于对数据进行存储和应用分析，在大数据应用之前需要对其进行整理，提升数据质量，提高其利用价值，这些步骤是大数据应用成功与否的关键。整理的目的主要包括单个数据规范化、统一化和标准化，以供未来的应用。主要包括结构化数据的获取、放疗指标结构化数据建立、诊断及挖掘，详见第六章"传统放疗难题的智能探索"部分。

■ 放疗大数据应用发展趋势

放疗大数据的资源化

大数据时代已经到来，大数据发挥最大价值不仅与数据采集、分析工具等相关，更为重要的是挖掘并建立数据间的关联体系，形成数据资源体系，进而通过有效的管理，让数据最大程度地发挥价值。放疗大数据能否形成资源化体系主要由以下三点决定。

第一，各放疗单位已经存在的数据相互独立，没有建立相互关联的关系，而放疗大数据价值的产生往往需要从多维度、多角度分析相关数据才能挖掘出其价值。

第二，各放疗单位已经建立的放疗服务系统，都是为了满足各自业务板块的需要而建立的，对于已有数据及新生数据的存储和使用，缺乏统一的规划和设计。这部分放疗数据在各放疗单位相对独立，受人员工作能力、设备配置、放疗管理的影响很大，导致内容差异大。这部分放疗数据能否有效流通是制约放疗大数据的关键所在。

第三，数据资源体系的形成是围绕用户为核心目标，各放疗单位用户的目标需求层次差异很大，所需的大数据价值不尽相同。

放疗大数据和其他大数据资源相同，是可再生、可重复利用的资源，只要通过科学的方法和技术对数据进行挖掘，就可以让数据源源不断地发挥价值，是拥有无限价值的资源。如何唤醒这些沉睡中的数据，让其真正意义上成为有用的资源，是现阶段各行业、各领域的数据拥有者都在思考并力争解决的问题。

将放疗数据形成数据资源主要需要解决上述3个问题，而处理好数据的统一规划和设计需要采用顶层设计的方法。从用户的核心目标出发，站在全局的角度规划和设计数据采集、存储、整合加工、分析挖掘及应用等方面的标准和规则，并通过顶层设计的方法将核心目标自顶向下分解为一系列具体的工作目标和工作任务，层层贯彻实施，并通过工作部署、跟踪、监测、评价、调整、反馈等一系列手段和措施，确保各项工作与核心目标保持一致，并且将已经产生或以后产生的数据规划到各层级目标及任务中，再把数据元素和数据集采用资源管理的手段和方法组织在一起，实现数据的资源化。

与云计算的深度结合

大数据应用的本质就是利用计算机集成处理大批量的数据。大数据的技术关注点在于如何将数据分发给不同的计算机进行存储和处理。从技术上看，大数据与云计算的关系就像一枚硬币的正反面一样密不可分。

云计算建立在互联网相应增加的使用服务和交付模式基础上，云计算过程并非分布在本地或远程服务器上，而是分布在多个分布式计算机上。虚拟化的资源一般使用互联网提供动态化的扩展。云计算最大的优势是计算性能超强，因为"云"的规模巨大，比如最大的云计算服务商 Google 的服务器在各地有 100 多万台，多数公司的私有云也有上百台服务器。拥有强大服务器的"云"会给予用户超强的计算能力。除此以外，用户可以在任何地点利用云计算享受各种应用服务。这是因为这些服务都存在于"云"，而不是固定的有形实体。在"云"上存在的各种应用被用户使用，用户不必了解、更不必顾虑这些应用在哪里运行。

高可靠性、多副本容错是"云"的特点，而且"云"也存在计算节点同构、可互换等特点，同样提高了可靠性，所以"云"比经常使用的本地电脑更加可靠。云计算具有通用性，也就是说"云"不依赖于一种或者几种特定的应用，而是千变万化，多种应用可以被相同的"云"计算来支撑。"云"的另一特征是扩展性强，可以人为地控制云计算大小，而且这种变化可以是动态的，以方便应用和用户规模增长的需要。"云"相当于一个资源池，可以为用户提供定制服务并按需购买。

分布式计算架构的大数据通常使用多台计算机进行处理，可以从海量数据中挖掘需要信息是它最大的特色，在云计算的分布式处理基础上，还有分布式数据库、云存储和虚拟化技术。放疗大数据可以基于此建立云计算，人工智能放疗计划系统就是其中之一，最基本的功能是放疗靶区和危及器官的智能识别，然后立即生成系列放疗计划供审核者选择。放疗过程中由多个患者累积起来的大量诊疗数据构成大数据资源。放疗患者的定位CT图像及放疗要求可发送至"云"，通过计算后，勾画的放疗靶区和危及器官被送回供审核者参考，待审核通过后再传送至"云"完成放疗计划后重新返回。审核的放疗靶区、放疗计划被"云"计算收录，为训练人工智能放疗计划系统提供更精准的训练数据。如此积累，进一步提升人工智能化的精确度。

放疗大数据管理

放疗大数据管理已成为智能放疗企业的核心竞争力，直接影响财务表现。当"数据资产是企业核心资产"的理念被广泛接受后，企业对于数据便有了更明确的认识和更积极的管理。所以，数据管理是企业的核心竞争力，将影响企业的表现和持续发展，战略性规划与运用数据资产成为企业数据管理的核心。可以断定的是，脱颖而出的必定是采用自助式商业智能工具进行大数据处理的优秀企业。但是，必然面临的一个挑战是，

大量的放疗数据源是低质量的，想要避免这种情况，企业必须分析原始数据与真实数据之间的差距，从而排除问题数据并通过人工智能获得更准确的决策。

目前，放疗大数据管理主要包括放疗患者数据的收集、存储、分类，患者数据价值的管理，患者的隐私与公开等问题。

1. 放疗大数据的收集

放疗大数据具有多源异构、分布广泛、动态增长等特点。正是这些与传统数据管理迥然不同的特点，使得放疗大数据的数据管理面临着新的挑战。大数据的广泛存在使得数据越来越多地散布于不同的数据管理系统中。为了便于进行数据分析，需要进行数据的集成，数据集成看起来并不是一个新的问题，但是大数据时代的数据集成却有了新的需求，也面临着新的挑战。各放疗单位的患者数据量有限，数据收集需要多方协调，并涉及患者隐私。

2. 放疗大数据的存储和分类

放疗患者的原始数据存储在文件系统之中，但是用户习惯通过数据库系统来存取文件，以方便数据管理。直接采用关系模型的分布式数据库并不能适应大数据时代的数据存储，主要原因是数据规模累积的存储压力，大数据的数据量远远超过单机的容纳量，必须采用分布式存储的方式，这就要求储存系统具有很好的扩展性，这恰恰是传统数据库的弱势之一。此外，传统的数据库比较适合结构化数据的存储，但是数据的多样性是放疗大数据的显著特征之一，这也就意味着除了结构化数据，半结构化和非结构化数据也将是大数据时代的重要数据组成部分，如何高效地处理多种数据类型是数据库技术面临的重要挑战之一。

放疗数据的结构复杂性及不同用户所需数据内容的不同，也给数据存储带来了极大的挑战。在存储前需要分类存储或分类索引，比如智能放疗计划系统需要大量的放疗计划数据来训练人工智能放疗计划系统，自动放疗轮廓勾画需要大量

的带有标注的影像资料信息,通常患者影像资料、轮廓勾画所需结构放疗计划存储在一起,不同用户关注的数据信息不同,为提高数据的有效便捷利用,需分类存储并建立动态变化环境中索引的设计模式。数据库的索引能够加速查询速率,索引构建主要考虑的是索引创建及更新效率。放疗大数据的数据模式随着数据量的不断变化会处于不断变化之中,这就要求索引结构的设计简单、高效,能够在数据模式发生变化时很快地进行调整来适应。

3. 放疗数据质量和价值

放疗数据量大不一定代表信息量或者数据价值大,相反,很多时候数据量大意味着信息垃圾的泛滥。一方面,很难有单个系统能够容纳不同数据源集成的海量数据;另一方面,在集成的过程中仅仅简单地将所有数据聚集在一起而不做任何数据清洗,会使得过多的无用数据干扰后续的数据分析过程。以上两点显示了放疗数据价值的复杂性,需要对集成的数据进行清洗处理,放疗数据的数据清洗过程必须更加谨慎,因为相对细微的有用信息蕴含在庞大的数据量中,很容易将有用的信息过滤掉或者无法达到真正的清洗效果,因此,在质与量之间需要进行仔细的考量和权衡。

随着时间的流逝,放疗数据中所蕴含的信息价值往往也在衰减,以往信息不能够满足新技术发展需求,这种滞后性使其信息可用性价值降低。另一方面,随着时间的推移,放疗患者的数据信息也随之丰富,即大数据内容与日俱增,即信息价值随大数据总量的增加而增加。因此,放疗大数据的数据价值与时间的对应关系是一对矛盾体。随着人工智能时代的到来,更多数据分析从离线转向了在线,开始出现实时处理的需求,体现在数据处理模式的选择及改进上,在实时处理的模式选择中,主要有三种思路:即流处理模式、批处理模式及二者的融合。虽然已有的研究成果很多,但是仍未有通用的大数据实时处理框架。各种工具实现实时处理的方法不一,支持的应用类型相对有限,这导致实际应用中往往需要根据自己的业务需求和应用场景,对现有的这些技术和工具进行改造才能满足要求。

4. 放疗大数据的隐私与公开问题

患者数据资料的隐私问题由来已久,隐私权的保护范围受公共利益的限制。隐私是基于个人对自我的认知,存在于人与人之间的共同生活中,医疗行为又是社会活动的一部分,病情和健康状况被视为私人信息和秘密,因此受到隐私权的保障,医疗机构和从业人员有为患者保密的义务,医疗隐私权属于基本人权的一种,对隐私的保障,可谓对"人"表示尊重的具体表现。基于人性尊严的考量,应保障患者隐私。所以多数人的就医行为是基于个人对身体的自主控制,进而提供自身的医疗资料。保障隐私的另一层意义是对个人行使自主权的尊重。由医患关系来看,医患之间的信赖是提供充分资讯的基本要件。患者期望医务人员对其资料绝对保密,同时认为法律会给予严密规范,因而在需要治疗时,愿意充分提供个人完整资讯。计算机时代使得医疗资料越来越多地以数字化的形式存储在电脑中,互联网的发展则使数据更加容易产生和传播,数据隐私问题越来越严重。从技术层面来说,可以通过数据抽取和集成来实现用户隐私的获取。大数据时代的隐私保护面临着技术和人力层面的双重考验。

如果仅仅为了保护患者隐私就将所有的患者数据加以隐藏,那么放疗数据的价值就无法体现。公开患者的放疗数据是非常有必要的,政府可以从公开的数据中了解国民的健康水平,以便更好地指导社会健康的发展;企业则可以从公开的医疗数据中了解医疗行为,从而推出针对性的产品和服务,最大化医疗利益;研究者则可以利用公开的数据,从社会、经济、技术等不同角度进行医学研究。因此,大数据时代的隐私性主要体现在不暴露用户敏感信息的前提下,进行有效的数据挖掘,这有别于传统的信息安全领域更加关注文件的私密性等安全属性。数据隐私性的技术研究，近年来逐渐成为相关领域的研究热点，主要集中于研究新型的数据发布技术，在尽可能少损失数据信息的同时最大化隐藏用户隐私。但是，数据信息量和隐私之间是有矛盾的，尚未有理想的解决办法。

放疗大数据的快速变化除了要求新的数据处理技术之外，也给隐私保护带来了新挑战。现有隐私保护技术主要基于静态数据集，而在现实中数据模式和数据内容时刻都在发生着变化。因此，在更加复杂的环境下，对动态数据的利用和隐私保护将更具挑战。

5. 放疗大数据管理的易用性

从数据集成到数据分析，直到最后的数据解释，数据管理的易用性应当贯穿整个大数据的流程。易用性的挑战突出体现在两个方面。首先，放疗大数据时代数据量大，分析更复杂，得到的结果形式更加多样化，其复杂程度已经远远超出传统的关系数据库。其次，放疗大数据已经应用广泛，渗透到放疗流程的各个方面，用户对放疗大数据应用分析的需求不同，且绝大部分用户都不是数据分析专家，在复杂的大数据工具面前，客户往往只是初级的使用者，复杂的分析过程和难以理解的分析结果，限制了从大数据中获取知识的能力。这两个原因导致放疗数据的易用性成为大数据时代软件工具设计的巨大挑战。关于大数据易用性的研究仍处于起步阶段，从用户的设计角度来看，易用性表现为易见、易学和易用。要想达到易用性，应坚持可视化原则。可视性要求用户在见到产品时就能够大致了解其初步的使用方法，最终的结果也要能够清晰地展现出来，避免复杂的参数设置过程，减轻用户调试程序的负担。应尝试解决系统性能自动调优的问题，未来如何实现更多大数据处理方法和工具的简易化和自动化将是一个很大的挑战。除了功能设计之外，最终结果的展示也要充分体现可视化的原则。因为可视化技术是结果展示的最佳方式之一，通过清晰的图形图像展示直观地反映出最终结果。另外，人的认知会利用现有经验使用新工具，新工具的设计应尽可能将人们已有的经验知识考虑进去，使新工具非常便于使用，这就是所谓的匹配原则。

放疗轮廓的智能勾画

■ 放疗轮廓勾画简介

肿瘤放射治疗进入了精准放疗时代，精准放疗的目的是提高治疗增益比，最大限度地将照射剂量集中到病变区域（放疗靶区），尽可能地杀灭肿瘤细胞，最大限度地保护周围正常组织和危及器官免受或少受不必要的照射剂量，因此，精确放疗要求明确地区分出肿瘤区域和其周围的正常组织。

在放疗开始之前，放疗医师需要对患者的影像信息进行图形分割（segmentation），即需要把放疗部位的解剖细节勾画出来，然后将这些解剖信息输入到放疗设备中，这样才能使放射线定向照射肿瘤，避免伤害健康组织，这个解剖结构勾画过程为放疗轮廓勾画，包括勾画放疗靶区和危及器官（organs at risk，OARs），也就是勾画出需要尽量杀灭的肿瘤组织和需要保护的危及器官。总的来说，放疗轮廓勾画的意义是：①研究解剖结构；②识别感兴趣区域（即定位肿瘤、病变和其他异常组织）；③测量肿瘤和正常组织体积；④观察肿瘤体积随治疗的变化，为治疗前放疗计划制订和治疗中放疗计划修改提供依据；⑤辐射剂量计算。由此可见，放疗轮廓勾画是放疗流程中的关键环节之一，精确地勾画放疗靶区和危及器官是制订精确放疗计划的前提，是开展精准放疗的基础。

放疗靶区的勾画

1. 肿瘤靶区（GTV）

指肿瘤的临床灶，为常规影像检查能够显示的具有一定形状和大小的恶性病变范围，包括转移性淋巴结和其他转移病变。

2. 临床靶区（CTV）

包括已确定存在的肿瘤和潜在受侵的组织，由 GTV 和周围的亚临床病灶构成。对同一个肿瘤区，可能出现 2 个或 2 个以上临床靶区的情况。肿瘤区和临床靶区是根据患者的肿瘤分布情况、肿瘤行为在静态影像（如 CT、MRI 等）上确定的，没有考虑器官的运动，与所采用的内外照射方式无关。

3. 内靶区（ITV）

在患者坐标系中，由于呼吸、器官运动或照射中 CTV 体积和形状变化所引起的 CTV 外边界运动的范围，称为内边界（internal margin，IM）。内边界范围定义为 ITV。ITV 范围的确定应使得 CTV 在其内出现的概率最高，以保证 CTV 在分次照射中，得到最大可能的处方剂量的照射。

4. 计划靶区（PTV）

将患者坐标系通过治疗摆位转换到加速器坐标系中，由患者的摆位误差和加速器的等中心校准误差等因素引起的 ITV 的变化范围称为摆位边界（setup margin，SM）。SM 的范围称为 PTV。PTV 包括临床靶区本身、照射中器官运动和日常摆位、治疗中靶位置和靶体积变换等因素引起的扩大照射范围。

危及器官的勾画

危及器官是指可能卷入照射野内的重要组织或器官，其放射敏感性（耐受剂量）显著地影响放疗方案的设计或放疗靶区处方剂量的大小。在确定放疗靶区时要考虑这些器官的存在。与 PTV 的定义一样，在勾画危及器官范围时，应考虑器官本身运动和摆位误差的影响，适当扩大其组织范围，称为计划危及器官区。

放疗轮廓勾画工具

放疗轮廓勾画系统，是 TPS 的最重要功能之一，主要包括图像预处理功能（多模态影像加载、窗宽窗位设置）、图像配准功能（CT/CT、CT/MRI 配准）、轮廓勾画功能（手动勾画、半自动勾画、自动勾画）、轮廓信息统计功能（勾画层数、体积统计）、DICOM 文件维护功能（DICOM 文件存储、输出）等。TPS 是放疗医师进行放疗轮廓勾画最直接的工具，TPS 的性能水平在很大程度上影响着放疗轮廓勾画的质量。

■ 放疗轮廓勾画现状与不足

放射治疗发展至今，经历了普放、3D 适形放疗、调强放疗、立体定向放疗、四维放疗等阶段，放疗技术不断向精确放疗方向发展改进，对放疗轮廓勾画也提出了更高的要求。一方面是需要保护的危及器官数量增多，勾画所涉及的组织器官越来越复杂；另一方面是对放疗靶区勾画的准确性要求越来越高，勾画的结构层面从以前的二维单一平面，扩大至 3D 的各个方位，甚至是要考虑时间因素的四维轮廓勾画等，都使放疗靶区和危及器官的勾画变成一件复杂而且耗时很长的工作。当前，放疗轮廓勾画还存在许多不足。

培养放疗医师时间长

放疗勾画轮廓要求放疗医师熟练掌握肿瘤学、影像学、解剖学等多种学科，这使培养一名合格的放疗医师需要花费较长的时间。而且，放疗轮廓勾画是一项经验性工作，放疗医师从合格到专业，还要投入大量的时间和精力不断学习。基层医院的放疗工作者，特别是低年资医师，由于各学科知识的局限性，对解剖结构认识不清，影像识别能力不高，对放射治疗学的认识能力有限，一定程度上影响放射治疗的规范性、精确性和同质化。

危及器官的重复勾画

对于同一瘤种的不同患者而言，尽管肿瘤区域千差万别各不相同，但是所需勾画的危及器官即肿瘤周围正常组织却是大致一样或是有规律可循的。在现有的放疗模式下，不同患者的危及器官都需要人工勾画，这实际上是一种重复的工作。放疗医师对于相同瘤种的不同患者，反复进行性质、技术、结果相同的操作，这造成了医疗资源的浪费。以鼻咽癌为例，危及器官勾画过程如下：鼻咽癌放疗定位范围一般在眶上缘到胸锁关节下缘，采用 CT 增强扫描，扫描层厚为 3 mm，提取的定位图像包括平扫和增强图像，多达数百张，在每个层面反复勾画肿瘤周围正常组织，包括双侧眼球、晶体、视神经、视交叉、脑干、脊髓、腮腺、内耳、颌下腺、下颌骨、颞颌关节、口腔、咽缩肌等十几个器官，这使得勾画工作量非常大，工作时间非常长。

放疗靶区勾画费时费力

放疗靶区勾画的精确性很大程度上决定了放射治疗是否成功，尤其是大分割或体部立体定向放射治疗（SBRT），对放疗靶区勾画的要求更高。在放疗前，每位患者需要拍摄几十甚至数百张影像图像（CT、MRI、PET-CT 等）。传输到放疗计划系统的定位 CT 是一系列图像的集合。计算机不能自动识别出图像结构，更不能自动识别放疗靶区的区域位置。放疗医师基于定位 CT 进行逐层图像阅读，凭借经验手动勾画每位患者的放疗靶区，需要半小时至数小时，耗时耗力，工作效率低，单位时间内处置患者的数量有限。对于低年资、基层医院的医师而言，很难快速、准确地辨清解剖结构，严重影响放疗靶区勾画精度，这些问题也是各放疗单位技术水平参差不齐的重要原因。

断层 CT 图像信息不全

定位 CT 图像是非连续性的断层 CT，其层与层之间的解剖信息是残缺的，无法识别精细解剖结构的连续性和完整性，一定程度影响放疗靶区和危及器官勾画的精确性，不利于放疗靶区的照射和正常组织的保护，这对于重要危及器官尤其重要。

二维靶区勾画对放疗计划的影响

基于定位 CT 切面数据的二维图像进行模拟放射，只能够显示单一方向和尺寸的平面信息，缺乏对肿瘤组织和危及器官不同剖面的 3D 信息。同时，由于二维图像不能立体地反映人体微细结构，物理师在放疗计划优化时，仅能靠经验调整照射参数，在大脑中构思肿瘤与危及器官的 3D 几何关系，从而造成放疗计划和治疗实施的盲目性。

放疗靶区勾画的复杂性和个体化

不同放疗医师的能力和经验参差不齐，对放疗靶区的理解不一致，也缺乏统一的放疗靶区勾画细则，不同放疗医师勾画出来的放疗靶区有差异。由于受到放疗医师临床经验、心理情绪、精神状态、耐心程度等因素的影响，同一医师对同一位患者的医学影像进行轮廓勾画可能会产生不同的勾画效果，难以完全重复。我国各放疗单位在设备配置、人员结构组成等方面存在着巨大差距，放疗靶区勾画的质量控制难以达到同质化，即使依据相关指南、国际标准、国际组织推荐等，执行指南、推荐的同质化过程仍相当困难。

■ 放疗轮廓勾画的方式

放疗轮廓勾画是放疗医师的基本工作，也是放疗流程中非常重要的环节，通常依托于放疗计划系统完成，定位 CT 与 MRI 或 PET-CT 影像融合后，在 2D 横断面图像上勾画出放疗靶区及危及器官的边界，再通过 TPS 3D 模拟运算功能，生成

3D 勾画结果。该环节要求放疗医师有丰富的临床经验，否则会影响靶区勾画的准确性进而影响放疗计划的制订。头颈部肿瘤放疗时，因为肿瘤周围的重要器官较多，肿瘤与重要器官毗邻，需要放疗医师花费大量时间精力把最细微的解剖结构画出来。按人力手工与计算机的参与度进行分类，可将放疗轮廓勾画分为人工勾画、半自动勾画和自动勾画。

人工勾画

人工勾画是指放疗医师在患者定位 CT 或 MRI 影像的二维横断面图像上，靠人力手工逐层勾画放疗轮廓和周围正常组织器官边界的过程。部分 TPS（如 Eclipse），在放疗医师勾画某一器官结构时，可以间隔层数勾画，再由计算机的计算识别补全该器官结构所有层面。而大多数国产 TPS 尚不具备这种自动补全功能，放疗医师尚需逐层勾画全部层面。人工勾画是大多数放疗单位采用的最基础的勾画方法。

半自动勾画

半自动勾画是指采用计算机勾画与人工勾画相结合的方法进行的轮廓勾画。某些放疗轮廓勾画软件可以根据目标器官与周围组织的 CT 值差异，自动识别肝脏、肺部、骨骼、体表等组织器官，实现边界清晰的组织器官的半自动勾画。另一些放疗轮廓勾画软件，通过预先建立的大数据模板图谱库，匹配患者的个体化影像资料，从而进行半自动勾画。半自动勾画完成后，放疗医师对勾画结果进行评估，加以适当修改，最后达到临床应用的要求。

自动勾画

自动勾画是指由计算机完成放疗靶区和危及器官的自动勾画，人工稍做核对修改，甚至不需要人工修改的勾画方式，这需要智能放疗勾画系统来实现。以图像分割技术为基础，通过计算机

人工智能（artificial intelligence，AI）的深度学习、优化算法图像提取及大数据模板库比对等方法的综合应用，可望实现放疗靶区与危及器官的自动勾画。目前，大多数正常组织结构已经能实现自动勾画，而放疗靶区的自动勾画则是任重而道远。实现放疗轮廓的自动勾画不仅仅是放疗界的美好愿望，也是全球高端放疗科技公司正在努力突破的目标。

■ 放疗轮廓的智能勾画

基于 CT、MRI 图像的放疗轮廓勾画主要还是依靠放疗医师的经验判断和临床技能手动完成。这种人工分割的结果很大程度上取决于操作者的经验、费时费力、效率低下。此外，国际和国内关于放疗靶区勾画的讨论很多，基本共识是：不同的放疗医师对同一个病案所画的计划靶区可能彼此相差很大，甚至同一名医师于不同时间在同一个 CT 图像上勾画的放疗靶区也不尽相同，难以保证勾画结果的一致性和可重复性。为了提高放疗医师的工作效率，将其从大量的重复劳动中解放出来，同时，为了保证放疗靶区勾画质量，减少不同医师间、不同放疗单位间的放疗靶区勾画差异，亟须发展放疗轮廓的智能勾画。

在放疗技术发展快速的时代，如何让放疗轮廓勾画变得快速、精准，是现代放疗的关键环节之一。随着计算机数字化技术和人工智能技术在医疗界的不断应用发展，尤其是在诊断学和影像学方面，已经取得了令人满意的研究成果和临床突破，使得对医学影像资料的识别和提取成为现实，为放疗轮廓的半自动勾画提供了强劲的发展动力，也使得实现自动勾画的梦想指日可待。这些勾画方式都可统称为放疗轮廓的人工智能勾画。

人工智能是计算机科学的一个分支，对于繁重的重复劳动、数学计算及大量记忆来说，计算机比人脑更能胜任，且做得更快、更好。特别是在学习记忆海量的病历资料、医学文献、教科书、临床指南、药物说明书、影像图片、病理切片、

放疗靶区和危及器官勾画、放疗计划设计等方面，人工智能显然更胜一筹。放疗医师掌握这些知识，需要几年甚至几十年的时间，而且要坚持不断地学习，人工智能系统只需要输入大量医学信息和医疗数据，让系统不断训练和深度学习，便可在极短的时间内获得知识更新。如今，国内多家公司通过该方法已经实现危及器官的自动勾画，如连心、全域、医诺、旭东等，大大提升了放疗轮廓勾画的自动化和快捷化，也降低了不同放疗医师或不同状态下放疗医师所产生的轮廓勾画的异质性。智能放疗轮廓勾画，主要有以下3种实现方法。

基于模板图谱库的智能勾画方法

在医疗大数据发展背景下，海量的医疗资源得以共享，为构建放疗轮廓模板图谱数据库提供了坚实的基础。基于模板图谱库的智能勾画方法，大概经历了3个循序渐进的阶段。①单模板形变匹配阶段：放疗医师勾画某瘤种某患者的放疗轮廓，存储为该瘤种的放疗轮廓模板，以此模板进行形变匹配其他患者该瘤种的影像资料，从而达到自动勾画的目的。②多模板单目标匹配阶段：建立同一瘤种多个患者的海量结构数据库，进行患者影像数据勾画时，从数据库中自动匹配选取最接近的数据作为模板，行配准形变后实现自动勾画目的。③多模板多目标匹配阶段：建立同一瘤种多个患者的海量结构数据库，进行患者影像数据勾画时，从数据库中自动匹配选取最接近的几组数据作为模板，即数据库中匹配选取解剖学与之外形轮廓最接近的n个数据作为模板，进行形变配准后得到n个勾画轮廓，再将这n个结果形变优化后得到最优的勾画结果。

基于模板图谱库智能勾画方法研发出的放疗轮廓勾画软件有瑞典医科达公司研发的软件Atlas-Based Autosegmentation（ABAS）、美国MIM software Inc.公司研发的放射肿瘤解决方案产品（MIM Maestro）、瑞典RaySearch实验室研发

的Raystation软件等。在实际勾画操作中，放疗医师应用此类软件扫描选取模板图谱库中的模板，通过形变配准与个体化的患者影像资料进行匹配，将模板上勾画好的放疗轮廓数据映射到个体化患者的影像资料上，再经人工核对修改后得到勾画结果，从而完成勾画过程。

基于模板图谱库的勾画方法有着自身明显的缺点。①模板库的构建需要大量的数据作为支撑，这将会耗费大量人力和时间。②从模板图谱库中选取最匹配的数据也将会耗费计算机大量运算时间。③模板库数据本身在勾画精确度、规范程度上不能得到有效的保证，若是作为模板本身就不精确，那么勾画结果必定有很大偏差。④模板与个体化患者图像的形变配准也不能达到完全重合一致，导致最终映射勾画的效果不一定理想。⑤该方法大部分是针对单个器官或组织，无法同时对多个器官或组织进行自动分割，工作效率提升有限。⑥各放疗单位的模板库依据自身以往数据，难以实现同质化放疗靶区勾画的目的。

基于图像分割的智能勾画方法

图像分割是图像处理与计算机视觉领域的研究方向，将图像分成具有各自特性的同质区域，并提取出感兴趣目标物体的技术和过程，是图像处理、分析的关键步骤。当前，图像分割是应用研究的热点，越来越广泛地应用于各种领域，如医学影像分析、遥感气象服务、军事研究领域、交通图像分析、图像压缩、图像检索等。图像分割技术在智能化轮廓勾画方面具有与生俱来的共性问题，应用到放疗轮廓勾画具有极大的优势。放射治疗的前提是明确区分放疗靶区及周围正常组织器官，而医学图像分割技术在实现自动勾画轮廓方面，有着不可或缺的重要地位。放疗的轮廓勾画，就是图像分割的过程，将图像按照其各个区域内部的类似性质，如灰度、颜色、纹理、亮度、对比度等分割成多个区域，而这些区域就对应着不同的器官和肿瘤。通过图像分割技术，"教

会"计算机识别肿瘤区域和危及器官。

在放疗计划使用的图像上自动分割出器官组织是一项艰巨的任务。首先，医学图像具有较高的复杂性且缺少简单明了的线性特征，尤其是在CT图像上，还存在区域之间边缘模糊难以区分的缺点，造成正常器官之间、肿瘤与周围器官之间的对比度较低，并且肿瘤本身也具有内部密度不均一、形状多变不确定等特点，使得计算机不易识别。其次，图像分割结果的准确性还受到容积效应、灰度不均匀性、伪影、不同软组织间灰度接近性等因素的影响，使自动分割技术面临巨大的挑战。

在漫长的发展改进中，放射治疗图像分割技术经历了从"手工分割"到"半自动分割"再到"自动分割"的过程。最早，医学图像分割需要凭肉眼识别，人工勾勒出器官区域的边界或涂抹要分割的区域。随后，一些半自动的图像分割算法被引入到医学图像分割的应用中来，主要的半自动分割方法分为如下几种。①基于区域的分割方法：即利用图像空间的特征，如灰度、纹理及其他类型统计特征等将图像分为不同区域，这类算法包括阈值分割、区域生成与分裂、聚类算法等。②基于边界的分割方法：即利用梯度信息的差异确定目标的边界，包括局部微分算子，如Robert算子、Sobel算子、Prewitt算子和Laplacian二阶差分算子等。③基于图论的分割方法：即将图像的分割问题与图论中图的最小割问题联系起来，将图像映射为有向图，求得有向图的最小割就是图像的分割结果。④基于能量泛函数的分割方法：即使用连续曲线来表达目标边缘，并定义一个能量泛函数使得其自变量包括边缘曲线，将分割过程转变为求解能量泛函数的最小值的过程。自动分割方法主要基于区域的分割方法，图像分割一般都会用到分割对象的两大特性，一是不同对象特征间的不连续性，二是同一对象内部的特征相似性。基于区域的分割算法大多是利用同一区域内部的特征相似性进行图像处理。根据分割算法对图像

处理方式的不同，一般可以将基于区域的图像分割方法分为以下3类：①阈值法；②区域生长法；③区域分裂合并法。

总的来说，传统的图像分割方法能够取得较好的分割结果，但分割过程往往离不开操作者的先验知识，如阈值法中选取阈值、区域生长中选取种子点等，这导致分割结果会受到主观因素的影响，而对于相关经验不足的操作者而言，可能无法取得上述的分割准确率，并且这样的图像分割操作也还停留在半自动分割水平，难以满足当前时代发展的要求。近年来，图像分割领域中不断涌现出全自动的分割方法，它实现完全由计算机图像分割的全部过程，脱离人为的主观性干预，使得图像分割技术再上一个新台阶。

基于深度学习的智能勾画方法

基于人工智能的深度学习技术，使现代文明中各个领域得到空前发展，也是正在掀起的人类历史上第四次工业革命的基石。在放疗轮廓勾画中，人工智能技术使得自动勾画成为可能，并且已经实现了大多数危及器官的自动勾画提取，在保证精度的情况下，不仅可节省大量时间，并且参照相关指南推荐可以趋于实现放疗同质化。

若要实现放疗轮廓勾画的人工智能化、自动化，实际上是利用深度学习分割图像的过程，就是利用卷积神经网络中的各种分割算法模型，直接对CT图像中的每一个像素值进行计算，通过卷积、池化、归一化、全连接等处理，输出分割处理结果，从而可以直接标注出放疗靶区位置所在。实现深度学习的流程通常需要如下步骤。

首先，构建大量已标注了肿瘤靶区及OARs的影像资料。放疗医师必须在TPS上进行放疗靶区及OARs的勾画，进行肿瘤区域和周围危及器官的标注，累积到相当的数量，形成标注数据集。由于各个放疗单位的放疗轮廓勾画具有差异性，在采集各放疗单位的数据后，需要统一化的人工标注，建立标准的数据，这是人工智能利用大数

据的基石。该过程耗时耗力，速度缓慢。对大量病例进行标注也可以利用迁移学习的方法，利用训练好的用于分割其他目标的网络模型，进行底层的网络参数迁移，达到减少训练时间和样本的目的。迁移学习类似于人类的举一反三，将已有的其他领域知识应用到未知的领域知识上。

其次，对人工标注的成果，需要进行数据清洗。采集各放疗单位的数据后，首先区分勾画好的结构名称，建立统一的命名规则，将不符合规则的名称清洗后给予标准化的命名。该方法可以大规模批量处理数据，但精确度有待提高。

第三，基于深度学习，构建靶区勾画的算法模型。利用标注好的放疗数据集作为样本数据训练网络参数，即进行智能学习。算法模型通过不断学习给予的标签（标注好的放疗数据），调整各个网络层的参数，当训练时间达到一定程度时，参数会收敛到最优化的状态，使得错误率最低，此时模型涵盖了标注数据所有图像信息，即学习到了人标注的知识，让计算机理解标签中的信息，如放疗靶区结构和位置，进而"学会"画出放疗靶区。

第四，持续学习训练，提高放疗轮廓勾画的精准性和高效性。将各放疗单位的信息网络纳入云计算中心，实时传入放疗数据，统一规范地标注影像数据，通过机选中心快速有效地处理，持续地进行机器学习训练，从而提高智能化、自动化勾画能力。

深度学习使计算机经历较短时间训练就能达到高年资医师水平，可以给低年资医师提供参考，

实时地帮助放疗医师提高放疗靶区勾画的准确度。最后，机器学习实现肿瘤的自动识别和解剖定位，完成肿瘤、非肿瘤组织、感兴趣区域的自动分割，放疗医师只需要对自动分割后的影像进行审核、微调和修改，就可以用于临床治疗，极大地减轻放疗医师的工作强度。

利用人工智能实现放疗轮廓自动勾画具有重要意义。首先，计算机对图像量化分析，即"客观"，机器没有情感，做任务就是做计算，得到的勾画结果是客观的，不受人为因素干扰，易实现快速化、精确化、同质化的放疗轮廓自动勾画。其次，通过大量学习，计算机能够获取人类可能忽略或者不易察觉的影像细节信息和特征状态，在准确率上甚至可能超过人类。第三，机器学习时，放疗大数据的收集、清洗、标注大量的已有样本，是一个非常耗时的过程，样本的获取是深度学习的关键，样本的质量决定了深度学习的成败，高质量大样本数据意义重大；一旦机器学习完成，在新样本到来时，只需要进行一次计算就可以得到处理结果，此时的处理时间非常短，会指数倍降低放疗轮廓勾画的工作时间。

目前，危及器官自动勾画已经比较成熟，已有商品化 TPS 面市。然而，放疗靶区自动勾画尚缺乏公认的标准、成熟的技术和有效的提取能力，虽有一定的技术研究在进行中，但还未有公开的临床应用。随着人工智能和深度学习的持续发展，不久的未来一定能实现放疗靶区的自动勾画，使放疗轮廓勾画更加客观、合理、准确、重复性高、快捷方便。

放疗计划的智能设计

放射治疗的目标是最大限度地杀死肿瘤细胞，有效保护周围正常组织和危及器官。放疗计划设计是放疗流程中非常重要的环节，高精度放疗计划可以提供准确的肿瘤照射剂量，并最小化周围正常组织的受照剂量，从而保证放疗效果和患者生存质量。

在制订肿瘤放疗计划时，需要进行大量的计算，传统的计算方式速度慢、耗时长、成本高，严重降低放疗医师及物理师的工作效率。目前，国内放疗物理师匮乏，放疗计划效率低也影响单位时间内接受放疗患者的数量。从放疗效果方面来说，放疗计划设计受设计者因素影响较大，增加了放疗效果的分化程度。

虽然放射治疗技术、放疗设备的改进实现了精确放疗的快速发展，但仍难缓解放疗计划设计低效率的问题，也难缓解放疗人力不足的社会问题。随着大数据方法和人工智能技术的发展，应运而生的智能化、自动化放疗计划的设计与规划，可望更加高效、快捷、精准地完成放疗计划设计。

■ 放疗计划设计

放疗计划设计依赖于放疗计划系统（TPS），TPS是一个专用的计算机系统，通过对放射源和患者建模，采用一个或多个算法对患者体内吸收剂量分布进行计算，计算结果供放疗计划制订者参考，是放疗流程的重要环节。TPS应首先对放射源建模，在安装阶段根据加速器型号建立相应的束流及参数数据库。在设计放疗计划时，首先向TPS输入图像，放疗医师完成放疗靶区和危及器官勾画后，放疗物理师完成对患者建模，即获取患者的病变及危及器官的信息，重建密度场，然后按照放疗医师的放疗剂量处方要求，结合

加速器参数，增加辅助放疗计划的轮廓，并设定射野布局和优化目标参数等，再根据计算结果调整并反复优化，直至满足放疗剂量处方要求。放疗计划的质量严重依赖于放疗物理师的经验与技巧，不同医院的物理师针对同一病例所制订的治疗计划也会存在较大的差异，这种计划的差异将直接影响肿瘤的治愈率和患者的生存质量。即使放疗物理师有一定的放疗计划设计经验，也会花费大量时间进行反复的计划优化，甚至无法满足处方要求。如果放疗物理师较少，那么获得高质量放疗的患者数量是有限的。因此，利用人工智能来改变现状成了放疗医师和广大肿瘤患者的殷切期待。

■ 智能放疗计划设计

精确放疗计划设计

调强放射治疗在改善放疗靶区均匀性和降低周围正常组织受量上受到越来越广泛的认同，调强技术已成为现代放疗的常规和标配。同时，调强技术本身也在不断发展，如容积旋转调强（VMAT）技术，通过旋转投照的方式得到比固定野调强更快的治疗速度、更好的照射野剂量分布和更高的放疗靶区适形度。

调强放疗的出发点之一就是逆向计算，计划设计者将临床要求，包括放疗靶区剂量及均匀性要求、周围正常组织的剂量限制条件输入计划系统，然后计划系统通过数学迭代的方式优化，最终实现临床计划要求，即从要求的临床结果出发反推出治疗实施的方案。因此，这个过程最终得到的所谓"优化"计划，实际上是在输入的临床要求的条件下的最优数学结果。需要注意的是，

即使按照同一条件和流程进行逆向优化，得到的实施方案也可能有一定差别。

放疗计划优化时的不同参数设置（如是否预先对一些重叠的结构进行布尔运算、优化剂量及其相应权重设置）和优化过程的不同处理方式（如是否采用放疗靶区外环状结构强迫剂量梯度、优化过程中是否人工干预等）也同样会影响放疗计划的结果。因此，在如此众多的"优化"结果中，何谓真正的最优呢？面对一个新患者时，根据特定的放疗靶区形状及与正常组织的相对位置关系，该如何设置计划设计条件，从而得到最好的个体化放疗计划方案，而不是简单套用群体平均数据（population-based protocol）的结果呢？

在信息时代，最优化放疗计划方案应该从大数据的萃取中寻找答案！在 TPS 中引入经验引导的治疗计划（knowledge-based treatment planning），将过去获得的治疗经验，融入新患者的治疗决策中去。利用放疗大数据的智能学习系统，为肿瘤自动放疗计划和图像引导自适应放疗技术提供临床数据支持，可望提高放疗计划优化的效率。

基于人工智能的剂量计算

剂量计算对放疗计划设计有着重要作用，剂量计算的准确性是肿瘤控制率和患者生存质量的基础保障。根据 ICRU 第 24 号报告，±5% 的剂量误差就会显著影响肿瘤控制率。为避免 5% 剂量误差，受照体积内任意一点的剂量计算的不确定度应小于 3%。

原、散射线剂量计算模型是 TPS 剂量计算的方式（图 4-2），结合射野数据，包括各种方野的中心轴百分深度剂量或组织最大剂量比和一定深度处的离轴比等相关参数来计算原、散射线的剂量贡献。该模型计算假定所有次级电子的能量沉积在作用点，忽略了次级电子传输对剂量的影响，只适用于所有电子平衡的区域，对于失去电子平衡的区域如剂量建成区和组织界面处应该对

该模型的数据进行修正。同时，原、散射线模型不方便处理不规则射野、身体轮廓等对剂量分布的影响。

原射线与物质相互作用，在作用点处原射线释放给单位质量介质的总能量，也称为比释总能。X 射线与组织相互作用产生的次级电子在均匀组织中的输运和能量沉积可用蒙特卡罗（Monte Carlo, MC）模拟。如果次级电子形成的剂量分布为组织空间的不变量，则可作为计算组织内 3D 剂量分布的卷积核，称为 MC 模拟的能量沉积核。输出的剂量分布可以认为是输入的能量注量分布和能量沉积的卷积。所谓卷积就是用一个核函数去滤过一个输入分布。图 4-3 所示是 3 种不同形式的散射核。

为了兼顾速度和精度（正向放疗计划、逆向计划优化和放疗计划验证），采用快速简单（FS）剂量计算、卷积算法、笔形束算法、蒙特卡罗（MC）剂量计算和快速/准确混合（FAH）等算法来研究剂量计算。剂量计算方法包括常规光束模型（RBM）和有限尺寸笔形束（FSPB）。基于测量数据库，改进的基于组织非均匀性校正的 RBM 可以获得常规束场照射人体的剂量分布。利用 Monte Carlo 模拟数据库，FSPB 可以将不规则场分成规则的小射束，从而得到不规则射束场的剂量分布。

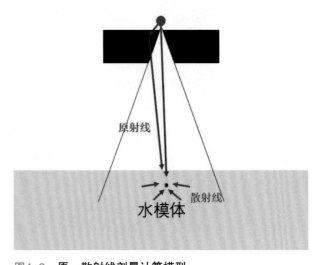

原射线

散射线

水模体

图4-2　原、散射线剂量计算模型

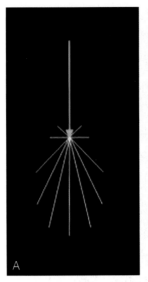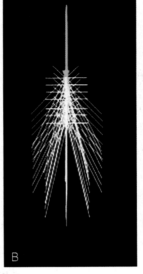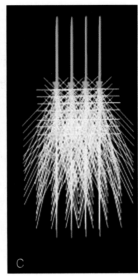

图4-3　3种不同形式的散射核
A.点核；B.笔形束核；C.面核

RBM 和 FSPB 都用于正向验证和反向计划优化。准确的剂量计算可以通过 MC 程序实现，如 EGS 和 MCNP。MC 算法采用随机抽样技术去模拟 3 个过程：加速器 X 射线靶产生的 X 射线和一级准直器、均整器产生的 X 射线组成的原射线能谱及离轴分布；原射线及散射光子在介质中的输运过程；模拟光子与物质相互作用后产生的次级电子的输运和能量沉积过程。MC 程序不仅能够模拟均匀介质中的上述 3 种过程，而且能够精确模拟不均匀介质中光子和次级电子的径迹并计算能量沉积。MC 模拟往往需要跟随上亿个光子事件的能量沉积过程，运算速度是一个很大的问题。

2008 年第一次出现了基于人工智能神经网络的剂量计算方法，基本思路是在计算机上输入剂量计算相关的参数如患者 CT 值、质量密度等，经人工智能神经网络的全体逼近原理通过非线性函数进行剂量计算并输出剂量值。该方法计算时间短，通常仅需几秒，却有与 MC 算法接近的计算精度，且适用范围大，可适用于均匀模体、非均匀模体及未知材料的模体剂量计算。随着人工智能技术日新月异，基于人工智能方法的剂量计算逐渐进入临床应用阶段，同时基于云处理的智能计算也得以实现。将计算模块布置在云端，医

院用户通过云端操作计算即可得出放射剂量报告，确保照射剂量在安全、有效的范围内。云端积累的不同人体模型的剂量计算数据也将用于后续的深度学习优化。

基于 DVH 预测模型的智能放疗计划设计

基于 DVH 预测（DVH Estimation）模型的智能放疗计划设计，在放疗轮廓勾画后，进入传统的 IMRT 优化模块之前启动 DVH 预测模块。DVH 预测从当前患者图像轮廓中分析放疗靶区和正常组织与肿瘤的位置关系，然后给出 DVH 的预测范围，此为后续放疗计划的优化条件，TPS 随之开始动态的计划优化，计算出 IMRT 的治疗参数及剂量分布。

DVH 预测模型是基于对过去放疗计划的大数据分析和应用。用户需要在系统中根据肿瘤所在区域的正常组织结构，规定处方剂量，完成大量的优质放疗计划，构建本中心或本区域的患者放疗大数据，建立 DVH 预测模型数据库。然后，系统进入模型训练阶段，用大数据深度学习方法，对这些优质计划的放疗靶区 / 正常组织的位置关系以及最终的 DVH 进行回归分析，得到每一个解

剖结构的 DVH 与几何条件关联参数。

基于 DVH 预测模型的智能放疗计划设计，自动计划工具主要包括：商用 TPS；先前经验的数据统计与分析，针对肿瘤类型、肿瘤分期、患者性别体重等参数对数据进行划分；通过比较与筛选，获取与当前治疗患者情况相似的既往病例，并根据分配的优先级别给出放疗计划方案的先验变化范围，评估由 TPS 生成的放疗计划，并自动分析获得最优放疗计划方案。基于经验的优化决策支持有如下好处。

1. 提高效率

由于 DVH 预测模型根据当前患者的解剖位置关系迅速给出个体化的、切实可行的优化条件，随后的优化过程几乎不需要人工干预，因此整个逆向计划设计能在 2~3 分钟内便可自动完成。采用这样的计划模式可大大提高计划效率，甚至，该过程可能在线进行，根据放疗过程中的病情变化及时调整治疗计划，实现实时的自适应性放疗（adaptive radiotherapy）。当患者在治疗床上完成 CBCT 验证以后，通过迅速的图像形变匹配和轮廓映射，随之对当前图像进行 DVH 预测并自动优化，根据所得的结果可以马上调整患者的治疗计划。

2. 提高放疗计划的质量和一致性

由于 DVH 预测模型的参数基于既往的优质放疗计划，所以当前患者 DVH 预测出来的优化计划也带有优质计划的特征，从而保证输出计划都能达到训练模型的优质计划水平。另外，由于 DVH 预测采用的是从优质计划中提取参数的方法，使得预测过程稳定并可以重复，优化计划的离散性较小。因此，采用 DVH 预测，可大大降低不良计划结果的概率。

3. 增强物理师对复杂疑难计划的信心

如果放疗靶区与正常组织结构的位置关系复杂，放疗计划设计即使对于有经验的放疗物理师都是一个很大的挑战，基本做法是 Trial & Error 的迭代试探，但无从知道最终计划结果是否还有继续改进的余地。采用优质经验计划决策支持，物理师可以把握放疗靶区与正常组织相对位置关系的实质，从数学上导出切合实际的 DVH 预测，不仅提高了处理这类计划的效率，更重要的是能确信这些条件是合理的和最优的。

DVH 预测结果可以导入和导出，对于尚处于放疗起步阶段的用户，可以通过购买或者共享经验用户的模型来确保自己单位的计划结果的可靠性。通过多中心的临床合作研究，模型共享可以确保各个协作单位的计划过程协调一致，从而使临床结果更可靠。

DVH 预测模型本身基于优质计划，在使用过程中还可以不断完善提高。预测模型将正常组织 DVH 的下限作为优化的条件，所得到的新计划的质量常常会超越原来训练模型的优质计划。将这些新计划再输回模型继续训练，会使模型参数更完善。由于不断向模型添加新的优质计划，会使模型结果变得更可靠。

■ 智能放疗计划系统的应用

美国瓦里安公司开发的 RapidPlan™ 是人工智能在肿瘤放射治疗计划设计领域的成功应用，该系统利用机器学习算法，将临床实践的高质量计划案例训练成为 DVH 预测模型，物理师在设计计划时，该预测模型会通过分析当前患者信息（例如靶区与危及器官的位置关系等因素），自动预测 DVH 的分布区间，使临床计划设计者能够快速获取目标函数的设置值（例如体积剂量关系、权重因子等）。RapidPlan™ 可提高计划设计质量，提升计划设计效率，提高计划方案的一致性，减少人为因素带来的不确定性（图 4-4）。该系统目前已在全球范围超过 150 家医学中心使用。

RapidPlan™ 系统有以下几个方面的优势：①与瓦里安 Eclipse™ 治疗计划系统无缝整合；②全面支持 IMRT 和 VMAT 计划；③与多重标准优化（MCO）技术完美配合；④基于临床实践自由创建并训练模型，高度灵活；⑤自带国际一流肿瘤中心的多个标准模型；⑥借鉴国际同行临床经验；

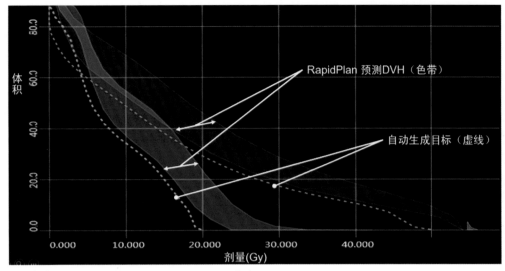

图4-4 RapidPlan生成DVH预测区间

⑦支持模型导入和导出；⑧支持全球平台共享模型（例如OncoPeer™用户社区），多中心协作，共同提升计划设计水平；⑨可用于计划评估和质量控制，也可用于教学和科研。该系统的核心优势在于提升放疗计划质量、效率和一致性。

北京大学肿瘤医院基于上万例的精确放疗计划和多位高年资物理师的经验，采用瓦里安智能计划系统，设计、训练具有中国病患特征的自有模型，并将这一模型应用于临床，达到提升计划质量的效果。该研究团队把智能计划与既往临床人工计划进行了对比，发现智能计划可以把想要保护器官的剂量成倍地压低，比物理师人工计划要好很多。

■ 智能放疗计划系统的基本要求

TPS是智能放疗发展的基石和关键技术难点，快速、准确、互动的智能TPS是用户对TPS性能和可靠性方面的基本要求。

首先，智能TPS可整合多种射线，如光子、电子和质子，也可整合不同放疗技术，如调强、立体定向、近距离放疗，还具备影像融合配准等功能，便于在同一中心实现各种不同的放疗计划设计。

其次，智能TPS具备自动计划功能模块，包括3D适形放疗、IMRT和VAMT，可生成符合ICRU 83规范的报告。自动优化算法的所有核心组件中，决定放疗计划成败的首要因素是DVH预测模型。该模型由用户利用既往同类型的高质量计划来建立，并且经过统计学和剂量学双重验证，根据统计学提示对每个离群值对应的原计划逐一排查处理，每改变一次模型组分都需重新进行训练拟合，并由此产生新的离群值。

再次，智能TPS还具备自动计划评估模块，可确保计划设计和计划评估的连续性和简易性。自动计划评估模块包含放疗靶区和危及器官的照射剂量，以及DVH和容积对比目标，用于评估各种放疗技术的治疗计划，通过对比计划结果与目标设定，自动优化计划以获得理想结果，使计划参数一目了然，帮助医师减少计划评估时间，提高整个放疗单位的一致性。

智能放疗的流程实施

放疗流程复杂，包括模拟定位、危及器官及靶区勾画、放疗计划设计、计划验证、治疗实施、质量控制等环节。放疗流程智能化管理指从患者第一次准备就诊于放疗中心至放疗结束，实现整个诊治过程的自动化、智能化，为每个患者提供精确、智能、快速、高效、优化的个体放疗方案。前文已经详细描述人工智能在放疗轮廓勾画和放疗计划设计中的应用，本节就人工智能在放疗流程的其他环节的应用进行阐述，包括智能信息管理系统、放疗诊疗方案的智能化、智能放疗定位、智能放疗摆位、智能放疗实施和智能质量控制等。

■ 放疗综合信息智能化管理系统

放疗综合信息管理系统的重要性

智能放疗建立在网络和信息技术发展的基础上，利用云计算和大数据技术建立起个性化、可预测、预防性的放疗服务体系。人工智能、信息技术、物联网技术和生物医学工程技术的发展为这场医疗卫生改革奠定了基础，特别是传感器、云计算、大数据、机器学习等技术，带来了深刻的社会革命。随着数字医学与信息技术在肿瘤放疗领域的不断应用，现代肿瘤放疗已经进入了以精确定位、精确计划和精确治疗为主要特征的"三精"放疗时代，智能放疗在临床上得到广泛应用。将人工智能技术应用在放疗领域，已经成为很多AI医疗公司（例如连心医疗、视见科技、柏视医疗等）的主要研发方向之一。智能放疗贯穿整个放疗过程，从诊断咨询、放疗登记到模拟定位、影像采集，到放疗轮廓勾画、放疗计划制订，到计划评估验证、最终完成分次放疗实施，以及计划调整和患者后续随访的全流程。因此，放疗综合信息的智能化管理系统显得尤为重要，越是精细化、精准化的放射治疗发展，对信息及细节的管理要求越严格，避免人为因素失误、信息管理失误并提升患者受益率和放疗医技人员工作效率，是智能放疗时代对信息管理的基本要求。

放疗综合信息管理系统的构成

智能放疗综合信息管理系统，需要组建服务器 – 终端模式的信息化平台，设计综合管理系统工作站，并与医院信息系统、放射治疗计划系统（TPS）等进行集成，可实现多种功能，主要包括患者基本信息登记、治疗申请记录、信息实时发布、资源预约管理、放疗收费统计、设备维护质控管理、模具摆放耗材管理、治疗流程监控、工作人员状态监控、工作量化统计、科研数据统计和分析等，全部操作通过网络运作，实现放疗流程的优化，放疗过程中相关信息的量化，最终实现放疗的信息化和智能化，从而把放疗单位建设成为集医疗、管理、教学、科研为一体的大型综合性智能化信息管理系统（图4-5）。

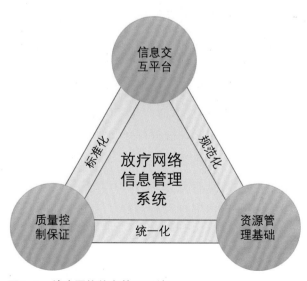

图4-5　放疗网络信息管理系统

放疗综合信息管理系统的基本功能

放疗综合信息智能化管理系统针对肿瘤放疗的临床管理过程实现了肿瘤信息一体化的管理，包括放疗信息管理系统、放疗轮廓勾画工作站、高级计划评估系统、放疗记录与验证系统、放疗预约叫号系统、放疗计划会诊系统等多个放疗流程环节。

网络系统是信息采集和信息传递最有效的载体，也是信息流通过程监控的平台。放疗综合信息智能化管理系统可以分阶段地实现以下多个层面的功能。

1. 利用网络全面实现信息流取代物质流

放疗单位所有信息的传递和交互都可以通过网络系统实现，而不需要借助人员流动和其他有形媒介来完成，由此可以优化放疗流程，提高工作效率。

2. 通过网络系统对全体工作人员的工作状态进行监控和管理

利用网络构架一个虚拟的四维空间坐标，对每一位工作人员进行定位，由此可以详细地知道何时、何地、何人完成了何任务，利用这些数据可以对每位工作人员的工作进行细化、量化管理。

3. 升级智能化信息管理系统

信息系统采集的数据比较规范和全面，当数据累积到足够多的时候，可以通过对数据进行合理的分析和统计，发现一些内在规律，并利用这些规律对放疗工作进行自动预警和智能干预，最终升级智能化信息管理系统。

智能放疗的数据中心

智能化信息管理系统除了可完成上述功能外，还可建立智能放疗的数据中心。

每个患者在放疗过程中都会产生大量数据，包括各类诊断数据，如影像数据、各类生化检验数据、病理甚至基因检测数据，也包含了患者的一般资料文书、治疗方案等。这些放疗数据不同于其他领域的数据，其具有自己的特性，受各放疗单位的人员、设备、患者主要疾病种类的影响，即使是同一单位，不同的工作人员产生的数据也不尽相同，不同的患者、不同的病情及不同的身体状况等，增加了该类数据的多样性。应用这些大数据之前需要对其进行整理，提升数据质量，提高其利用价值，这是大数据应用成功与否的关键。该数据中心可以对放疗数据进行系统化、标准化收集，同时将收集到的各种非结构化数据转换为结构化数据，有利于今后的大数据分析。

建立放疗患者治疗期间的完整数据库，从该数据库中可以得到该患者在放疗单位发生的所有医疗行为信息。智能化信息管理系统还可以在极短的时间得到每台放疗设备和每位工作人员的工作量，也可获得放疗单位的收入情况等。放疗大数据还可以通过放疗云平台，实现数据共享及大数据统计分析，能更高效地完成数据提取，精准发现敏感数据，再通过专业的数据处理和数据分析，将这些数据有效整合，挖掘有价值的信息和预测分析。

首先，对于放疗医师和科研人员，利用患者放疗数据库强大的数据支持，随时可搜集临床资料，调取肿瘤患者数据，利用综合平台强大的科研分析技术，判断治疗方案的有效性、安全性和精确度，为医师提供更好的个体化肿瘤治疗方案。

其次，通过对放疗数据进行合理分析和统计，探索一些线性关系或非线性规律，利用这些规律构建肿瘤放疗设备智能分析数据库和肿瘤放疗计划专家数据库，实现肿瘤放疗质控参数的远程智能分析和自动风险预警。

第三，数据中心也可以通过网络平台提供基于人工智能的放疗靶区自动勾画和计划自动设计服务，实现区域放疗分级诊疗和远程放疗的新型服务模式。

第四，这些资料的保存也为"医疗举证"提供了相应的帮助，保护了医护人员和患者的利益。除此之外，综合管理系统在放疗费用管理、治疗过程提醒等方面服务于患者，提高患者的治疗满意度，有利于改善医患关系。

■ 放疗诊疗方案的智能化

从患者进入医院就诊登记开始，跟踪、监控、验证与汇总患者个人信息、治疗信息与收费信息，引入流程审核机制，在放疗流程的各个环节，进行审核确认，确保每个环节的信息输入与输出得到有效保障，确保各流程间数据传输准确无误。

一个将要进行放疗的患者，首先需要放疗医师的会诊，放疗医师与患者沟通其病情，解释放疗的必要性、放疗的过程、放疗中可能发生的并发症及放疗疗程中的门诊随访等，然后患者进入建档、收费、制膜、定位、放疗靶区勾画、计划设计阶段，最后才进入放射治疗实施阶段。这一过程复杂、耗时，涉及内容比较专业，没有医学背景的患者难以理解。例如，放疗医师与患方沟通放疗事宜时，没有医学背景的患者无法在短时间内理解放疗的基本流程与放疗过程中应该注意的事项，患者通常是被动遵从医嘱，并不能真正理解放疗过程中产生的不良反应及处理措施，导致放疗过程产生的不良反应不能得到及时的处理，从而影响治疗效果和患者预后。如果人工智能参与放疗相关事宜的沟通，不仅可以为患者详尽地解答放疗流程，增加患者的依从性，还大大节约了放疗医师的时间。人工智能可以按放疗部位制订各自的沟通模板，利用虚拟现实（VR）和增强现实（AR）技术向患者演示整个放疗过程，阐述可能的并发症及处理措施，还可及时提醒患者放疗流程进度，对患者的放疗并发症进行监控、预警，向放疗医师提出治疗方案建议等。

■ 精确定位的智能化管理

数字化影像技术是数字化放疗的基础，基于此才能实现智能放疗。随着数字医学成像技术的不断进步、计算机技术和信息技术的应用，现代放疗定位已普遍使用数字模拟定位机、CT模拟机、

MRI、PET-CT等设备或技术。共同的特点是保证图像质量足够好，能实现多维成像而且在解剖图像的基础上进行图像融合及功能图像显像，使得放疗靶区定位更加精准。放疗医师一般是根据CT模拟定位扫描获得的CT数字影像来勾画放疗靶区。执行CT扫描的定位技师，为了对患者病灶实施有针对性地照射，需要参考肿瘤医师给出的诊断和关注点，获取肿瘤部位影像。这就需要放疗医师对患者有充分的了解，制订切实可行的放疗轮廓勾画方案并且非常清楚自己所关注的区域。由于定位是多工种人员按流程配合完成的，信息的传递可因人为因素而引起误差，基于数字化定位技术的实现，融入智能化管理技术，在肿瘤放疗信息系统中加入定位管理模块，可有效避免信息传递不畅的问题，从而实现精确定位。

■ 放疗摆位的智能化管理

现有的摆位技术过于依赖放疗技术员的经验、业务水平与工作状态等因素，摆位随机误差大、波动大。多数单位虽然配备了二维或三维的图像引导系统（如EPID、CBCT），但受患者经济承担能力、医保政策、设备治疗效率等因素的影响，难以在每次治疗时都实施影像验证，因此难以有效解决摆位误差引起的剂量偏差。如何实现快速化、精确化的摆位误差校正，是智能放疗的一个研究方向。

智能摆位的含义之一是患者进入放疗机房躺在加速器治疗床上后，摆位系统可以进行自动摆位，技术员确认后进行拍片验证，确保治疗位置的准确性。智能摆位的另一个含义是在放疗实施过程中，通过实时影像监测，发现治疗位置因器官运动或体位位移等引起的偏差，利用治疗床进行智能化位置调整，实现放疗靶区的位置追踪，达到精准放疗的目的。

目前智能摆位技术主要有如下发展方向。①六维空间位置校准：即3D方向的平移校准联合3D方向角度旋转的位置校准。实施的基础是六维

治疗床，在影像设备的引导下，系统计算出六维方向的位置偏差，通过控制六维治疗床的运动实现校准。②实时图像引导位置校准：通过 kV 级正交 / 非正交 3D 图像引导系统，适时拍摄患者 DRR 图像，传输至图形处理中心，计算出患者器官位移、靶区位移、体位位移等偏差，校准治疗床，纠正体位信息，达到实时纠正摆位误差的目的。③红外体表检测校准：患者定位影像传输至 TPS 后，生成患者体表轮廓信息，治疗时，应用红外线实时检测体表位置信息变化，与定位信息比较，若超出阈值范围则进行位置调整，实现智能化摆位。④自适应放疗：自适应放疗是智能摆位技术和智能计划技术的联合效果，智能摆位发现体位偏差引起的剂量偏差后，立即修正放疗计划，纠正剂量给予的偏差，实现精确放疗的目的。

在日常临床实践中，通常每位患者的治疗时长为 10~15 分钟。为了维持工作流程，在治疗前和治疗期间，图像引导技术等提供的大量成像信息，需要治疗小组迅速处理。VR 和 AR 技术在这方面有很大的潜力，可以帮助最优地使用位置验证图像，提高患者摆位的准确性或加快摆位决策，使治疗执行能快速而准确地实现。

■ 放疗实施的智能化管理

为保证放疗的实施，放疗单位需要使用质控设备对机器进行日检、月检和年检，患者放疗前，专业人员需要对机器的各项指标参照 AAPM、IAEA 等国际行业标准进行全面检查，以保证直线加速器的正常运行。针对各类放疗设备机器，可通过物联网技术将其实时运行情况、射线输出情况、设备运转情况等数据进行实时记录分析，并通过大数据和人工智能算法进行风险预测。精准云放疗质控系统可以记录和统计质控检测信息，并提供便捷移动端的工作模式，实现放疗单位的质控工作无纸化和智能化，让放疗前的质控工作更加无忧。

放疗医师确认最终放疗计划后，通过放疗网络管理系统，智能化执行放疗计划，技术员只需一键式操作即可实施治疗。

智能放疗计划的剂量验证

剂量验证的目的是检验 TPS 剂量计算的准确性、加速器执行的精确性以及计划是否能够顺利执行，是放疗质控的重要一环。当前放疗的验证实施通常是离线均匀模体或非均匀模体，移植计划后进行剂量测量，分析计算评估执行效果是否达到设计要求。均匀化或非均匀模体的剂量验证，并不能体现患者复杂解剖结构下的剂量分布状况。而且，该过程是在首次执行放疗前进行，费时费力且延误患者治疗时间。

通过强大的计算机数据处理能力和剂量实时获取技术，实现智能化在体剂量精确验证，可为放疗医师提供可靠的体内剂量分布情况。智能化在体剂量验证患者治疗时，通过采集透射或出束光子通量分布，逆向计算患者体内剂量分布状态，并将获取的结果自动校准至随后的治疗，确保精确放疗的实施。还引入独立的第三方剂量引擎参数验证，确保照射野参数传输准确无误，独立验证计算结果的准确性，核查计划设计的合理性，从而快速高效地进行剂量验证，节省了人力物力，不延误患者治疗时间。

智能放疗计划的自适应

放射治疗的焦点在于如何减少治疗过程中肿瘤及危及器官的形变、位置变化等带来的剂量偏差，虽然通过智能摆位和智能验证能有效解决摆位形变与位置偏差的问题，但引起的剂量偏差仍然无法有效解决。

人工智能的引入，可实时监控患者治疗中放疗靶区是否得到精确照射、危及器官是否受到意外照射，可以在出现错误时发出警报并自动修正，最后由人工对修正后的治疗方案进行确认，避免照射事故的发生。另一方面，在放射治疗过程中，部分患者肿瘤明显退缩或体型明显消瘦，由于放疗靶区缩小和危及器官位置变化，需要通过导入分次引导图像与原始计划定位图像进行刚性配准和形变配准，生成放疗靶区和危及器官的再次轮廓勾画，重新计算剂量分布及直方图，根据原始处方约束条件及临床要求进行放疗计划的快速在线修改，生成二程放疗计划并自动进行放疗计划质量保证，在下次治疗开始前的短时间内快速完成整个放疗计划设计。

基于人工智能技术的自适应放疗，基于机器学习和数据技术优化算法，实时调整治疗计划，实现精准放疗，在对放疗靶区高剂量高精准照射的同时，还能最大限度保护危及器官，并降低放射性并发症的发生概率。

智能放疗计划的实施

随着智能靶区勾画、智能计划设计、自适应放疗、智能摆位等技术的发展与实施应用，放疗计划智能化执行可期可待。当前，因放疗计划执行速度慢、照射过程自动化程度低、治疗床不能实时调整、控制台自动化操作管理不足、生命体征监测自动化发展缓慢、放疗摆位过度依赖人员参与、计划执行过程烦琐等，这些流程容易出现人为失误，甚至出现患者和计划不一致的医疗事故。智能放疗的实施可以整合实现操作台管理和直线加速器管理的统一化和智能化，实现直线加速器、治疗床智能调整一体化，简化计划执行程序，提高治疗精度，从多方面保障自适应计划的实施执行。此外，通过智能化的监护监测，加以自动人脸识别系统，充分保障患者治疗时的生命和治疗安全，避免重大医疗事故的发生。

■ 质量控制的智能化

随着 IMRT、IGRT、VMAT、ARC 等新的放疗技术在肿瘤治疗领域的应用，现代放疗技术进入崭新的精确放疗时代，对质量控制的要求越来越严格。质量控制是放疗质量的保障，是肿瘤控制率的基础，是现代放疗技术发展的基石。质量控制主要包括放疗方案、放疗计划、剂量验证、放疗设备等方面，需要投入大量的时间、精力以及各类质控设备，而国内各放疗单位存在设备配置、人员结构、质控制度等多方面的差距，因此，质量控制保障能力参差不齐，严重制约放疗技术质量的同质化。

随着大数据和人工智能技术的发展，智能放疗质控有望解决目前的困难。对放疗技术的智能质控，在放疗智能信息系统支持下，在日常质控规章制度下，启动智能质控程序，在适当的时间自动启用适当的仪器实现这个程序，从计划阶段、执行阶段、检查阶段到处理阶段，涉及放疗医师、放疗物理师、放疗技师的日常工作，并将这些检测结果上传数据管理中心，便于自动分析质控数据，自动改进质控问题，保障放疗技术的高精度、高效率。对放疗设备的智能质控，由放疗信息系统提供设备管理模块，可以记录、查询放疗设备的日常监测报告，自动记录与报警设备故障，自动发布治疗机故障信息，及时提醒相关工作人员进行日常的设备质量控制等工作，保障设备高效运行。

影像组学与智能放疗

■ 影像组学简介

影像组学的定义

医学影像辅助诊断与大数据技术的融合产生了新兴领域，即影像组学。影像组学是以放射影像为研究对象，将影像中包含的全部信息提取出来再进行综合、系统化分析的学科。它是通过从医学影像中大量地提取海量特征来量化肿瘤等疾病，能有效解决肿瘤异质性难以定量评估等问题。2012年，荷兰学者 Lambin 首次提出影像组学概念，强调其深层次含义是从影像中高通量地提取大量影像信息，实现肿瘤分割、特征提取与模型建立，凭借对海量影像数据信息进行更深层次的挖掘、预测和分析来辅助医师做出最准确的诊断。

影像组学的流程

影像组学的处理流程可归纳为以下几部分：影像数据的获取、图像分割、高通量特征提取、影像数据库的建立、分类和预测（图4-6）。

1.影像数据的获取

影像组学需要具有相同或相似采集参数的入组数据。而现代影像包括 CT、MRI 及 PET-CT 等，

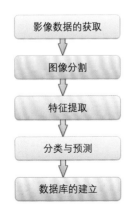

图4-6　**影像组学的流程**

在图像获取和重建上有很大差异，缺乏统一的规范流程，因此虽然国内癌症患者数量多，但是分散到每家医疗机构，同类别、同分期、同分子改变的患者的临床数据和影像学资料相对变少。再者，不同医疗机构之间因为扫描设备、参数设定等不一样，符合入组条件的数据将会急剧减少。所以，建立统一的图像标准，是影像组学保障基本数据量的首要任务。目前主要参考以下格式（表4-1）。

2.图像分割

图像分割是提取感兴趣的区域（region of interest，ROI），可以是肿瘤组织、正常组织或其他解剖结构。图像分割是为下一步的特征提取做准备，精确且稳定的分割方法是保证获取稳定可靠影像特征的前提。但由于肿瘤的异质性和不规则性，肿瘤的精确分割是一个巨大挑战。目前，较为常用的分割算法有区域生长法、图像切割法、活动轮廓法、水平集等，不同的分割算法有不同的适用范围和条件，详见第三章相关部分。

3.特征提取

特征提取是从 ROI 中提取影像组学特征，主要包括形态特征及语义特征、纹理特征等。形态特征包括表面积、体积、3D 直径、球形度、球形不均匀度、紧密度等；常用的语义特征包括尺寸、位置、形状、毛刺及坏死等；形态及语义特征主要描述肿瘤的形状、大小等信息，而纹理特征主要是用各种数学方法计算图像不同灰度级的相对位置信息，进而量化肿瘤异质性。纹理分析包括一阶特征、二阶特征、高阶特征、小波特征等。

4.数据库的建立

一个权威的预测模型必须拥有庞大的、可靠的数据库支持，因此影像组学进一步发展的重要工作就是标准数据库的建立。在二进制分类器中，

表 4-1 影像组学数据规范

数据格式	标准 DICOM 格式的 CT、MRI、PET 等数据，支持多序列数据，同一批患者数据采集序列一致
	单幅图像 >512×512 像素，数据层厚：0.625~2.5 mm
病理信息	病理分类、TNM 分期、复发转移、年龄、性别、是否吸烟等
治疗信息	手术治疗、放化疗、靶向治疗、免疫治疗、药物用量、治疗次数等
预后信息	2 年以上患者随访，明确肿瘤进展及死亡时间
基因信息	致病基因突变、相关基因信号通路

注：参考《中国科学院分子影像重点实验室合作医院影像组学数据规范细则》

模型的每个特征至少需要 10 个样本来支持。好的模型还可以很好地顺应临床和基因组协变量，这就需要依赖更大、更高质量的数据样本。未来，为了避免数据损失及提高影像组学流程的处理效率，在获取影像和其他数据资源时要有意识地把更高的质量控制和标准化作为要求。

5. 分类和预测

分类和预测是影像组学最终需要实现的结果，即通过不同特征的相关性对现有数据进行分类，建立可指导临床的预测模型。结合基因检测的结果，与影像数据在分子水平的融合，能有效提升分类与预测的精确度。通常，数据被分为训练集和测试集。训练集包括患者的病理诊断、疗效、不良反应等，通过特征提取和统计学分析，进而建立初步的可用于指导诊断或预测的模型。而测试集则被用来验证模型的准确性。其中，来自多中心的数据可以帮助获取更加稳定和泛化能力强的模型。

■ 影像组学的肿瘤学应用

肿瘤辅助诊断

影像组学在肿瘤辅助诊断中应用广泛，特别是对良恶性肿瘤的辅助诊断。已有研究发现，肺部恶性结节较良性结节的 CT 密度直方图具有更高的峰度和更低的偏度，以此区分肺部良恶性结节的受试者工作特征曲线面积（receiver operating characteristic curve，ROC）可达到 0.71~0.83。同样，在基于普美显增强磁共振图像中进行肝细胞癌与肝血管瘤的鉴别，最终选择 15 个影像组学特征，测试准确率为 0.82 ± 0.09，敏感性为 0.88 ± 0.11，特异性为 0.76 ± 0.18。通过提取宫颈癌患者 PET-CT 图像的纹理特征及其他常用半定量特征来评估肿瘤异质性的分期价值，最后筛选出 6 个特征，该方法被证明能很好地进行宫颈癌分期诊断。

肿瘤特征预测

影像组学具有预测功能，如广东省人民医院梁长虹教授、刘再毅教授与中科院田捷教授的联合团队进行回顾性分析，收集 500 余例结直肠癌患者的手术资料，利用影像组学的方法，将影像特征与临床病理特征结合，构建并验证了结直肠癌术前淋巴结转移的预测模型，与传统 CT 影像学评估相比较，基于影像组学的预测模型可将术前淋巴结转移预测准确率提高 14.8%。该团队还探讨了 Ⅰ~Ⅱ期非小细胞肺癌（NSCLC）患者的影像组学特征，对于预估患者无疾病进展期（DFS）的价值，结果发现影像组学诺模图对 DFS 的预测价值优于传统临床分期及病理危险因素，对早期 NSCLC 患者有更好的 DFS 评估能力。

肿瘤治疗方案选择

影像组学也被广泛应用于不同治疗方案的疗效预测。浙大医学院邵逸夫医院团队利用影像组学方法，根据提取 MRI 影像特征建立模型预测局部晚期直肠癌新辅助化疗的治疗效果，提高了病理完全缓解率，实现了个体化治疗。同时，已有研究发现，肝细胞肝癌的影像特征可与多柔比星药物反应基因表达相关，因此影像组学分析可应用于个体药物选择。另外，一项关于 58 例局部晚期乳腺癌患者的研究发现，通过对患者核磁共振增强成像的特征分析，可预测患者对新辅助化疗的反应，在治疗之前帮助拟定治疗方案。

■ 影像组学与智能放疗

影像组学通过对影像进行特征提取，并与临床数据进行相关性分析，从而达到提高疾病诊治精度的目的，在肿瘤的精准放疗方面同样具有广阔的临床应用前景。

影像组学预测放疗效果

肿瘤具有异质性，且其异质性会在治疗中不断变化，最后导致治疗前后特征差异大。而这种异质性变化可能导致同病不同效。有研究者通过对肺部肿瘤患者治疗前后的影像特征分析，发现治疗的效果与影像特征的变化显著相关，其建立的预测模型能对患者预后有一定的指导意义。另有研究者发现，通过患者治疗前的影像特征可以预测体部立体定向放疗（SBRT）所带来的生存期、无病生存率及无局部复发生存率，其 ROC 曲线下面积可分别达到 0.73、0.75 和 0.69。

影像组学预测复发及转移

影像组学特征可帮助肿瘤医师进行局部复发、远处转移的预测，优于传统的预测指标。有研究者随访了 113 例行 SBRT 治疗的早期肺癌患者的临床疗效，结果证实部分影像特征与远处转移的一致性指数（conformity index，CI）可达到 0.67，预测准确性优于传统指标；比较自由呼吸 CT 图像与 4D-CT 平均密度投影图像预测肿瘤复发转移的准确性，发现后者优于前者，对肺癌预后有更好的预测价值。对于接受 SBRT 后复发的肺癌患者，研究发现复发早期 CT 图像的影像组学较治疗前 CT 图像有明显优势，影像组学可在 SBRT 治疗后 2 ~ 5 个月检测复发，远小于临床医师常规检测的时间和误差。

影像组学预测放疗不良反应

放射治疗导致的放疗损伤是严重影响肿瘤患者预后及生活质量的并发症，可利用影像组学方法对放射损伤进行无创预测，对于肿瘤患者治疗方案的制订、调整具有很重要的参考意义。有学者对肿瘤每日 CT 影像中的特征值变化进行了量化分析，发现部分特征的变化与剂量显著相关（R2 > 0.99），认为放疗不良反应可根据每日 CT 特征值变化进行预测。有研究报道，SBRT 治疗后的 CT 纹理特征与放疗损伤存在一定相关性（ROC 范围 0.64 ~ 0.75），认为影像组学方法可在一定程度上定量、客观地预测 SBRT 治疗后的损伤。有研究对比分析 106 例肺癌患者放疗前后 CT 影像的 20 个纹理特征，证实了特征值的差异可随着射线剂量的升高而逐步增大，再结合影像特征可将预测放射性肺炎的精度从 0.59 提高到 0.84。利用影像组学对放疗不良反应的预测，可帮助医师尽早发现放射性肺炎，及时进行干预，提高患者放疗的安全性。随着医学的进步、图像处理技术的发展，影像组学预测的准确性会越来越高，将成为肿瘤个体化、精准放疗的重要辅助手段。

■ 影像组学引导智能放疗的不足

影像组学目前处于发展阶段，有很多关键问题及科学技术亟待进一步探索。首先，需要建立一套标准的、可挖掘的数据库，包括定量描述特定组织的损伤程度及找出图像上标识物的大数据。其次，需要提高图像分割的准确性及可靠性，并建立影像特征提取的标准化流程。最后，需要多中心、前瞻性临床试验数据及验证分析。随着医学的发展、影像数据的不断积累和标准化，加之各种图像分割、特征提取、特征选择及模式识别方法的迅猛发展，影像组学将会对临床医学及肿瘤放射治疗产生非常深远的影响和巨大的变革。

VR、AR、MR 与智能放疗

■VR、AR、MR 简介

VR（virtual reality）是创建和体验虚拟世界的计算机仿真系统，它利用计算机生成模拟环境，是视觉、听觉、触觉等多源信息融合的交互式 3D 动态视景和实体行为的系统仿真。用户借助特殊的输入 / 输出设备沉浸到该环境中，让人在某种程度上相信自己确实处于虚拟世界里。临场感的强弱是检验 VR 设备及内容是否优秀的标准。

AR（augmented reality）能实时地计算摄影影像的位置及角度，通过计算机生成的感官输入（如声音、视频、图形或 GPS 数据）进行增强。它创造了完全人工的环境，在现有环境基础上叠加新信息。VR 与 AR 不同：VR 需要用不透明头戴设备完成虚拟世界里的沉浸体验，而 AR 需要透明清晰的头戴设备看清真实世界和重叠在上面的信息和图像。

MR（mixed reality）是虚拟现实技术的进一步发展，通过在虚拟环境中引入现实场景信息，在虚拟世界、现实世界和用户之间搭起一个交互反馈的信息回路，以增强用户体验的真实感。利用 MR 技术，用户可以看到真实世界 (AR 的特点)，同时也会看到虚拟的物体 (VR 的特点)。MR 将虚拟物体置于真实世界中，并让用户可以与这些虚拟物体进行互动。

■VR 在肿瘤领域的应用

VR 对乳腺癌患者的心理干预

乳腺癌患者在接受内分泌治疗或化疗后，会因激素水平变化而可能出现夜间出汗和潮热。医疗技术公司 VRHealth 对此类患者进行了为期 24 天的 VR 心理干预试验。受试者每天都沉浸于 360° 白雪皑皑的冬季场景中（图 4-7）。24 天后，受试者的潮热和盗汗发生率降低了 50%。

VR 在背部癌痛患者康复中的作用

背部肿瘤、椎体肿瘤或慢性腰痛患者常因疼痛而产生运动心理障碍，而运动心理障碍又导致慢性腰痛患者的症状更加恶化。34 名慢性腰痛患者参加了一项 VR 干预研究，结果表明 VR 可显著减轻疼痛，帮助克服对身体运动的恐惧。

■VR、AR、MR 与智能放疗

VR、AR、MR 与智能放疗计划设计

放疗计划的主要目标是设计一组合适的电离辐射束，既给肿瘤区域提供高剂量辐射，又尽量减少正常组织和周围重要器官的剂量。直观、快速地评估放疗计划，需要准确和信息丰富的 3D 可视化显示。

传统的放疗计划系统使用 2D 层面显示，放疗专业人员通常会在 3 个正交平面 (横断面、矢状面和冠状位) 中观察患者解剖切面，一层层地显示不同层面的图像或者采用简单的混叠。1997

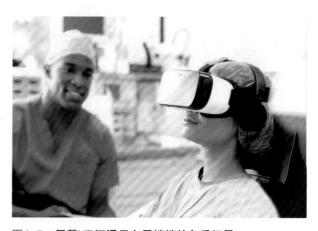

图4-7　佩戴VR沉浸于白雪皑皑的冬季场景

年，采用自动立体显示与直接体绘制算法相结合的方法，在放射治疗中首次使用了 3D 立体显示。3D 立体图像比 2D 图像能获得更好的深度信息和 3D 信息。但是，对采样不足的图像进行数字图像重建时会因混叠的数学效应而可能出现伪影。在 2D 图像中，混叠易出现伪影导致图像模糊，在立体图像中，根据双目视觉法，通过左右立体像对匹配后，再经过三角测量法进行立体探测（两角夹一边确定一个三角形，该三角形的高即为影像点的深度），但这种视觉差可能会导致用户的不适。SeeReal 技术采用垂直交叉的 2D 显示场景视图进行自动立体显示，显示屏上叠加了一副"分光器"的贴膜层，使垂直交叉的视图分别对应观察者的左眼和右眼，生成用户的 3D 感知，这种方式在一定程度上缓解了伪影对用户造成的不适感。

目前 CT 产生的图像序列往往必须沿着某一固定方向，这通常不能满足临床上多方位、任意角度诊查的需求，一种三维医学图像的任意角度虚拟切片提取方法应运而生。在 Visual C++ 平台下，结合可视化工具包 VTK，对 DICOM 格式的 CT 图像进行三维重建，通过设置虚拟切面的法向量和内点来对重建后的三维图像进行切割并获得虚拟切片信息，在切割的同时可以同步显示虚拟切片图像。用鼠标操作即可以生成任意角度、任意部位的虚拟切片图像，并能对切割平面及虚拟切片图像进行移动、缩放、旋转等实时交互操作，从而有效地弥补医学影像设备在成像上的不足。

将 3D 可视化显示和放疗计划结合在一起，形成真正的 3D 计划系统。在该演示中系统结合了 2 个商业可用的组件：透视立体显示系统 Perspecta（图 4-8）和飞利浦 Pinnacle3 治疗计划系统。Perspecta 透视立体显示系统的工作原理是将一组 2D 图像投射到一个快速旋转的全方位扩散屏幕上，并将其封装在聚碳酸酯树脂圆顶内。放疗计划可以很容易地在治疗计划系统 Pinnacle3 和立体显示系统 Perspecta 之间转换，使用 Perspecta

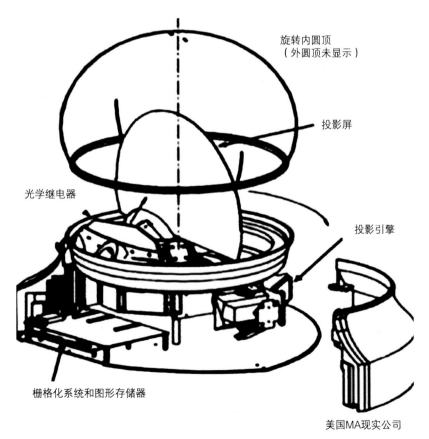

图4-8　Perspecta透视立体显示系统

显示和修改，同时使用Pinnacle3进行剂量计算。剂量分布和解剖学信息在3D模型中呈现（图4-9），比2D显示更自然、更有效。这使得物理师能够比使用传统2D显示更快地创建复杂的射野和审核治疗计划。在传统的计划设计中，物理师需要不断迭代地修改、审查危及器官（OARs）相关3D射野参数，并在2D图像视图上对二维屏幕上的信息进行计划处理，这需要用一个定位设备（鼠标、轨迹板、轨迹球等）来操纵3D图像。在使用Perspecta显示器时，物理师只需要在显示器周围从不同角度观察，就可以看到不同视图的剂量分布。

对该系统进行QA，分别检查采样点在1%或1 mm的剂量，发现与Pinnacle3系统一致。Perspecta系统在图像3D显示、轮廓和剂量分布的3D空间显示与Pinnacle3系统一致，Pinnacle3系统3D尺测量的距离与Perspecta一致。有研究分析46例患者的临床评估报告，包括12例脑肿瘤、10例肺肿瘤、11例腹盆部肿瘤及13例来自试验性研究的患者。其中，28例患者的Perspecta计划更好地减少了OARs的剂量（61%），视交叉降低34%、膀胱降低17%、肝脏降低10%、肾降低30%、双肺降低40%；4例患者的两种计划结果基本相同；14例患者（30%）的Perspecta计划比传统计划系统所制订的计划更差，可能是由于立体3D建模工具尚未开发完全，而治疗计划人员不太熟悉Perspecta 3D系统的操作，需要开发更加直观的用户界面。

总体而言，放疗医师使用3D可视化的计划系统比使用传统2D图像更有效，因为所有的计划信息（靶区覆盖、正常组织的保护和热点或冷点的位置）从CT层面都可以同时获得。考虑到接受度和质量保证方面的问题及Perspecta剂量信息的准确性和一致性，研发人员有望对Perspecta系统的显示软件系统（PerspectaRad）进行功能改进，提高它和加速器之间的信息传输效率，使PerspectaRad系统可以在3D图像显示现实中特定放疗设备的运行情况以及放疗设备的缺陷。

VR、AR、MR与智能放疗实施

放射治疗通常是每天1次，每周5次，连续数周。放疗的主要挑战是确保治疗过程中在身体和器官的运动变化的实际情况下，患者接受的剂量尽可能接近计划剂量。导致治疗剂量不确定的因素有很多，包括呼吸运动和肿瘤退缩引起的内部运动。传统上放疗患者的定位是基于激光对准皮肤标记和治疗室成像检查，现阶段则在治疗机器上配备kV级X射线成像面板和锥形束CT设施，可在治疗前获得高分辨率的摆位图像。在常规的临床工作中，每位患者的治疗时间通常为10~15分钟，而治疗前和治疗期间的成像技术，大大增加了成像信息和工作时间。AR技术在这方面有很大的应用潜力，可以帮助最优地使用图像位置验证，提高患者摆位的准确性以加快患者摆位进程，

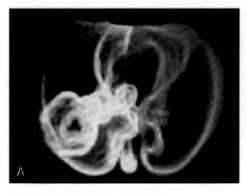
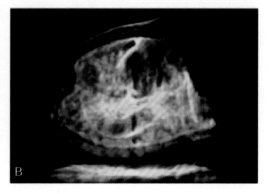

图4-9　剂量分布的3D模型显示

从而实现快速而准确的放疗执行。

Deutschmann 等开发了一套 AR 系统,能够将 CT 图像的 3D 结构轮廓勾画(包括靶区和危及器官),实时地投射在二维平面上,包括体内的软组织结构(图 4-10)。

计算机图形图像和真实材料同时显示,用于纠正患者的摆位误差。更准确地说,在目前的 X 线图像上,由于缺少软组织对比,3D 结构是不可见的。有研究对 701 例患者进行了容积成像与模拟的摆位误差分析,基于 CT 数据和透视图像的患者位置调整的结果优于传统的数字重建图像和电子射野图像的融合结果。应用快速平面成像技术和 2D-3D 配准可以快速校正平移误差,但是快速追踪旋转误差的方法还有待进一步研究。

Talbot 等使用仿真人体模型,提出 AR 辅助患者摆位的方法。从计划 CT 数据中获得 3D 体表轮廓,使用 AR 跟踪软件在治疗床上摆位,把从计划 CT 获取的 3D 体表轮廓叠加到模体实时视频图像上(图 4-11)。操作员可在整个摆位和治疗过程中直观确认患者正确的体位。结果显示,平移的摆位误差 < 2.4 mm,旋转误差 < 0.3°,显示出 AR 技术用于患者摆位的可行性。已开发的技术还需进一步的完善才能投入临床使用。

Santhanam 等研究了真实的 3D 显示剂量,提出可视化框架,基于计算机对肺部肿瘤呼吸运动的实时模拟和 AR 显示系统的剂量累积(图 4-12),提供了由 4D-CT 扫描获得的患者呼吸导致的剂量变化的可视化图像,通过增加剂量积累模式,提高了临床医师的理解能力。AR 显示系统与 2D 显示器相比,临床医师可更直观地看到肿瘤各个方

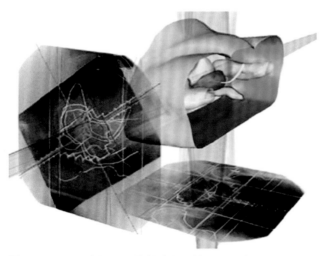

图 4-10　AR 系统将 3D 结构轮廓勾画投影到二维平面

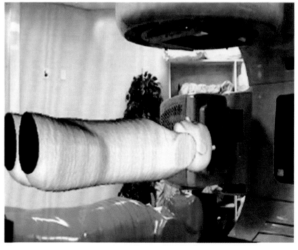

图 4-11　将 3D 体表轮廓叠加到模体的 AR 跟踪摆位技术

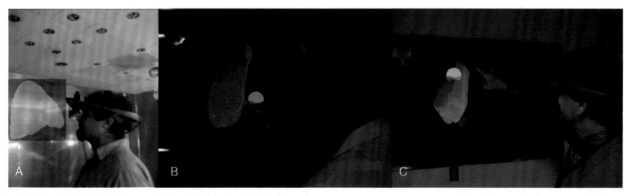

图 4-12　AR 系统显示肺部肿瘤呼吸运动及剂量累积
A.房间覆盖逆反射材料,天花板安装摄像跟踪器;B~C.在 AR 系统显示肺部累积剂量

向的运动幅度及周围正常组织的辐射剂量，可以快速地检测到剂量热点，这对减少正常组织的损伤至关重要。

Wang 等使用 Insight Segmentation、Registration Toolkit19 和 VTK 开发了具有 AR 交互功能的靶区可视化系统。临床相关的等剂量水平和计划体积的比较可以提供比传统剂量－体积直方图（DVH）更多的信息，通过用于脑部肿瘤的放疗计划评估软件与 AR 交互的体积可视化相结合，可以帮助临床医师直观地观察 3D 的高剂量或低剂量区域，并了解剂量不均的程度。

Haukeland 大学医院的放疗会议室安装了一套评估治疗方案的虚拟现实系统，对从计划系统导出的数据通过虚拟现实应用程序进行可视化。VR 环境包括一个由半刚性背投屏幕（BARCO Pas-Cad）和两个重叠的液晶投影机（BARCO SXGA 3000 ANSI）组成的被动立体装置，通过在投影仪上使用圆形偏振滤光器来实现对右眼和左眼的选择视图，并与用户的眼镜相匹配。该软件运行在一个可升级的 PC 图形系统上，通过使用二维传送相结合的 CT 和剂量数据，不但呈现出轮廓或分段结构表面的剂量，还具有良好的图形效果（图 4-13）。采用的硬件解决方案非常适合协作多学科的团队会议，用户可以同步看到自己的数据。该系统还可以让患者了解正在经历的治疗过程，这比传统的医师口头解释更有说服力。

该软件需要通过用户研究来量化虚拟现实的优势，从而进一步发掘该软件的潜力。

VR、AR、MR 与放疗数据智能交互

随着时代变迁，越来越多的通用产品成为高度专业化硬件的替代品，一些技术发展可能深刻改变临床专业人员与计算机生成数据的交互方式。Accuray Plan Touch 是第一款允许放疗医师远程审查和批准 iPad 上的放疗计划的商用软件。应用程序接口与射波刀计划软件完全集成，放疗医师可以在自己的平板设备上检查剂量－体积直方图、等剂量曲线、靶区轮廓和图像，审核并批准治疗计划，从而大大缩短放疗患者定位到治疗所需的等待时间。

Nakata 等利用光学跟踪 AR 技术与智能手机集成，设计了一套 3D 和 4D 图像处理系统。鼠标是个人电脑中使用最广泛的指向设备，其设计适合控制 2D 光标移动而不是复杂的 3D 图像处理。该软件允许放疗医师使用 iPhone 或鼠标来管理 AR 图像，并作为对比评估的控制器。将 iPhone 或 iPod Touch 背面印着光学跟踪标记，面对电脑的网络摄像头，放疗医师可以移动和扭转 iPhone 或 iPod Touch 的光学标志，在 PC 上运行的软件能够识别光学标志。在液晶显示器上显示 AR 图像并将实时跟踪作为光学标记的叠加模型在液晶显示器上显示。当放疗医师移动 iPhone 或 iPod

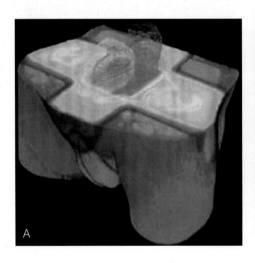
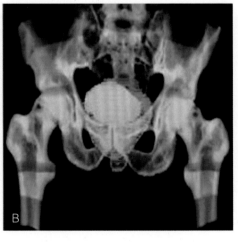

图4-13 使用二维传送功能CT和剂量数据，不但呈现出轮廓(A)或分段结构表面(B)的剂量，还具有良好的图形效果

Touch 时，液晶显示屏上的 3D 物体会以直观的方式移动和缩放。虽然严格比较 AR 技术和鼠标之间的用户界面性能是困难的，但是 AR 具有很高的交互性，而 3D 图像处理不需要特殊的训练。有研究在没有特殊的预试验的情况下对 AR 技术进行了性能评估，将 AR 的 3D 图像处理方法与传统方法的性能进行比较，由 12 名不同的测试人员对 3 个不同的 3D 对象进行评估，计算每个 3D 物体的 3 个水平预定旋转时间。结果显示，在所有情况下，用 AR 方法进行旋转的平均时间比用传统的双按钮鼠标完成的时间要短。

Gallo 等的研究提出并评价了一种新型的用户界面，提供了一种直接的交互作用，利用现有的输入设备对 3D 空间中的医学影像数据进行分析。该接口是作为开源软件实现的，并集成到开源医学图像查看器（医疗成像工具包 MITO）中。该界面采用了一种新颖的旋转技术，将几何本身作为旋转手柄。研究表明，新型旋转技术在旋转复杂形状物体的任务中易于学习，超越了虚拟轨迹球技术。普通鼠标和 Wii 遥控器都可以被用作输入设备（图 4-14）。

VR、AR、MR 与其他智能放疗应用

随着放疗技术发展的日新月异，VR、AR 在放射治疗中具有极高的应用价值，目前其误差范围已小于 2 毫米，甚至更小，在放射治疗技术中，这种空间误差范围是可以接受的。

Tomikawa 等应用 VR 导航系统，使用实时 3D VR 导航系统对乳腺肿瘤进行染色标记作为手术切除的指导，采用 3D 模型进行了定性和定量评价，并报道了导航系统与实际距离之间的平均失配误差为（2.01±0.32）mm。

Gavaghan 等开发了一种可移动的图像覆盖投影仪，该系统使用了一个便携式的图像覆盖装置，包括一个导航计算机单元、一个基于红外的光学被动跟踪系统和用于用户交互和视觉显示的触摸屏（图 4-15），光学摄像机跟踪已知的反射标记

球的配置，该系统在一系列解剖模型上测试不同的手术干预（肝脏、颅颌面、骨科和活检）。该可视化方法有助于增强放疗医师和患者对解剖结构的空间理解，可以减少在模拟手术过程中视线转移的次数。该设备的可携带性和可视性使其可在放疗中应用，特别适合运用在患者的定位阶段。

目前，将 VR 和 AR 技术结合在一起，为危及器官获取更多更有深度的视觉信息。虚拟现实环境是为了实现可视化目标器官、放疗设备位置之间的空间关系，放疗医师能够更好地了解靶区周围的放疗环境，提高放疗的安全性和准确性，利用表面跟踪技术实现放疗靶区与 CT、MRI 数据的准确图像配准，在模拟实验中，平移整体配准误差可 <2 mm，临床应用分析证实了该技术在放疗应用的可行性，认为它与常规放疗技术相比具有显著的优势。另外，针对真实场景和 AR 内容之间配准的准确性有不少研究成果，可在 AR 模式下实现配准误差 < 0.4 mm 并且配准精度在

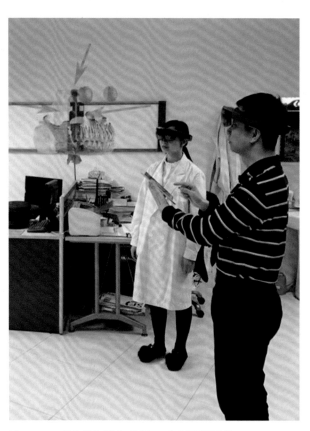

图4-14　现有输入设备分析3D空间医学影像

1~3 mm 以内。VR、AR 应用程序中的虚拟内容和真实场景之间配准的精确性已达到毫米级或更小。最先进的放射治疗技术所需的精确度也同样是以毫米计算的数量级。从 2009 年到现在，配准误差已经从 5~10 mm 减小到小于 1 mm。如果这一趋势继续下去，配准误差将大大小于放疗患者定位和治疗计划所需要的空间精度，进一步促进 VR、AR 在放疗中的广泛应用。AR 功能允许在放疗部位的可见表面以外的 3D 图形进行导航显示，但始终在直接的背景下提供一种透明效果，从而更直接地帮助放疗医师了解与放疗靶区有关的解剖结构。

AR 在临床放疗中的应用除技术方面尚待完善外，硬件成本较高也限制了其推广应用。目前高规格 AR 和虚拟现实能力硬件成本正在大幅下降，平板电脑和手持设备（如 iPad、iPhone、iPod Touch 和 Android 等）的使用频率快速增长，这些移动设备的内置摄像头可以应用于 VR、AR 和医疗领域，包括医疗成像应用领域和放射治疗领域，用户接受度较高，无须特殊培训，使用户能够更容易与计算机生成的信息交互，促进 AR 和 VR 在放射治疗实践中的应用。AR 可协助多学科团队进行远程虚拟会议，在任何地方和任何时间，医疗工作者都可以获得足够多的信息，并可以通过远程多学科团队会议使信息的连接变得更加紧密，极大地改善放疗专业人员的工作方式，从而造福于患者。

AR 和 VR 应用于放疗尚在起步阶段，其发展前景广阔，也面临着一些挑战。AR 和 VR 应用较慢的原因是逼真的 3D 效果所需的设备成本较高，图像数据较少，信息传输速度较慢。放疗 3D 数据的不断增加以及 5G 技术的推广，有助于及时有效地处理大量图像数据和精准信息，将推动 AR 和 VR 在放疗中的应用。

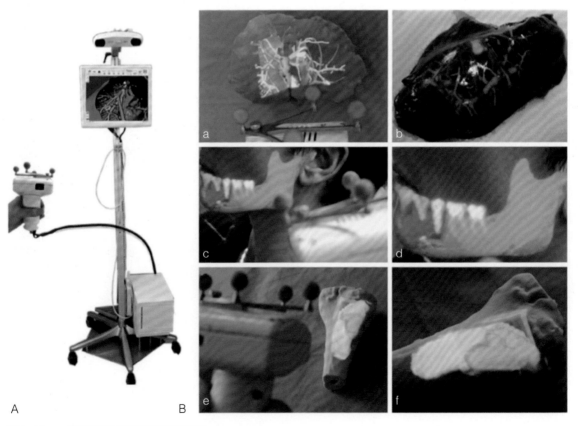

图4-15　一种可移动的图像覆盖投影仪
A.立体定向导航系统；B.手术导航AR显示：a.肝脏手术导航图像叠加AR；b.猪肝组织AR显示；c~d.颌面部手术导航图像叠加AR；e~f.骨肿瘤手术导航图像叠加AR

数字孪生与智能放疗

■ 数字孪生简介

数字孪生（digital twin）是近几年兴起的前沿新技术，简单说就是利用物理模型，使用传感器获取数据在虚拟空间中完成映射的仿真过程，以反映相对应实体的全生命周期过程。数字孪生通过数字化的手段拷贝物理世界中的真实物体，用以预测物理实体的运作情况或发展趋势（图4-16）。

2002年，密歇根大学 Michael Grieves 教授发 表 文 章 *Digital Twin: Manufacturing Excellence*

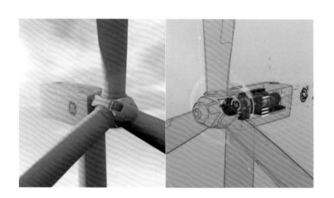

图4-16　数字孪生通过数字化手段拷贝真实物体

through Virtual Factory Replication，第一次提出了数字孪生的概念。当时，数字孪生的概念也只是停留在产品的设计阶段，通过数字模型表征设计物理设备的原型（图4-17）。从那之后，数字孪生的概念逐步扩展到了模拟仿真、虚拟装配和3D打印领域，2014年以后，随着物联网技术、人工智能和虚拟现实技术的不断发展，越来越多的工业产品、工业设备具备了智能的特征，而数字孪生技术也逐步扩展到了包括制造和服务在内的产品全周期，并且不断地丰富着数字孪生的概念和形态。

数字孪生被视为物理资产的虚拟图像，在整个生命周期内都可以维护，并且可以随时轻松访问。数字孪生平台可以将所有专家聚集在一起，带来强大的分析、洞察力和诊断功能，就像实际产品的化身一样，数字孪生允许航空公司可视化处于数千公里之外的产品的状态。美国国防部最早提出数字孪生技术用于航空航天飞行器的健康保障与系统维护，首先需要在数字空间建立真实

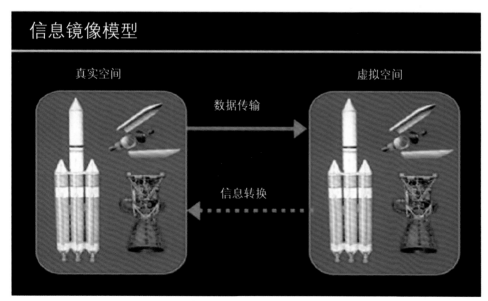

图4-17　数字孪生的概念

飞机的模型（图4-18），并通过传感器实现与飞机真实状态的完全同步，这样每次飞行后，根据飞机结构的现有情况和过往载荷，可及时分析评估是否需要维修以及能否承受下次的任务载荷等。

数字孪生可用来建立虚拟厂房及生产线，在没有建造之前完成数字化模型，从而在虚拟空间对工厂进行仿真和模拟，并将真实参数传输给实际的工厂建设。厂房和生产线建成之后，在日常运行维护中二者继续进行信息交互。数字孪生不仅可以看到产品外部的变化，更重要的是可以看到产品内部的每一个零部件的工作状态。例如，

通过数字3D模型，可以看到汽车运行过程中，发动机内部的每一个零部件、线路、各种接头的每一个数字化的变化，从而可以对产品进行预防性维护（图4-19）。

数字孪生肿瘤诊治

数字孪生与肿瘤诊治

"数字孪生"是人体理想的真实复制品，可望显示当前和未来的所有生理、病理状态，并且将这些信息以非常详细的视觉方式绘制出来。虽然这一过程还为时尚早，但"数字孪生"概念在

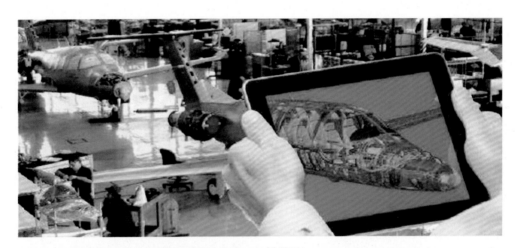

图4-18　数字孪生技术在数字空间建立真实飞机的模型

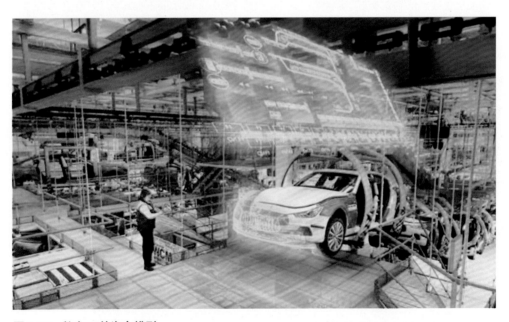

图4-19　数字3D的汽车模型

肿瘤学的多个领域中可望实现个性化医疗，包括大数据构建、肿瘤病理诊断、治疗方案设计、模拟药物治疗等，从而有效避免误诊、漏诊、盲目治疗及药物不良反应等。

数字孪生与远程控制

远程监控只是数字孪生技术的初级应用，远程控制才是数字孪生最终级的应用场景。通过数字模型，可以实现设备的远程操控。主管医师在医院的任何一台办公电脑上都可以查看患者的各项指标，从而提高医疗效率（图4-20）。

虚拟生理人与肿瘤诊治

这里所说的"虚拟人（virtual human）"并不是互联网上的虚拟主持人，而是通过数字技术模拟真实的人体器官而合成的三维模型，不仅具有人体外形以及肝脏、心脏、肾脏等各个器官，而且具备各器官的新陈代谢功能，能较为真实地反映出人体的生理状态和各种病理变化。在医疗健康领域，第一个可用的建模系统可能是虚拟生理人（VPH）。比利时虚拟生理人综合生物医学研究所为VPH的生产设定了3个主要目标：①数字患者（医师VPH）；②计算机临床试验（生物医学和制药行业的VPH）；③个人健康预测（患者/公民的VPH）。以上3个目标都可以与肿瘤学相关联，可实现肿瘤治疗效果可视化并确定具体结果，通过临床试验模拟治疗结果，再给予患者真实的治疗。这也有助于减少关于数字孪生的伦理争论。VPH目前可用于检测HIV、心脑血管问题和肌肉骨骼问题，将来有希望专门针对肿瘤学建立虚拟生理人。超级电脑"沃森"由IBM公司和美国得克萨斯大学历时4年联合打造，该电脑存储了海量的数据，而且拥有一套逻辑推理程序，沃森的优势是可给出准确与可靠的答案，为医师提供更适合患者的解决方案。医院具有良好的档案储存制度，积累了大量的医学数据、病例档案，并进行了科学的分类。这些大量的可搜索的数据，是沃森发挥作用的重要前提。沃森将帮助护士们管理复杂的病例和来自医疗服务部分的请求，使得医师可以通过自己的手机或平板电脑，了解肿瘤患者的身体状况。不同地区医疗水平的巨大差异，也使得沃森拥有广泛的应用前景。一些偏远地区的小医院也可以通过云端访问全国的医疗数据库，享受到沃森带来的服务。如果VPH与沃森这样的庞大数据库配对，则能给肿瘤临床医师提供最新最全面的患者诊治信息。

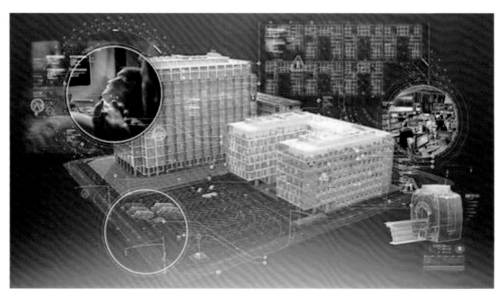

图4-20　数字孪生技术通过终端监控患者生命指标

数字孪生与肿瘤临床研究

1. 欧洲的数字孪生倡议

由来自29个不同国家的200多个合作伙伴组成，旨在基于详细的建模系统开发革命性的医疗保健方法，在不对患者造成任何伤害的前提下进行数字孪生模拟治疗，主要目标之一是通过开发全新的模型构建、诊断和治疗技术改变和促进生物医学研究和临床实践。它不仅可以提高患者的健康水平，还能减轻整个欧洲不断增加的医疗保健费用负担。

2. 中国的图玛深维项目（12 sigma）

图玛深维是最早将人工智能和深度学习结合起来开展医学图像诊断和深入分析医学数据的公司之一。该公司开展早期和罕见疾病检测、治疗计划和患者监测，其深度学习产品使医师能够解读疑难病例。对肿瘤的检测精确度可达到小至

0.01%的图像信息的微小病变，准确率达98.5%。该产品是市场上首款此类产品，其深度学习平台不仅具有革命性，而且其医学数据分析平台在精准医学、基因组测序和病理分析方面也表现出色，有助于诊断包括肿瘤在内的各种疾病。图玛深维还提供了一个云平台，医师在其中进行交流，使诊断更准确。这些工作是开创性的，对创建功能齐全的数字孪生具有重要作用。

3. 利用数字孪生实现药物输送

俄克拉荷马州立大学化学工程学院的余峰教授在数字孪生上使用计算流体－粒子动力学（CFPD）模拟药物代谢，通过减少和增加浓缩药物剂量来确定药物目标区域。Yeng博士提出使用多模型框架的假设，使用完全的数字孪生，通过气溶胶吸入化学治疗剂，将目标区域的药物输送效率从25%提高到近90%（图4-21）。

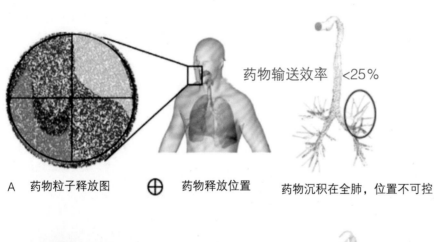

A 药物粒子释放图　⊕ 药物释放位置　药物沉积在全肺，位置不可控

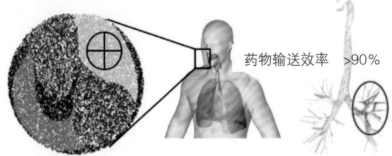

B 药物粒子释放图　⊕ 药物释放位置　药物100%沉积在右上肺，位置可控

图4-21　利用数字孪生实现药物输送的可控性
A.传统的药物输送方式；B.利用数定孪生实现药物输送的可控性

■ 数字孪生与智能放疗

数字孪生与放疗设备远程监控

未来放疗单位的每个设备（包括 CT 模拟定位机和直线加速器等）都将拥有一个数字复制体。通过它可以精确地了解这些实体设备的运行方式。通过数字模型与实体设备的无缝匹配，可以实时获取放疗设备监控系统的运行数据，便于工程师进行故障预判和及时维修。在未来，远程辅助、远程操作、远程紧急命令都将成为日常管理的常用词汇。

数字孪生与智能放疗计划设计

在放疗计划的设计阶段，利用数字孪生可以提高计划设计的准确性，并预测患者在真实环境中的肿瘤照射剂量，对重要部位的受照剂量进行有效限制。这个阶段的数字孪生，主要包括如下功能。①数字模型设计：使用 CAD 工具开发出满足真实患者参数的虚拟原型，精确地记录患者的各种物理参数，以可视化方式展示出来，并通过一系列的验证手段来检验计划设计的精准程度；②模拟和仿真：即通过一系列可重复、可变参数、可加速的仿真实验验证数字孪生模体在不同外部环境下的性能和表现，在计划设计阶段就验证患者的适应性。

数字孪生与智能图像引导

随着放射治疗进入图像引导（IGRT）时代，IGRT 成像程序通常用于患者摆位和靶区定位，IGRT 成像过程受照剂量可能会导致某些敏感器官照射超量，也会潜在增加患者的二次患癌风险。因此，需对图像引导过程进行剂量管理。然而，对于不同图像引导过程中产生的额外照射剂量，目前不能进行准确可靠的评估。运用数字孪生技术则可准确预测各个器官在 IGRT 成像过程中的受照剂量，反过来也可以提醒医师是否需要调整修改计划，能够对重要器官尤其是计划剂量接近阈值的器官进行有效保护。

数字孪生与智能放疗计划验证

在放疗计划的验证阶段，传统的均匀模体的验证方法没有考虑组织器官的不均匀性，并不是真正意义上的剂量验证。利用数字孪生可以复制出和真实患者完全一致的数字模型，包括外形和内部的各个器官情况，可以看到患者内部各个器官功能的变化情况，这样就可以更加精确地对患者的剂量进行验证（图 4-22）。放疗医师可以借

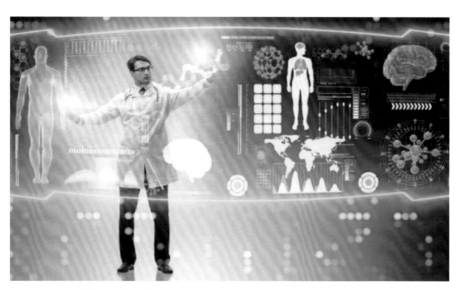

图4-22 **数字孪生技术复制出数字化人体**

此评估照射剂量对患者的影响。

数字孪生与智能放疗实施

未来，每个患者都将拥有自己的数字孪生体。通过各种新型医疗检测、扫描仪器及可穿戴设备，可以完美地复制出一个数字化身体，并可以追踪这个数字化身体每一部分的运动与变化，从而更好地进行健康监测和管理。在放疗实施阶段，利用数字孪生可以提高摆位的准确性，预测患者的实际照射情况，并且实时检测患者在真实环境中的实际受照射剂量。

本章小结

大数据、人工智能是当今世界发展的有力推进器，打开了人类认知的新世界，促进了人类文明的发展，在各领域得到了长足的发展。现代放疗引入大数据、人工智能技术，推动着放射治疗迈上新的台阶，改变了传统放疗的工作模式。基于放疗大数据的放疗轮廓自动勾画不仅能够大幅减轻放疗医师的工作负荷，还能促进靶区勾画标准化进程。基于人工智能的智能放疗计划系统不仅能快速获得最优化放疗计划，还能最大化保障不同放疗单位的同质化。基于影像组学引导的智能放疗，是医学影像与大数据技术的融合，在预测放疗效果、肿瘤复发转移和放疗不良反应等方面提高放疗的增益比。将虚拟现实和增强现实技术引入智能放疗，对提升放疗技术培训和医患沟通交流有质的飞跃。数字孪生技术是智能放疗的重要发展，通过人机信息交互的远程监控，是理解和改造现实世界的新工具。

现代精确放疗对放疗质量控制有更高的要求，对放疗流程的智能化管理是保障精确放疗的重要基础。在放疗信息智能管理系统的支持下，实现放疗流程的全程监控，在放疗前、中、后提供标准化的处置方案，充分体现智能放疗精确、快速、高效的优势，对于提高肿瘤放疗的治愈率、降低放疗并发症发生率以及提高患者生活质量，均具有重要的现实意义。

参考文献

[1] 沈天乐，杜向慧．人工智能在恶性肿瘤放疗领域中的应用与前景．浙江医学，2018,4(8):783-795.

[2] 王卫东，郎锦义．基于生命/影像组学和人工智能的精确放射治疗思考与展望．中国肿瘤临床，2018,45(12):64-68.

[3] 周娜，李爱芹，刘广伟，等．沃森肿瘤人工智能系统在临床中的应用．中国数字医学，2018,11(1):23-25.

[4] 李晔雄，肿瘤放射治疗学．5版．北京：中国协和医科大学出版社，2018.

[5] 杜晓昕，王波，胡斌，等．用于肿瘤癌症大数据分类的新型仿生优化计算研究．科学技术创新，2018,17(1):17-18.

[6] 段永璇，甄天民，谷景亮，等．大数据环境下肿瘤放疗的数据解析．中华医学图书情报杂志，2018,27(3):10-13.

[7] 宋波，朱甜甜，于旭，等．医疗大数据在肿瘤疾病中的应用研究．中国数字医学，2017,12(11):35-37.

[8] 毕占岁．医院PACS/RIS系统管理与维护探讨．中国卫生产业，2014,13:176-177.

[9] 宋歌，王溪，王忠文，等．放疗科《医疗设备控制管理信息系统》的开发与应用．中华放射肿瘤学杂志，2014,23(6):545-545.

[10] 吴钦宏，李高峰，钟秋子，等．基于放疗流程的放疗信息管理系统软件设计与实践．中华放射肿瘤学杂志，2012,21(2):160-162.

[11] 李金凯，孙新臣，孙向东．放疗科综合管理系统的设计与应用．中国医疗设备，2016,31(12):86-91.

[12] 周毅．虚拟化平台在医院放射科的应用．中国医疗设备，2016,31(1):89-90.

[13] 陈雷．基于VMwarevSphere云计算技术构建医院虚拟化信息平台．中国医疗设备．2017,32(6):121-123.

[14] 陈敏亚，陈卫平，罗春，医联体信息平台的设计与应用．中国医疗设备．2017,32(7)：137-139.

[15] 王甜宇，孙艳秋，燕燕．大数据时代云计算在区域医疗信息化中的应用．中国医疗设备，2015,3(6):72-74.

[16] 汪长岭，沈华强，苏钰，医学工程与信息技术推动下的医疗卫生改革模式转变．中国医疗设备，2016,31(12):164-185.

[17] 牟岚,金新政.远程医疗发展现状综述.卫生软科学,2012,26(6):56-59.

[18] 宋爱娟.基于无线传感器网络远程医疗监护系统研究.秦皇岛:燕山大学,2013.

[19] 潘良勇.无线传感网络下的数据融合技术研究.武汉:武汉理工大学,2012.

[20] Chen Y,Chang W,Liu C,et al.Integration of multidisciplinary technologies for remote-controlled, dynamic tracking, and real-time target verification for conformal radiotherapy: a prototype of target visualization system.Int J Radiat Oncol,2011,81 (1): 1-771.

[21] Morrison JJ,Hostetter J,Wang K,et al.Data-Driven DecisionSupport for Radiologists: Re-using the National Lung ScreeningTrial Dataset for Pulmonary Nodule Management. J Digit Imaging, 2015, 28(1): 18-23.

[22] Lambin P, Rios-Velazquez E, Leijenaar R, et al. Radiomics: extracting more information from medical images using advanced feature analysis. Eur J Cancer, 2012, 48(4): 441-446.

[23] Yasaka K, Akai H, Mackin D, et al. Precision of quantitative computed tomography texture analysis using image filtering:A phantom study for scanner variability. Medicine, 2017, 96(21): e6993.

[24] Shafiq-Ul-Hassan M, Zhang GG, Latifi K, et al. Intrinsic dependencies of CT radiomic features on voxel size and number of gray levels. Med Phys, 2017, 44(3): 1050-1062.

[25] Aerts HJ, Velazquez ER, Leijenaar RT, et al. Decoding tumour phenotype by noninvasive imaging using a quantitative radiomics approach. Nat Commun, 2014,3(5):4006.

[26] Gillies RJ, Kinahan PE, Hricak H. Radiomics: images are more than pictures, they are data. Radiology, 2015, 278(2): 563-577.

[27] Kamiya A, Murayama S, Kamiya H, et al. Kurtosis and skewness assessments of solid lung nodule density histograms: differentiating malignant from benign nodules on CT. Jpn J Radiol, 2014, 32(1): 14-21.

[28] 陈茂东,张静,杨桂香,等.基于普美显增强磁共振的影像组学鉴别肝细胞癌与肝血管瘤.南方医科大学学报,2018,38 (4): 428-433.

[29] Mu W, Chen Z, Liang Y, et al. Staging of cervical cancer based on tumor heterogeneity characterized by texture features on (18)F-FDG PET images. Phys Med Biol, 2015, 60(13): 5123-5139.

[30] Huang YQ, Liang CH, He L, et al. Development and Validation of a Radiomics Nomogram for Preoperative Prediction of Lymph Node Metastasis in Colorectal Cancer. J Clin Oncol, 2016, 34(18): 2157-2164.

[31] Nie K, Shi L, Chen Q, et al. Rectal Cancer: Assessment of Neoadjuvant Chemoradiation Outcome based on Radiomics of Multiparametric MRI. Clin Cancer Res, 2016, 22(21): 5256-5264.

[32] Teruel JR, Heldahl MG, Goa PE, et al. Dynamic contrast-enhanced MRI texture analysis for pretreatment prediction of clinical and pathological response to neoadjuvant chemotherapy in patients with locally advanced breast cancer. NMR Biomed, 2014, 27(8): 887-896.

[33] Lee G, Lee HY, Park H, et al. Radiomics and its emerging role in lung Cancer res, imaging biomarkers and clinical management: State of the art. Eur J Radiol, 2017, 86:297-307.

[34] Parekh V, Jacobs MA. Radiomics: a new application from established techniques. Expert Rev Precis Med Drug Dev, 2016, 1(2): 207-226.

[35] Coroller TP, Agrawal V, Narayan V, et al. Radiomic phenotype features predict pathological response in non-small cell lung cancer. Radiother Oncol, 2016, 119(3): 480-486.

[36] Li Q, Kim J, Balagurunathan Y, et al. Imaging features from pretreatment CT scans are associated with clinical outcomes in nonsmall-cell lung cancer patients treated with stereotactic body radiotherapy. Med Phys, 2017, 44(8): 4341-4349.

[37] Huynh E, Coroller TP, Narayan V, et al. CT-based radiomic analysis of stereotactic body radiation therapy patients with lung cancer. Radiother Oncol, 2016, 120(2): 258-266.

[38] Huynh E, Coroller TP, Narayan V, et al. Associations of Radiomic Data Extracted from Static and Respiratory Gated CT Scans with Disease Recurrence in Lung Cancer Patients Treated with SBRT. Plos One, 2017, 12(1): e0169172.

[39] Mattonen S, Palma D, Johnson C, et al. Detection of

Local Cancer Recurrence after Stereotactic Ablative Radiotherapy (SABR) for Lung Cancer: Physician Performance Versus Radiomic Assessment. Int J Radiat Oncol, 2016, 94(5): 1121-1128.

[40] Paul J, Yang C, Wu H, et al. Early Assessment of Treatment Responses during Radiation Therapy of Lung Cancer Based on Quantitative Analysis of Daily CT. Int J Radiat Oncol, 2017, 98(2): 463-472.

[41] Moran A, Daly ME, SSF Y, et al. Radiomics-based Assessment of Radiation-induced Lung Injury After Stereotactic Body Radiotherapy. Clin Lung Cancer, 2017, 18(6): 425-431.

[42] Cunliffe A, Armato SG, Castillo R, et al. Lung texture in serial thoracic computed tomography scans: correlation of radiomics-based features with radiation therapy dose and radiation pneumonitis development. Int J Radiat Oncol, 2015, 91(5): 1048-1056.

[43] Citrin DE. Recent Developments in Radiotherapy. N Engl J Med, 2017, 377(22): 2200-2201.

[44] Karahalil B. Overview of Systems Biology and Omics Technologies. Curr Med Chem, 2016, 23(37): 4221-4230.

[45] Huang Y, Liu Z, He L, et al. Radiomics Signature: A Potential Biomarker for the Prediction of Disease-Free Survival in Early-Stage (I or II) Non-Small Cell Lung Cancer. Radiology, 2016, 281(3): 947-957.

[46] Neoh KH, Hassan AA, Chen A, et al. Rethinking liquid biopsy: Microfluidic assays for mobile tumor cells in human body fluids. Biomaterials, 2018, 150: 112-124.

[47] Bardelli A, Pantel K. Liquid Biopsies, What We Do Not Know (Yet). Cancer cell, 2017, 31(2): 172-179.

[48] Rack B, Schindlbeck C, Jückstock J, et al. Circulating tumor cells predict survival in early average-to-high risk breast cancer patients. J Natl Cancer Inst, 2014, 106(5): 66.

[49] Garcia-Murillas I, Schiavon G, Weigelt B, et al. Mutation tracking in circulating tumor DNA predicts relapse in early breast cancer. Sci Transl Med, 2015, 7(302): 133.

[50] Reinert T, Schøler LV, Thomsen R, et al. Analysis of circulating tumour DNA to monitor disease burden following colorectal cancer surgery. Gut, 2016, 65(4): 625-634.

[51] Bettegowda C, Sausen M, Leary RJ, et al. Detection of circulating tumor DNA in early- and late-stage human malignancies. Sci Transl Med, 2014, 6(224): 224.

[52] Yokobori T, Iinuma H, Shimamura T, et al. Plastin3 is a novel marker for circulating tumor cells undergoing the epithelial-mesenchymal transition and is associated with colorectal cancer prognosis. Cancer res, 2013, 73(7): 2059-2069.

[53] Nakamura T, Sueoka-Aragane N, Iwanaga K, et al. Application of a highly sensitive detection system for epidermal growth factor receptor mutations in plasma DNA. J Thorac Oncol, 2012, 7(9): 1369-1381.

[54] Taniguchi K, Uchida J, Nishino K, et al. Quantitative detection of EGFR mutations in circulating tumor DNA derived from lung adenocarcinomas. Clin Cancer Res, 2011, 17(24): 7808-7815.

[55] Siravegna G, Bardelli A. Blood circulating tumor DNA for non-invasive genotyping of colon cancer patients. Mol Oncol, 2016, 10(3): 475-480.

[56] Paoletti C, Muñiz MC, Thomas DG, et al. Development of circulating tumor cell-endocrine therapy index in patients with hormone receptor-positive breast cancer. Clin Cancer Res, 2015, 21(11): 2487-2498.

[57] Chu D, Paoletti C, Gersch C, et al. ESR1 Mutations in Circulating Plasma Tumor DNA from Metastatic Breast Cancer Patients. Clin Cancer Res, 2016, 22(4): 993-999.

[58] Antonarakis ES, Lu C, Wang H, et al. AR-V7 and resistance to enzalutamide and abiraterone in prostate cancer. N Engl J Med, 2014, 371(11): 1028-1038.

[59] Steinestel J, Luedeke M, Arndt A, et al. Detecting predictive androgen receptor modifications in circulating prostate cancer cells. Oncotarget, 2015, 5: 1-11.

[60] Jeong Y, Hoang NT, Lovejoy A, et al. Role of KEAP1/NRF2 and TP53 mutations in lung squamous cell carcinoma development and radiotherapy response prediction. Cancer Discov, 2017, 7(1): 86-101.

[61] Adams DL, Adams DK, He J, et al. Sequential Tracking of PD-L1 Expression and RAD50 Induction in Circulating Tumor and Stromal Cells of Lung Cancer Patients Undergoing Radiotherapy. Clin Cancer Res, 2017, 23(19): 5948-5958.

[62] Sloan AE, Soler D, Young AB, et al. Liquid Biopsy Can Distinguish Recurrent Glioblastomas From Pseudo

progression and Radiation Necrosis After Concurrent Radiochemotherapy. Neurosurgery, 2016, 63: 185-186.

[63] Olsson E, Winter C, George A, et al. Serial monitoring of circulating tumor DNA in patients with primary breast cancer for detection of occult metastatic disease. EMBO Mol Med, 2015, 7(8): 1034-1047.

[64] Diamond JM, Vanpouille-Box C, Spada S, et al. Exosomes Shuttle TREX1-Sensitive IFN-Stimulatory dsDNA from Irradiated Cancer Cells to DCs. Cancer Immunol Res, 2018, 6(8): 910-920.

[65] Malla B, Aebersold DM, Dal Pra A. Protocol for serum exosomal miRNAs analysis in prostate cancer patients treated with radiotherapy. J Transl Med, 2018, 16(1): 223.

[66] Kamphuis C, Barsom E, Schijven M, et al. Augmented reality in medical education. Perspect Med Educ, 2014, 3: 300-311.

[67] Butler E. The use of interactive, real-time, three-dimensional (3D) volumetric visualization for image guided assistance in the brachytherapy needle placement for advanced gynaecological malignancies. Int J Radiat Oncol, 2011, 81 (2): 482-483.

[68] Nakata N, Suzuki N, Hattori A, et al. Informatics in radiology: intuitive user interface for 3D image manipulation using augmented reality and a smartphone as a remote control. Radiographics, 2012, 25(1): 273–283.

[69] Liao H, Ishihara H, Tran HH, et al. Precision-guided surgical navigation system using laser guidance and 3D autostereoscopic image overlay. Comput Med Imag Grap, 2010, 34: 46-54.

[70] Tomikawa M, Hong J, Shiotani S, et al. Real-time 3-dimensional virtual reality navigation system with open MRI for breast-conserving surgery. J Am Chem Soc, 2010, 210(6): 927-933.

[71] Kim S, Hong J, Joung S, et al. Dual surgical navigation using augmented and virtual environment techniques. Int J Optomechatroni, 2011, 5 (2): 155-169.

[72] Gavaghan K, Oliveira-Santos T, Peterhans M, et al. Evaluation of a portable image overlay projector for the visualisation of surgical navigation data: phantom studies. Int J Comput Assist Radiol Surg, 2012, 7(4): 547-556.

[73] Low D, Lee CK, Dip L LT, et al. Augmented reality neurosurgical planning and navigation for surgical excision of parasagittal, falcine and convexity meningiomas. Brit J Neurosurg, 2010, 24 (1): 69-74.

[74] Cerrone A, Hochhalter J, Heber G, et al. On the Effects of Modeling As-Manufactured Geometry: Toward Digital Twin. Int J Aerospace Eng, 2014, 2014: 1-10.

[75] Tuegel EJ, Ingraffea AR, Eason T G, et al. Reengineering Aircraft Structural Life Prediction Using a Digital Twin. Int J Aerospace Eng, 2011, 2011: 1687-5966.

广义智能放疗

我国放疗行业的快速发展受到三大严重限制。一是放疗服务的需求与供给分布不均极其突出。我国 80% 的放疗卫生资源集中在城市，其中 80% 集中在大中型医院，但医疗卫生服务需求大多在基层，放疗医疗服务的需求与供给分布不均十分突出。二是传统业务模式导致放疗执行效率低下，"三长一短"（挂号、候诊、缴费时间长及就诊时间短）问题突出，业务数据响应速度慢，内部信息共享不流畅，造成放疗环节衔接程序不够优化，医患关系也受此影响而恶化。三是放射治疗门槛高、投入大，是多学科协同的综合治疗技术，是一项需要放疗医师、物理师、技师密切合作完成的多环节流程，而放疗专业人才的培养要求十分严格，人才培养的周期较长，合格的放疗专业人才整体上比较稀缺。因此，发展广义智能放疗能够有效缓解我国放疗行业遇到的瓶颈问题。

由于质控意识、硬件设备、人员配置等基本要求的存在，基层医院放射治疗规范化工作举步维艰。随着互联网智能技术的广泛应用及"健康中国"事业的蓬勃兴起，远程医疗服务步入智能化发展的轨道，远程医疗作为解决医疗服务分布不均的手段，被越来越多的发达国家、发展中国家重视。我国政府大力推动"互联网＋医疗健康"

发展，落实"互联网＋医疗健康"服务体系，切实解决患者看病就医的突出问题，改善医疗服务均等化问题，并为普通人群提供更方便更全面的健康服务。

广义智能放疗将通信技术、计算机技术、云平台技术、人工智能等先进技术最新发展成果，引入到现代放射治疗中进行探索拓展尝试，为智能放疗提供新技术、新方法、新可能，以期实现未来智能放疗，解决现代放疗的难题、发展瓶颈。从远程医疗服务的性质和放射治疗的工作模式来说，远程服务应用于放射治疗具有先天优势。放疗医师向远程放疗人工智能服务中心提出需求，患者的放疗信息和具体需求通过自动诊断、自动勾画、自动处方、自动计划等返回至放疗医师进行审核确认，将原来几天的放疗准备工作时间缩减到半小时以内，极大提高放射治疗的供给能力。远程医疗的应用，基于顶级医院的大数据人工智能应用的结果，有效解决靶区勾画、放疗计划的同质化问题。通过远程服务，可以不必将危重、疑难患者转送到上级医院进行专家会诊，患者不必到顶级医疗单位即能获得和顶级医疗中心相同的优质治疗效果，减轻患者经济负担的同时，也能避免到大医院就诊路途中引起的诊疗耽误，有利于国家分级诊疗的实施与应用。

"互联网+"与放疗云平台

■ "互联网+"医疗

"互联网+"是知识社会创新推动下的互联网形态的演进,是互联网技术在各行各业的实践和应用。它以互联网平台为基础,将现代信息技术手段(如手机通信技术、云计算、大数据、物联网等)与传统行业进行深度融合,创造新形态下的新产业。其主要特点包括跨界融合、创新驱动、重塑结构、以人为本、开放自由、连接一切等。

依靠云计算、大数据处理、物联网和可穿戴设备这4项关键技术,"互联网+"已经逐渐融入医疗行业。以互联网为载体,将传统医疗服务与新时代信息化技术相结合,形成了新时代下新型医疗服务产业,涉及医疗服务、公共卫生、医疗保障、药物管理、个人健康、医学决策管理等各个医疗卫生领域。"互联网+"医疗将实现医疗资源共享,提高医疗服务效率,减少医疗服务差错,并帮助人类更好地认识疾病、克服疾病。下面对"互联网+"医疗的不同模式分别进行介绍。

远程医疗

远程医疗(telemedicine)是指通过使用远程通信技术、影像技术和计算机多媒体技术等,充分发挥大型医学中心或专科医疗中心的先进医疗技术和设备优势,对医疗卫生条件较差、医疗质量不高或处于特殊环境的伤病员提供远距离的、高质量的医疗服务。它包括远程诊断、远程会诊、远程护理、远程教育及远程医疗信息服务等所有医学活动。目前,远程医疗技术已经从最初的电视监护、电话远程诊断发展到利用高速网络进行数字、图像、语音的多媒体综合传输,并且实现了实时的语音和高清晰图像的交流,为现代医学的应用提供了更广阔的发展空间。以HealthTap为例,这是美国的一家提供7×24小时远程医疗服务的移动互联网公司,是从在线问答到全流程诊疗的在线诊疗平台。

在线医疗

在线医疗(e-health)是一种以互联网为依托,针对门诊就医拥挤的弊端,以患者或潜在患者为服务对象,利用在线问答、即时通信工具解答等互联网手段,由专业医师为患者提供病症诊断、健康咨询等服务的医疗活动。这些平台主要为患者提供以专家为核心、各级别医师为基础的线上医疗服务,主要运营模式分为咨询服务和预约转诊服务两类。针对一些病情比较复杂的患者,通过网络或者电话咨询无法解决实际问题,而当地医疗条件落后又不知何处求医,在线医疗平台可以为这些患者提供"预约转诊"服务。患者上传详细病情资料至在线医疗平台,由平台分析处理后推荐相关专家并进行沟通,获得专家门诊机会。这种模式可以提升社会医疗资源的利用率,把宝贵的专家门诊机会分配给真正需要专家的重大疾病患者。同时可以让患者及时获得有效的诊治,避免多次就诊、误诊等。

互联网医院

在传统实体医院的基础上,互联网医院(internet hospital)融入互联网技术、云技术、可穿戴设备等新技术,为患者提供一系列从线上到线下、前端到后端的"闭环式"医疗服务,让患者更便捷地获取到实体医院的医疗服务,使传统医院迈向互联网智能医院。

互联网医院以"患者为中心",在云平台上构建统一的区域数据中心,以互联网技术向外延伸,开发网上诊疗系统、医患服务系统、医联体服务系统。医务人员可用各种通信终端向云端的医院平台发起应用请求，即能享有数字医疗、移动办公、即时通信、病理影像传输、公众医疗信息发布等多项服务，为患者提供更加优质、可靠的医护服务。患者及社会人员可通过医院对外开放的平台进行自主医疗请求，实现医患之间的即时沟通。

国内外互联网医疗

美国较为成熟的互联网医疗技术即为远程医疗，其服务项目不仅仅是单纯的问诊，而是涉及诊疗环节。远程医疗始于 20 世纪 70 年代，最开始用于医院与医院（B2B）之间的远程诊疗，自从 2010 年前后移动互联网开始普及，业务模式发生转变，从 B2B 逐步过渡为医院和医师直接面向患者（direct to consumer，DTC）和在线诊疗平台连接患者和医师（B2B2C）。目前，美国远程医疗已比较普遍，服务项目部署广泛，覆盖了美国约 90% 的医院，参与远程医疗的医师占 10% ~ 15%。越来越多的医师、患者和医院愿意尝试远程医疗，远程医疗规模有望进一步扩大。

互联网医院作为一种新业态发展迅速，我国已有多家"互联网医院""网络医院""云医院"等正在积极建设，部分已落地运营，多数集中在华东和华南地区。中国老龄人口持续增加，恶性肿瘤、心脑血管疾病、神经退行性疾病、慢性代谢疾病等呈高发态势。同时，一些被视作老年病的疾病类型呈现低龄化发病趋向，卫生支出逐年递增。2018 年 4 月 28 日《国务院办公厅关于促进"互联网 + 医疗健康"发展的意见》发布，为我国互联网医疗发展指明了方向，中国"互联网 + 医疗发展"在国家政策方面正式落地。

■ 云技术及医院云平台

云技术简介

"云"是指能提供网络资源、能自我管理和维护的虚拟计算资源，具有互联网和数据资源化属性，云技术主要包括云计算及云服务。"云"资源是可以无限扩展的，且可以随时获取、按需使用。云计算是一种按使用量付费的模式，可通过网络便捷使用共享的计算资源。

云服务以云计算技术为基础，是互联网 + 相关服务的增加、使用和交付模式的功能拓展，它将所需要的资源及时地放在网络上，并且通过不同的终端进行互相连接，实现数据存取、运算等目的。

云平台简介

云平台是以云计算和云服务为基础搭建起来的服务平台，云平台具有鲜明的特征：①统一的资源管理，"云"能将各种资源整合在一起，然后通过分布式技术和虚拟化技术构成一个统一的资源池，按需向用户提供资源；②快速部署，通过"云"提供的接口可以方便地享受云计算提供的服务，可以快速地将"云"部署到任何地方；③服务灵活，用户可以按需选择自己的服务，灵活地实现服务的变更和组合；④高度虚拟化，云计算使用虚拟化技术对资源进行拆分、整合及迁移，将分布在不同服务器上的资源形成一个虚拟的资源池；⑤按需服务，云计算采用按需服务的方式，用户需要多少资源就申请多少资源，需要什么资源就申请什么资源，当不需要某些资源或资源不够时，可以随时释放或增加资源。

医院云平台

医院云平台是在现有信息化实体医院的基础上搭建的云平台，并可在三级医院、二级医院、社区卫生服务中心现有的信息系统之上搭建共享云平台，且并不影响医院现有系统的运行，是现有医院运作模式的拓展和服务内容的补充，医院云平台主要包括以下几个模块。

1.网上诊疗系统

主要包括就诊前的疾病咨询、智能导诊、预

约挂号、智能导航、候诊提醒、诊疗支付，就诊后的查收报告、药事服务及健康管理等服务。将大部分门诊医疗服务环节转移到线上进行，帮助医院提前合理调配医疗资源，患者可省去挂号、缴费、取报告的排队环节，大大缩短诊疗等待时间，改善就医环境。

其次，在线问诊也为患者带来便利。基于大数据和人工智能，以云平台为基础，通过建立疾病数据库、健康知识库和集成医师资源，为患者提供自查或问诊服务。通过人机智能化交互沟通，对于具有趋同性的问题，依据后台数据库和知识库支持，为患者提供客观的分析和答疑。此外，患者还可以通过在线与医师交流病情，对自身疾病有一个初步了解，完成院前自诊，如仍有就医需求，再到医院就诊，进一步到线上反馈，更有利于提高线下就诊效率。

2.医患服务系统

（1）移动医疗服务：通过将移动APP、微信公众平台与医院云平台结合，进行全程病情管理、系统化患者教育、康复营养方案定制、医患沟通等服务。通过院内院外的科学结合，为患者和医师搭建良好的医疗平台，帮助患者简化就医流程，科学高效地配合治疗。通过"线上＋线下"的全流程诊疗康复服务帮助患者提高诊疗水平，降低看病成本，让看病治疗更高效、精准。

（2）电子病历云平台：基于云计算的电子病历管理系统，能够对医院内产生的电子病历进行科学管理，保证电子病历原始记录性和真实性。发挥云计算优势，搭建电子病历一体化管理平台，简化电子病历管理业务流程，做好电子病历全程管理和电子病案前端控制，保证病历资料客观、真实与完整，实现电子病历采集一体化、数据存储一体化、病案信息利用一体化。

（3）医学影像云平台：影像云服务平台是以区域中心医院为核心的多家医院合作的医学影像云平台模式。以中心医院为核心，与合作医院及其他医疗机构互联互通，利用各级医院的影像信息，开展基于诊断影像的远程阅片、在线会诊、疑难病例讨论、影像三维云处理等远程医学活动。从整体结构上看，影像云平台包括影像中心前置端、影像云端及移动影像诊断终端3个部分，3个部分通过互联网连接成一个整体，数据在这3端进行无缝、高速、安全传输。

智能影像IT平台是医院信息系统的主要发展方向，其典型代表是西门子医疗基于人工智能技术的影像学解决方案（Syngo.via），这是全球首个"会思考"的影像工作平台（图5-1）。它能够模拟医师进行知识调用和操作处理，创建相应的"影像处理流"，从而实现"智能前处理"与"处理即报告"。

3.健康管理服务

健康管理以预防为主，是降低大病发病率、

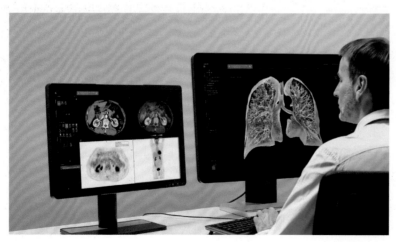

图5-1　Syngo.via软件界面

降低医疗费用和节约医保开支的重要手段。健康管理服务主要以智能终端设备为基础，采用"数据－云储存－应用"的模式。各类可穿戴健康监测设备动态采集个人生理参数、饮食状况、运动状态、睡眠质量、心理表现等多方面的健康数据，通过无线网络、移动通信等多种方式传输汇集至医院云平台，并与临床数据融合，实现医师在平台对健康的评估、预警和干预等功能。除此之外，健康管理服务与医疗、医药服务对接，通过大数据分析，还可以为临床诊疗、药品研发、医保控费等提供决策参考。

在医院的信息化管理中加入云技术，能帮助医院的信息化管理工作得到更加有效的提升，从而保证医院资源的高效整合。云技术在医院信息化管理过程中给医院带来了许多好处，比如优化了诊疗流程，减轻了窗口服务压力，有效缓解医患矛盾；建立了医患沟通的桥梁，实现了健康服务的前移；实现医院资源整合及病例信息共享等。但是，在实际运用过程中，还是存在着部分问题没有解决，对于这些问题，就需要在当前的发展过程中，具有针对性地提出解决方案，保证问题能够顺利解决。医院云平台的建设是医疗服务模式改革的客观需求，也是医院信息化建设的必然趋势，必将颠覆很多传统的医疗模式，建立信息化条件下医疗新模式。

■ 放疗云平台的构建

放疗云与大数据整合

放疗云操作系统以云端放疗大数据库为基础，兼容 DICOM-RT、HL7 等医学信息化标准，符合 HIPAA 规则，其包含的质控系统、协作系统、培训系统等着力解决放疗领域的痛点，通过放疗云操作系统，放疗相关的各级单位管理者和使用者均可直观详实地了解所需信息，并客观准确地指导放疗工作。基于云平台信息整合收集的大量放疗相关数据，获取有效的、新颖的、潜在有用的、

最终可理解的放疗模式的过程，发现隐含在大规模数据中的放疗知识，从而指导治疗决策。大数据分析技术将使临床放疗决策支持系统更智能，这得益于对非结构化数据分析能力的日益加强。例如，可以使用图像分析和识别技术，自动识别医疗影像数据或者挖掘放疗计划制订、放射治疗实施过程中诸多参数及临床预后的关系，从而为医师提出诊疗建议。

1. 患者基本病历信息的收集

患者的临床病理特征、既往诊疗情况、目前影像学资料及既往病史等多参数，都是可能影响放疗方式选择及疗效的指标。将这些基本信息进行整合并上传至云端，有助于放疗医师及物理师在不同终端进行查看，在制订计划时更加方便、快捷地掌握患者目前一般状况，以制订个体化的精准放疗计划。

2. 放射治疗数据采集

当前，中国大部分医院的放疗单位与肿瘤内科治疗相对独立，放疗计划制订、评估及更改等信息无法及时反馈至肿瘤内科医师处，出现放疗相关不良反应后的内科处理也未及时告知放疗医师，这些因素都会影响放疗效果。而通过云平台建立完善的质控信息平台可及时更新放射治疗数据，加强放疗医师与肿瘤内科医师的协作。

3. 远期随访数据采集

远期随访可获得放射治疗方案的长期效果、远期并发症及生存时间，有利于筛选出更有效的放射治疗模式，并可建立资料档案，掌握某一疾病的发展规律，有助于医学的长远发展。还可以通过制作相应的 APP，让患者通过 APP 连接云平台，了解放疗计划、放疗流程、放疗背景知识及注意事项，让患者也参与到放疗实施过程中来。

云平台储存的放疗数据庞大，通过简单的算法处理可将其中有效的数据提取出来，获得尽可能正确、详尽的真实数据，通过专业的数据处理和数据分析，将这些数据进行有效整合，挖掘有价值的信息和预测分析，以指导临床实践和教学，

实现临床、教学、科研一体化。

放疗云平台构建原理

1. 放疗云平台的构架内容

放疗云平台是一个全方位依据放射治疗特征构架的云平台系统应用,主要包括以下建设内容。①建立数据资源中心,依托放疗大数据,将各种服务器、存储及网络资源按照某种优化的策略配置成为一个动态的、无须管理的资源池;②构建云计算服务软件,以数据资源中心为基础,将放疗相关软件群移植到云平台上进行安装,构建虚拟放疗软件供相关从业人员使用;③形成云计算平台,在上述两种服务的基础上,将区域内所有的放疗相关服务、信息化平台等整合为统一的精准云放疗平台。在放疗云平台上,有面向不同层次、不同医院的放疗医师及肿瘤医师的应用软件,真正实现访问接入的高度统一,整合后的平台大大提高了访问和使用效率。

2. 放疗云平台的构建步骤

放疗云平台构建具体步骤如下。①云计算在服务器、存储中心的应用要分3步走。首先,要将放疗单位现有可以应用的服务器、存储设备做虚拟化,搭建精准放疗云平台及存储云平台;然后,分析搭建的服务器和存储平台工作负载的使用信息,包括CPU、内存、IO接口及存储器的运行情况,以确定哪些服务器可以改善应用环境和使用情况,从而实现应用系统环境的优化;最后,依靠虚拟化平台搭建软件运行环境,通过综合考虑整个应用系统的可用性、安全性、可管理性、灵活性及可扩展性等,制订详细的计划,确定数据的迁移部署。②云计算在桌面终端的应用是云计算技术应用中较为成熟的一种技术。云终端桌面后台的运行依托于服务器和云存储器,是一种由基础设施层、虚拟化层和云管理层构成的云平台,其广泛应用可以充分提高资源利用率、节约成本、提高工作效率。

对于放疗平台信息化的发展建设和用户平台

一样,可以充分利用现有先进技术和资源,从云服务商家处灵活地获取所需要的软硬件资源,降低信息化软硬件资源的投入成本和日常信息化管理人员的成本,将更多的精力和财力投入放疗器械和放疗技术上,全方位地提高放疗水平,为更多的患者提供更好的放疗服务。

放疗云平台优势

1. 加强协作,提高效率

以放疗数据统一存储和管理为基础,在各个工作站整体浏览调用患者信息,使用权限不限于放疗工作人员,临床内科医师及影像学医师等人员也可登录查看,以便各岗位医师快速高效地处理相关工作,加强相互之间的协作,节约时间并提高效率。同时可将相关治疗信息共享给患者,让其及时掌握具体的诊疗情况,了解每一步的治疗路径,积极配合诊疗工作。

2. 办公连续性

云平台提供了一种简单可靠的方法,可以在任何情况下的办公中断后让用户快速恢复正常工作,还提供实时迁移功能,使用户或工作组可以根据需要轻松地从一个地点移动到另一个地点、从一台设备迁移到另一台设备,以提高工作效率,适合放疗医师碎片化的时间管理。

3. 单云终端多用途

通过放疗云平台的资源整合作用及数据共享,发挥"互联网 +"信息交换速度快、成本低、个性化及信息多形式交换等优势,突破地域限制,可以实现多家医院的病例数据共享,不仅仅是上级医院对下级医院的指导工作平台,同时也是多家医院相互之间的交流学习的平台。

4. 推动分级诊疗,改变医疗格局

有效利用医疗资源,节约成本。"大医院人山人海,小医院无人问津"是当前国内的医疗形势,尤其是在需要专业知识背景比较强的放射治疗方面。云放疗平台的出现,可以在很大程度上缓解这一状况。患者在小医院就诊也能得到大医院专

家的治疗指导，不仅仅解决了医疗资源分配不合理的问题，同时也能达到为患者节约时间和经济成本的目的。

放疗云平台典型示例

以北京全域医疗公司为例，其以精准云放疗平台为基础，建立精准云放疗信息系统，包括 AOIS 肿瘤信息管理系统、MOSAIQ integrate platform（MIP）。AOIS 肿瘤信息管理系统依托北京医信之星科技有限公司，通过服务肿瘤放疗从业人员（医师、物理师、技师、护士）使患者放疗流程规范化、电子化，形成以患者为中心的流程管理系统。AOIS 肿瘤信息管理系统贯穿放疗全流程，以放疗数据中心为基础，通过与医院已有的软硬件互联互通，打破放疗科目前的数据孤岛状况，实现数据整合、信息共享。MIP 是一种新型网络管理系统，解决了"放疗资源分散、缺乏

信息收集、公布及统一调配"的问题，建立"医嘱、收费、记录"三者之间连带关系的一体化流程，实现了"以医嘱为核心的收费、记录信息整合平台"。随访系统提供包括数据分析、患者随访和科研管理等全方位功能，以科学有序的管理、便捷有效的操作和个性化的定制服务为基础，打造让医院满意的随访服务。

2018 年 3 月 29 日，四川省肿瘤医院与盐亭县肿瘤医院依托全域医疗精准放疗云系统，对一位食管癌患者进行了病理分析和治疗方案讨论，完成首例远程会诊。会诊过程中，四川省肿瘤医院的放疗医师和物理师在线查看病历，对病例进行分析和放疗靶区勾画演示，盐亭县肿瘤医院医师对放疗靶区勾画和计划设计进行针对性咨询。会诊结束后，四川省肿瘤医院专家根据患者病情出具了会诊意见，并上传至精准放疗云系统指导基层医院后续治疗。

区块链和边缘计算

■ 区块链和边缘计算概述

区块链

区块链是互联网时代计算机技术的创新应用模式，融合加密算法、点对点传输、共识机制、分布式数据存储等技术为一体。从狭义上讲，区块链是一种链式数据结构，它根据时间序列组合数据块，采用密码技术和共识机制实现分布式账户的不可伪造性（图 5-2）。广义的区块链技术是一种全新的分布式基础架构与计算范式，数据由分布式节点共识算法生成和更新，由加密信息确保传输和访问的安全性，由块链式数据结构来验证与存储，由智能合约编程和运行。

区块链具有去中心化、去信任化、集体维护和安全可靠四个特征。① 去中心化，意味着

整个网络没有集中的硬件或管理组织，所有节点的地位都相等，任何节点的损坏或丢失都不会影响整个系统的运行。去中心化使开放系统的节点能够在自由竞争下形成专业化分工，从而实现多中心化。② 去信任化，是指可以在没有信任的情况下，参与整个系统中每个节点之间交换数据，因为整个系统的操作规则和数据内容是公开透明的，因此在系统指定的规则范围和时间范围内，节点不能相互欺骗。③ 集体维护，意味着系统中的数据块由具有维护功能的所有节点共同维护，这些具有维护功能的节点可以由任何人参与。④ 安全可靠，可靠数据库是指每个参与节点可以获得完整数据库的副本，除非能够同时控制整个系统中 51% 以上的节点，否则单个节点上对数据库修改无效，并且不会影响其他节点上

的数据内容。

比特币是区块链技术全球网络中第一个大规模应用，是区块链 1.0 时代的典型范例。数字货币领域也成为区块链技术首批普遍应用的领域。随着区块链技术和应用的发展，区块链 2.0 的分布式协作将以智能合约、去中心化应用的形式在支撑组织、公司、社会等多种形式中运作。目前，区块链的应用已延伸至众多领域（图 5-3）。

区块链是计算模式颠覆式的创新，它改变了生产关系，允许更多的个人参与到点对点的价值循环和交换中，创造一个所有网络甚至全人类更高规模的协作模式。每一个人都可以在更大的经济体中贡献和分享自我价值。因此，区块链技术会广泛而深刻地改变人们的生活方式，适用于社会规模协作，区块链 3.0 将带来人类社会的区块链时代。区块链将广泛应用于云计算基础设施部署、大数据储存基础设施、物联网设备网络基础设施、基础设施加密、下一代网络、人工智能应

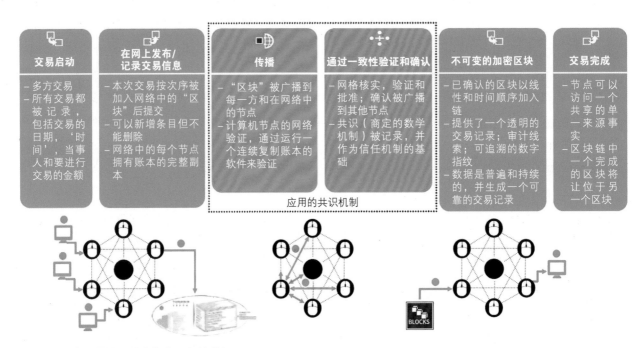

图5-2 **区块链的核心是参与者之间的共识**

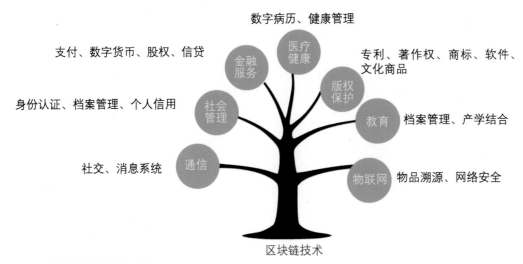

图5-3 **区块链应用场景概览**

用改善等方面，推动信息技术升级换代。

区块链体系由 3 个部分组成技术架构：核心技术组件、核心应用组件和配套设施。

核心技术组件包括区块链系统所依赖的基础组件、协议和算法，这些组件进一步细分为以下 4 层。① 通信，指区块链通常使用点对点传输技术来组织连接各个网络节点；② 存储，指区块链数据在运行期间以块链式数据结构存储在内存中，并最终持久存储到数据库中；③ 安全机制，指区块链系统通过多种加密原理对数据进行加密并进行隐私保护；④ 共识机制，是区块链技术的核心，是区块链系统中每个节点达成一致的策略和方法，很大程度上决定了整个区块链系统节点之间的相互信任程度，还决定了其他用户对区块链数据的信任程度。

核心应用组件提供特定于区块链应用场景的功能，以编程方式分发数字资产或通过配套的脚本语言建立智能合约，以灵活地操作链上资产，通过激励机制维系区块链系统的安全稳定运行。对于联盟链和专有链，还需要支持成员管理功能。

边缘计算

移动互联网、物联网、人工智能系统的计算大多运行在互联网数据中心，即运行在"云计算"上。但随着互联网技术的发展，从 2015 年开始，以边缘计算为特点、远离数据中心的网络边缘的嵌入式人工智能技术受到越来越广泛的重视。边缘计算是靠近终端的网络边缘地带开放平台，拥有网络、计算、存储、应用等核心能力，就近进行智能服务，以实现优化数据、业务实时、连接快速、智能应用、保障安全与隐私等行业数字化核心需求。可谓业务应用在边缘，管理在云端。云到边缘将云能力传递到了边缘，完美结合了代码与服务，从而可在云端与边界之间安全流动以及在物联网设备上分配智能，可以轻易地整合云与第三方服务或者以现有业务逻辑打造一款自定义的物联网应用。本地设备既可以根据生成数据采取本地化行动，也可以利用云端优势以安全而规模化的方式配置、部署、管理设备。

边缘计算的功能包括：在边缘设备上运行人工智能、执行边缘分析、从云端到边缘部署物联网方案、云端中心化的管理设备、以离线和间歇连接的方式运行、实时决策、连接新的和遗留的设备、降低带宽成本。云计算快速增长，边缘计算是 IT 架构不可缺少的一环，二者有差异优势。互联网企业、工业企业、通信企业都发挥各自优势，推动边缘计算产业迅猛发展（图 5-4）。

边缘计算体系基于模型驱动的工程方法进行设计。首先通过已有模型实现物理和数字世界的知识模型化，然后在模型化知识的基础上实现两个世界的协作、不同产业间的协作，减少系统间差异以及优化跨平台移植、有效支撑系统活动各个环节（图 5-5）。

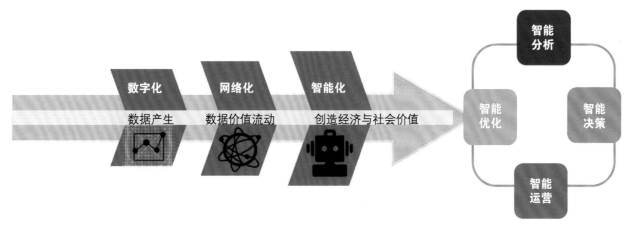

图5-4　行业数字化转型

区块链和边缘计算的医疗应用

随着电子健康档案、可穿戴健康监测设备、转化医学和基因测序技术的出现和普及，越来越多的个人健康信息汇集于网络，其牵涉的巨大利益和严峻威胁已经超出传统的信息安全和隐私保护研究范畴。在信息技术飞速发展的过程中，大数据应用与大数据安全保护之间的矛盾日益尖锐，这是未来个人健康隐私保护在实际应用中所必须重视和权衡的关键因素。

区块链技术因具有去中心化、去信用化、分布式和开放性等特点，其在医疗健康领域的应用前景被广泛看好。通过采集纵向医疗健康数据，可以有效地提高医疗卫生数据的价值，同时应用程序层保证了具有访问权限的用户能够方便地访问和共享信息，有利于充分发挥数据的价值。由于直接连接各利益相关者，区块链可以显著降低成本。根据现代医疗信息数据的使用需求和区块链的技术特点，区块链医疗数据存储架构被提出，

共有数据层、通信层、共识层和应用层4层结构。数据层以区块形式永久储存患者的医疗记录，通过哈希函数保证其不可篡改性。通信层中的医疗数据链采用点对点技术，取消中心化的服务器，能很好地避免医疗数据大量泄露。共识层使去中心化下的众多节点彼此信任。应用层的智能合约使患者可以放心地把医疗数据交给数据研究人员进行分析和深层次利用。

2017年8月，阿里健康与江苏常州合作将区块链技术结合当地医联体底层技术架构，解决互联互通和数据安全问题。2018年3月12日，英国Groves医疗集团成为英国第一家使用区块链技术、接受加密货币支付的医疗机构。患者在医疗区块链技术平台上创建区块链个人钱包账户，记录、管理就医过程的各种个人医疗信息，并可自己选择数据的不同开放和交易程度而获得不同水平的代币奖励，代币则可用于远程支付。2018年4月，腾讯公司区块链落地医疗领域，腾讯公司宣布与广西柳州尝试实现全国首例"院外处方

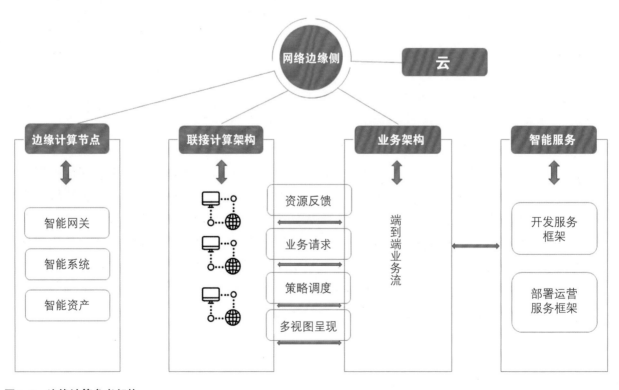

图5-5　边缘计算参考架构

流转"服务，即院内开电子处方，院外购药乃至送药上门，采用区块链技术实现卫健委、医院、药企等全部流转环节，保证电子处方不被篡改。2018年底前，医疗区块链技术平台在东亚地区启动数个试点项目，目标是增强人们选择医疗服务的能力，改善全世界的医疗服务，减轻公共卫生服务的负担。

面对整个医疗保健行业日益增长的数据量，边缘计算可以提高效率，应对特定的医疗挑战，并在未来更好地发展。通过边缘计算，医院和诊所获得了更敏捷、响应更快的IT网络，能实现更快的预约安排、更快的授权访问医疗记录、快速的测试结果处理，以及更加及时的诊断。借助边缘计算基础设施，医务人员和管理团队可快速得到分析结果用于患者治疗，而无须等待将数据发送到中央存储库进行处理之后。由于边缘计算能够在不用连接到远程数据中心的情况下运行许多关键功能，它很快将使医疗保健部门能够在更偏远的地区开展工作。随着更多能够收集和处理信息的医疗相关物联网设备进入市场，其本地化处理能力将继续得到显著提升。

在美国，边缘计算部署可以推动癌症筛查中心和诊所覆盖范围和可用性的提升。它还将使医师和其他医务人员能够使用心脏起搏器、除颤器甚至胰岛素泵传感器中的物联网连接，实现更直接、可操作的患者监测。此外，使用智能物联网设备的边缘计算将能够收集患者数据，将结果发送到当地诊所或手术室，并向医务人员提供几乎实时的信息。即使患者不在场并且尚未预约，也有可能对患者数据进行审查。这将有助于更积极和更有效地处理持续长期的疾病，如糖尿病和心血管疾病。它还可以帮助老年人和痴呆患者获得更全面的护理。在未来，边缘计算可以帮助医院和医疗信托组织运营一个远程医疗站网络，提供在线实时访问医师和医疗专业人员的服务。

■ 区块链和边缘计算的放疗应用

新型信息网络管理系统

建立全国或者区域性的放疗质控中心，构建统一的放疗信息系统，由专业团队对放疗各种原始信息进行分析，进行针对性指导和监督管理，既能引入技术支持，又可打破信息壁垒，从根本上改善放疗信息管理。

区块链技术利用对等网络组网技术和混合通信协议来处理异构设备之间的通信，将大幅削减建设和维护中心化数据中心的成本，同时计算和存储需求分散到组成网络的各个设备中，防止网络中任何单个节点的故障而导致整个网络崩溃。区块链中分布式账本的防篡改特性能有效地防止因恶意攻击和控制网络中任何单个节点而导致的信息泄露和恶意操纵风险。利用区块链技术组建和管理放疗信息网络，可对网络中放疗设备状态进行实时掌握。

放疗区块链体系由智能放疗档案、专业层、服务层、应用层等构成。智能放疗档案是去中心化数据结构向专业层提供原始数据并与应用层数据进行联动。智能放疗档案也对服务层进行处理和数据分析并接收服务层提供的分析后数据。专业层（放疗计划/放疗质控）对智能放疗档案进行处理和数据分析，向服务层提供分析结果。放疗人工智能与第三方人工智能构成的服务层向应用层提供应用程序接口。放疗区块链应用与其他区块链应用扩展构成应用层，通过应用层的智能合约交换解决方案、采集医疗数据。应用层由多用户参与制订，通过对等网络扩散、区块链自动执行，保证患者医疗数据安全地交付给研究人员。

医疗数据链的传输采用非对称加密算法，放疗数据产生后，运用公钥加密数据，利用私钥解析数据，保证数据传输的安全性。放疗数据区块链还可以设置多私钥、不同空间及时间授权给规定的放疗医师、物理师、技师、工程师、管理人员等人群进行数据调阅的不同权限。同时，每项放疗记录必须由相应医务人员进行数字签名，保证区块链技术的透明性，在发生事故和纠纷的情况下，可以追溯到放疗记录，从而重塑放疗行业的效率和透明度。

由于边缘计算减少了对远程集中式服务器或分布式本地服务器的依赖，并意味着放疗区块链体系可变得更迅速快捷。在需要辅助或更复杂的数据分析或选择的异地备份的情况下，存储在本地化基础设施上的数据可以通过更广泛的网络发送到远程数据中心。因此，可以更有效地使用网络带宽并显著降低延迟。使用边缘计算来开发智能数据管理策略，从而产生更具选择性的数据传输策略，还可以在昂贵、集中的位置控制数据量。因此，边缘计算有可能在整个放疗区块链体系中节约成本。

此外，放疗区块链体系的边缘计算基础设施的本地化组件可以远程配置和管理，可让 IT 人员从一些更耗时的日常任务中解放出来，并帮助他们更好地应对 IT 紧急事件。一些边缘计算系统还提供内置的自动化灾难恢复功能和自我修复机器功能，以进一步减轻放疗区块链体系 IT 团队的负担。使用边缘计算基础设施还可以为每个位置提供集中的自动化安全策略。将数据保持在本地也意味着整体上可以提高现场安全性。在可能造成损害之前，可以检测潜在的数据泄露，并且可以在现场管理密码和身份验证系统。

放疗单位的智能管理

放疗单位，特别是大型放疗单位过度使用制冷，造成大量电能浪费，传统的人工控制方法不能根据实际环境对制冷系统进行实时、有序控制。区块链和边缘计算可根据实际环境和节能控制策略，实时有序控制、量化管理，并与云端定期同步。

传统的中心化电站的模式是由电厂发电后，将电力输送到用户手上，由于使用包括石油、天然气、核能等方式发电，具有环保的顾虑，同时在输送电力的过程中耗费了更多的资源及成本。而去中心化的太阳能发电，则借助分布于电力生产商及用户安装的太阳能板进行发电及储能，每一个电力用户同时也是发电者。区块链技术可以部署于电力供应市场，即透明、无忧、高效的智能电网。放疗中心和医院的各建筑物利用太阳能发电实现的微型发电补充了传统电力供应，并促进了可再生能源的使用。使用智能集中式电能表，放疗中心每个用户的生产和消耗电力记录可以保持在区块链中，分配给用户的信用 / 通行证用于剩余电力供应和兑换用于电力消耗的信用。区块链达成一个去中心化、市场化的电力分配，除了降低电力使用成本，省去了能源不必要的耗费之外，更能达到绿色环保的目的。

监控系统包括边缘设备单元、能耗数据采集、热环境数据采集、空调红外控制系统、服务器、用户应用平台等（图 5-6）。系统边缘设备分为两个单元：采集单元和计算单元。能耗数据采集系统是在放疗设备、计算机、空调系统、传输设备、电源柜等设备的接口处配备电能表，实现对主要用电设备的电能数据采集，由采集单元传输至计算单元，分析后存入数据库上传。热环境数据采集系统分别在空调送风口、回风口、机架上安装气流速度传感器和温度传感器，主要监控空调送风口、回风口的气流量和温度，由采集单元转存至计算单元，计算单元分析冷气流利用率，并上传至云服务器。空调控制系统由红外接收器通过学习空调专用遥控器的指令，并在计算单元数据库存储。当用户或者计算单元发出控制命令时，采集单元调用相应的控制代码命令由红外发射器实现空调的控制。监控系统通过实时能效控制有效降低建筑能耗并节省能源成本，而且控制计划和策略同步并存储在边缘侧，实时保证正常工作和管理。同时，边缘侧可以实时监控采集设备的状态，执行预测性维护，在设备可能出现故障时进行策略调整。

放疗设备的智能制造

放疗设备，尤其是医用直线加速器，是高度复杂精密的医用设备，其制造环节众多，但各放疗单位对放疗设备指标的不同要求日益多样，更新周期越来越短。原本中心化大规模生产制造模式的系统主要采用人工或中央计算机控制的方式，难以实时获取制造过程中的所有信息。同时，订单需求、产能情况、库存水平和突发故障等信息，都存储在不同的系统中，而这些系统的技术框架、通信协议、数据存储格式等各不相同，严重影响了互连效率。

区块链技术可以有效地收集和分析原来孤立系统中的所有传感器和其他组件所产生的信息，并通过大数据分析评估实用价值，预期分析后期制造过程，帮助企业快速有效地建立更安全的运行机制、更高效的工作流程和更良好的经营服务。数据透明化使研发审计、生产制造和流通更加有效，同时降低了制造企业的运营成本，提高了良品率，降低制造成本，使企业具有更高的竞争优势。区块链增强了价值链的透明度，能够更加灵活敏捷地处理生产、物流、仓储、营销、售后等环节的问题。

边缘计算促进智能制造的实现（图5-7）。工业信息物理系统是边缘计算在工业系统中的具体表现形式，可以支持生产计划，以灵活地适应

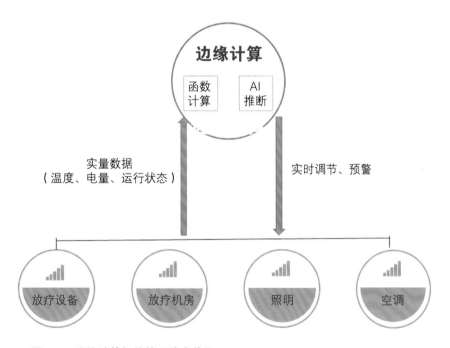

图5-6　边缘计算智能管理放疗单位

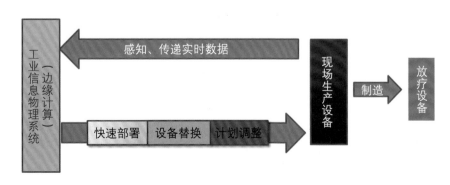

图5-7　引入边缘计算后的放疗设备生产系统架构

生产线资源的变化，旧的制造设备很快就会被新设备所取代。通过网络互联操作接口进行流程重组，实现新设备的即插即用，快速更换受损设备，减少50%人力投入，实施效率提升1倍。通过自动改变生产节奏和物料供应模式来适应多个时间表的日常调整，消除多个类型的物料路径切换导致的输入输出系统配置时间损失。基于网络的工艺模型自适应调整会减少新工艺部署80%以上的时间。

放疗设备的智能维护

根据2015年中国临床工程发展研究报告，美国的医疗设备维护成本高达总成本的80%，而看似昂贵的初始成本（设备价格、配件、运输等）仅占20%。国内设备维护与国外差距很大，财政资金仅为设备初始成本拨款，后期维护费用全靠医院筹款。传统的维护方式主要是事后维护和预测性维护。事后维护会导致业务中断，严重影响临床工作正常运转。预测性维护采用人工例行方式，间隔太长会效果不佳，而间隔太短既增加了额外维护成本又降低了可利用率，而且在工作量繁重的情况下很难长期坚持。如何节省维护医疗设备的时间和金钱是一个亟待解决的问题。

边缘计算技术可望解决放疗设备智能维护的问题。在直线加速器内安置大量的传感器，在加速器外安置边缘计算融合网关，覆盖射束生成系统（靶、射束调整装置）、电子发射系统（电子枪、枪冷端电路、枪热端电路）、脉冲调制系统（脉冲调制器、脉冲变压器、微波源和器件）、运动系统（治疗床、机架运动、治疗头运动、气动器件）、控制系统（控制台计算机、控制台电子柜、机座控制电路、手控盒、治疗附件控制电路）、辅助系统（恒温装置、压缩空气动力装置、绝缘体气装置、真空维持系统、辐射安全连锁）等6大系统。传感器采集加速器运行实时状态数据和累加数据，包括某个具体参数的实时变化情况，在一定时间范围内该参数的发展趋势和变化规律，按严格的时间先后顺序，将数据发送至本地的边缘计算融合网关。融合网关从传感数据本身的检测以及传感数据之间的相关性检测两个方面，对异常传感数据进行分析，并对这两种不同的检测结果进行数据融合，完成最终的多源传感数据异常检测，第一时间发现设备潜在故障向用户报告并提供相应的处理方法（图5-8）。

采用边缘计算融合网关进行预测性维护可以减少因设备故障造成的放疗患者治疗时间延长；减少维护工作量，降低放疗技术人员及设备维修人员劳动强度；提高设备的可靠性，延长设备的使用寿命；提高设备的利用率，减少维修费用，从而降低维护成本，提高肿瘤放疗单位的综合竞争力。边缘计算融合网关还可实现本地存储，在云端连接故障时，数据在本地保存，连接恢复后，本地数据自动传输到云端，确保每部加速器云端数据完备无缺。

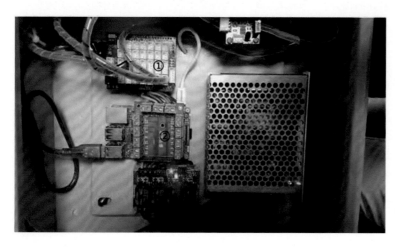

①采集单元；②计算单元。
图5-8 放疗设备的边缘计算相关设备

物联网与智能放疗

■ 物联网的历史冲击

物联网概述

物联网（internet of things，IOT）是指以网络无线射频识别等通信感知类技术为依托，将约定的通信协议与互联网相结合，实现物品信息的智能化识别和管理，从而互联形成网络的技术模式，主要特点为全面感知、可靠传输、智能处理。将物联网融入医疗服务，可简化医疗程序，优化医疗服务模式，实现方便、快捷、安全的医疗服务目标。物联网简言之就是物物相连的互联网，但其历史概念始终处于动态的、不断拓展的过程。

物联网的历史地位

最初的物联网概念，国内外普遍公认的是MIT Auto-ID 中心 Ashton 教授 1999 年在研究射频识别（RFID）时提出来的，当时叫传感网，其定义是：通过射频识别、红外感应器、全球定位系统、激光扫描器等信息传感设备，按约定的协议，把任何物品与互联网相连接，进行信息交换和通信，以实现智能化识别、定位、跟踪、监控和管理的一种网络概念。2005 年国际电信联盟（ITU）发布了《ITU 互联网报告 2005：物联网》，物联网的定义和范围发生了变化，覆盖范围有了较大的拓展，不再只是指基于 RFID 技术的物联网，而是任何时刻、任何地点、任何物体之间的互联，无所不在的网络和无所不在的计算，除 RFID 技术外，传感器技术、纳米技术、智能终端等技术将得到更加广泛的应用。2008 年 IBM提出"智慧地球"，2009 年中国提出"感知中国"，迎来了物联网发展的第一个浪潮。2011—2015 年，

以智慧城市和可穿戴设备等为代表的物联网应用可以认为是物联网发展的第二个浪潮。目前物联网的覆盖范围与时俱进，已经超越了 1999 年Ashton 教授和 2005 年 ITU 报告所指的范围。当前，ITU 对物联网的定义为：通过二维码识读设备、RFID 装置、红外感应器、全球定位系统和激光扫描器等信息传感设备，按约定的协议，把任何物品与互联网相连接，进行信息交换和通信，以实现智能化识别、定位、跟踪、监控和管理的一种网络。

根据 ITU 的定义，物联网主要解决物品与物品（thing to thing，T2T）、人与物品（human to thing，H2T）、人与人（human to human，H2H）之间的互联。但是与传统互联网不同的是，H2T是指人利用通用装置与物品之间的连接，从而使得物品连接更加简化，而 H2H 是指人之间不依赖于个人计算机（PC）进行的互连。因为互联网并没有考虑到对于任何物品连接的问题，故使用物联网来解决这个传统意义上的问题。物联网顾名思义就是连接物品的网络，许多学者讨论物联网时，经常会引入一个 M2M 的概念，可以解释成为人到人（man to man）、人到机器（man to machine）、机器到机器（machine to machine）。从本质上而言，人与机器、机器与机器的交互大部分是为了实现人与人之间的信息交互。因此，物联网是一个基于互联网、传统电信网等的信息承载体，让所有能够被独立寻址的普通物理对象实现互联互通的网络。物联网通过各种信息传感设备，实时采集任何需要监控、连接、互动的物体或过程等各种需要的信息，与互联网结合形成一个巨大网络，其目的是实现物与物、物与人之间的信息交互，所有的物品与网络连接，方便识别、

管理和控制。

这里的"物"要满足以下条件才能够被纳入"物联网"的范围：①要有数据传输通路；②要有一定的存储功能；③要有CPU；④要有操作系统；⑤要有专门的应用程序；⑥遵循物联网的通信协议；⑦在世界网络中有可被识别的唯一编号。

本质上，物联网实现的是现实世界与虚拟世界的融合，是各行各业的智能化。这里有两层意思：其一，物联网的核心和基础仍然是互联网和移动互联网，是在互联网和移动互联网基础上延伸和扩展的网络；其二，其用户端延伸和扩展到了任何物品与物品之间，进行信息交换和通信，也就是物物相联。物联网通过智能感知、识别技术与普适计算等通信感知技术，广泛应用于网络的融合中，因此也被称为互联网和移动互联网之后世界信息产业发展的第三次浪潮。

把实物联入网络，最终实现物品与物品之间、人与物品之间的全面信息交互的物联网产生了大数据。物联网具有智能、先进、互联三大重要特征。物与物的连接指向了智能化与自动化，计算机采集数据进行计算，并控制各种物品自动解决问题，解放大量劳动力。人与物的连接极大地拓宽了人们接触和使用信息的渠道，人可以做到远程感知和远程操控等以前根本无法想象的事情。

■ 物联网在医疗领域的应用

物联网用途广泛，遍及智能交通、环境保护、政府工作、公共安全、平安家居、智能消防、工业监测、环境监测、路灯照明管控、景观照明管控、楼宇照明管控、广场照明管控、老人护理、个人健康、花卉栽培、水系监测、食品溯源、敌情侦查和情报搜集等多个领域。

物联网把新一代信息技术（IT）充分运用在各行各业之中，具体地说，就是把感应器和装备嵌入到电网、铁路、桥梁、隧道、公路、建筑、供水系统、大坝、油气管道等各种物体中，然后将"物联网"与现有的互联网整合起来，实现人类社会与物理系统的整合，在这个整合的网络当中，存在能力超级强大的中心计算机群，能够对整合网络内的人员、机器、设备和基础设施进行实时管理和控制，在此基础上，人类可以更加精细和动态地管理生产和生活，达到"智慧"状态，提高资源利用率和生产力水平，改善人与自然间的关系。

在医疗方面，医疗物联网（medical internal of things，MIOT）是服务于医疗领域的物联网，它综合运用医疗传感器技术、射频与条码识别技术、室内和室外定位技术等信息传感设备，通过无线或有线网络，按照约定的协议，借助移动终端、嵌入式计算装置和医疗信息处理平台进行信息交换和处理。

医疗物联网的基本功能

1. 在线监测、远程监控

这是物联网最基本的功能，以集中监测为主、控制为辅，全时空监测患者。通过可穿戴或植入人体的生理参数收集器可形成无线网络，远程监护及家庭护理多采用此技术。具有代表性的有婴儿监控、老年人生命体征监控、老年痴呆患者家庭保健监控、术后患者家庭康复监控、远程健康保健系统、远程医疗护理等。

2. 定位追溯

基于传感器、移动终端、楼控系统、家庭智能设施、视频监控系统、智能婴儿管理系统等GPS和无线通信技术，以及依赖于无线通信技术的定位，如基于移动基站的定位、实时定位系统等，可用于患者定位追踪协助诊疗和保健。

3. 报警联动

提供事件报警和提示，提供基于工作流或规则引擎的联动功能，用于多种医疗相关工作。

4. 指挥调度

基于时间排程和事件响应规则的指挥、调度

和派遣功能，适合卫生管理部门或院长工作。

5. 预案管理

基于预定的规章或法规对可能发生的事件进行处置，适合卫生管理或分级诊疗。

6. 安全隐患

由于物联网所有权属性和隐私保护性，物联网系统可提供相应的安全保障机制。

7. 远程会诊及维护

上级医院可提供给基层医院医疗技术等方面的指导，还适用于医疗产品售后联网服务。

8. 在线升级

是保证物联网系统本身能够正常运行的手段，也是医疗产品售后自动服务的手段之一。

9. 领导桌面

主要仪器表盘或智能商务个性化门户，经过多层过滤提炼的实时资讯，可供院长或管理者把握全局，协助决策。

10. 建立云数据、统计决策

基于对物联网信息的数据挖掘和统计分析，提供决策支持和统计报表功能。建立患者电子病例数据云，既可以给医师提供明确的病史，又可以进入医学知识专家库，不断完善人工智能系统学习的内容。

物联网与疾病诊断

物联网具有感知、存储、智能处理功能，其借助云计算，将有助于疾病的诊断。因此，在肺部结节诊治的中国专家共识中，建议有条件的医院考虑应用物联网技术协助早期诊断。复旦大学中山医院推出"3+2"肺癌早期诊断法，就是基于物联网医疗技术，患者扫描二维码就能将病历资料发给"肺结节专病门诊"的医师，还可以上传 CT 图片、肿瘤标记物检查结果等内容。医师在电脑前对这些资料进行分析，还可以对肺结节进行动态监测。物联网技术不仅能提高肺癌的早期诊断率，还缓解了患者找知名专家难的问题。

物联网与移动医疗

基于物联网的移动医疗技术以医院信息系统为基础，配合使用移动手持电脑和无线局域网，实现了护理全程"闭环管理"，护士手持个人数字助手（personal digital assistant，PDA）到床旁记录各种生命体征、护理文书，查询检查、检验报告，还可对患者标本、医疗器械等实现追踪和管理。采用物联网协助护理工作后，护士书写医疗文书时间比以前缩短近 1/3，同时响应患者需求的时间有所增加，甚至有时间对患者进行健康宣教和心理辅导。

基于物联网的移动医疗系统，医师可以手持 PDA 实现移动查房，实时查看患者生命体征信息、查阅患者病历、开医嘱、停医嘱。该系统还可以实时追踪医嘱执行情况，解决了以前护士处理完医嘱后，不能实时查看医嘱执行情况的弊端。

物联网与家庭医疗

随着物联网在慢性病管理的应用和一大批便携式检测设备的研发，我国慢性病管理出现新的曙光。慢性病患者的生命体征可以通过便携式检测设备实时网络监测，在出现突发情况时可以通过卫星定位，及时联系附近的医院派出急救人员，监测终端又可将患者健康数据传给医务人员，使患者能得到及时有效的治疗，从而避免诊治不及时的悲剧发生。

疾病重在预防，通过物联网技术，医师可以监测用户的实时和历史健康数据，以此来判断用户的健康状况，判断其健康走势，并制订相应的医疗决策。通过物联网技术，可形成健康时保健、预防，患病时监测、呼救四位一体的健康管理模式。

物联网与远程医疗

物联网具有感知、存储及智能处理的功能，基于物联网的远程会诊，医患双方可以通过视频进行安全快速的交流，病历和检查资料（包括影像资料）可以进行实时传输，医师可实时获得患者的生理指标，这使得远程会诊的医患之间不再存在距离。

物联网与其他医疗应用

1. 设备管理

完备的医疗设备是优质医疗的基本保障，现代医疗设备品类繁多、功能复杂、生产精密、操作严格，良好的设备管理是实现高质量医疗的基本要求。医疗设备分为诊断设备、治疗设备及辅助设备。诊断设备是主要用于对患者疾病进行观察、诊断的设备，包括X线、超声、功能检查设备、内镜检查设备、核医学设备、实验诊断设备及病理诊断设备等。治疗设备主要包括病房护理设备、手术设备、放射治疗设备、核医学治疗设备、理化设备、激光设备、透析治疗设备、急救设备等其他治疗设备。辅助设备主要包括消毒灭菌设备、制冷设备、中心吸引及供氧系统、空调设备、制药机械设备、血库设备、医用数据处理设备、医用录像摄影设备等。

医疗技术的发展使医疗设备越来越先进，提高了医学水平，促进了医疗现代化。但医疗设备构造复杂程度的增加以及数量的快速上升对管理提出了巨大挑战。应用物联网技术，给每台设备贴上RFID芯片，可实时查看所有设备的位置，芯片还能储存所有的使用、维护、巡检信息，大大方便了设备管理，也可明确相关责任问题。

2. 医疗垃圾处理监控

应用RFID技术可以标记医疗垃圾所来自的科室、种类、何时由何人送到定点周转站。同时，专门医疗垃圾处理也可应用物联网技术，实现对医疗垃圾转运到焚毁的全程实时监控，避免本应处理掉的医疗垃圾被再次利用。

3. 血液用品管理

用RFID标记的血液制品从血库到医院再到临床应用，全程都在网络监管之下，RFID芯片储存着血液制品的相关信息，例如血型、采血时间、捐献者姓名等，与病房的物联网终端结合，不仅保证了使用过程的安全，还大大提高了工作效率。

4. 患者管理

入院患者每人佩戴一个RFID标签，病房及各个出入口包括大楼出入口均安装RFID阅读器，这样患者的位置就能被确定出来，还可与院内报警系统相联系，对于一些特殊患者的走失可起到明显的防范作用。

■ 一体化物联网医院

物联网医院规划设计

依据各个医院具体运行流程进行顶层规划，以物联网AP为数据总线（物联网AP是指整合了无线网接入点和RFID接入点为一体的智能接收和发送设备，物联网AP可以同时接收和发送WIFI信号和RFID信号）。病房和手术室等院内单元可以使用敏分方案（例如华为移动医疗解决方案），将医院分成两个大网，一个是医疗生产网，包含移动查房、移动输液、移动护理、婴儿防盗、呼叫单元、医疗遥测；另一个是医疗管理网，包含资产管理、医药管理、患者管理、环境监控、医疗垃圾追踪处理。还可以实现内外网隔离，内网和外网各自业务处理和转发。门诊、急诊、分诊等院前单位可以使用放装方案，例如在门诊大厅、门诊输液室、走廊等开阔区域放装AP，以实现数据的接入。

科学合理布局

物联网医院建设是一个系统工程，不可能一蹴而就，需要科学合理布局建设。例如，信息科安装人员定位系统，消毒供应室安装消毒供应管理系统，放射科安装移动PACS系统，门诊护士站安装输液监护管理系统和移动门诊输液系统，儿科及产科安装婴儿安全防盗系统，药房安装药品智能管理系统，病房安装移动医师站，病房护士站安装移动临床管理系统。

松耦合部署

通过物联网实现多个系统和多种信息技术之间的资源共享及统一管理就是松耦合部署。例如，婴儿标签、输液报警器、呼叫系统使用 RFID 技术通过阅读器接收；PDA、笔记本电脑、条码标签等信息可经 AP 采集；符合 ZIGBEE 协议的智能标签、自动生命采集仪等采集信息经过接收器接收。以上接收的信息，经 POE 交换机、网关，传输至物联网中间平台，再与医院信息系统集成平台和装有应用软件系统的平台实现数据处理。

■ 物联网时代的智能放疗

物联网放疗单位架构

1. 感知层

用不同的传感器，经过传感网络和射频识别技术对肿瘤放疗患者进行定位并对放疗情况进行感知。举例来说，凭借射频技术和传感网络连接着 PDA 的健康秤、耳温枪、移动推车、智能腕表等，可以实现患者健康数据的采集和定位等功能。比如，放疗单位患者在放疗登记后配备智能手环，数个智能手环对应一名放疗医师的智能腕表。放疗患者的定位体膜装有 RFID 发射装置，便于准确、快捷地识别各自的定位体膜。

2. 网络层

在无线局域网借助各种通信协议、操作系统和云计算方式对网络数据进行传输。典型的有 RFID 射频识别标签、Bluetooth 技术、WIFI 网络技术、4G 网络技术、5G 网络技术、ZIGBEE 协议等。在放疗大厅、放疗机房、放疗医师和物理师办公室装有物联网 AP，并与医院物联网 AP 相连，按照敏分方案与放装相结合的方式实现网络连接和数据接入。比如放疗机房和定位室可采用敏分方案，采用双频接入，放疗大厅可使用放装方案。

3. 支撑技术层

通过通信、信息、分组、身份认证、安全技术认证等，对放疗网络要素的身份认证以及网络节点的信息安全进行检查，确保放疗网络安全运行。同时实现放疗计划系统和放疗 AP 网络系统的接入融合。

4. 应用层

放疗流程大致包括放疗前检查、放疗档案建立、放疗定位、放疗靶区勾画、放疗计划制订、QA、放射实施、治疗期间质控、随访等步骤，所以，放疗物联网应用大概分为治疗前、治疗中和治疗后应用，包括上述放疗流程的各个方面的应用。

物联网放疗单位建设

1. 物联网放疗单位规划设计

依据放疗单位具体运行流程进行顶层规划，以物联网 AP 为数据总线，搭建放疗门诊、放疗机房、日间病房、住院病房等各种配置有机整合为一体的物联网放疗单位（图 5-9）。放疗机房和定位室可采用敏分方案，双频接入。放疗大厅可使用放装方案。将放疗单位分为放射治疗网和放疗管理网，放射治疗网包括治疗前检查、定位、计划、治疗、呼叫等，放疗管理网包括资产管理、医药管理、患者管理、环境监控、医疗垃圾追踪处理等。

2. 布局和松耦合部署

可参考物联网医院建设。

物联网时代智能放疗愿景

目前尚未建成完全意义上的物联网放疗单位，那么，设想的物联网放疗单位建成后将是什么情景呢？

某患者 60 余岁，在某物联网医院确诊为肺腺癌，其信息被医院数据中心提取，智能系统依据诊疗规范将需要多科室会诊的信息发送至各个相关科室，经多学科会诊制订治疗计划，这些计划回馈至信息中心。需要接受放射治疗时，放疗

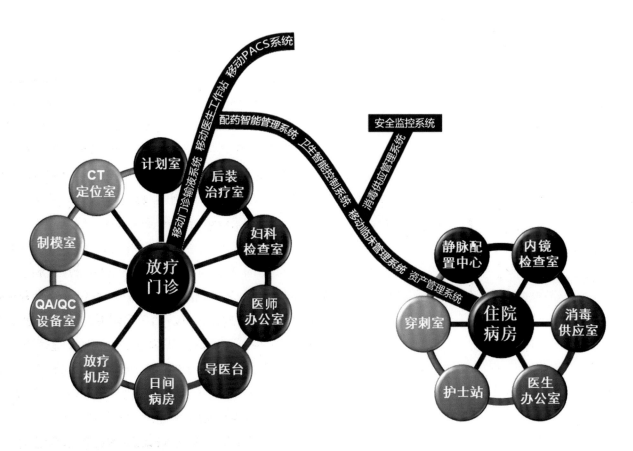

图5-9 物联网放疗单位规划设计示意图

科室 AP 终端及患者手机里的 APP 会收到相关提示。患者进入放疗单位后，会佩戴移动手环，该手环与放疗医师、放疗物理师、放疗技师的移动腕表相连，患者相关病历资料会由信息中心发送至放疗医师工作系统，自动完成放疗档案建立。放疗定位所需的材料会由信息中心依据患者信息及预计治疗计划通知放疗器材终端，自动给出适应的定位材料。患者定位时，定位室有监测系统，一旦患者在注射增强造影剂时出现心率、脉搏等异常，该异常会被患者手环监测，监测系统一旦收到手环发出的信息，会通过腕表通知对应的医疗人员，即刻停止定位机与注射器的工作。如果定位顺利，则进入定位图像传输和放疗计划制订环节，在制订放疗计划时会有 AI 辅助放疗医师和物理师。计划完成后，AI 系统会依据患者病情、住院与否等自动安排患者的放疗时间，并通知患者前来放疗。手环也会监测放疗期间患者的体温、脉搏、心率等指标，如有异常会发出数据到对应的腕表，提示医疗人员及时处理。放疗结束后，所有医疗信息会自动回馈到信息中心，信息中心依据放疗材料的 RFID 信号，监测医疗物品的处理。患者的随访信息也会由信息中心定期发送信息至患者的医疗 APP。

5G 技术与智能放疗

■5G 移动通信简介

1G 至 4G 移动通信技术即为第 1 代到第 4 代移动通信技术，每一次移动通信技术的升级换代都既是信息时代的产物，又将信息时代推向新的发展高度。由于基站发射功率不能再提高，同时无线电波频率越增加就越难穿透障碍，4G 的传输效率已达极限值，每平方公里最多支持 10 万个设备。在信息时代新阶段，4G 网络不能实现提高总带宽与实现万物上网互联。应时代的要求，需要发展能量传递更大、处理和存储信息更多的移动通信技术，即 5G 技术。

5G 之于 4G，如同必须跨越音障的超音速飞机之于亚音速飞机，其设计理念与物理实现都另起炉灶。在设计理念上，5G 网络着力于广泛的多点、多天线、多用户、多小区的相互协作组网；从物理实现上来说，5G 在传统通信技术的点到点物理传输的基础上，引入新的无线传输技术，实现包含多用户的区域网络的构建，极大地提高了通信网络的传输性能。由于设计理念和物理实现上的巨大革新，5G 通信技术具有以下 3 个特点。①增强型移动宽带：使大流量业务体验更好；②大规模物联网：可承载大规模、高密度的物联网业务，每平方公里可提供多达一百万个连接；③超高可靠超低时延通信：实现各行业融合促进产业繁荣，形成智慧交通、智慧工业、智慧医疗、智慧教育、智慧城市等，人类社会将迈进全新时代。

全球通信标准制定机构第三代合作计划(third generation partnership project，3GPP ）自 2012 年起制定了 5G 建设的第一步：以 4G 作为核心网，5G 为辅助网；截至 2019 年 6 月，制定了 5G 建设的第二步：5G 作为核心网，只运行 5G 基站。当今世界，中国、美国、韩国是真正决定 5G 建设的国家。中国需耗时 10 年，耗资 1 万亿完成 5G 建设。目前中国仍处于第一步，正迈向第二步。

■5G 移动通信与医疗应用

5G 网络层的全面提升，很大程度上满足了医疗实时性、高效性及稳定性的需求。基于实时图像、语音、视频等技术，5G 推动全新的医疗体验，为医疗领域带来一场革命。

5G 技术与远程医疗

1. 远程手术

由于 5G 具有低延迟的特点，计算机在网络上响应指令所需的时间短，医师穿戴头戴型显示器和触控反馈的特殊手套，远程操控机器手臂，进行远程手术，由此，外科医师的"手臂"可以延伸至千里之外。而且麻醉机、监护仪及各种监测仪器的数据都可以在云端共享，麻醉也可以做到术中进行远程监护。磁控胶囊胃镜可以通过 5G 技术远程操控进行检查。

2. 远程视频会诊

5G 可提高信息交互的速度。通过视频传感器采集现场视频，医师可以实时看到高清晰度视频画面，结合症状和生命体征，评估患者的病情。患者也能实时与医师沟通。医师可提供诊断，制订治疗计划。有利于优质医疗资源下沉，缩小分级诊疗差距，减轻患者经济负担。

3. 远程医疗健康监护

便携式可穿戴监测仪器目前已广泛应用于欧美医疗保健中心，指导个人的医疗保健工作。通过 5G，个人可建立预警模块，将身体各项生理病理参数传送至医疗保健中心，实现实时诊断与医疗干预。

4.智能终端

5G时代，将涌现更多无线智能产品。像手环这种智能终端将形成整套系统，医师可对系统内医疗数据进行收集和积累，打破时间与空间限制，从而实现连续和精准的检测。

5G技术与实时医疗

1.急救与突发应急事件指挥

在"黄金时间"争分夺秒的急救工作中，5G毫秒级的低时延优势能够更好地保障医院搭建起一条"院前急救"通道。在急救车中患者情况、现场环境和施救过程都会实时传输到医院。急诊医师可以在转运的过程中了解患者病情，及时制订抢救措施，提前开具相应的检查单据等，使实时救护与医疗专家的远程诊疗实现无缝对接，为急救状态下患者的护理和抢救提供保障，患者到达医院后便可快速进入抢救。当出现重大自然灾害、事故和战场救援时，实时高质量的视频沟通，可以帮助急救人员和医务人员更迅速、更准确地做出更优临床决策，通过缩短诊断时间，最大限度挽救伤员的生命，发挥其独特的优势。

2.医院物流机器人

5G大带宽特性使医院物流机器人与云端实时传输医院环境视频影像，快速进行障碍物识别和跟踪，指引机器人在医院复杂环境中更顺利地行进；5G毫秒级低时延和高可靠性能，使云端和机器人之间的通信更加及时、稳定，确保院内多台机器人编队运行更加安全，提升效率；相对WIFI网络，5G通信的安全性大幅提升，可有效防止黑客入侵，这对安全性要求极高的医院环境价值巨大。

5G技术与数据挖掘

在远程医疗的基础上，医疗设备可不断获取患者的医疗数据，如电子病历、生命基本体征、身体活动频率，以及医学影像等。在5G的支持下，

软、硬件智能产品功能将得到进一步延伸，可对医疗数据进行深度挖掘，从而更好地进行决策，合理分配医疗资源。此外，5G与大数据的结合，能够实现信息在医师、患者及医院各部门之间的灵活交互。

■5G移动通信与智能放疗

5G网络架构

5G网络架构由5G虚拟控制云、5G虚拟接入云和5G虚拟转发云共同组成，不可分割，协同配合。5G虚拟控制云完成全局的策略控制、会话管理、移动性管理、策略管理、信息管理等，支持多种应用场景的智能无线接入，并实现多种无线接入技术的高效融合。无线组网可基于不同部署条件要求，进行灵活组网，并提供边缘计算能力。5G虚拟转发云配合5G虚拟接入云和5G虚拟控制云，实现业务汇聚转发功能，基于不同新业务的带宽和时延等需求，5G虚拟转发云在5G虚拟控制云的路径管理与资源调度下，实现增强移动宽带、海量连接、高可靠和低时延等不同业务数据流的高效转发与传输，保证业务端到端质量要求。

通信产业所建设的5G移动通信技术与计算机产业所建设的物联网同属于一个整体，相互关联而密不可分。从本质上讲，5G就是物联网，物联网就是5G，通信产业侧重于"快"，而计算机产业侧重于"联"。为避免重复讲述物联网，下文主要讲述5G在数字化智能放疗中的应用展望。

5G移动通信与智能放疗技术

VR、AR应用于放疗计划设计和放疗计划执行等多个阶段，由于VR比通常的高清视频需要传输的图像多得多，其传输率需要比高清视频高20倍才能保证人眼中图像的连贯，现阶段信息传输速度不够快，只有5G的高传输率才能充分满

足传输速度需求。AR 的 3D 全息成像的数据量极其巨大，约为相同内容 2D 高清视频的 450 倍，只有 5G 才能让 3D 全息成像成为现实，真正反映实体的所有细节。

数字孪生应用于放疗设备远程监控、图像引导、计划验证、放疗实施等多个阶段，是 5G 技术的衍生应用，也是 5G 赋能产业链上的重要一环。数字孪生加速了物联网的成形和物联网设备数字化，实现万物互联需求，5G 移动通信通过数字孪生推动工业互联网发展，促进放疗设备智能制造。

边缘计算应用于放疗单位能效管理、放疗设备的智能制造和预测性维护。5G 网络架构设计本身就考虑到网络边缘侧会产生庞大的数据量，从而支持边缘计算，并对网络会话管理进行详细设计。

放疗体域纳米网的多级网络节点将放疗患者体内的生理、物理参数转换成精确的事件信息，最终支持与医疗应用相关的预测和决策，这些高通量信息传输，要求快而且尽可能减少对人体的影响，4G 点到点物理传输传统通信技术较为落后，5G 技术才能满足需求。

5G 移动通信与实时靶向放疗

呼吸运动对胸部和腹部肿瘤的放射剂量分布和放射治疗效果影响很大，在胸腹部肿瘤的放疗中对肿瘤进行实时追踪是非常重要的。利用放射线实时追踪并击中运动目标的整合系统包括：整合所有与肿瘤运动有关的影像数据及各种不确定性因素，发现不确定性因素并及时反馈给整合系统，明确实际投照剂量并实时进行剂量调整和优化。这些过程涉及大量的数据传输和保真性，正是 5G 移动通信的优点，无时延、大带宽、高可靠的技术特点，将显著促进实时靶区追踪的发展和完善。

实时位置监测通常采用千伏级影像系统进行连续影像采集，但连续出束容易导致 X 线球管过热引发故障，同时也增加患者的额外电离辐射。5G 移动通信技术的定位反应时间无延迟，无须对定位反应时间进行校正，在实时位置监测中也有明显优势。在肿瘤内部及周围放置无线发射器，并接收信号，依靠测量发射器与计划等中心位置的偏差，可实现对肿瘤三维位置信息的精确定位。

由于 5G 移动通信技术对肿瘤三维位置信息的精确定位是实时无滞后的，数据传输并调整多叶光栅和多向运动治疗床足以迅即实现，因此，无须采用呼吸门控技术监测靶区的运动。呼吸门控技术的最大缺点是延时滞后，选定的呼吸时相只占呼吸周期的小部分，造成治疗时间明显延长。

这些针对放疗过程中肿瘤运动的靶区实时追踪和实时位置监测，在无时延、大带宽、高可靠的 5G 移动通信技术支持下，能够实时传输至放疗计划系统，即时完成放疗计划的调整，可望实现真正的自适应放疗。

放疗共享与智能放疗

■ 放疗共享的概念

在中国乃至世界范围内，癌症的发病率和死亡率都居于高位，大量的癌症患者需要接受放射治疗，而我国在放疗设备、放疗人力和放疗技术等方面还有较大的不足，大量放疗资源集中在一线城市、区域中心城市，全国的放疗力量严重分配不均。近年来，随着国家政策的扶持，各区县医院加大力度投入放疗设备，推广现代放疗技术，肿瘤放射治疗的一种创新服务模式也在探索中出现——建立"放疗共享"平台，为解决放疗资源分配不均提供了新的解决方案。

放疗共享是指由政府或医院、企业单独或合作共建的放疗共享平台，通过互通互联、大数据、云计算、智能终端等先进技术手段，建立放疗网络信息系统及实体放射治疗单位相结合的放疗共享平台。放疗共享平台依托"互联网+"和放疗云平台技术实现，是放疗云平台和互联网技术应用的体现，因此放疗共享平台的具体应用包括"互联网+"和放疗云平台技术应用，为所需要的医疗机构提供放疗相关设备、人力资源、技术支持、教育培训、远程医疗等共享服务，针对需要共享平台提供服务的医院或医疗机构进行互联网联通，加入放疗共享系统，主要通过线上、线下结合的方式，为有诊治需要的患者提供方便、快捷、最优的咨询、就诊、治疗等共享服务（图5-10）。放疗共享平台拥有经验丰富的肿瘤学（放射治疗、肿瘤内科、肿瘤外科）专家、放疗物理师、放疗技师，这些专家通过多点执业方式由共享平台管理。共享平台拥有专属客服团队、专属客户端（医师端、物理师端、患者端），可为客户医院提供免费产品升级、运营数据分析等。

■ 放疗共享平台的远程服务

远程智能放疗服务

放疗单位与其他科室不同，高度依赖放疗设备和放疗医技人员的技能素养、业务水平，不同等级医院水平参差不齐，差异较大，患者受制于放疗设备，不能够脱离医疗中心就医放疗，因此放疗单位在远程医疗应用方面需求紧迫。远程智能放疗服务在一定程度上缓解了我国放疗专家、放疗设备资源与人口分布极不平衡的现状。我国放疗的优质资源绝大多数分布在大、中城市，医疗水平发展不平衡，三级医院和高、精、尖的放疗设备主要分布在大城市。利用远程智能放疗服务系统可让基层医院的患者也能够接受大医院专家的治疗，也可通过远程教育等措施在一定程度上提高中小医院医师的水平。

作为放疗共享的重要内容，智能远程放疗服务是指以计算机技术、信息技术、物联网技术、放射治疗技术为依托，充分发挥大医院或区域肿瘤专科放疗单位的医疗技术和医疗设备优势，对医疗条件较差的边远地区、海岛地区进行远距离诊断、治疗和技术支持。放射治疗的远程服务能够改善医疗资源区域分布不均的格局，提高基层诊疗单位的医疗水平、降低患者医疗开支、满足广大人民群众的健康需求。目前，远程医疗技术已经从最初的电视监护、电话远程会诊发展到利用高速网络进行数字、图像、语音的综合传输，并且实现了实时的语音和高清晰图像的交流，为现代医学的应用提供了更广阔的发展空间。

多中心放疗协同会诊

多中心放疗协同会诊是放疗共享平台的基本

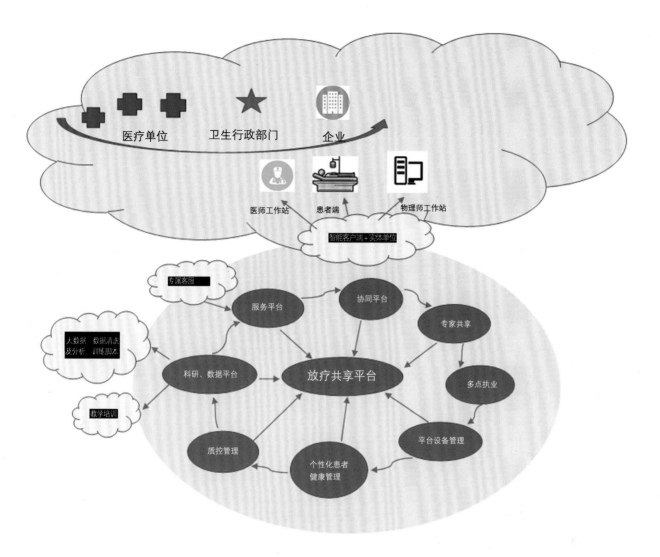

图5-10 放疗共享平台示意图

功能，基于肿瘤远程放疗、分级诊疗、多学科诊疗（multi-disciplinary team，MDT）的放疗数据应用系统，主要整合各权威中心医院在放疗计划、治疗、质控方面的丰富经验，以及先进的质控设备和顶尖的医疗相关人才的优势。远程放疗协同平台可为基层医院提供肿瘤远程会诊、靶区勾画、物理计划、疗效评估等医疗服务，也可提供质控教育、学科建设等管理服务。结合放疗协同平台在肿瘤领域布局，共建深度合作医联体，探索患者参与、基层申请、企业协助、中心主导、统一管理、多方共赢的多中心放疗协同会诊新模式（图5-11）。

以远程会诊为例，首先，基层医院将患者CT定位图像、临床病历信息及其他相关数据通过网络发送到远程会诊平台。然后由上级医院远程会诊的专家进行远程会诊，设计符合基层放疗单位设备特性的治疗计划、放疗靶区勾画、放疗计划设计；治疗计划按专家所在医院质量控制要求进行审核确认后，数据回传至下级医院放疗单位治疗计划系统；经由该院放疗单位专家再次审核确认，最终通过网络传入基层放疗单位对患者进行放疗计划实施。可以充分发挥云平台多终端可以同时参与的优势，对放射治疗疑难病例进行多中心讨论，制订符合患者

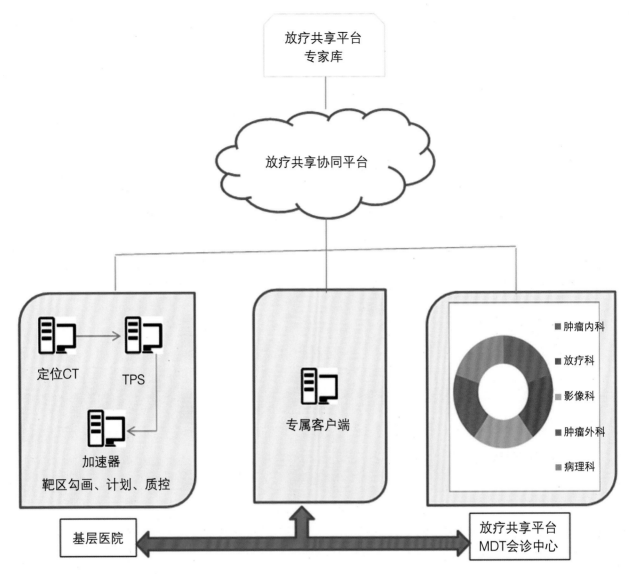

图5-11　放疗共享协同平台

情况的精准治疗方案。也可通过远程桌面或虚拟技术，由上级医院专家在线指导放疗靶区勾画、下处方、计划评估、使用专业软件处理图像等，做到教学与解决临床实际困难同步进行。上级放疗单位为基层医院和患者提供精准放疗方案，并通过对放疗实施全程指导、评估和监控，让患者在当地就能得到高质量、高标准、个性化、精准安全的肿瘤诊疗服务，最大程度上降低诊疗费用，提高患者生存率。

基于可穿戴设备的远程自适应放疗

放疗一般需要2~7周的治疗时间，周期较长，

放疗期间患者的生命指征、生化指标、肿瘤控制状态、机体生物反应等变化波动较大，这些信息采集需要花费大量的人力财力，且不便长时间监测，常规的、定期的检验和影像复查，远不能满足对肿瘤患者的监测需求，已有的可穿戴健康设备也不能满足日新月异的放疗大数据的需求。放疗患者接受放射线剂量，在射线穿射的路径上，放疗靶区及周围正常组织的变化是放疗监测的重点和难点，因此，在可穿戴健康监测设备的基础上，开发适用于肿瘤放疗患者的可穿戴设备非常必要，对于提升本地放疗单位及远程放疗单位的放疗水平，具有深远的意义。

1. 癌细胞监测腕套

Google 针对可穿戴设备操作系统设计了 Android Wear 平台检测人体癌细胞微粒的医用测癌腕套。据谷歌实验室称，每月吃 2 粒含有纳米粒子的药片就可以进行癌细胞的检测。这些纳米粒子经过特殊的设计，表面带有标记，在体内流动时可以识别出癌细胞微粒，并附着在癌细胞上面，固定在腕套中的磁石会将这些纳米粒子收集起来，进而分析出这些粒子当中是否含有癌细胞粒子。用真人皮肤和合成皮肤制成手臂模型来辅助这项技术，"纳米粒子"能够发出特定的光，附着癌细胞之后相当于将其"点亮"，而腕带的工作就是识别这些光，依据光亮点的"亮度"可以监测肿瘤在放疗期间的进展状况。

2. 可穿戴式剂量监测仪

临床上使用的辐射剂量监测仪（如电离室、正比计数器、盖格 - 米勒计数器、闪烁体探测器、半导体探测器、热释光探测器等）通过小型化处理，可以整合到可穿戴健康设备中，成为可穿戴式剂量监测仪。可穿戴式剂量监测仪的系统硬件部分包括辐射剂量监测仪，以及人体心率、体温、血氧饱和度及各生化指标监测的腕式探测装置和数据传送系统，所检测数据可通过移动终端进行显示、存储、回放及传输。系统软件部分主要用于移动终端的实时数据处理，以及后台的数据管理，可实现数据统计、分类、比对、评估、预警等功能。

3. 可穿戴设备与放疗康复

在肿瘤放疗康复领域，患者的康复锻炼是一个长期坚持的过程，康复锻炼的不适感可能会严重影响康复的效果，比如乳腺癌放疗的患侧手臂运动康复训练、鼻咽癌等头颈部肿瘤患者的张口康复训练、颈部运动康复训练等严重影响患者治疗后的生活质量，积极的康复训练有助于放疗危及的神经、肌肉、皮肤等功能恢复，康复机器人、康复训练虚拟现实软件，以及用于疾病康复的可穿戴设备，可以运用到神经系统、四肢、头颈、口腔、胸腹部、盆底等部位的放疗康复训练中，有助于帮助放疗后肢体及器官功能恢复。

4. 可穿戴设备与生物应答引导的自适应放疗

同一类型肿瘤的不同患者，肿瘤组织对放射线的敏感性存在着个体差异，同一患者的肿瘤组织和正常组织对射线的生物反应也会显著不同。所有这些敏感性的差异和放射生物应答的变化，对放疗剂量的要求也必定不同，因此，个体化生物应答引导的自适应放疗是解决这一难题的有效途径。

在放疗实施过程中，非侵入性实时获得体内肿瘤和正常组织的生物应答信息，尤其是和预后相关的各种应答信息，进一步将这些实时的应答信息转化为调整放疗计划设计的依据，引导放疗患者获得最佳治疗增益比。生物应答信息包括分子水平、细胞水平、组织水平、整体水平等多个层次。优化方式包括放疗处方剂量的空间分布优化、时间分布优化、肿瘤和正常组织放射敏感性的修饰、基因放射治疗等。该放疗策略在近年来的放疗实践中已初露端倪，尤其是在鼻咽癌调强放疗中，该计划理念在一定程度上体现了生物应答引导放疗的精髓，它代表未来放疗的主流研究方向。

建立一套无创或微创、实时、动态地获取活体内肿瘤和正常组织的生物应答的检验技术手段，结合可穿戴设备（如运动背心、运动手环）和超敏感生物传感器，通过远程、实时采集放疗患者的生命体征信息、主诉症状信息、大体肿瘤体积信息、肿瘤运动轨迹信息、肿瘤分子变化信息，实时地反馈至放疗共享平台，平台专家可通过反馈回来的生物应答信息的大数据分析，获取患者的照射情况、生物应答情况，评估患者的基本健康情况和可能的健康损害，及时调整放疗计划、放射剂量和放疗方式的改变，并启动智能放疗摆位、智能放疗计划、智能靶区跟随、智能影像验证、智能放疗实施等自适应放疗体系，基于互联网和放疗共享平台，实现监测数据与管理中心的实时交互,从而远程指导本地放疗单位实现自适应放疗。

■ 放疗共享与放疗流程智能化

预约就诊

放疗共享平台为患者提供远程咨询,协助患者在共享系统平台就近医院预约挂号、就诊,就诊后患者可于线上完成支付,并在完成就诊、检查后,患者可通过该系统的患者端查看自己的检查结果,系统会根据患者情况制订出下一步处置计划,为患者提供放疗共享平台的最近数家医疗单位的相关信息,指导患者选择治疗单位,系统自动预约排队等候。对于再程放疗患者,其管理信息、医疗信息,以及患者曾经在其他医院放疗所产生的各种数据,能够迅速、准确地被平台捕获应用,实现患者放疗信息共享,利于本次患者放疗计划的制订。

制膜及模拟定位

患者根据平台指示按计划进入医院进行制膜、定位,在这个过程中,放疗共享平台可以实施远程监控,该过程中全程质控,如发现问题及时纠正,定位结束后自动将定位影像上传至平台的放疗系统。

放疗靶区勾画及放疗计划制订

在定位影像上传至系统后,由平台的人工智能专家系统基于图像自动分割来完成放疗轮廓的自动勾画。放疗专家库里的放疗医师可根据医师终端的提示,选择相应的患者,对平台系统自动勾画的放疗轮廓进行审核、修改,勾画完成后再上传平台系统。由平台上高级别放疗专家审核无误后上传平台系统,等待人工智能专家系统设计放疗计划,自动计划完成后,再传至平台的物理师系统,物理师进入物理师端进行放疗计划的调整、优化及审核,审核无误后再上传平台,由高级别放疗及物理专家审核无误后下传放疗单位。

放疗计划验证及放疗实施

在放疗单位接收到平台下传的患者治疗计划后,进行剂量验证。验证无误后方可执行放疗计划。患者在放射治疗中,根据患者治疗过程中的图像引导,如果病灶变化较大需要调整治疗计划,系统会发出预警提醒并通知放疗单位重新定位,根据重新定位的影像,再次制订出更改的治疗计划。放疗过程中平台会实时关注各放疗单位患者的临床治疗信息,确保治疗安全及治疗方案的精准实施。放疗过程中,患者通过平台挂号就诊,监测血象、观察并处理放疗不良反应。放疗结束后根据平台的安排进行复查,评估治疗效果。在整个诊治过程中,对于疑难患者可随时向平台提出会诊申请。

■ 放疗共享与放疗质控管理

由于各个医院级别不同,放射治疗设备参差不齐,放疗质控管理不统一,质控保障能力有强有弱,对于肿瘤高发地区、缺乏设备及设备维护能力的地区可由平台统一投放设备,统一提供设备质量控制保障能力,保证治疗质量。放疗共享平台制订统一的QA程序,各种记录文件也有统一的格式,并可保存至云端,患者安全、电安全、放射性污染、机器设备等可自动报警,放疗质控管理平台可远程监控。

通过互联网、大数据、云计算、云服务等技术手段,整合优质放疗资源,将TPS、加速器、模拟定位机、QA设备、放疗病区、模室等连接到放疗云平台,集中存储放疗数据,使放疗数据自由流通,实现不同平台的充分共享。针对异常的数据发出警报,使患者的诊治安全、医院放疗设备运行情况等不仅仅有医院层面的监控,还有放疗共享平台的监控。严格把控设备质控合格率,完善放疗设备日、周、月检的质量控制制度,有效地保证放疗设备的可靠性,保证放疗设备治疗角度和剂量的精准性，确保加速器正常运转持续保持在良好状态。

运用互联网技术实行远程质控，完成远程监管、准确定位、实时预警、数据分析等功能，将质控流程精细化，确保治疗过程中精确定位和足够的放疗靶区剂量，提高放疗效果并降低放疗不良反应。完成规范化、合理化的质控，确保按时排查和修复，质控检查出错实时预警，对放疗各流程的优化与质量控制，明晰临床路径，可有效提高放疗工作效率，减少医疗差错，从长远角度看，为医院达到零医疗事故率和建立良好口碑打下坚实基础。

放疗共享与其他放疗应用

放疗软件共享

在云端放置放疗相关专业软件，支持用户在任意时间、任意地点，使用各种终端（台式机、笔记本电脑、平板电脑、手机）获取放疗软件服务。放疗医师能随时随地查看并编辑放疗患者数据，包括新建患者、勾画靶区、下处方、计划评估，以及使用 PACS、HIS 软件等；物理师能随时随地查看并编辑放疗患者数据，包括查看当前任务、设计放疗计划、计划排程等；高年资医师能随时进行质量监控，指导低年资医师进行学习和交流。

云计算允许大量计算资源在需要时快速简便地以爆发式的方式进行利用。Poole 团队利用 Amazon Elastic Compute Cloud 平台，成功模拟出快速的放疗剂量计算方法，使蒙特卡罗算法的计算程序 GEANT4 用户能在分布式计算环境中模拟放疗剂量，不需要专门的计算机硬件，相比传统的蒙特卡罗法，极大地节约了计算时间成本。同时，云计算不需要考虑持续的硬件维护和升级，还可以根据当前需求进行动态扩展。

放疗云平台可通过创建 TPS 工作站虚拟机，提供完成放疗计划所需的模块，包括医学影像处理、图像分割和放疗计划设计等，同时创建多个算法节点，从而提升放疗计划的计算速度，降低计划优化和剂量计算时间。放疗云平台和云计算可提高软件模块的浮动授权利用率，且能提供独立开发软件和运行自动化工具的环境，提供可增减的具有 TPS 分布式框架的计算资源实例，以解决剂量计算资源不足的情况，并且支持多平台的虚拟桌面通过网络访问 TPS 工作站，从而极大地提高工作效率。

放疗专家共享

放疗专家库的建立，包括优秀的、专业的放疗医师、物理师、技师，这些人员都可以通过平台培训和扶持进行多点执业，充分利用人力资源，减少人员开支。这些人员经过培训、考核、认证合格后，方可进入平台人员管理库，下载安装移动端成为专家库成员。各自通过系统的放疗医师、物理师移动端进入平台系统，就可以利用空余时间选择自己专业范围内的业务，在线上完成相关业务或下载相关业务线下完成后上传至平台系统，由共享平台上高级别的专家进行审核，审核后的靶区或治疗计划再传输到治疗单位，由治疗单位执行完成患者的放射治疗。共享平台会根据个人业务完成情况，如单位时间内完成的质量、数量，并结合专家库成员的业务职称给予不同的报酬和奖励。对于病情较为复杂的患者，如果接诊医师认为难以解决，需提出讨论及会诊申请。

个性化患者放疗共享

放疗共享平台为患者提供咨询、预约、挂号、就诊、支付、查看结果及治疗计划等服务，如需要进行治疗，可为患者提供放疗共享平台的最近数家医疗单位、各个医疗单位目前放疗人数、在该单位放疗需要等候的时间等医疗信息资源。患者选择后，平台系统会自动将该患者的医疗信息发送至该医院，医院系统会自动为患者排队并显示什么时候去该医院进行放疗定位或放射治疗等。就诊时，患者端会提前提示患者排队叫号情况，患者还可点击平台的导航系统，直接导航至该医院并找到就诊治疗的具体地点。如此，放疗患者可避免在医院长时间排队等候，也避免由于医院过大找不到就诊的具体位置等问题。

健康管理平台是为患者提供健康服务的基础，是健康管理师和医师回访服务的支持系统，是平台大数据的基础来源，包括以下数据信息。①全面记录客户信息：该平台可全面记录患者信息，收集患者的基本信息、生活习惯、既往病史、家族史，特别是拥有详细而全面的肿瘤治疗病史等，可对接治疗单位系统，自动同步患者的病历信息、检验报告、检查报告、治疗信息等，为健康管理服务提供基础数据的分析。②个人病历号：每个使用过共享平台就诊的患者，都拥有自己的ID号，包括患者所有的病历信息，可查询当前检查信息和既往就诊信息。③智能推送健康知识：可人工定制针对不同患者的关怀短信模板、回访模板、疾病和药品知识等，提高系统使用效率和患者服务质量，自动提醒患者复查、随访。④自动生成回访任务：平台将自动分析患者所属情况，并提醒平台的健康管理师进行回访，提升健康管理师回访效率，保证回访及时性，避免遗漏。

放疗科研及大数据共享

通过医院物联网基础平台系统完成智能化临床路径、重点人员监管、移动护理及健康管理等应用系统建设，实现放射治疗这一医疗过程的全程感知，最终形成基于物联网的医院层面的智能医护系统与综合管理系统。通过物联网采集层采集各种数据，由各种具有感知功能的终端设备组成的感知数据系统，采用条形码、二维码等技术对各种设备、患者、医护人员、物理师、维修工程师、器械、药品等进行标识、分类，然后由多种传感器及医疗设备获取患者诊治信息，利用读卡器、终端、计算机采集以上感知设备的数据。以上数据将通过互联网的方式传输到放疗共享平台的数据中心，用于科学研究及分类管理。

放疗科研及大数据平台可直接进行病案分类管理、图像区域标注、图像训练样本生成和深度学习网络模型训练，并开放python脚本接口，调用脚本直接用GPU做深度学习，既可进行放疗靶区智能勾画研究和放疗剂量研究，也可用于医学图像研究或自然图像研究，有助于提升科研能力。

以虚拟专网（VPN-virtual private network）实现平台内部联网，支持用户完全管理，能够进行网络监控及故障诊断。通过数据共享，实现大数据分析为各级医院的放疗提供全方位的保障和服务。通过内置脱敏技术，精准发现敏感数据，更高效地完成数据提取，从这些数据中筛选出复杂病例、典型病例、优秀的治疗计划作为教学病例。

放疗共享与线上培训

肿瘤放射治疗学是一门专科性比较强的学科。随着放射治疗技术的飞速发展，放射治疗模式的改变也快速更新。因此，紧跟科技前沿、掌握最新专业技术知识是放疗从业人员的责任。但是，不同于教学医院或三甲医院，基层医院师资力量薄弱、学习资源匮乏、线下培训机会不足，这些因素都是限制基层医院人才发展的障碍。

通过云平台对放疗从业人员进行培训，是一种高效、个性化、可持续的方案，主要有以下几种方式。①直播教学：将现实的课堂以网络视频直播的模式呈现出来，通过云端发出的视频直播信号，在多个终端进行学习。直播教学不仅使传统课堂的面对面教学模式得以延续，也扩展了学习人员对知识认识的广泛性，还可以自主选择学习地点，并进行在线交流。②自主在线学习：云平台是一个开放式的平台，云空间具有容量大、个性化程度高、兼容性好、速度快等优点，可在云端储存大量优质网络资源，如行业精英及专家课程、经典病例及学术报告、业内大型会议视频等，为构建高效的自主学习课堂奠定坚实基础。③放疗线上培训：云平台通过网络在线提供全面的放疗学课程，通过制订详细的培训计划，进行在线答疑，以及组织实施在线考试等方式强化学习，促进基层放射治疗人才培养。

放疗云线上培训：集合行业精英及专家精彩课程、国内外经典病例及学术报告、行业大型会议视频、质控教学片等优质资源，内容涵盖放疗领域内的质控、技术、维修、临床实践、前沿科学、最新动态、设备应用及管理等，满足不同层次人员的学习需求，提升放疗从业人员专业水平。

放疗云线上培训具有以下几点优势。①学习时间的灵活性，通过云平台学习，时间和地点比较灵活，没有对培训时间、地点、内容等多方面的硬性限制。②学习内容的可选择性，学员可以依据自己的业务水平有选择性地学习相关内容，还可以自主选择适合自己的学习方式。③学习资源的优质性，通过云平台分享优质网络资源，实现教学资源的共享，互相学习，取长补短。云平台让交流更加容易，更加充分。每个人都可以提出问题，每个人都可以回答问题，学员与教师之间、学员与学员之间可以平等地交流，畅所欲言。

■ 放疗共享平台的安全保障

放疗共享平台的信息安全是保证放疗共享平台运行的前提，放疗共享平台可以通过与专业的企业进行合作等方式为放疗共享平台打造安全的数据平台。企业可利用海量用户安全防护经验、大数据运营能力及人工智能（AI）技术，通过态势感知系统，对互联网安全趋势和威胁形势做到预判和防范，及时分析、拦截安全隐患，保障医疗大数据和放疗共享平台运营安全，避免平台服务器被恶意闯入，保障业务的核心数据安全，解决因恶意攻击导致的服务器性能异常问题。数据进行多副本存储，提升数据安全性。放疗共享平台可提供 VPN、专线接入，保障用户接入安全。放疗共享平台拥有专业安全团队，24 小时维护，并定期提供详细的数据报表，便于快速全面地了解网站当前安全状况。

国内智能放疗公司

■ 智能医疗公司

随着 IBM、Google 等国际巨头的加入，AI+医疗行业成为投资热点，产业发展进程不断加速。国内互联网巨头及知名医疗、人工智能相关企业也积极布局 AI+ 医疗行业。

阿里云公司

阿里云专注于云计算和人工智能。阿里云 ET 医疗大脑，采用深度学习技术，通过海量的数据作为示例来训练机器完成特定任务，由计算机通过学习病例数据来提升医疗技术，具备疾病特征图像识别、医师语音工作助手、医院内重急症预警三大业务模块。未来，阿里云 ET 医疗大脑希望在患者虚拟助理、医学影像、精准医疗、药效挖掘、新药研发、健康管理等领域承担医师助手的角色。

腾讯公司

腾讯将图像识别、大数据处理、深度学习等 AI 领先技术与医学跨界融合研发，推出了"腾讯觅影"，辅助医师进行疾病筛查和诊断。目前，腾讯觅影共含 6 个医疗 AI 系统，分别是早期食管癌智能筛查系统(全球首款食管癌智能筛查系统)、早期肺癌筛查系统、糖尿病视网膜病变智能筛查系统、胃癌智能辅助诊疗系统、宫颈癌筛查智能辅助系统、乳腺癌淋巴清扫病理图像识别系统。

百度公司

百度推出了百度医疗大脑，通过对海量医疗数据、专业文献的采集与分析，并进行人工智能化的产品设计，模拟医师问诊流程，与用户多轮交流，依据用户的症状，提出可能出现的问题，反复验证并给出最终建议。在交流过程中收集、汇总、分类、整理患者的症状描述，提醒医师更多的可能性，辅助医师完成问诊。

科大讯飞公司

自 2015 年以来，科大讯飞不仅将智能语音技术应用到了医疗领域，业务还涉及医学影像和基于认知计算的辅助诊疗系统。科大讯飞结合自身特点，在智能语音、医学影像及基于认知计算的辅助诊疗系统布局，研发人工智能辅助诊断系统，解决我国基层全科医师匮乏的问题，为城乡居民提供便捷、准确和人性化的健康管理服务。

■ 智能放疗公司

随着人工智能和放射治疗技术的发展及其日益明显的美好应用前景，越来越多的公司致力于智能放疗的研发和应用。本节将从公司概况、平台建设情况、智能放疗应用场景三个方面介绍国内智能放疗领域的数家领军公司。

连心医疗

1. 公司简介

北京连心医疗科技有限公司总部位于清华大学科技园，是一家专注于肿瘤数据平台建设和医疗大数据分析的公司。

2. 放疗网络平台

（1）肿瘤数据中心（RAIC·OIS）：贯穿肿瘤放疗科的整体工作流程，支持各科室信息实时交互和医患信息实时互通，实现医院、医师、患者、设备的统一信息化互联互通。支持多终端同步交互、全周期诊疗信息展示。支持角色权限自由控制与自定义工作流程；支持病例优化处理、肿瘤模板多维度分析、表单模板自定义打印。

（2）远程协作平台（teamedicine）：远程协作平台（图 5-12）主要为智能放疗计划提供脚本 API，支持计划参数自定义，如射野数目、机架角度、权重等，提供计划专家库，支持计划自动对比和评估。

该平台的优势主要包括两方面。①高精度个性化蒙特卡罗 QA 解决方案（precession personalized Monte Carlo QA solution），使用基于 GPU 的蒙特卡罗引擎，对剂量进行独立验证。结合加速器照射日志文件（dynalog），通过蒙特卡罗模拟分析 IMRT、VMAT 等放疗方案。②基于 GPU 的蒙特卡罗剂量引擎（Monte Carlo dose engine based on GPU），支持 GPU 单机 / 集群剂量；支持在线、离线剂量运算。

（3）智能科研平台（LinkMatrix）：智能科研平台融合影像组学、数据挖掘与人工智能，打造以"数据为中心、算法为依托、需求为驱动"的肿瘤放疗新模式。主要包括：①医学图像处理工具 SAAS 云，提供医学图像分割、配准、融合的云端化工具，支持在线任务与离线任务；提供工具在线编排，支持组合任务，诸如串行、并行等；②智能 OAR 自动勾画，融合影像组学与深度学习技术，依托海量精准肿瘤数据分析，提供 CT、MRI、PET 图像多模态融合；提供放疗靶区轮廓命名标准模板库，支持自定义；基于后台强大的 CPU 与 GPU 混合容器云，支持头颈部、胸腹部、盆腔等多部位数十个危及器官自动勾画。该平台大大提高了医师的工作效率，缓解医师工作强度，让医师从大量的重复性劳动中解放出来，真正精准地改善患者的治疗质量。

全域医疗

1. 公司简介

北京全域医疗技术有限公司是国内肿瘤放疗平台型企业，以智能放疗体系建设运营服务为核

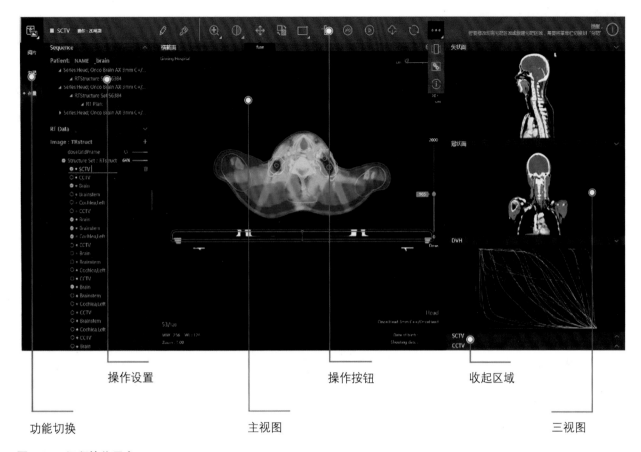

功能切换　　操作设置　　主视图　　操作按钮　　收起区域　　三视图

图5-12　远程协作平台

心，致力于建立国际化和标准化的肿瘤诊疗中心。由北京全域医疗技术有限公司与北京航空航天大学共同研发的 ARPlanner 为放疗从业人员提供患者数据管理、融合配准和放疗轮廓勾画等功能，可以独立使用，也可以连接医院肿瘤信息管理系统在院内平台运行，还可以与全域精准云放疗™系统无缝对接，利用远程技术在专家指导下完成放疗轮廓勾画，结合 Mdacc AutoPlan 放疗计划算法，实现从放疗轮廓勾画到计划设计的全流程自动化，开创放疗新型服务模式。

2.放疗网络建设

（1）全域精准云放疗™系统：精准云放疗系统（图5-13）以 TG 系列标准为基础，借助 Mdacc AutoPlan 自动放疗计划设计和 TPS 拟合开发而成。该系统集放疗质控、协作和培训为一体，在 PC 端和移动端均实现机器质控数据自动采集、质控表单自定义、患者诊疗流程质控、多方在线会诊、在线放疗靶区勾画和自动计划、专家培训课程、学术会议及培训直播等全方位的功能设计和服务。

（2）精准云放疗质控系统：全域精准云放疗质控系统（图5-14）以国家和各省市质控标准为依托，将各医院的放疗数据结构化和电子化，实现机器和流程质控数据的收集、管理、统计与分析。云端系统可以与 AOIS 肿瘤信息管理系统互联互通，保障实时流程质控。

3.肿瘤人工智能应用场景

（1）ARPlanner 自动靶区勾画系统：ARPlanner 自动靶区勾画系统（图5-15）提供患者数据管理、融合配准和靶区勾画等功能，提供单模态、多模态等多种配准融合方式，结合丰富的放疗靶区勾画工具，2D/3D 画刷、图像分割、器官提取、轮廓扩张等，支持手动勾画、半自动

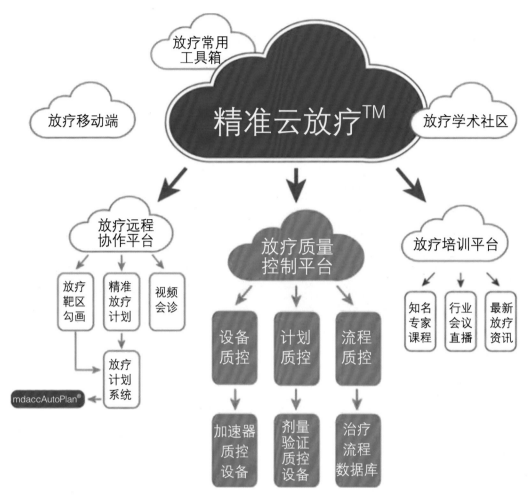

图5-13　精准云放疗系统

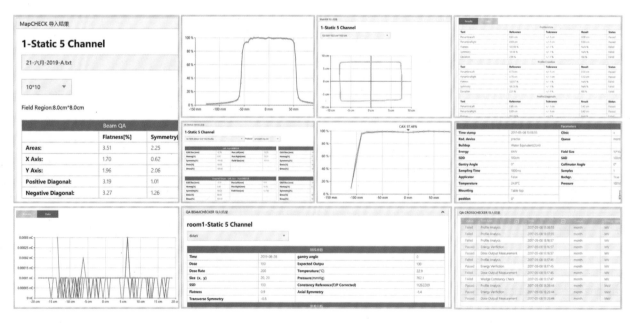

图5-14　精准云放疗质控系统

勾画、自动勾画靶区和器官轮廓，帮助医师更快更好地完成放疗靶区勾画。自动勾画功能可以将原来数小时的轮廓勾画工作缩短至数分钟，显著提升放疗工作的效率和质量。

（2）Mdacc AutoPlan 自动计划系统：Mdacc AutoPlan 基于肿瘤大数据，应用机器学习的方法，把平均偏差降低到极小的范围，利用云计算，把 AI 和 AutoPlan 应用根植到云上，进一步提高计算速度（图 5-16）。数据显示，AutoPlan 自动做计划，可将原来长达 3~5 小时甚至数天的放疗准备工作缩减到半小时左右，产能提升了近 300 倍，充分体现了人工智能的价值。

目前，Mdacc AutoPlan 由北京全域医疗技术有限公司在中国推广落地，已经在很多大型肿瘤医院应用，放疗靶区剂量达标率提升了 11.87%，未来大规模的海量自动计划计算将成为现实。Mdacc AutoPlan 已经在 MD Anderson 癌症中心、中国医学科学院肿瘤医院、天津市肿瘤医院等医疗机构长期使用。

医诺公司

1. 公司简介

深圳市医诺智能科技发展有限公司成立于2004 年，其总部设立于深圳科技创新中心高新技术产业园区。

2. 医诺人工智能平台

医诺人工智能平台（AI 平台）通过借助人工智能技术，对肿瘤影像进行处理，从而减少医师重复性的工作，提高工作效率，推进肿瘤治疗的精确化。该 AI 平台包括 AI 临床应用和 AI 科研平台（图 5-17），可灵活支持 SAAS 服务和整体解决方案两种模式。

AI 临床应用主要致力于放疗智能勾画、放疗智能计划、计划智能评分等人工智能影像系统，旨在建立高效的临床应用服务。AI 科研平台则主要立足肿瘤影像方面的研究，为临床科研提供强大的科研工具。

3. 肿瘤人工智能应用场景

（1）放疗智能勾画系统：放疗智能勾画系统是一套临床放疗人工智能自动勾画软件（图 5-18），通过人工智能对大量专家勾画的优选病例进行深度学习，拟实现放疗靶区、危及器官的自动勾画，帮助放疗医师提高勾画的工作效率和准确性，从而把医师从繁重的勾画工作中解放出来。

据官方公布信息，该公司目前已建立鼻咽癌、

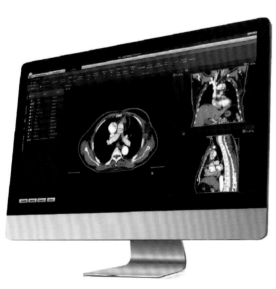

图5-15 ARPlanner自动靶区勾画系统

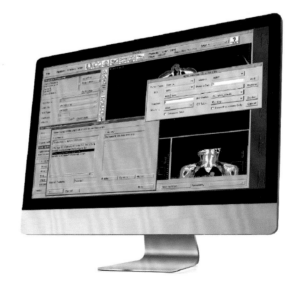

图5-16 Mdacc AutoPlan自动计划系统

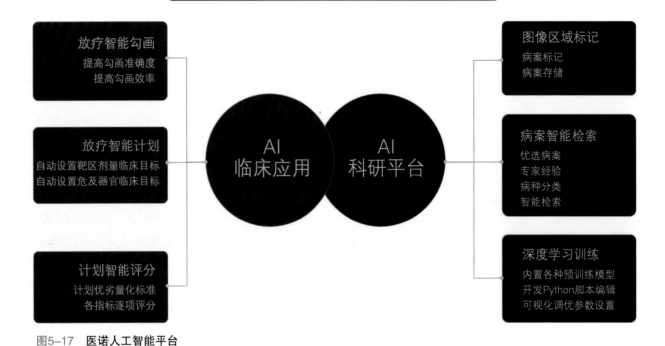

图5-17 医诺人工智能平台

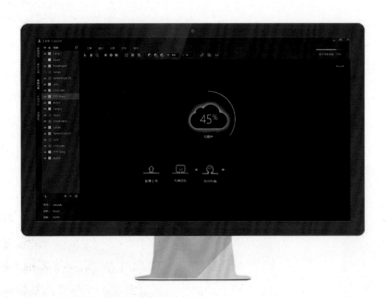

图5-18 放疗智能勾画系统

智能勾画工作站

智能勾画申请

智能勾画模板选择

智能勾画结果展示

智能勾画结果修订

肺癌、食管癌、肝癌、乳腺癌、前列腺癌、直肠癌、宫颈癌等常见癌症的危及器官和放疗靶区训练样本数据库。基于已验证的网络模型及模型改造优化，完成各病种危及器官的网络模型训练，实现胸、腹、头颈等部位危及器官的自动勾画，自动勾画结果精度高。

（2）放疗智能计划系统：放疗智能计划系统（图5-19）是基于大量专家级放疗计划的病例库，并能自动设计高质量放疗计划的人工智能计划系统。该系统利用机器学习技术，不断优化物理算法来改进剂量计算，把平均偏差降低到一个很小的范围，大大提高剂量计算的效率及准确率。

该系统通过对大量放疗计划样本及优选病例进行机器学习和智能分析，可实现自动添加射野、

辅助轮廓、自动优化，放疗靶区剂量准确率提升了12%。

瑞云医疗

1. 公司简介

北京东方瑞云科技有限公司是一家专注于肿瘤治疗信息化、医学影像及远程医疗领域的高科技公司，公司总部设在北京，研发中心设在成都。

2. 放疗网络平台

（1）ONIS肿瘤信息管理系统：ONIS的设计目的是通过规范存储临床、影像、计划、治疗、质控和随访数据，提供医院肿瘤学科的院内解决方案。ONIS信息化建设（图5-20）处于全院信息化建设的中间层，其顶层有HIS、EMR、LIS等

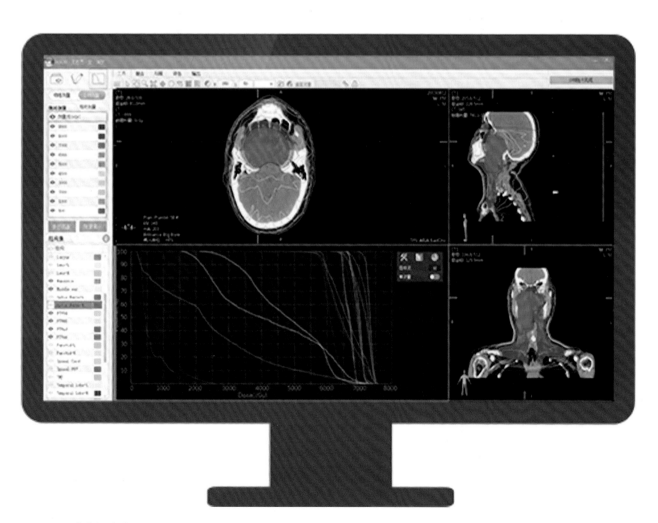

图5-19　放疗智能计划系统

第三方信息管理系统，其底层有 CT、MRI、常规模拟机、TPS、加速器、后装机、射波刀等不同厂家的放疗网络和配套软、硬件。在患者肿瘤治疗过程中会产生许多的数据信息，有临床信息、检查检验报告、影像等数据，也有各厂家放射治疗网络产生的放疗计划、验证、治疗等数据。ONIS建设的主要内容是：①建立流程管理标准，明确并规范肿瘤治疗的临床路径；②实现电子病历和每个流程环节的电子化和标准化；③优化治疗流程，方便患者，提高就诊效率和加强科室管理。

（2）放疗移动端建设——RT PACS 影像云平台：RT PACS 影像云平台（图5-21）的功能主要包括如下几方面。①支持 DICOM RT 标准，支持放射影像与 TPS 系统、病案数据自动关联，并提供手动更改和纠错功能；②支持归档存储患者在放疗各环节产生的所有检查和诊断图像（CT、MRI、PET、kV X-Ray、CBCT 及 Portal images），以及计划和治疗相关数据（RT Plan、RT Structure Set、RT Dose、Treatment Record）；③显示 TPS 生成的 DRR 图、横断面剂量分布图、DVH；④支持多图像的融合显示和放疗剂量的叠加显示；⑤基于浏览器的放疗靶区勾画（图5-22），可在多种模态图像、任意平面勾画；通过影像形变配准，在患者情况发生变化时，在关联的影像上产生形变的轮廓；建立临床专家数据库，提供各种勾画模板，并量化评估勾画结果；⑥常规的计划评估和优化。

3. 肿瘤人工智能应用场景

该公司自 2015 年开始将人工智能技术应用到肿瘤放疗领域，并实现了研究成果的工程转化，基于机器学习的危及器官自动勾画、计划评估和咨询、全自动放疗计划等。目前基于深度学习的危及器官自动勾画，采用自主研发的多层卷积神经网络（CNN）、全卷积网络（FCN）、残差网络（ResNet）构建的多层神经网络，并融合其他信息（CT 值、边缘、配准信息等），实现对器官

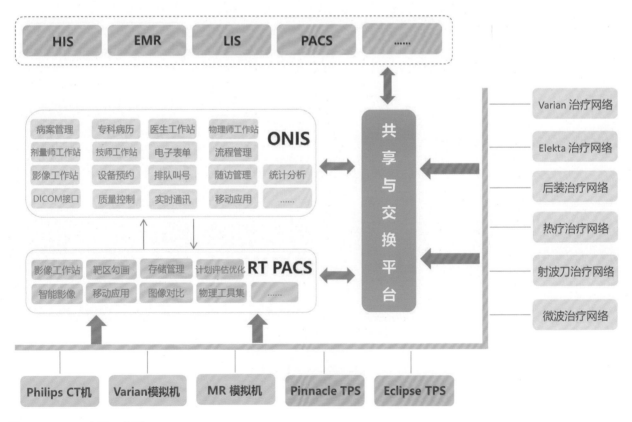

图5-20 ONIS应用示意图

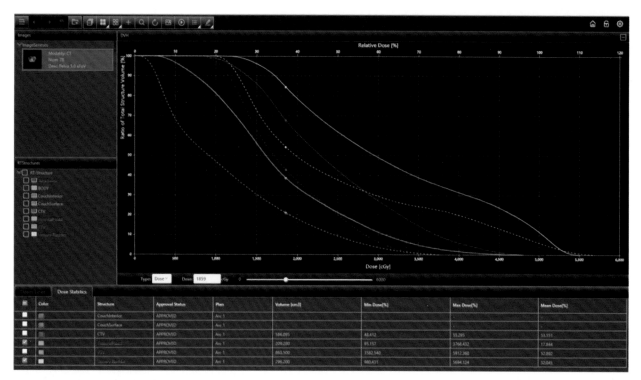

图5-21　RT PACS影像云平台

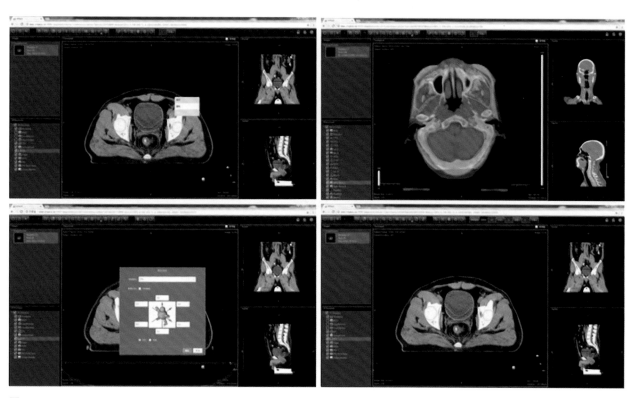

图5-22　放疗靶区勾画展示

和放疗靶区的自动勾画。目前已经训练出鼻咽癌（图5-23）、宫颈癌（图5-24，图5-25）、直肠癌、肺癌等病种模型，涉及膀胱、直肠、脊髓、股骨头、小肠、眼球、视神经、腮腺、垂体、舌下腺、脑干、甲状腺、口腔、肺、心脏等30多个器官。

汇医慧影

1. 公司简介

汇医慧影于2015年成立，是一家致力于计算机视觉和深度学习技术应用的国家级医学影像人工智能高新技术企业。公司总部位于北京，在美国硅谷设有分公司，与斯坦福大学、清华海峡研究院、Intel成立人工智能联合实验室。

2. 放疗网络平台

（1）智慧医学影像云平台：汇医慧影智慧影像云平台遵循DICOM3.0对接标准，是以IHE规范指导流程设计，实现无缝连接三端登入的智慧影像云平台（图5-26）。医疗机构、医师、患者可以通过电脑、平板、手机登录云平台，可实现院内影像数据移动化管理和医联体内影像互通。

（2）汇医慧影影像组学科研云平台：汇医

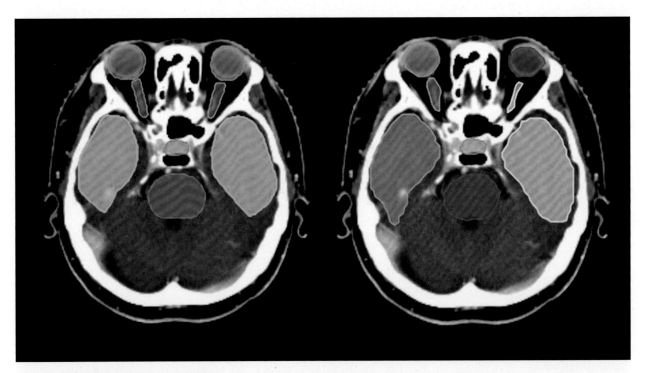

图5-23　鼻咽癌危及器官自动勾画效果

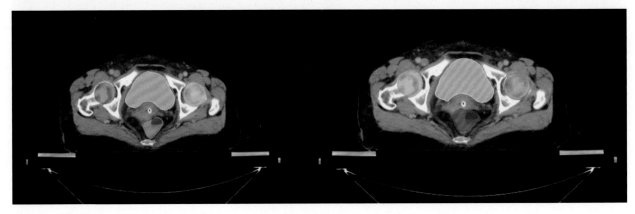

图5-24　宫颈癌危及器官自动勾画效果

慧影影像组学科研云平台（图 5-27）是一个学科联合科研平台，拥有科研课题管理、影像和临床数据管理、多中心合作管理及影像组学统计分析四大核心功能，它可以将原有影像与临床数据转换成科研数据（图 5-28），将医疗数据赋能，提高临床试验效率。它提供了上千个影像特征值选项供分析，同时集成了多种机器学习核心算法，可以一键轻松获取影像组学分析报告。

3. 人工智能影像应用场景

汇医慧影的人工智能诊断云平台以动态学习、Fast-RCNN、SVN 等主流框架为起点，自主研发针对医学影像方面的神经网络，实现了人体病灶的高度识别（图 5-29），利用人工智能分析系统进行影像初步筛查，排除正常影像；病灶区实现自动识别勾画，辅助临床诊断及治疗决策。

慧软科技

1. 公司简介

安徽慧软科技有限公司致力于开发以大数据和深度学习为驱动力的人工智能医疗软件及设备核心技术，将人工智能技术应用于肿瘤医学影像靶区勾画及放疗计划的辅助制订，构建以人工智

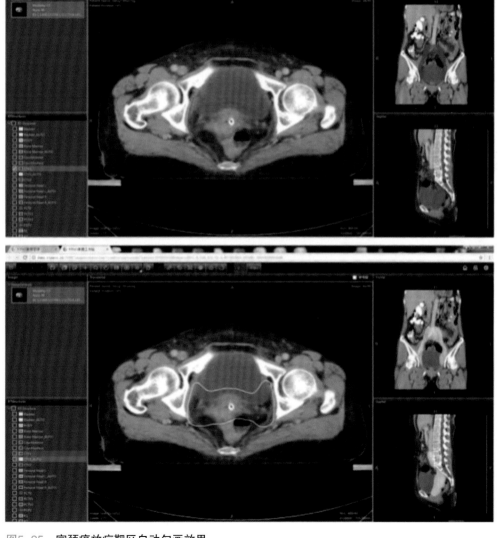

图5-25　宫颈癌放疗靶区自动勾画效果

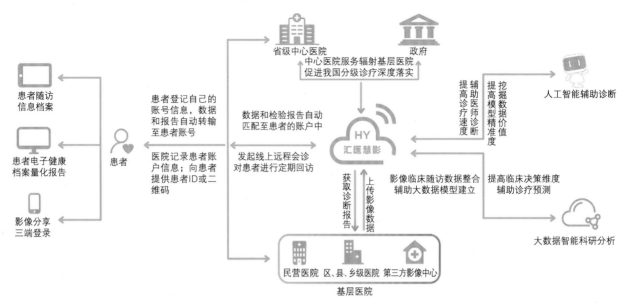

图5-26　汇医慧影智慧影像云平台

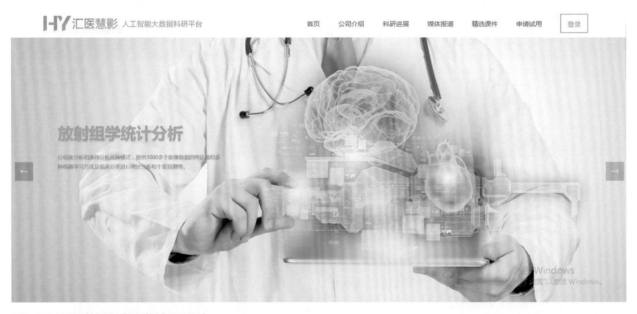

图5-27　汇医慧影影像组学科研云平台

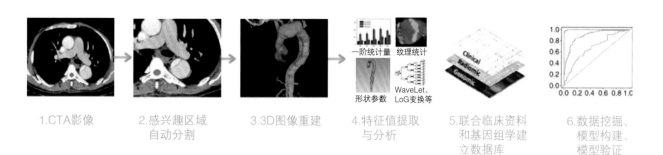

| 1.CTA影像 | 2.感兴趣区域
自动分割 | 3.3D图像重建 | 4.特征值提取
与分析 | 5.联合临床资料
和基因组学建
立数据库 | 6.数据挖掘、
模型构建、
模型验证 |

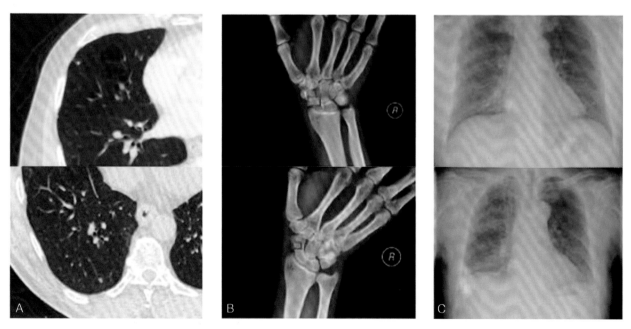

图5-28　汇医慧影影像组学流程图

图5-29　汇医慧影的人工智能诊断云平台

A.肺部CT影像辅助诊断；B.骨折X线影像辅助诊断；C.胸片X线影像辅助诊断

能医学影像软件、智能放射治疗系统、先进放射治疗设备为中心的产品矩阵。

2.肿瘤人工智能应用场景

（1）智能治疗计划系统 DeepPlan：智能治疗计划系统 DeepPlan 提供了一整套放射治疗计划设计解决方案，可以用于光子、电子、质子、重离子放疗。DeepPlan 主要包括：①放疗靶区和危及器官的自动勾画，采用深度学习和变形体模技术，实现多种放疗靶区自动、半自动勾画技术以辅助医师进行高效准确的放疗靶区勾画；②高效的多模态图像配准融合，采用 GPU 加速技术，在数秒内完成三维医学影像的配准融合；③快速精准的剂量计算和优化引擎，基于 GPU 的蒙特卡罗剂量算法、基于 GPU 的解析剂量算法、基于 GPU 的计划优化等；④前沿的放疗技术，鲁棒性设计优化、实时自适应放疗、基于深度学习的放疗计划自动设计等。

（2）快速放疗辐射剂量计算 ARCHER 软件：使用最新的英特尔 GPU 和英特尔 MIC 技术开发的高效并行的蒙特卡罗医用辐射计算软件 ARCHER™，在 CPU、GPU 和 MIC 的新一代异构计算平台下进行了优化，极大地提高了临床计算速度与工作效率，降低患者的医疗成本。

旭东数字

1.公司简介

深圳市旭东数字医学影像技术有限公司是专业从事 3D+ 人体可视化技术研发、提供 3D+ 人体可视化增值服务的国家级高新技术企业和深圳市高新技术企业。在国内率先成功研制了基于 CT 或 MRI 图像的 3D+ 人体可视化系统，不仅为影像科提供了新的诊断技术，还为临床科室提供个体化手术方案规划和手术入路决策选择，辅助医师开展精准外科诊疗。

2.三维可视化在放射治疗的应用场景

（1）放射治疗轮廓勾画软件（Yorktal-CS）：深圳旭东公司的放射治疗轮廓勾画软件（图 5-30）

提供了一个数据接口，该接口将经过三维可视化软件处理的器官和组织的轮廓输出并导入放疗计划系统中，形成 RTStruct.dcm 文件，从而实现三维可视化系统与放射治疗计划系统的数据兼容。

（2）自动勾画与中国数字人数据集（CVH）集成软件：自动勾画与中国数字人数据集（CVH）集成软件（图 5-31，图 5-32）针对目前国产放疗软件系统存在的轮廓勾画效率低、重要危及器官勾画不准确的问题，着重解决危及器官的自动识别、三维可视化和数字人体数据集整合的问题，将三维可视化与数字人体数据集进行整合优化，将标准化数字人体图像与个体化医学影像进行形变配准与融合，从而实现放疗轮廓自动勾画，以及重要危及器官勾画的平滑化、连续化、精细化，将大大优化放疗医师的工作流程与效率，提高危及器官轮廓勾画的精确度和完整性。

软件主要功能包括：图像配准、自动勾画、工具模块及三维工具模块。图像配准用于 CT 与 CT、CT 与 MRI、CT 及 MRI 与数字人数据的配准融合；自动勾画模块用于组织器官的自动分割，支持外轮廓、大脑、口腔、眼球、晶体、视神经、腮腺、脊髓及脑干的自动分割；工具模块可以对二维和三维的图像进行处理；三维工具模块是进行医学图像三维可视化的基本工具，包括体绘制方式的选择、体绘制图像调节、体绘制交互工具的使用等。

（3）放疗计划系统（Yorktal-TPS）：提供一套全面的工具，用于放疗计划设计、评估和优化（图 5-33，图 5-34）。系统采用 B/S 架构，纯网页版，支持 DICOM3.0 标准，兼容 IHE 框架，无缝对接主流厂家 TPS，支持主流的进口和国产加速器，融合深度学习技术，提供蒙特卡罗和笔形束算法，并基于自主研发剂量算法做进一步的优化。

国内主要的智能放疗公司见表 5-1。这些智能放疗公司逐渐发展壮大，虽然还不够"智能"，"路漫漫其修远兮，吾将上下而求索"，相信通

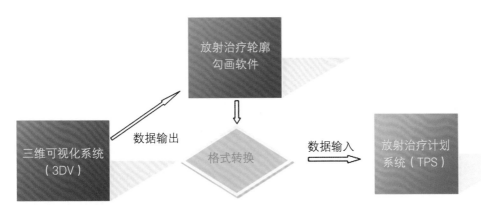

图5-30 放射治疗轮廓勾画软件流程图

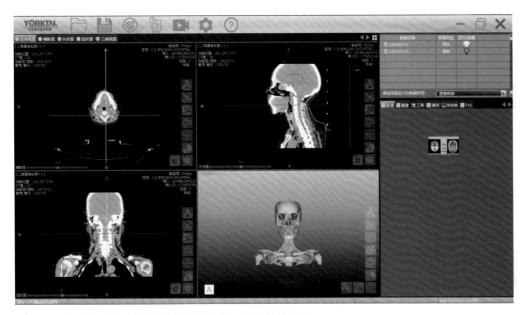

图5-31 自动勾画与中国数字人数据集（CVH）集成软件

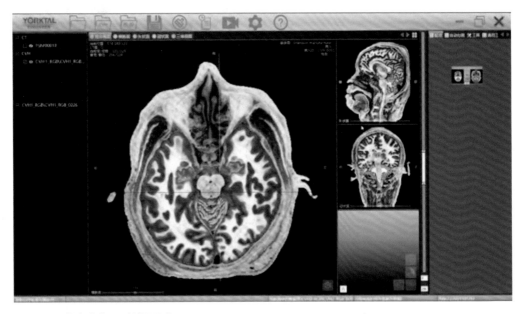

图5-32 数字人与CT数据配准

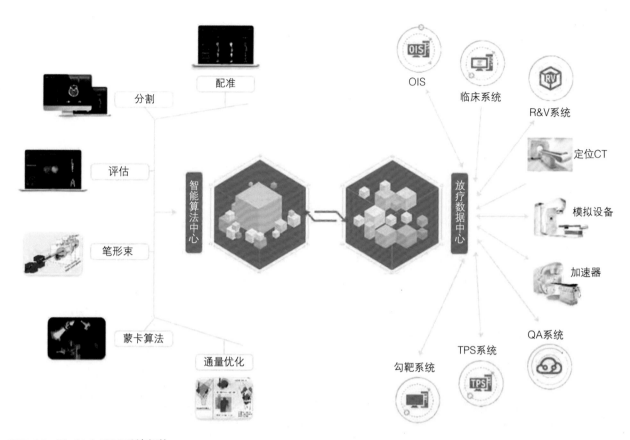

图5-33　Yorktal-TPS系统架构

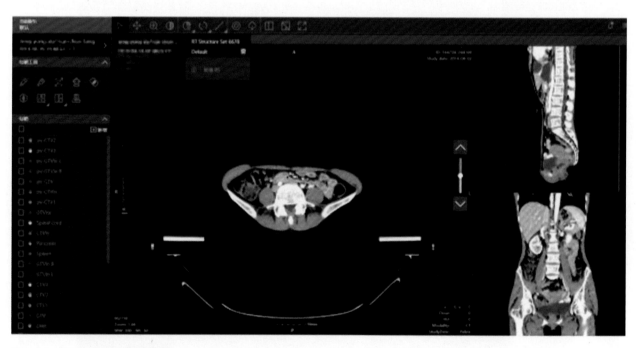

图5-34　Yorktal-TPS软件界面

过不断地探索和研发,真正的智能放疗指日可待!

本章小结

人工智能技术日新月异,在各行各业广泛应用与发展,云技术、物联网技术、区块链、边缘计算、5G通信技术等对社会发展举足轻重,也在智能放疗中发挥重要的推动作用,极大地丰富了智能放疗的内涵,促进了智能放疗的发展。放疗云平台、区块链、边缘计算、物联网和5G通信技术的应用,加快了远程智能放疗管理,增强了区域间诊疗协同发展,促进了医疗服务的整体发展,提升了不同层级放疗单位之间的同质化水平。以远程放疗服务为基础建立的放疗共享平台日益走进公众视野,其以云平台为载体,以大型医院放疗单位为依托,实现远程智能靶区勾画与审核、智能计划设计与审核、智能计划验证、智能自适应放疗、智能质量控制、智能患者管理及信息安全保障,

为基层医疗单位提供放疗全流程远程智能化解决方案。集人员培训、远程控制、自动质控、自适应放疗于一体的智能放疗共享平台,随着信息化、数字化、智能化的不断加强,充分实现放疗过程透明化、放疗流程科学化、放疗环节智能化、放疗应用规范化、资源管理可视化、服务沟通人性化、智能放疗远程化,有望大幅提升基层医院放疗单位的放疗水平,大幅降低医疗管理成本,大幅增进放疗患者临床受益。

参考文献

[1] Kumar S,Nilsen W,Pavel M,et al.Mobile Health: Revolutionzing Healthcare Through Transdisciplinary research. Computer, 2013, 46(1): 28-35.

[2] Caulfield BM,Donnelly SC.What is Connected Health and Why will it change your practice. Qjm-mon J Assoc Phys, 2013, 106(8): 703-707.

表 5-1　国内主要智能放疗公司

公司名称	公司网址	智能平台与技术	应用软件
连心医疗	www.linkingmed.com	（1）肿瘤数据中心 （2）远程协作平台 （3）智能科研平台	RAIC · OIS Teamedicine LinkMatrix
全域医疗	www.allcure.cn	（1）全域精准云放疗™系统 （2）精准云放疗质控系统 （3）自动靶区勾画系统 （4）自动计划系统	ARPlanner Mdacc AutoPlan
医诺公司	www.szyino.com	（1）放疗智能勾画系统 （2）放疗智能计划系统	医诺 AI 平台
东方瑞云	www.eastraycloud.com	（1）肿瘤信息管理系统 （2）放疗移动端建设	ONIS RT PACS
汇医慧影	www.huiyihuiying.com	（1）智慧医学影像云平台 （2）汇医慧影影像组学科研云平台 （3）人工智能诊断云平台 （4）大数据智能分析云平台	Radiomics
慧软科技	www.wisdom-tech.com.cn	（1）智能治疗计划系统 （2）快速放疗辐射剂量计算软件	DeepPlan ARCHER
旭东公司	www.yorktal.com	（1）放射治疗轮廓勾画软件 （2）自动勾画与数字人体数据集放疗应用 （3）放疗计划设计、评估和优化	Yorktal-CS Yorktal-TPS

[3] 李芹，郭文明，蔡荣杰，等.医学影像云端远程协作服务系统的构建与实践.生物医学工程研究，2018, 37(1): 111-115.

[4] 李甜甜，马瑞，钱雅君.基于医联体的医学影像云平台实践.中国数字医学，2017, 11: 8-10.

[5] Poole CM, Cornelius I, Trapp JV, et al. Radiotherapy Monte Carlo simulation using cloud computing technology. Australas Phys Eng S, 2012, 35(4): 497-502.

[6] 邹炼，谢朝，刘湘乡，等.Eclipse 放疗系统混合云平台应用研究.中国医疗设备，2018, 33(4):139-142.

[7] 马锡坤.网络医疗发展历程与应用现状.中国医疗设备，2013, 28(8): 70-72.

[8] 周登峰，贺祯，邵壮超，等.网络医疗设计现状与发展.解放军医院管理杂志，2016, 178(2): 192-194.

[9] 孙国强，由丽李，陈思，等.互联网+医疗模式的初步探索.中国数字医学，2015, 10(6): 15-18.

[10] 钱圆圆."互联网+"医疗的盈利模式探究.无线互联科技，2016, 13: 121-122.

[11] Park C, Chou PH. Eco: ultra-wearable and expandable wireless sensor platform. Proc of the 3rd International Workshop on Wearable and Implantable Body Sensor Networks. Washington DC: IEEE Press, 2006.

[12] Guo DG, Tay FEH, Xu L, et al. A Long-term Wearable Vital Signs Monitoring System using BSN. 11th Euromicro Conference on Digital System Design Architectures, Methods and Tools. IEEE Computer Society, 2008, 2008: 162-165.

[13] 赵彦杰，唐颖淳，孙金成.基于云计算的智慧医院平台设计与实现.互联网天地，2014(4):23-26.

[14] 薛以锋，赵琦，王艳莉，等.移动互联网医院云平台的设计与实现.中国数字医学，2015, 10(1):94-95.

[15] 孙俊菲，陈敏.基于云平台的O2O医疗信息服务体系研究.中国医院管理，2016, 36(6):49-51.

[16] 石峻峰，李茜倩，毕建新.云计算环境下电子病历一体化管理初探.中国医院管理，2015, 35(2):44-46.

[17] 谢文照，龚雪琴，罗爱静.我国互联网医疗的发展现状及面临的挑战.中华医学图书情报杂志，2016, 25(9):6-9.

[18] 孟群，尹新，梁宸.中国互联网医疗的发展现状与思考.中国卫生信息管理杂志，2016, 4:356-363.

[19] 晏茜勤.我国互联网医疗运作模式比较研究.齐齐哈尔大学学报：哲学社会科学版，2015, 10:56-58.

[20] 陈金雄，王海林.迈向智能医疗.北京：电子工业出版社，2014.

[27] 康世功，郑宇微.以肿瘤放疗新型服务模式推进"十三五"医改深化.大家健康，2017, 11(31):13.

[28] 何蒲，于戈，张岩峰，等.区块链技术与应用前瞻综述.计算机科学，2017, 44(4):1-7.

[29] 许岩.论引入区块链技术促进"互联网+医疗健康"发展.中国医疗管理科学，2018, 8(4):40-44.

[30] 杜依琳.区块链对中国卫生系统的颠覆：打破健康险直付困境，全面升级卫生信息系统.中国卫生产业，2018, 15(18):194-197.

[31] 彭坤，冷金昌，孙晓玮，等.区块链技术在医疗领域的应用展望.中国卫生信息管理杂志，2018, 15(3):339-343.

[32] 雷叔格，雷志斌，袁克虹.院外医疗服务中的区块链技术应用场景.中国医院院长，2018, 321(10):77-78.

[33] 黄永刚.基于区块链技术的电子健康档案安全建设.中华医学图书情报杂志，2016, 25(10):38-40.

[34] 袁玉堂，李晓森，刘智勇.基于区块链技术电子健康档案信息系统设计的探讨.中国卫生信息管理杂志，2018, 15(2):39-43.

[35] 周辉，杨阳，李卫东.区块链在医疗信息化领域的应用展望.中国数字医学，2018, 13(4)：115-116.

[36] 罗诚，温丽君.区块链技术在医疗领域的应用前景研究.经贸实践，2018, 226(8):242.

[37] 黄建华，江亚慧，李忠诚，等.区块链在医疗行业的应用前景.医学信息学杂志，2018, 39(2):2-8.

[38] 倪培昆.区块链技术及其在医疗领域的价值研究.医学信息学杂志，2018, 39(2):9-13.

[39] 李剑峰，孙丽萍，杜慧江.区块链技术在医药行业的应用及问题与对策.医学信息学杂志，2018, 39(2):14-17.

[40] 余辉，戴阿咪，王士泉，等.区块链技术在卫生健康领域的应用及发展.中华医学图书情报杂志，2018, 27(2):72-77.

[41] 叶华，曹晓均.基于区块链技术的医院诚信服务体系应用讨论.中国数字医学，2017, 12(12):88-90.

[42] 薛腾飞，傅群超，王枞，等.基于区块链的医疗数据共享模型研究.自动化学报，2017, 9:73-80.

[43] 方巍.从云计算到雾计算的范式转变.南京信息工程大学学报，2016, 8(5):404-414.

[44] 边缘计算产业联盟，工业互联网产业联盟.边缘计算参考架构 2.0.自动化博览，2018, 1:54-62.

[45] 施巍松，孙辉，曹杰，等.边缘计算：万物互联时代

新型计算模型 . 计算机研究与发展 ,2017,54(5):907-924.

[46] 吕华章 , 陈丹 , 范斌 , 等 . 边缘计算标准化进展与案例分析 . 计算机研究与发展 ,2018,55(3):487-511.

[47] 俞一帆 , 任春明 , 阮磊峰 , 等 . 移动边缘计算技术发展浅析 . 电信网技术 ,2016,11:46-48.

[48] 中国通信标准化协会 .ST8-WG2 工业互联网边缘计算技术研究建议书 .［2017-08-01］.http://www.ccsa.org.cn/

[49] 张琪 , 胡宇鹏 , 嵇存 , 等 . 边缘计算应用：传感数据异常实时检测算法 . 计算机研究与发展 ,2018,55(3):524-536.

[50] 张福生 . 物联网：开启全新生活的智能时代 . 太原：山西人民出版社 ,2010.

[51] 唐雄燕 . 基于物联网的智慧医疗技术及其应用 . 中国信息化 ,2013,1:71.

[52] 张志彬 .RFID 技术在医疗行业中的应用研究 . 医学仪器 ,2007,20(1):3-5.

[53] 俞磊 , 陆阳 , 朱晓玲 , 等 . 物联网技术在医疗领域的研究进展 . 计算机应用研究 ,2012,29(1):1-7.

[54] 杨颖 , 朱君茹 , 袁媛 , 等 . 医疗物联网的发展现状、问题及对策 . 中国卫生信息管理杂志 ,2015,12(3):298-303.

[55] 李春英 , 邱春 . 医疗物联网文献分析 . 医学信息学杂志 ,2016,37(4):66-69.

[56] 杨万鹏 .5G 移动通信技术发展探究及其对基站配套影响分析 . 通信世界 ,2019,26(5):131-132.

[57] 魏斌 , 焦亮 , 孟繁瑞 .5G 移动通信技术的应用及其发展前景思考 . 中国新通信 ,2019,21(7):24.

[58] 杨武 , 杨大飞 , 琚云 . 技术差距理论框架下产业技术安全测度研究——以 5G 移动通信产业为例 . 科技进步与对策 ,2019,36(8):60-67.

[59] 贾斐 , 王雪梅 , 汪卫国 .5G 通信技术在远程医疗中的应用 . 信息通信技术与政策 ,2019,6:92-95.

[60] 刘金鑫 , 靳泽宇 , 李雯雯 , 等 .5G 远程医疗的探索与实践 . 电信工程技术与标准化 ,2019,32(6):83-86.

[61] 叶东蠡 , 陈木子 .5G 时代的智慧医院建设 . 中国医学装备 ,2019,8:150-153.

[62] 胡川 . 大数据以及大数据处理技术在医院信息化建设中的实践与运用 . 世界最新医学信息文 ,2018,18(67):186.

[63] 刘阳 , 文霞 . 基于混合云技术的医院 IT 架构研究 . 中国数字医学 ,2018,13(7):98-100.

[64] 邢丹 , 姚俊明 , 张红伟 . 移动云环境下具有计算迁移的远程医疗架构 . 中华医学图书情报杂志 ,2018,27(3):68-72.

[65] 王明槐 , 唐志全 . 医用直线加速器剂量监测与控制系统的技术分析 . 中国医学装备 ,2017,14(5):27-33.

[66] 杨绍洲 , 王胜军 , 侯明扬 . 基于风险评估的加速器预防性维护策略探讨 . 中国医疗设备 ,2018,33(6):162-165.

[67] 何瑞龙 . 医用电子直线加速器维修维护及质控的研究 . 石家庄：河北工业大学 ,2014.

[68] 严浩 , 严荣国 , 路鹤晴 . 浅谈基于云计算医疗设备报修体系的应用 . 生物医学工程学进展 ,2018,39(1):54-55.

[69] 王左军 . 基于云计算的医疗设备维修管理创新模式的设计与应用 . 中国设备工程 ,2018,392(7):61-62.

数字化智能放疗未来展望

4D、5D 打印与放疗应用

■ 4D 打印

基本概念

4D 打印是指用可编程物质（通常为智能复合材料，如形状记忆合金材料）作为打印材料，通过 3D 打印的方式打印（制造）出三维物体。该物体能随着时间推移，在预定的条件或刺激（水、温度、磁场、通电、光照、压力）下，自我变换形状、物理属性（结构、形态、体积、密度、色彩、亮度、弹性、硬度、导电性、电磁特性和光学特性等）或理化功能等，也称 4D 生物打印（表 6-1）。

3D 打印通过电脑控制把"打印材料"逐层叠加，这种方式只考虑打印对象的初始状态，打印出来的对象是静态的、不可形变的。

4D 打印技术，则在传统 3D 打印技术中加入时间变量，即增加了一个时间维度，打印的物体

表 6-1　不同刺激条件下 4D 生物打印技术的对比

刺激	材料	获取	机制	应用程序	特性
水	打印支架；PEG；双层脂质	自折叠式和膨胀，褶皱和自行脱落	吸湿效果	细胞封装；组织工程基质；细胞膜模仿	与水的物理接触；对细胞无害；控制精度低
温度	PNIPAAm；PCL；陶瓷粉（氧化铝）	褶皱、收缩或膨胀；热刺激的反应下可调溶胶 – 凝胶转变	平衡溶胀理论；黏度理论	药物输送和组织再生	无触点、控制精度低、热敏材料对细胞有害控制温度高于 37℃对细胞有害
磁	磁化的血小板	可控的打印生物材料的合成	电磁力引起的形变；COMSOL 数值模拟	功能异构体系结构	远程控制 / 非接触；控制精度高；可编程；细胞无害；复杂控制系统

随着时间推移在形态结构上进行自动调整，还能够根据外界刺激转变功能重塑形态，最终达到预先设计要求。

4D 打印最常用的刺激是温度。温度变化时，温敏材料可以折叠、收缩或膨胀，4D 打印材料的相变温度常接近生理温度。聚 N- 异丙基丙烯酰胺（PNIPAAm）广泛应用于药物传输和组织再生过程，其原理是聚化合物 PNIPAAm 和不溶于水的聚合物半结晶型聚合物（PCL）组成的双层结构，在温度变化时自我展开、折叠，能够用于药物封装和释放。在组织再生方面，封存体细胞后，置于再生处，在体温的作用下其与组织融为一体，促进 / 形成组织再生。

4D 打印另一个常用的刺激是水。当 4D 打印支架放入水中，随着时间的推移和空间位置的转变，支架不同部位吸水程度发生变化，使其膨胀形变为其他形状，其形变原理是材料在不同支架间隔内吸水膨胀的程度不同，导致形态结构发生改变。以聚乙二醇（PEG）为例，将 PEG 双层脂质膜植入体内，在水溶液中差分溶胀，引起支架自我折叠形变，体细胞进入双层膜后被封装在 PEG 双层膜内，细胞载货支架在水下自行折叠形变成不同半径的圆筒，材料发生形变，满足实际需要，又不会对细胞活性造成影响。因此，4D 打印能够定制出各种与组织解剖学相关的微观几何形状。

磁场也是 4D 打印的一种常见刺激。在打印过程中，施加的磁场可以控制特制生物材料中的磁性分子，如血小板中含有磁化的各向异性粒子，实现定向打印。另外，采用多机或多组分混合单元控制打印技术，可实现多种磁化特质材料组合成的任意几何结构。

4D 打印的优势

相比 3D 打印，4D 打印除了拥有相同的特性外，还具备以下重要优势。①它能直接编程、设计打印生物体材料，打印物可从一种形态变成另一种形态，有很高的设计自由度，能够实现打印物的自我变化和制造。②它能整合多种修正要素于打印材料中，让物体在打印成型后，根据之前编程设计驱动打印材料，实现自我形变或自我完善与修正。③它能使打印出的物体先具备极为简单的形状、结构和功能，然后通过外部刺激，变化为所需要的复杂的形状、结构和功能。④它能使部件与物体本身结构的难易程度在制作时变得不那么重要，并可在智能打印材料中嵌入驱动、逻辑和感知等能力，让物体形变组装时无须额外的设备，大大减少人力、物力和时间等成本。⑤它能先设计出多功能的 4D 动态物体，再进行物质编程和打印制造，促进"物质程序化"这一造物方式成为现实。⑥它能通过更有效的编程设计，将打印物体的数字文件由互联网发送到世界任何地点，克服物体生产制造的空间限制，更好地实现多样化物体的全球化数字制造。4D 打印原理及模拟图见图 6-1。

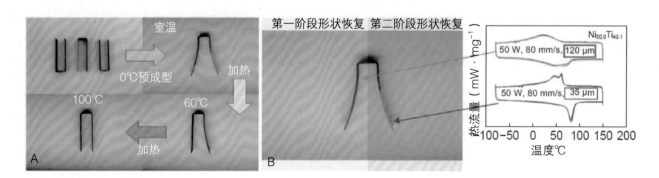

图6-1　4D打印原理及模拟图
A.合金构件多阶段形状恢复过程；B.U形片不同区域采用的工艺参数

4D 打印与医学应用

相较 3D 打印能成功制造各种聚合物、脂类、液态金属材料,在医学领域中应用广泛,4D 打印技术由于医疗材料要求严格,在医学上仅用于部分工作。

西京医院成功实施了世界首例 4D 打印生物可降解材料填充物乳房重建手术,为乳腺癌乳房切除患者带来新的治疗方案。2016 年 8 月,针对肿瘤大小超过 6 cm 的青年女性乳腺癌患者,医师对其进行病情评估后,将乳腺 MRI 薄层扫描图像传输给计算机进行三维重建和肿瘤模拟切除,根据模拟切除的缺损组织,精确设计填充物大小,等比例 4D 打印出生物可降解填充物,成功进行了乳房重建,并接受常规术后放射治疗。生物填充材料在设定时间内(1 年半至 2 年)逐渐降解,避免在体内留有异物,自体的纤维组织逐渐生长进入植入物内,最终完全替代植入物,保证了乳房的外形,维持了女性美感。4D 打印术式的成功实施,极大地拓宽了乳腺癌手术适应证,避免了使用自体组织移植重建乳房的巨大创伤,以及应用乳房硅胶假体带来的并发症。

■ 5D 打印

基本概念

5D 打印概念由中国工程院院士卢秉恒教授提出,即利用 3D 细胞打印技术,以生物相容性材料和活细胞为打印材料,打印出具有复杂三维结构的人体组织,这些打印物可变化形状,在人体内各种因子的诱导分化下行使器官功能,从而使打印活体器官,如肝脏、心脏等成为可能。简而言之,5D 打印就是 3D 细胞打印 + 形状变化(生长)+ 功能变化(长出器官)。这些打印出来的功能组织和器官,可以应用到多个生物医学领域,比如器官移植、药物筛选、损伤修复等,被认为是能够推进和加速组织再生医学领域发展的一个手段。

5D 打印可以理解为 3D 细胞打印,5D 打印的基本原理类似熔融沉积成型(fused deposition modeling,FDM)原理,首先将医学图像数据重建或设计的三维模型,离散成多个片层,再由计算机控制打印喷头逐层打印生物材料或细胞,直至打印完成三维组织前体。随后,细胞开始重新组织、熔合,形成新的血管等组织结构。5D 打印机有多个打印喷头,喷头可以打印人体细胞,其作为打印原料被称为"生物墨";也可以打印纯生物材料,其作为黏合胶水被称为"生物纸"。所谓"生物纸"的主要成分为水凝胶,可用作细胞生长的支架。5D 打印的"打印原料"和"黏合胶水",如果均来自患者本人,则不会产生任何排异反应,因此有着广阔的应用前景。

综上,4D 打印是一种利用可形变的智能材料打印三维物体的技术;而 5D 打印则是用生物相容性材料和活细胞来打印出具有生物活性且可生长的,并定向分化后制造出人体器官的技术。

5D 打印与医学应用

5D 打印技术打印人体器官,是打印好一个框架后复合上人体细胞,在适当的环境下向不同的组织进行分化,最后形成一个完整的器官。

据报道,卢秉恒院士尝试用一条腿骨骨折的羊做实验,用"骨髓泥"材料打印了一个骨骼支架,并在支架上复合上经过培养的羊骨细胞,半年后此羊腿骨痊愈。另外,以色列特拉维夫大学成功用人体细胞打印出世界上首颗 5D 心脏,打印出的人工心脏大约 2 cm 长,不仅有心肌细胞,还有血管和其他支撑结构,甚至能像真实心脏一样跳动。打印心脏的原料为从患者身上取出的心脏网膜组织,网膜组织被分离成细胞和基质两部分,通过重新编程,网膜组织中分离出的细胞会回归到多能干细胞,并诱导分化为构成心脏主体的心肌细胞和构成血管的内皮细胞,而分离出的基质则被加工成水凝胶。

5D 打印的更多医学应用还在实验阶段,当未来 5D 打印的成品推广、应用于各大医院时，很多医学难题将迎刃而解。例如，肾衰竭患者，5D 打印通过对健康肾脏的重建，打印出肾脏模型，在模型上培养健康肾脏组织，再移植入患者体内。这一科学技术的诞生，将彻底解决器官移植供体有限的医学难题。

■ 4D、5D 打印与放疗应用展望

伴随纳米技术与数字化制造在四维空间研发的深入，4D、5D 打印物体凭借其自组装、形变和生物生长的能力，能够进入人体内环境进行"工作"。这将引领其在生物医疗领域，尤其是肿瘤治疗方面的应用与发展。但是，对于 4D、5D 打印的人体应用，人们要冷静认识其中可能存在的风险和隐患。比如，游走在人体内的打印细胞或纳米机器人，一旦失控，可能会演变成破坏人体健康的生物武器，并且可编辑的 4D、5D 打印材料具有自形变特性，相较于 3D 打印而言，有更大的不确定性和不稳定性，在相关技术完全成熟前应谨慎使用。

打印非治疗型纳米机器人

在纳米技术支持下，打印非治疗型纳米机器人，将担当起人体"卫士"的角色职能，在人体内进行 24 小时的巡逻工作。一方面，人体"卫士"可以及时对体内，尤其是血管内残余"垃圾"进行清扫，并随着新陈代谢而排出体外；另一方面，人体"卫士"能够及时发现有癌变潜能的细胞，第一时间发出预警或直接将其扼杀在"摇篮"里，以保障人体内环境的稳定与和谐。

打印抗癌药物

鉴于打印物在一定的介质作用下能够发生自形变，可以在抗癌药物研发的过程中，针对性地将不同癌症病毒设置为触发打印细胞形变的介质源。当打印细胞在人体内遇到携带病毒的癌细胞时，就会自动触发形变功能，直接将

癌细胞吞噬或释放所携带药物将其消灭，并在任务结束后通过自我"分解"随人体代谢排出体外。作为癌症治疗的一个重要研究方向，打印抗癌药物甚至可以将癌症治疗的工作做到防患于未然。

打印器官支架

4D 打印物体凭借其自形变能力，在人体内环境里具有无限潜能。在癌症治疗的过程中，通过打印器官或支架对被破坏的组织器官进行替换或修复（图 6-2）。以生物心脏支架为例，打印生成的新型生物心脏支架，以一种较小的形态进入人体，在体内合适的环境下，形变成可以撑开的空心支架。该打印支架就如同下水管道一样，可以通过扩大或缩小管道半径来调整管道的容量和流量，甚至还能在受损时自行维修或通过"报废"自行分解。4D 和 5D 打印在心内科、神经内科和骨科领域研究较多，也将在肿瘤放疗后器官修复中发挥重要作用。

在体部立体定向放射治疗（SBRT）技术中，对于血管、支气管等空腔脏器的放疗，是一个禁忌和技术难点，例如在中央型肺癌的应用中受到局限，如果 SBRT 放疗后出现气管塌陷，将会出现严重的并发症如阻塞性肺炎、阻塞性肺不张等，如果出现大血管闭塞，可能会出现严重的大面积肺梗死等，严重影响患者生存质量及生存时间。4D、5D 打印技术，有望通过重建气管、支气管及大血管，而解决 SBRT 在中央型肺癌中的剂量限制，提高早期肺癌的根治率或者晚期肺癌的局部控制率。

打印人体皮肤

皮肤照射剂量受限以及皮肤损伤，是放射治疗的限制因素之一，往往因为皮肤耐受量的限制而无法提升根治性放疗剂量，尤其在再程放疗的病例中更为突出。荷兰科学家已经实现用干细胞作为墨水进行 5D 打印人体皮肤，依托于可编辑

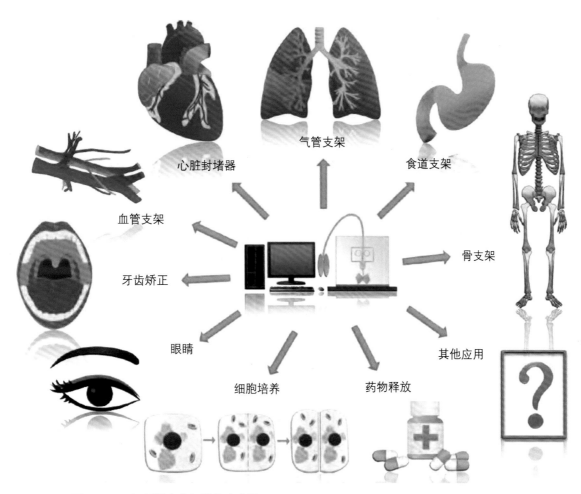

图6-2 4D打印器官支架的临床应用

材料的自我形变特性，有助于替换癌变或受损的人体皮肤，能够大幅提升癌变或其他皮肤病患者的治愈率。此外，放射性皮肤溃疡也是放疗并发症之一，鉴于5D打印在人体皮肤重建方面的强大作用，有望解决这个世界难题。

4D 打印体位固定器材

体位固定器材遵循以下原则：①穿透性好，射线衰减小；②固定效果明确；③重复性好，尽量减少分次间误差；④舒适性好，使患者保持良好的治疗体验，避免患者处于强迫体位带来的误差；⑤操作简单，经久耐用。

在临床实践中，体位固定器材距离以上原则仍有差距。比如真空负压垫长时间使用会因漏气

而变形。真空负压垫、热塑膜中的患者在放疗时体位会旋转，在固定效果上热塑膜联合真空负压垫或者发泡剂泡沫垫体位固定技术较单一固定技术更优。体位固定器材的最主要问题是随着放疗次数增加，患者的身体较制膜时逐渐发生变化，要么固定器材太紧，患者在治疗时压迫感太明显，要么固定器材与身体表面的空隙越来越大，以上都无法保证摆位的准确性。4D 打印所用的形状记忆高分子材料是一类刺激响应性形变的智能材料，能够程序化设计即时形状，在外界环境刺激下恢复原始形状，有望成为理想的体位固定器材。4D 打印体位固定器材大致步骤如下。第一步，采用薄层 CT 或 MRI 扫描患者身体，构建数字化 3D 人体模型。第二步，在预计放疗计划涉及的身体范

围表面初步设计4D打印体位固定器材。第三步，根据数字化3D人体模型计算演变放疗期间患者放疗计划涉及的体内脂肪、肌肉的增减情况（通常为减少）以及接近体表肿瘤的变化情况。第四步，对4D打印的形状记忆高分子材料进行编程。4D打印体位固定器材内含有传感器，能够探测脂肪、肌肉的增减和接近体表肿瘤的变化，并将刺激信号传递给形状记忆高分子材料，使4D打印体位固定器材能够随脂肪、肌肉的增减和临近体表肿瘤的变化而变化，保证人体表面与固定器材间无空隙出现（图6-3）。

4D、5D打印敏感器官放疗护具

放射性治疗不仅杀死癌细胞，也杀死人体正常细胞。实施外照射时人体敏感器官如晶体、睾丸、卵巢、肺等部位的防护问题难以有效解决。头颈部肿瘤患者因晶体受照剂量限制问题往往牺牲靶区的剂量，曾有人提出制作晶体防护挡块来提高对晶体的保护效果，然而制作晶体防护挡块存在体积小、费时费力、精准度低、摆位难等问题，而采用4D、5D打印技术，能精确打印射野路径挡块，从而提高晶体保护能力。用同样的方法，也可保护鼻咽、内耳、大脑等重要部位。对于腹部、盆腔肿瘤的年轻患者，为了保证其生存质量，睾丸、卵巢的防护不容忽视，但因肿瘤解剖位置的特殊性，既往防护手段的防护能力有限且难以推广普及，而4D、5D打印技术能精准打印中空球体对睾丸进行防护或打印射野挡块保护卵巢，实现精准化、小型化、快速化的防护。

4D打印高仿真人模体

如何测量放疗患者吸收剂量是一个世界难题。放疗计划剂量验证使用人体组织的替代材料或模体来完成，模体应当在形状和组成上与人体接近，比较真实地模拟患者体内辐射散射和吸收。模体主要分为几何模体和仿真人模体。几何模体一般由塑料或环氧树脂等固体均质材料制作，具有立方体、矩形平板、圆柱体球体等简单的几何形状，可简单模拟患者的体形。仿真人模体模仿人体形状、组成和结构制作，具有仿真的呼吸道、消化道等人体空腔结构，并将组织等效树脂通过塑胶成型的工艺包裹在骨骼的外面（图6-4）。模体的横断面插件孔可以放置热释光片或者胶片，用于剂量测量或物理验证。

模体的形状、组成以及结构与真实人体越接近，辐射测量和放疗计划验证越接近真实。现有

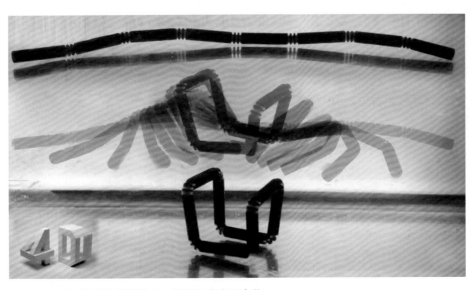

图6-3　4D打印预设模型程序，随时间维度而变化

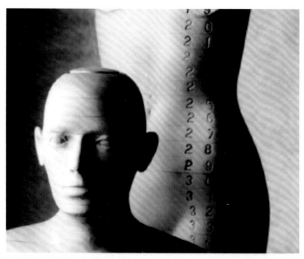

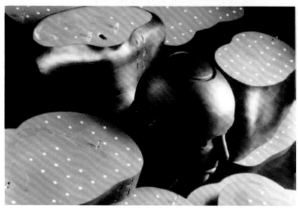

图6-4　RANDO仿真人模体

搏动、膀胱舒张收缩、子宫摆动等，这些器官运动大多不可预测，基于四维成像技术的运动数据，进行人体器官运动模型构建，然后进行编程，4D打印的智能材料自我构建和重新组装，随生物钟时间推移发生空间变化，从而模拟人体器官运动。第三步，将辐射剂量采集器的布置数据、多模态人体解剖结构数据、人体器官运动模型数据综合后建立完整的高仿真人模体模型。第四步，通过4D打印技术制作高仿真人模体。

　　4D打印技术高仿真人模体的特点如下。①体模的形状、组成和结构与真实人体高度接近。无论是骨骼、肌肉、神经、体液、皮肤的成分，还是解剖位置，均与真实人体相似。②具有模拟器官运动功能，这是现有的几何体模以及仿真人模体所无法比拟的。在IGRT、SABR、质子/重离子放疗时代，在靶区高度适形、单次分割剂量大、剂量曲线非常陡峭的情况下，不考虑器官运动的计划验证是不可靠的。③辐射剂量采集器的布置更加合理，更能进行高质量的计划验证。以RANDO仿真人模体为例，沿轴向将模体切分成层厚2.5 cm的薄层，每插件孔间距为3 cm×3 cm，可以放置热释光剂量计或胶片。高仿真人模体的辐射剂量采集器的空间布局可以更加密集，设置在不同的解剖结构上，对于脊神经、肺组织、肠管、肠系膜、视神经、腮腺、下颌骨等危及器官取得辐射数据。④4D打印技术高仿真人模体是没有生理功能和生命活动的，完全规避了伦理问题。

仿真人模体距离真实人体有很大差距，应用智能材料与结构的4D打印技术可望为高仿真人模体的设计与构建提供解决思路和方法。第一步，采用CT、MRI、PET等多模态影像获得详细的人体解剖信息。第二步，通过四维成像技术取得完整的人体器官运动数据。放疗实施过程中照射野内的器官运动，包括呼吸运动、消化道蠕动、心脏

纳米、石墨烯与放疗应用

■ 纳米与放疗应用

纳米技术及医学应用

纳米技术是利用单个原子和分子制造出新物质的科学技术。纳米技术研究的尺寸范围是1~1 000纳米，在这个尺寸之间，物质的性质会发生明显的改变，具有小尺寸效应、表面效应、量子尺寸效应及宏观量子隧道效应，显示出许多宏观材料中没有的优异性能。例如等离子钛涂膜纳米晶体作为新材料，将广泛应用于太空探索、石油勘探及MRI、CT、医用加速器等高端器械设备，因为钛涂膜纳米晶体具有非常显著的耐腐蚀性、耐辐射性和耐高温性，可大大提高现有仪器仪表的性能。

随着纳米技术的进步，纳米材料的应用范围涵盖催化、微电子学、电化学、海水净化、航空航天、环境能源、精细化工、国防科技、生物医学等领域。纳米技术新材料行业支撑和保障节能环保工程、高端装备制造、新能源等新兴产业的战略实施，所产生的高技术含量、高附加值的经济效益和社会效益越来越受到各个国家的关注和重视。

在生物医学方面，纳米材料以其优越的理化性质能够为疾病的诊断与治疗提供新的思路。例如，在疾病诊断中，超顺磁性四氧化三铁等纳米材料能够用于磁共振成像；纳米材料装载放射性核素能够用于疾病诊断的PET、SPECT成像等；一些高原子序数的纳米材料能够用于增强CT成像。在疾病治疗方面，纳米材料能够高效率地装载疏水性药物，并靶向输送到病灶部位，在降低治疗剂量的同时还可以降低药物的全身系统不良反应；一些高原子序数的无机纳米材料如纳米金常用于外照射放疗增敏；此外，纳米材料由于在近红外区有较高吸收值，故可应用于光热治疗或光动力治疗。更重要的是，纳米材料能够将成像与治疗融合于一体，实现实时成像引导下的肿瘤治疗。

另一方面，纳米药物一直备受医学界关注。纳米药物通过携带经表面修饰的特异性分子（如抗体），靶向攻击肿瘤细胞或改变肿瘤微环境从而达到联合治疗癌症的效果，同时其携带的显像剂可对肿瘤组织进行显像，实现多模态诊疗。碳纳米材料由于其独特的sp2结构和固有的疏水性，在疏水性药物输送方面具有广阔的应用前景，如多种作用于DNA、RNA等的药物通过疏水相互作用或$\pi-\pi$堆积的方式便可很容易地吸附到DNA或RNA的表面。另外，在装载药物或基因后，碳纳米材料可以通过被动靶向（实体瘤的高通透性和滞留效应）或主动靶向（受体–配体、抗原–抗体）的方式富集于肿瘤组织（图6-5），从而提高肿瘤治疗效果。与游离药物相比，碳纳米材料不仅改善了药物的代谢动力学行为，还降低了其对正常组织的毒性。还可以尝试将各类别的碳纳米材料用于肿瘤的成像（荧光、生物发光、磁共振、正电子发射断层扫描、光子发射计算机断层扫描、光声、拉曼成像等）与治疗（化疗、基因治疗等）。

此外，纳米传感器和纳米机器人的发展应用方兴未艾。纳米传感器是通过纳米尺度的材料将测试对象的物理、化学或生物信息转换成可测量的光电等信号的设备，它是人类探索微观世界、促进信息化和智能传感器发展的武器。纳米传感器具有灵敏度高、功能多、智能化程度高等优点，将集成化、阵列化、微型化、智能化集于一体，大大拓宽了传感器在医疗诊断、环境监测、可穿戴设备等领域的应用范围。而在递送、分离以及传感等多种应用领域，迫切需要在纳米尺寸乃至宏观尺寸之间进行高速运动的能力，因此纳米机器人应运而生。纳米机器人是将化学能（需要催化剂和化学燃料参与的原位化学反应）和非化学能（由外部装置提供电场、超声场以及光照光能、声能或其他形式的能量）转化为机械运动并可完成不同复杂任务的纳米工具，已逐渐成为纳米技术等相关领域中的研究热点（图6-6）。根据形态结构的不同，纳米机器人可分为：阴阳型球形粒子、纳米管、纳米线以及纳米棒等。按驱动能量的来源，纳米机器人分为化学驱动和非化学驱动。对纳米机器人的不断研究预计会对社会各学科领域带来颠覆性变化，包括靶向给药、细胞捕获和分离、分析检测、环境净化和纳米印刷等。

纳米技术与放疗应用

1.增强影像信号，明确大体肿瘤体积

临床上主要应用 CT、MRI、PET-CT 来确定大体肿瘤体积，纳米显像材料可在肿瘤部位特异性富集，使大体肿瘤体积更为准确。修饰了环肽 LyP-1 的铋硫化物（Bi_2S_3）纳米粒子可以富集在细胞表面受体 p32 高表达的肿瘤组织中，能产生足够的对比度以提供定量和高保真 CT 图像。超顺磁氧化铁纳米粒子修饰右旋糖酐后能显示转移的淋巴结。超顺磁氧化铁纳米粒子连接环肽 iRGD

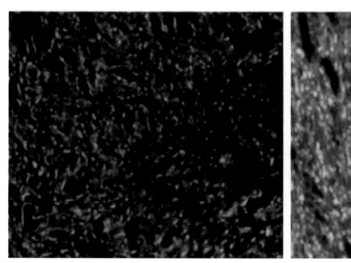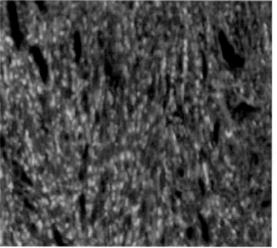

图6-5　免疫荧光验证纳米胶束的表面链密度与瘤内富集的相关性

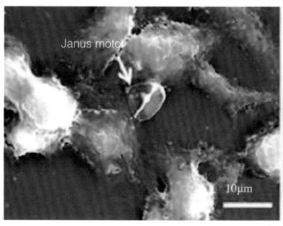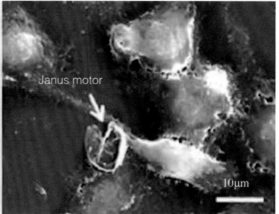

图6-6　扫描电子显微镜下微胶囊马达释放药物

使其能够与高表达整合素 $\alpha_v\beta_3/\beta_5$ 的肿瘤新生血管结合，从而实现生物体内肿瘤的特异成像。钆造影剂加载到去铁铁蛋白的纳米空腔中，以此作为探针，在肿瘤新生血管部位产生很明显的MRI信号。

2. 纳米细胞检疫器，明确亚临床病灶

亚临床病灶是可疑的、显微镜可见的肿瘤病灶。由于在影像学上难以准确显示，一直是放疗靶区勾画的难题之一。纳米技术有望较好地解决这一问题。

光学相干层析术是一种新型的纳米影像诊断工具，分辨率可达1个微米级。其工作原理与超声波的工作原理非常相似，区别在于它使用光而不是超声波。光学相干层析术用超级发光二极管发出的820 nm近红外线扫描检查部位，通过扫描可以重建出生物组织或材料内部结构的2D或3D图像，其信号对比度来自生物组织或材料内部光学反射（散射）特性的空间变化。它能够测量分辨率 $\leq 10\,\mu m$ 的组织和距离，而超声波只能测量分辨率为 $200\,\mu m$ 左右的组织和距离。光学相干层析术具有非接触、非侵入、实时动态成像、检测灵敏度高等优点，被科学家誉为"分子雷达"，能以每秒2 000次的速度完成生物体内活细胞的动态成像，有助于学者观察活细胞的动态、发现单个细胞病变、检查癌组织病变。

纳米细胞检疫器，即利用单根碳纳米管的弹性和电磁共振作用来称重的纳米秤。向纳米管施加交流电压以产生可以精确检测的外加电压频率机械共振。碳纳米管末端黏附微小粒子后共振频率降低，根据共振频率唯一决定纳米管弯曲模量的原理可确定颗粒的质量。它能称量 $1\times10^{-9}g$ 的物体，即相当于1个病毒的重量，临床上可利用它来发现新病毒，也可发现口腔、咽喉、食管、气管、阴道、肠道等开放部位的微小肿瘤病灶。

3. 纳米传感器检测正常组织与肿瘤的放疗反应

对放疗患者的肿瘤组织杀伤效果和正常组织损伤情况（如味觉变化、皮肤损伤、消化道及呼吸道黏膜损伤、骨髓造血功能损伤等）进行及时而精确的检测，是一个世界难题。要实现真正精确个体化的放疗，就必须在放疗患者体内的目标组织应用纳米生物传感器进行检测。纳米生物传感器由纳米载体与特异性配体组装而成，这种应用也可称为纳米级"智能微尘"。

在健康的情况下，人体内环境中存在损伤修复机制。肿瘤细胞以及受损正常细胞的生化活动能够影响人体内环境，改变信息分子和纳米传感器上受体之间的结合率，从而被纳米传感器发现。纳米传感器还可通过纳米激光技术直接探测单个活细胞。其尖端直径小到足以插入活细胞内而又不严重干扰细胞正常生理过程，可获取活细胞内多种生化反应的动态信息、电化学信息和反映整体的功能状态以便深化对机体生理及病理过程的理解，最终达到评定单个细胞健康状况的目的。

4. 纳米放疗技术

内放疗杀伤肿瘤：内放疗的最大问题是放射性核素进入体内后如何准确照射肿瘤。放射性核素可通过单克隆抗体结合，注入人体内与肿瘤细胞特异性结合。但是抗体结合还是存在肿瘤组织穿透力弱、药物代谢能力较差的缺陷。而纳米机器人可以准确识别肿瘤，并且由于具备动能从而能够深入肿瘤组织内部。所以纳米机器人可以携带放射性核素，在患者体内对肿瘤进行精确杀伤。而且使用纳米机器人可准确了解内放疗剂量范围，与外放疗无缝衔接。

5. 纳米放疗修复技术

修复正常组织：微粒纳米机器人将促修复药物或者基因携带至正常组织周围，通过抗体、细胞膜表面受体或特定基因片段的专一性作用结合在载体上，与目标表面的抗原识别器发生特异性结合，使药物或基因能准确地作用于靶细胞，进行高效修复（图6-7），减轻早期反应，降低晚期反应发生率。

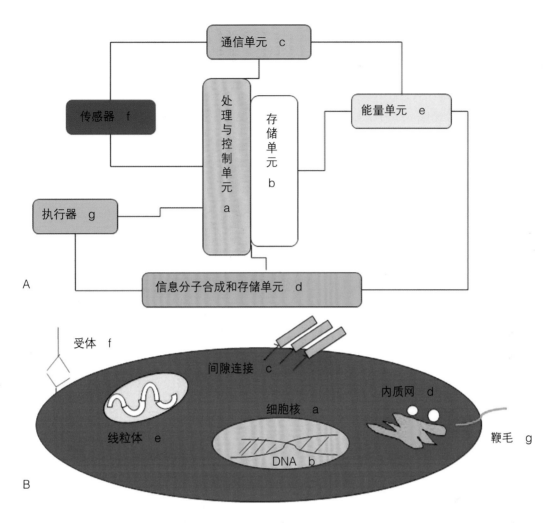

图6-7 人工纳米机器（A）和生物纳米机器（B）的功能架构对比

纳米网络与放疗应用

1. 放疗体域纳米网的设想

目前信息化的发展已进入物联网阶段，将万物都变成小计算机联入网络，从本质上看，物联网将现实世界与虚拟世界相互融合。在宏观层面，物联网通过云到边缘、区块链、量子通信技术，使未来放疗实现物物互联，各种放疗仪器设备被感知，各种放疗数据互相交换和无缝链接。可采集患者健康信息的医学物联网是基于可穿戴或可植入体内的小型智能设备的无线通信网络。身体域网络是附着在人体上，由一套便携通信传感器和一个身体主站组成的网络（体域网）。每个传

感器可以戴在身上或植入体内。身体域网络中的协调器可以是功能很强大的智能手机、具有特殊功能的智能手环或者在生物传感器通信范围内的个人数字助理等智能设备。协调器是网络的管理器，也是身体主站和外部网络（如 4G、WIFI 等）之间的网关，使数据能够得以安全地传输和交换。由于这些传感器通过无线技术进行通信，并且每个传感器都拥有唯一的网络地址而成为网络节点，所以体域网也叫无线体域网或无线身体域网（图6-8）。这种传统网络通过传感器节点测量人体的物理和化学性质，提供连续的健康监测，并且实时地反馈给医护或健康服务中心，从而实现了远程医疗探测、诊疗、保健等目的。但是目前传统

的无线体域网采集的人体健康数据仍然有限，其作用较局限，尤其对放疗的意义不大。因为放疗医师需要了解患者肿瘤和正常组织对放射线的反应，并据此进行处理。考虑到便携程度和对人体的损伤，这是目前的传感器、协调器无法实现的。

快速发展的纳米技术和各种计算与网络技术已经极大地推动了对纳米尺度的信息与通信技术的探索，尤其是纳米技术已经成为开发各种纳米材料、纳米结构和纳米尺度智能设备的有力工具。由于纳米尺度的智能设备在体积和功能上都非常有限，因此纳米网络将通过拓展个体纳米设备的性能来满足工程领域的巨大需求。体积小、功能多的纳米材料，可大大提升传统无线体域网的功能、便携程度，减少对人体的损伤。

因此，应用纳米机器人技术和网络技术，在微观层面上建立应用于放疗患者的医学物联网，可称为放疗体域纳米网。放疗体域纳米网通过人体内纳米机器之间通信协作，可实现高可靠性和可控性的复杂纳米医学组织工程的应用。

2. 放疗体域纳米网的功能

理想的放疗体域纳米网应该具备以下功能。①最小化对生物组织的损伤和对生理与心理状态的干扰，且其大多数组件在使用后能够被生物降解。②支持完整的医疗程序，包括放疗准备前、放疗进行中和放疗后的检测和随访。③在细胞级或分子级水平精确执行医疗任务，精确解决各种医疗问题（图6-9）。比如纳米机器人辨识人体肿瘤细胞、肿瘤微环境的组成细胞、各种正常组织细胞，并标记肿瘤细胞，检测放疗区域的肿瘤细胞、肿瘤微环境的组成细胞、正常细胞对放射线的反应，监测放射剂量。④通过可靠的网络协议和有效的管理机制将所有的纳米机器人联成整体，进而实现包括实时信息采集、及时决策和精确治疗在内的完整网内处理。比如汇集传感型纳米机器人所标记的肿瘤信息，构成大体肿瘤体积和亚临床病灶的影像信息；汇集传感型纳米机器人监测的放疗靶区内所有的肿瘤细胞、肿瘤微环

境、正常组织细胞的放射物理学和放射生物学信息；组织治疗型纳米机器人携带放射性核素对肿瘤细胞进行内放疗，组织治疗型纳米机器人携带修复药物促进正常组织细胞修复。

3. 放疗体域纳米网的结构

在放疗体域纳米网中，各级组件和子系统都应该围绕数据融合实现信息抽象，因此，大量的原始生理、物理参数能够被转换成精确的事件信息，以真实地反映复杂的生理、物理状态，最终支持与医疗应用相关的预测和决策。网络中拥有自己唯一网络地址的设备都是网络节点。为了通过多级网络节点实现数据融合的解决方案，基于协作数据融合策略和应用需求的数据融合架构需要被首先建立（图6-10）。例如，纳米机器人首先执行最简单的数据融合算法，基于分类和组合来处理被采集的数据，并移除冗余信息；纳米汇聚节点执行特征级的数据融合算法，通过特征抽取将数据表达成一系列的特征向量，提供降维后的数据并降低数据传输量，进而改善网络的生存周期。最后，网关节点将执行决策级数据融合算法，识别并判别来自纳米汇聚节点的特征信息，为放疗临床决策提供实时信息，这将明显提高放疗效果，降低放疗不良反应。

纳米网络的网络节点之间通过基于化学信号的分子通信技术实现信息交换，这是由于节点与生物细胞在体积上接近，并且化学信号传输能够保持较低的能量级。分子通信纳米网络技术仍处于研发的早期阶段，并且纳米网络在节点性能、通信技术和网络特性等方面与传统无线网络之间存在本质区别。放疗体域纳米网络技术的发展将奠定肿瘤放射治疗的未来与开发纳米尺度互联网和纳米物联网的基础。设想中的纳米分子通信的分层体系架构及主要功能如下。

（1）物理层：主要功能是处理物理材料。它包括纳米机器人子层和信令子层两个子层，纳米机器人子层决定了纳米机器人的物理细节和纳米机器人的功能，包括能源的获取和扩张、复制、

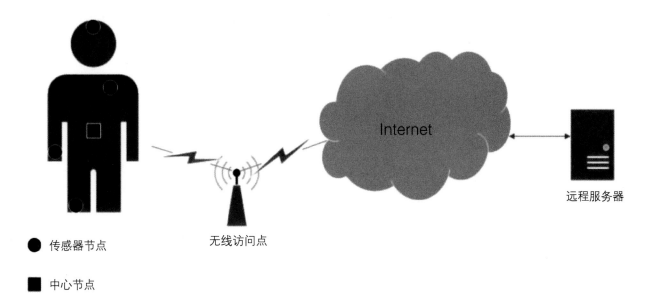

● 传感器节点

■ 中心节点

图6-8　无线体域网的应用场景

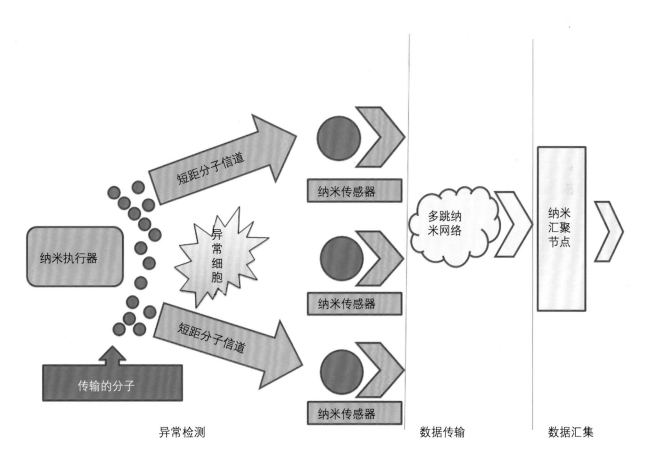

图6-9　体域纳米网络异常检测系统模型

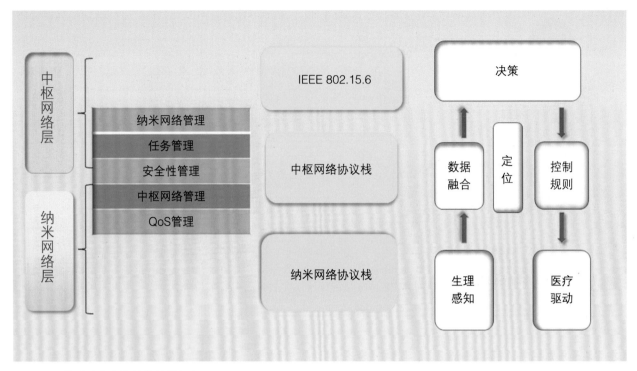

图6-10　体域纳米网络的协议栈框架

终止运行、分解，分子的捕获、存储、释放、合成、分子的检测、修改，状态的记忆、改变，记录时间，自反馈。信令子层提供信令功能并通过分子调制、解调，包括：信号的调制、解调，信号分子的传输、接收，信号的传播、中继转发、复用。

（2）分子链路层：用于直接通信范围。包括成帧、寻址、分子信息帧的传输与接收、分子信息帧的移交损失、分子信息帧的流量控制、分子信息帧的存储。

（3）分子网络层：用于大于链路层距离的通信范围。包括网络形成、路由、分子信息包的拥塞控制、分子信息包的存储。

（4）分子传输层：用于端到端的通信范围。分子传输数据单元的移交损失、分子传输数据单元的流量控制、分子传输数据的拥塞控制、分子传输数据单元的存储。

（5）应用层：基于分子通信应用提供多种功能。包括纳米机器人的位置控制、环境监测、分子浓度控制、结构形成、网络内处理、多尺度信息。

■ 石墨烯与放疗应用

石墨烯材料的性能特点

石墨烯是一种二维蜂窝结构，其中单层碳原子紧密堆积，是迄今为止测量到的最薄的纳米材料。从物理形态上讲，它的零维形式可为富勒烯，一维形式可为纳米管，三维形式可为石墨。石墨烯在物理、化学、材料科学等诸多领域得到了广泛的关注。比如石墨烯纳米增强新型复合材料，由石墨烯氧化物作为材料制成，制备出具有三维生长性的石墨烯海绵，彼此之间相互连接，能够非常均匀地融合碳纤维复合材料，进一步提高了碳纤维材料的韧性、强度、刚度和其他性能（图6-11）。与传统碳纤维复合材料相比，除了机械性能提升了10%以外，它还具有良好的导电性、屏蔽电磁、防潮防水等优点，未来可将其应用于航空航天器、医用加速器等高精尖设备的轻质化设计。

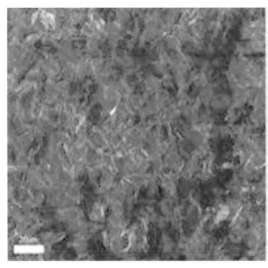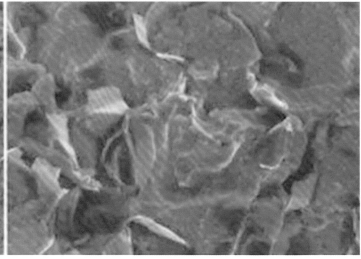

图6-11　石墨烯纳米增强新型复合材料的微观结构

尽管石墨烯的发展历史很短，但石墨烯是一种非常有应用前景的材料，它具有较高的比表面积、电子迁移率（单位电场强度引起的电子平均漂移速度）、抵抗形变能力、热导率、电导率和透光率，因而在电学、光学、生物医学等领域有着巨大的应用前景。其有独特的机械性能，如极薄的厚度、极高的电导率和机械强度，还能支持生物分子进行透射电镜成像。通过化学修饰石墨烯制备的生物传感器，可以快速和超灵敏地检测各种生物分子，包括葡萄糖、胆固醇、血红蛋白和 DNA。石墨烯由于其巨大的表面积和非定域化的 π 电子，还可以结合药物分子，有潜力成为药物运输载体，改善小分子药物的体内动力学行为。此外，石墨烯具有亲脂性，这可能有助于解决递送药物穿透细胞膜运输到细胞内的难题。

石墨烯与放疗应用展望

石墨烯具有优异的物理和化学性能，基于其碳骨架可以进行化学改性及功能化设计。化学改性的石墨烯（包括氧化石墨烯、还原氧化石墨烯等）具有出色的电力学、热力学和机械性能，已有很多报道将氧化石墨烯应用于生物医学领域，本节重点介绍石墨烯材料在放疗中的应用前景。

1. 石墨烯与肿瘤组织 PET 成像技术

PET-CT 在分子水平通过细胞代谢信息可早期诊断肿瘤疾病，这是因为肿瘤细胞代谢活跃，摄取显像剂能力为正常细胞的 2~10 倍，通过定性和定量分析，能提供有价值的功能和代谢方面的信息，同时提供精确的解剖定位，能帮助确定和查找肿瘤的精确位置，特别是显著提高对小病灶的诊断能力。小尺寸（50 nm）的氧化石墨烯能够连接 TRC105，后者是肿瘤新生血管表面特异性内皮糖蛋白 CD105 的配体，二者特异性结合，实现聚乙二醇 – 氧化石墨烯复合物的主动靶向富集于肿瘤组织；^{64}Cu 标记的聚乙二醇 – 氧化石墨烯复合物能够与 CD105 的抗体结合，在肿瘤部位产生 PET 信号，从而对肿瘤进行清晰的核素显像。

2. 石墨烯的肿瘤靶向性和放疗增敏

在氧化石墨烯的基础上应用水合肼、对苯二酚、硼氢化钠、抗坏血酸等还原剂对其还原而获得还原氧化石墨烯，已被用于高性能分子传感器、透明导体、电子材料等方面。在生物医学领域，20 nm 超小尺寸的还原氧化石墨烯在近红外光区的光吸收能力是氧化石墨烯的 6 倍，具有最高的光热吸收能力。在细胞水平将还原氧化石墨烯连接上靶向肽，可选择性杀伤脑胶质瘤细胞，获得放疗增敏杀伤效果，而且比金、碳等纳米治疗剂更廉价高效。

3. 石墨烯与核磁共振成像引导技术

氧化石墨烯－超顺磁性氧化铁纳米颗粒复合物作为经典的纳米复合材料在生物医学领域引起了广泛的关注，可将其用于磁共振成像和药物运输载体。还原氧化石墨烯－聚乙二醇复合物固有的光热吸收特点和氧化铁磁性纳米颗粒的磁性，可用于肿瘤放射治疗的磁共振成像引导技术（图6-12），在提高成像速度、成像质量、快速配准、纠正摆位误差的同时，利用还原氧化石墨烯－聚乙二醇复合物的光增敏效应，提高肿瘤放疗的局部控制率，实现精准放疗的目的。

4. 氧化石墨烯放射性示踪技术在放疗中的应用

^{131}I－还原氧化石墨烯－聚乙二醇复合物具有较长的血液循环时间，在小鼠肿瘤模型中具有良好的富集效果，通过被动靶向的方式实现纳米材料在肿瘤部位的蓄积。在此基础之上，利用 ^{131}I 的伽马信号以及还原氧化石墨烯－聚乙二醇在近红外区域的强吸收，结合复合纳米材料的被动靶向功能，实现对肿瘤部位的生物成像，可以对肿瘤进行快速的诊断。在低功率的近红外激光照射下，^{131}I－还原氧化石墨烯－聚乙二醇复合物表现出良好的放射治疗与光热治疗的协同效应，显著抑制肿瘤的生长，对小鼠没有明显的不良反应。纳米石墨烯的物理疗法与放射疗法的协同作用，可能是恶性肿瘤治疗的新机遇。

5. 石墨烯应用于肿瘤内照射放疗

放射性核素在衰变过程中，释放 α 线或 β 线，具有较强的电离辐射效应，对肿瘤细胞或异常增殖组织有较强的杀灭作用。核素治疗就是利用放射性核素的治疗作用，如碘－131、锶－89、钇－90、镥－177、镭－223 等核素或标记药物，以及碘－125 粒子和磷－32 敷贴片等，近距离杀伤病变细胞和组织，达到治疗目的。核素治疗有内照射、粒子或玻璃微球治疗、体外敷贴和硼中子俘获治疗等方法。

核素治疗的主要适应证为恶性肿瘤和其他异常增殖性病变，如甲状腺功能亢进症、血管瘤、瘢痕、结节等。每一种诊治项目都有不同的适应证，如碘－131 治疗的适应证有甲状腺功能亢进和分化型甲状腺癌等，镥－177 奥曲肽的适应证为生长抑素受体高表达的神经内分泌肿瘤等。

核素治疗应用范围广，但放射性核素药物研制是核素治疗的关键。鉴于石墨烯纳米颗粒的肿瘤靶向性，以石墨烯为载体，输送放射性核素聚集至肿瘤组织，以被动靶向的方式实现核素与肿瘤细胞的特异性结合，实施内照射放疗。通过石墨烯靶向输送技术，有望大大提高核素治疗的效果。

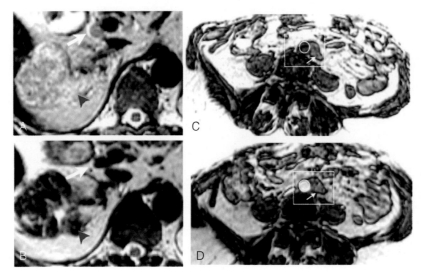

图6-12　A.注射单晶线性氧化铁纳米颗粒 fermoxtran-10后扫描，T2加权的轴向放大图像显示了等信号的右肾中部异质肿块（红色箭头所示），在右肾周间隙邻近下腔静脉处，有一个T2等信号淋巴结（白色箭头所示）；B.24小时后的图像显示该淋巴结内信号强度均匀下降（白色箭头所示），考虑为良性。而右肾上极内肿块（红色箭头所示）仍存在fermoxtran-10；C~D.为T2加权轴向图像，白色方框内为与主动脉（白色圆圈所示）相邻的不规则形状的增大淋巴结（白色箭头所示）；D为注射单晶线性氧化铁纳米颗粒 fermoxtran-10后扫描，C显示24小时后该淋巴结信号无明显下降，考虑为恶性

量子技术与放疗应用

■ 量子技术概述

量子信息学是量子力学与信息科学相结合的先进技术，包括量子计算和量子通信两个主要领域，量子计算主要包括量子计算机、量子算法和量子机器学习等研究分支；量子通信则包括量子隐形传态和量子密钥分发等研究分支（图6-13）。国际上量子科技领域主要包括量子计算、量子模拟、量子通信、量子密码和量子传感等，目前量子信息领域已发展成为国际研发竞争的重要焦点（图6-14）。

■ 量子计算与量子通信

量子计算

量子计算利用量子力学为计算机运算注入新的活力，许多现有的性能问题将得到解决。随着

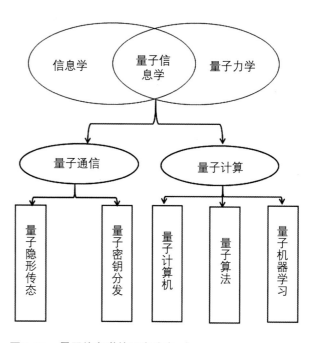

图6-13　**量子信息学的研究分支**

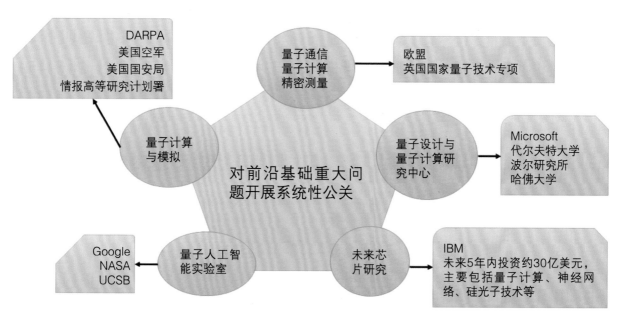

图6-14　**量子信息领域研究国际态势**

量子理论和实践的不断发展，量子计算机已经证明其在大数据分析、实验模拟、复杂的数字因数分解和密码破译方面具有绝对优势。随着量子理论和量子计算机科学的发展，量子计算和量子信息在军事、经济、情报、通信等领域的应用越来越频繁，反映了科学研究和开发应用的广阔前景，社会经济利益是无法估量的。量子计算机的计算能力与其可操纵的量子数密切相关。理论上，当达到 50 个量子比特时，其模拟和计算特定问题或特定实验环境的能力远远超过现代超级计算机，在信息和通信意义上实现"量子称霸"，可以解决许多大规模计算问题。此外，量子计算系统不仅能够处理大数据，而且还具有自学和自我纠正的能力。在量子计算驱动的人工智能时代，它将颠覆人们最激进的想象力。

在量子计算机研究方面，新纪录连续被刷新，将全球量子霸权竞赛不断推向高潮。2017 年 5 月，中科院量子卓越中心研发了 10 比特超导量子线路样品，以及史上首台基于单光子的量子模拟机。2017 年 11 月，美国 IBM 宣布已成功构建 20 比特

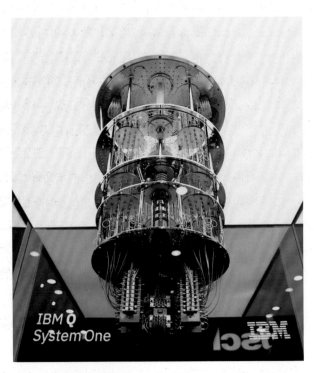

图6-15　**量子计算机**

量子计算机云服务并开发出 50 比特原型机。2018 年 2 月，英特尔发布一款 49 比特超导量子测试芯片。2018 年 2 月，中国科学院量子卓越中心成功实现 64 比特量子计算机的仿真，并与阿里云在量子计算云平台发布 11 比特超导量子计算服务。2018 年 3 月，谷歌发布世界上第一款 72 比特通用量子计算机。随后，微软研究人员宣布量子计算取得重大突破，发现天使粒子——马约拉纳费米子存在的有力证据（在特殊制备的导线中，电子被分成两半），有望解决因量子比特极不稳定导致需附加大量纠错的比特以致量子计算难以真正实现的瓶颈问题。

量子计算机（图 6-15）设备遵循量子计算的基本理论，对量子信息进行处理和计算，并运行量子算法。1981 年，美国阿拉贡国家实验室的物理学博士 Paul Benioff 最早提出了量子计算的基本理论。

经典计算机信息的基本单位是比特，比特有 0 与 1 两种状态。量子计算机的基本信息单位是量子比特，有 0、1 以及 0 与 1 二者的混合"叠加"三种状态。量子比特中的 0、1 分别写为 $|0\rangle$ 和 $|1\rangle$，以区别于经典比特。一个原子既可以只处于 $|0\rangle$ 或者 $|1\rangle$，也可以同时处于 $|0\rangle$ 和 $|1\rangle$。量子比特可以制备在两个逻辑态 0 和 1 的相干叠加态，换句话讲，它可以同时存储 0 和 1（图 6-16）。设想一个有 N 个物理比特的存储

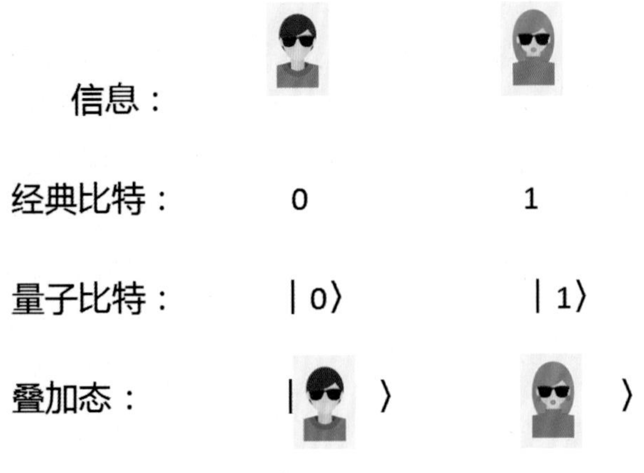

信息：		
经典比特：	0	1
量子比特：	$|0\rangle$	$|1\rangle$
叠加态：	$|\ \rangle$	$|\ \rangle$

图6-16　**量子与量子叠加态**

器，若它是经典存储器，则它只能存储 2^N 个可能数据当中的任一个，若它是量子存储器，则它可以同时存储 2^N 个数，而且随着 N 的增加，其存储信息的能力将指数上升。例如，一个 300 量子比特的存储器（由 300 个原子构成）可能存储的数达 2^{300}，比现有已知的宇宙中全部原子数目还要多。由于数学操作是同时对存储器中全部的数据进行操作，因此，量子计算机在实施一次的运算中可以同时对 2^N 个输入数进行数学运算。其效果相当于经典计算机要重复实施 2^N 次操作或者采用 2^N 个不同处理器实行并行操作。可见，量子计算机可以节省大量的运算资源。

量子通信

量子通信是量子论和信息论相结合的新研究领域。

通信和网络技术涉及社会和经济生活的方方面面。近年来，一系列监控窃听丑闻和用户隐私泄露事件暴露了网络信息安全的巨大漏洞。传统的加密技术通过复杂的算法和密码来保护敏感信息。算法计算的复杂性决定了信息的安全性，然而计算技术的快速发展导致密码计算破解可能非常快，从而对计算机的安全问题提出了挑战，并对互联网信息安全基础构成了严重的威胁。不同于传统通信技术，量子通信在安全性方面具有非常强大的优势。从 21 世纪初至今，量子通信技术从实验室演示逐步迈入产业应用。量子通信在各关键领域有着巨大的应用价值和前景，不仅可用于政府、军队的国家级保密通信，还可用于涉及敏感数据或票据的经济领域和部门。由政府、资本支持的世界多国量子通信研究与应用项目布局正全面展开，且角逐愈发激烈。目前，中国量子通信技术研发暂居领先地位，拥有世界第一颗量子卫星"墨子号"和世界首条量子保密通信干线"京沪干线"，在这二者的基础上，中国科学家于 2017 年成功与奥地利实现了世界首次洲际量子保密通信，迈出了天地一体化广域量子通信网络

建设的第一步。中国量子保密通信产业在试点应用和网络建设项目的基础上，将建立大规模的技术开发研究、各类系统集成、建设运行维护和安全应用为一体的完整产业链和崭新的国家主权信息安全生态系统。

量子通信主要有两种类型：量子隐形传态和量子密钥分发。量子隐形传态仍处于理论研究和实验探索阶段，尚无法投入使用。密钥是解密的工具，以前是密码本，后来是密码机，再后来就是加密算法。量子密钥分发利用量子的不可克隆性，实现安全的量子密钥分发，然后通信双方均使用与明文等长的密码进行一次一密的对称加解密操作，保证通信无条件安全（图 6-17）。量子密钥分发已经从理论协议转化为设备系统，开始了小规模应用和初步产业化试水。基于量子密钥分发的量子保密通信已成为未来保证网络信息安全的一种大有前途的技术手段，是量子通信理论和应用研究的热点。

由于量子密钥分发系统在协议原理、组网方法、设备性能和实际安全性等方面的局限性，实验报道的最高密钥速率约为 2 Mbit/s 量级（约 40 km 传输距离时），光纤传输距离最高约 200 km（约 1 kbit/s 密钥速率时），商用系统的安全密钥速率和现网传输距离更低，所以量子密钥分发主要面向城域范围的语音加密应用。不过，随着协议、设备和系统技术的发展和完善，有望提高密钥率和传输距离，逐步扩展到干线高速传输的加密应用。

量子态的传输损耗随距离和时间呈指数增长。从本质上讲，量子通信广域网络必须依赖于量子中继技术。目前量子态的处理技术尚不成熟，量子中继在短期内难以突破。星地量子通信可以通过近地空间量子卫星传输量子密钥，为广域量子通信提供密钥中继，成为下一阶段广域量子通信网络技术的解决方案。星地量子通信不受地形地貌的限制，它在覆盖面、机动性、生存能力等方面均有明显优点。同时，太空传输损耗和退相

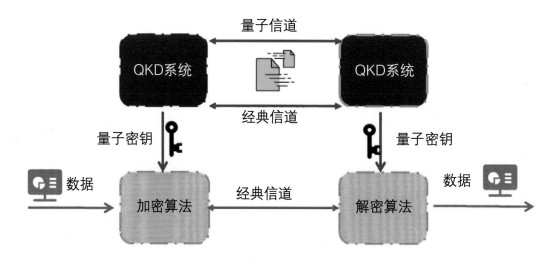

图6-17　基于量子密钥分发的量子保密通信系统

干效应较小，可以显著扩大量子密钥分布的组网距离。

■ 量子技术与放疗应用

量子计算与精准放疗

量子计算技术利用量子效应实现功能强大的并行计算，极大地提高计算速度和信息处理能力。规模化通用量子计算机的诞生将极大地满足现代信息的需求，在海量信息处理、重大科学问题研究等方面将产生巨大影响。

放射治疗是建立在详细数据和精确计算基础上的治疗技术。量子计算具有超强的计算能力，在大数据和人工智能时代，一定会促进智能放疗的快速发展，将放疗的精准水平推向前所未有的高度。

作为放疗基石的放射生物学近年发展缓慢，难以满足调强放疗临床实践，更难以满足立体定向放疗实践，质子、重离子放疗也如此，其根本原因在于在传统算法下未能建立符合实践的生物等效剂量计算模型。在计算模型的构建上，通常有两种方式：一是花费大量资源一次

性建立相对完善的模型，再花费少量资源进行修正；二是耗费少量资源建立尚可接受的模型，再花费大量资源和长期实践进行修正。这两种方式都是在计算能力有限的时代采用的。而量子计算对特定问题或特定实验环境的模拟与计算能力远超现代的超级计算机，并具备自我学习和自我更正的能力。在基因组学、影像组学、数字孪生的基础上，量子计算完全可以实现调强放疗、立体定向放疗、质子或重离子放疗的放射生物学基础理论的突破。

在利用基因组学、影像组学、数字孪生获得患者生理及病理信息后，通过量子计算的超级准确且高速运算后，判断有无放疗指征、需采取的放疗方式、剂量分割及可能的效果等，提供治疗决策；勾画肿瘤的不同亚区、不同风险的临床危险区、危及器官、其他正常组织，并设计最优放疗计划（图6-18）。未来的放疗靶区和处方剂量不再是靠放疗医师手写出的寥寥数项，而是非常详尽。大体肿瘤中不同放疗敏感区域给予的单次剂量、分割方式不同，不同肿瘤亚区的单次剂量最低可低至20cGy的超低剂量，最高可高至消融剂量。临床危险区也不再只分高危和低

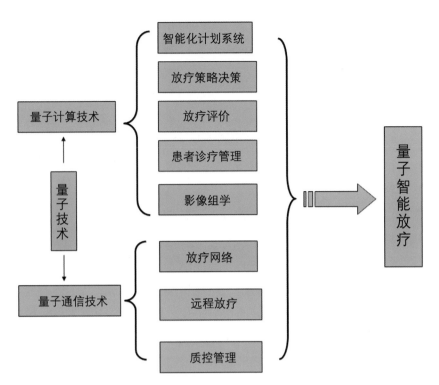

图6-18　**量子智能放疗模式**

危，而是按 50% 以上风险性每增 1% 即增加设计 1 个临床危险区。危及器官也不会只按器官整体来勾画，不会只分为串联器官和并联器官，而是根据危及器官内不同部分受照射后可能引起怎样的早期和晚期放射性损伤来进行勾画。量子计算也可预计各危及器官和正常组织早期放射性损伤的出现时间，进而采用相应药物及物理治疗，作出最佳防治措施。联合基因组学、影像组学和数字孪生的量子计算必将大大推动放疗向更高阶段发展，实现更高的肿瘤控制率、更低的正常组织损伤概率。

在物联网和区块链技术支持下，通过量子计算的运算分析，对放疗全程进行实时质量控制。量子计算将提高人体四维成像的图像空间和时间分辨率，算出分次放疗间与分次放疗内的肿瘤、肿瘤所在器官和其他器官组织的运动轨迹与形变，在自适应放疗上，量子计算可大大改善关键环节，如图像配准和快速放疗计划。由于运算效率极高，自动靶区勾画快而准，量子计算完全能快速实现分次放疗间与分次放疗内的精准照射。

另外，量子计算技术能克服现代半导体工艺因为尺寸减小而引起的高能耗，还能使放疗单位变得更加环保。

量子通信与远程放疗网络

2018 年美国建立了从华盛顿至波士顿沿美国东海岸总长达 805 千米的首个大规模利用量子密钥分发系统的商用量子互联网，将华尔街的金融市场与新泽西州的后勤系统连接起来。作为美国的首个商用量子互联网，它将保证商业机构和政府部门能够远距离并且绝对安全地传输信息，为重要数字资产的安全提供最高等级的防御。

我国合肥城域量子通信试验示范网基于广电运营商的商用光纤架构，搭建起 46 个节点的城域量子通信网络，覆盖整个主城区，用户包括省市政府机关单位、研究院所、军工企业、金融机构等，提供量子安全下的实时语音通信、实时文本通信及文件传输等功能。网络布局与运营商一致，具备良好的网络扩容能力、路由及攻击警告功能。同时，网络监控管理系统使管理员在后台能够第一时间把握网络状态，观测远方设备运行情况，及时做出诊断和处理。

基于光纤的量子保密通信网络中按功能需要分为3类信道，一是用于传输光量子信号的量子信道，可以采用裸光纤；二是用于传输量子密钥分发及管理过程中交互信息的交互信道，可以是网线、光纤或者无线；三是用于传输用户加密数据的业务信道，可以是网线、光纤或者无线。组建一个标准的量子通信网络，需要搭建以集控站为中心的骨干网，在各个终端用户信息点部署量子加密终端和量子通信终端等量子通信设备，无须改变现有网络结构和业务方式，即可提高安全等级，保障通信安全。而且，量子网络的终端节点可升级为集控站，在新增用户节点上部署量子终端设备，便可再次升级扩容。

组网需包括量子安全网关、光量子交换机、量子网络站控等设备。其中量子安全网关是量子通信网络组网的核心设备，内部集成有光源、探测器和电子学板卡，具有量子密钥分发管理和数据加密解密的功能，利用量子密钥作为会话密钥增强加密通信数据的机密性，能够实现远程视频会诊协作及文件传输等的应用接入，对语音、视频和数据等使用量子密钥进行高安全保密通信。光量子交换机将不同的信号相互交织在不同的时间段内，沿着同一个信道传输；在接收端再将各个时间段内的信号提取出来还原成原始信号，用于多个量子密钥分发系统终端设备间量子信道的搭建，在量子通信网络中实现量子信道共享。光量子交换机位于网络拓扑的汇聚节点，提供所有光端口的路由选择，集中管理网络信道资源。量子集控站，即量子网络站控设备，由光量子交换机、量子通信服务器和量子密钥分发终端组成。利用多个量子集控站组成多种网络拓扑，可以提高组网的灵活性和稳定性，促进量子通信网络扩展，扩大量子通信网络的覆盖面积，扩展

通信距离。

随着实践应用的不断增多，大规模商用量子互联网将逐渐扩展到其他行业，从关键基础设施到医疗保健都能使用更加安全的网络。远程放疗网络系统包括远程视频会诊、在线靶区勾画、远程计划设计、病例管理、质控数据收集统计和医院信息管理等多种模块。远程放疗网络系统必须满足信息传输速度快、抗干扰性能强、安全性能好及应用广泛等要求，其中网络安全性能好尤为重要，必须警惕数据安全，只有保护好患者隐私，才能真正实现数据融合共享和开放应用，才能真正落实远程放疗网络系统。量子通信的重点在于加密，而非传输，因为传输还是要靠经典的通信方式。不同远程放疗网络系统的安全薄弱环节应当通过量子通信技术加密实现高安全性，量子密钥管理网络见图6-19。

第一种，针对基于浏览器/服务器架构的远程放疗网络系统。该远程放疗网络系统在服务器端将放疗信息系统、放疗计划系统、影像归档、通信系统、医院信息系统等应用程序集中部署在上级医院的系统服务器上，发布为应用服务，并将其集成在一个应用程序门户网页上，通过下级医院的客户端访问该网页，调用相应的应用程序，完成相应的放疗业务处理。全部医疗数据均在服务器端保存，从而保证了数据的封闭与安全。下级医院的客户端和上级医院的服务器端之间的数据传输为少量的非业务交互数据，这些非业务交互数据是该远程放疗网络系统的安全薄弱环节，应采用量子通信加密。

第二种，采用云计算且应用区块链的远程放疗网络系统。该远程放疗网络系统中的各种传输数据通过区块链技术成为一个个区块，区块中包含了传输数据以及账户身份信息，传输数据在区块链中是公开的，所有节点都保存有相同的传输数据，对单个节点数据的篡改会导致该节点被其他节点排斥而无法成功。这类远程放疗网络系统的安全性很高，但是由于账户身份信息数字签名

是通过非对称加密算法加密的,有被破解的风险。被破解后以该用户的名义进行操作将威胁放疗数据安全和患者隐私。所以数字签名是该远程放疗网络系统的安全薄弱环节。可采用量子加密代替传统的数字签名,每个量子密钥分发系统通信会话都会生成大量的共享机密数据,其中部分数据可用于后续会话中的身份验证。

第三种,采用云计算但无区块链的远程放疗网络系统。海量数据传输于网络中,由于非封闭于服务器端,又无区块链保护,这类远程放疗网络系统通常利用海量用户安全防护经验、大数据运营能力、AI技术实力及态势感知系统来保障安全。虚拟专用网络、路由器,业务和应用终端接入是该远程放疗网络系统的安全薄弱环节,量子通信加密可以加强其安全性。

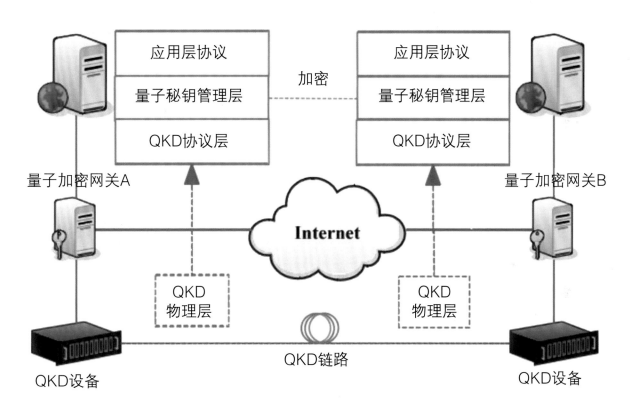

图6-19 **量子密钥管理网络**

传统放疗难题的智能探索

对放射生物学和放射物理学的研究，是运用各种电离射线的物理作用来指导放射肿瘤学的临床实践，利用放射线对肿瘤与正常组织的生物效应和规律，来更好地杀伤肿瘤，保护正常组织，从而提高肿瘤的局控率，减少对正常组织的放射损伤。自 1940 年以来，物理、化学和生物学技术的进步为放射生物学和放射物理学提供了广泛而精细的研究手段，促进了放射肿瘤学的进步，推动了放射治疗技术的革新，提高了放射治疗效果。

放射治疗的最终目的是尽可能最大程度杀死肿瘤细胞，但同时又能最大程度减少周围正常组织损伤，无论是单纯放疗还是与其他治疗手段联合，如使用增敏剂或者同步放化疗、同步免疫治疗等，最终都是为了这一目的。然而，传统的放射生物学和放射物理学，不可避免地存在缺陷和不足，产生诸多亟待解决的疑难问题。比如，世界各地实验室基于细胞实验或动物实验所获得的研究数据，由于各实验室实验条件不同，样本因素处理不一，实验结果相对差异较大；放射物理学和放射生物学的基础理论、技术方法和实验模型需要随时代发展而创新和统一；不同细胞、动物、人群研究之间缺乏时空联系和相同条件下的对比，造成局部研究与整体效应脱节；无法定量描述维持内、外环境稳态以及内、外刺激网络系统的中心环节。随着放射技术的发展和放疗设备的快速更新，传统的放射生物学和放射物理学是否符合现代放疗的特征，是否适用于现代放疗技术，需要投入大量的人力和高昂的成本才能去证实，这是一个艰巨而漫长的工程。医学里任何的进步与新型治疗方式的产生，无论是在基础研究领域还是已进入到临床研究领域，都需要大量的循证数据来不断加以验证。在大数据时代，人工智能以及神经网络和深度学习为前瞻性临床研究提供了有效而快速的途径，有望解决临床上很多无法取得突破的疑难问题。

■ 传统放疗难题

SBRT 的适宜剂量和生物等效剂量

在当前精准放疗时代，理想的放疗技术应按照肿瘤形状给予肿瘤靶区致死性剂量，靶区周围的正常组织不受或少受照射。然而，经典模式的常规放疗，其放射线辐射范围大，在提高局部控制率方面基本达到极限，治疗增益比低，在杀伤肿瘤细胞的同时也损伤肿瘤周围正常组织，限制了肿瘤放疗效果，一旦出现重度不良反应，将降低患者生活质量、中断治疗、遗留放射损伤甚至导致死亡。近年来，既可将高剂量照射聚焦于肿瘤靶区，又能很好地保护周围正常组织的立体定向放射治疗和体部立体定向放射治疗越来越受到重视。SBRT 技术采用提高分次剂量而缩短总疗程的低分割放疗模式，可实现靶区剂量分布均匀而靶区周围组织受量很少的理想状态，在国内外得到了广泛的应用。一项美国的 Ⅱ 期多中心临床研究（RTOG 0236）显示，对不能耐受手术的 55 例早期 NSCLC 患者进行 SBRT 治疗，采用 18 Gy×3 次的剂量分割方式，中位随访 34.4 个月，3 年的原发肿瘤控制率为 97.6%，3 年无病生存率和总生存率分别为 48.3% 和 55.8%，中位生存时间 48.1 个月，相对于常规放疗局部控制率（30%~40%）、3 年生存率（20%~35%）而言，这是 NSCLC 放疗效果近 50 年来的第一次显著性提高。而对于其他癌症类型，例如转移性肺癌、肝癌、胰腺癌、脑瘤、妇科肿瘤和胃肠道肿瘤术后局部复发的患者，相关临床试验也取得不错的研究结果。与常规分割放疗相比，SBRT 的局部控制率由 60% 提高到 90%，且不良反应少。国内外指南对 SBRT 的处方剂量和分割方式进行了推荐，如中华医学会全国放射肿瘤治疗学分会推荐 SBRT 处方剂量：位于肺、肝内且小于 3 cm 的小病灶，单次剂量 8~15 Gy，总剂量 45~56 Gy（3~7 次）；中等大小病灶（3~6 cm），单次剂量为 4~8 Gy，总剂量 48~60 Gy（6~15 次）；体积较大病灶（>6 cm），单次剂量 4~6 Gy，总剂量 48~60 Gy（9~15 次），疗程中可采用缩野技术；对于邻近脊髓、食管、主气管、心脏等重要器官的肿瘤病灶，单次剂量不能太大，每次 4~6 Gy 为宜。

虽然 SBRT 临床效果显著但其放射生物学基础研究较为滞后，现有数据大多是基于细胞实验、动物实验、回顾性研究、小样本临床研究以及临床医师经验总结，上述指南的处方推荐，实际上并未形成同行专家的共识。相对公认的是：如果给予较大的单次剂量，局控率高，但并发症增多；如果单次剂量较小，并发症减少，同时局控率也降低。对一个具体的肿瘤来说，采用什么样的分割方式、什么样的单次剂量才能达到最好的肿瘤控制和最少的放射损伤，由于没有高级别大样本的临床证据，不同放疗单位根据自身的经验、患者的基础疾病、是否联合用药、放疗设备条件等综合因素来考虑，故目前没有很好的判断标准，这是 SBRT 技术亟须解决的问题。

另一个 SBRT 技术难点是等效生物剂量（equivalent dose in 2 Gy/f，EQD2）的计算方法。对于常规分割放疗，LQ 模型能较为合理且准确地解决物理剂量与等效生物剂量之间的转化，而对于 SBRT，采用何种生物模型来计算等效生物剂量，存在着较大争议。对于常规分割放疗，肿瘤病灶和周围正常组织接受同等照射剂量，LQ 公式可以解释分次照射为什么能够保护正常组织，但对于 SBRT，由于靶区内剂量远高于靶区外正常组织剂量，在一定条件下，用 LQ 公式将得出矛盾的解释结果。具体来说，单次剂量在 2~8Gy 范围时，LQ 公式是合适的，当靶区生物等效剂量不变时，只有当正常组织剂量与靶区剂量的比值 τ 满足 $\tau > (\alpha 1/\beta 1) \times (\alpha 2/\beta 2)$ 时，照射次数才与正常组织细胞存活数呈正相关（$\alpha 1/\beta 1$ 对应正常组织，$\alpha 2/\beta 2$ 对应肿瘤组织）。以肺癌为例，$\alpha 1/\beta 1$ 为 3.3 ± 1.5，$\alpha 2/\beta 2$ 取 10，只有当靶区外的正常肺组织所受剂量大于靶区剂量的 $33\% \pm 15\%$ 时，增加照射次数才能提高正常组织细胞的存活率，这显然与现有临床研究结果是矛盾的。

为什么用 LQ 模型计算 SBRT 的等效生物剂量会出现这种矛盾？因为 LQ 公式存在着较多局限性。①不同肿瘤之间其 α/β 值肯定不同，α/β 值取常数 10 不足以反映个体差异，而且，临床使用的 α/β 值源于动物实验，并未证实完全适用于人体。②LQ 公式没有考虑时间因素和细胞再增殖的问题。在分次放疗中，当坏死细胞的生成速度与组织修复速度达到平衡时，坏死细胞在组织内的分布密度不会继续增加，炎症反应得到控制，反之，当坏死细胞分布密度超出某阈值时，功能细胞的再生分裂无法满足修复需求，代之以纤维细胞，最终形成组织纤维化。

目前没有公认的 SBRT 等效生物剂量的理想计算模型，LQ 模型有其相对性，需要一种更为合理的数学模型来计算 SBRT 等效生物剂量，使临床工作者注意 SBRT 早反应组织和晚反应组织可能出现的损伤情况，以便正确预测疗效和不良反应。有学者采用不同的数学模型或者在 LQ 模型中加入修正因子或者修正公式来计算 SBRT 的等效生物模型，如在计算前先查时间剂量因子（time dose factor，TDF）值，是名义标准剂量（nominal standard dose，NSD）的量化指标或者建立残余损伤公式（损伤残余是指在某一时刻尚未修复的损伤），但都会出现较大的离群值，未得到普适性推广，究其原因，是没有大样本临床数据的证实。这种数学模型的研究，需要耗费大量资金以及进行大规模临床试验，在大数据与智能算法出现前，

SBRT 技术的等效生物剂量模型的研究陷入瓶颈。

低剂量超敏的放射生物学

低剂量超敏感是指细胞对很低剂量照射（0.02~0.5 Gy）较敏感而对其后剂量区域（0.5~1.0 Gy）敏感性下降的现象。目前已知有超过 26 种人类细胞存在低剂量超敏，在不同实验室、不同技术、不同的生长条件下都观察到这一现象，包括结直肠癌、膀胱癌、恶性黑色素瘤、前列腺癌、宫颈鳞癌、肺腺癌、神经母细胞、胶质瘤、肺上皮细胞系、成纤维细胞系等。关于低剂量超敏的机制暂未明确，相对公认的解释是，在极低剂量照射时（通常 ≤ 0.5 Gy），细胞的修复机制未被触发，表现为超敏现象，当大于该剂量水平时，细胞的损伤程度累积到一个阈值，触发了细胞的修复机制，从而出现放射抗拒。

电离辐射旁效应（radiation-induced bystander effect）属于非靶效应，低剂量辐射非线性反应是其特征之一，是指未直接辐射照射的细胞出现与受照细胞类似的生物学反应，包括细胞凋亡或延迟死亡、基因不稳定性、突变、基因表达改变、炎性反应及细胞生长异常等。研究发现，0.02~0.5 Gy 低剂量区域只存在一个较大的旁效应，效应的幅度相对恒定，是一个饱和值；剂量大于 0.5 Gy 的旁效应是剂量依赖和非剂量依赖的旁效应死亡的复合。资料显示，放射线性质（如高或低能线密度 LET）和照射剂量可能影响电离辐射诱导旁效应及其程度，高 LET 辐射诱导的效应是剂量依赖的，高 LET 辐射所造成的旁效应比低 LET 辐射强烈。一个细胞群只有部分细胞产生旁效应，其比例与细胞种类及照射剂量有关。旁效应是否具有细胞类型和增殖活性的依赖性，有待进一步研究证实。目前，放射生物学领域对低剂量超敏现象仍然采用线性的统计方法，对于电离辐射旁细胞而言是局限的，未来需要获得更多的数据，采用比线性统计更优化的统计方法，以解决目前的问题，解释当前的困惑。

基于低剂量超敏和亚致死性损伤修复等生物学基础，Lambin 等提出超级分割的新概念，即多次低剂量的放射治疗（分次剂量约为 0.5 Gy）。该方法通过减少分次照射剂量，增加分次次数，在相同治疗时间内达到更高的照射剂量，正常组织损伤不会增加，反而有可能减轻；而肿瘤组织因为分割次数增加，可以产生更好的细胞周期再分布和细胞再氧合，增加肿瘤细胞放疗杀伤，同时放疗总剂量增加，从而提高肿瘤局控率，是难治、复发、难以耐受常规剂量或高剂量放疗的肿瘤患者的一个治疗选择。鉴于临床前数据显示低剂量超敏多发生于 40~80 cGy，因此，临床上在超级分割模式下 2 天内给予 4 次低剂量照射联合化疗可能是较理想化的治疗方式，在胶质瘤、头颈部鳞癌、NSCLC、胰腺癌等病例中进行了探索。对局部晚期头颈部鳞状细胞癌进行低剂量超级分割放疗联合新辅助化疗的 II 期临床研究显示：局部控制率为 80%，远处控制率为 77%，5 年生存率为 62%，疾病特异生存率为 66%，无进展生存率为 58%，生存结果优于历史对照。这些小样本研究的证据级别尚不足，还需更大样本量的前瞻性临床试验来证实。

放疗远隔效应的生物学基础

局部放疗引起远隔效应的现象是放疗研究热点。远隔效应是指针对肿瘤局部病灶照射时，照射野之外的肿瘤病灶发生了退缩，最早于 1953 年由 Mole 提出，其可能机制被认为是局部放疗除了直接杀死肿瘤细胞外，还促进机体免疫细胞释放促炎因子，作用于放射野外肿瘤病灶，诱导非照射区肿瘤细胞染色体断裂或畸变；促炎因子还能改变未杀死的肿瘤细胞生物学表型，增强其对机体免疫系统的敏感性，进而增强机体抗肿瘤免疫效应。放射线照射肿瘤组织或细胞后，其生物学表现为：致死剂量的照射诱导免疫原性细胞死亡（immunogenic cell death, ICD），非致死剂量的照射诱导肿瘤细胞发生免疫原性的免疫调节作用

（immunogenic modulation, IM），通过改变肿瘤细胞的免疫学表型，活化并增强 T 细胞对肿瘤细胞的杀伤能力。总而言之，远隔效应最主要的理论依据是局部放疗引起人体免疫系统发生变化，增强机体免疫系统对远隔肿瘤病灶的免疫效应，免疫系统是放疗激发远隔效应的主要媒介。

然而，单纯放疗产生的保护性免疫效应非常有限，仅限于零散的个案报道以及小样本的临床研究（表 6-2），1969—2014 年，全球仅报道 46 例单纯放射线诱导的远隔效应。远隔效应的机制研究数十年停滞不前，尚未探索到呈规律性的普遍现象。由于单纯放疗的效果已达到瓶颈，由局部放疗提升全身抗肿瘤效应的临床价值需要探索新的途径。

随着对抗肿瘤免疫以及肿瘤免疫逃逸机制的深入研究，免疫检测点抑制剂（immune checkpoint inhibitors, ICIs）成为恶性肿瘤治疗的研究热点，局部放疗联合 ICIs 为晚期肿瘤提供了新的治疗手段，也为放疗远隔效应打开了一扇窗。局部放疗激活机体免疫系统，激发远隔效应，增强免疫检测点抑制剂的抗肿瘤免疫效应，反之，免疫检测点抑制剂改善肿瘤免疫微环境，也增强局部放疗效果，因此，免疫检测点抑制剂治疗与局部放疗发挥协同作用，提升了远隔效应发生率，尤其是 SBRT 联合免疫检测点抑制剂有更光明的前途（表 6-3）。然而，局部放疗亦可引起机体免疫抑制，表现为放射线杀伤放射野内免疫细胞，减少抗肿瘤细胞因子释放（如 IL-2 等）、增加抑制性细胞因子分泌（如 TGFβ）。因此，这种放射线联合免疫检测点抑制剂的治疗模式能否有效激发远隔效应，受到多种因素的影响，主要包括：①局部放疗的剂量、方式、放疗位点的选择；②转移灶的部位、肿瘤负荷、肿瘤异质性等；③免疫治疗的类型，如免疫因子、疫苗以及免疫检测点抑制剂（PD-1/PD-L1、CTLA-4 抑制剂）等。④局部放疗与免疫治疗的时机和顺序的优化问题，即放疗与免疫同步、先放疗后免疫、先免疫后放疗，三种模式都有成功的远隔效应案例，比如，

表 6-2　单纯放射治疗产生远隔效应的临床案例

年份	性别	年龄	组织学	原发灶	放疗部位	放疗剂量	远隔效应时间
2013	女	78	腺癌	肺	原发病灶	26 Gy/1 f	12 个月
2012	男	61	肾细胞癌	肾	脑 M+ 骨 M+	18 Gy/1 f 40 Gy/5 f	1 个月
2011	男	63	肝细胞癌	肝	纵隔 LN	60.75 Gy/27 f	1 个月
2011	男	70	默克细胞癌	小腿	皮肤 M+	12 Gy/2 f	不足 1 个月
2009	女	65	慢淋白血病	腋下 LN	腋下 LN	24 Gy/12 f	1 周
2008	男	79	肝细胞癌	肝	VCI	48 Gy/NR	5 个月
2006	女	83	肾细胞癌	肾	原发病灶	32 Gy/4 f	24 个月
2006	男	69	肾细胞癌	肾	肺 M+	30 Gy/2 f	3 个月
2007	女	55	肾细胞癌	肾	原发病灶	32 Gy/4 f	5 个月

表 6-3　放射治疗联合免疫治疗产生远隔效应的临床案例

年份	性别	年龄	组织学	原发灶	放疗部位	放疗剂量	免疫治疗	远隔效应时间
2014	男	74	腺癌	肺	锁骨上 LN	26 Gy/1 f	卡介苗	12 个月
2014	女	40	肾癌	尿道上皮	肺 M+	18 Gy/1 f 40 Gy/5 f	卡介苗	1 个月
2013	男	64	腺癌	肺	肝 M+	60.75 Gy/27 f	伊匹单抗	1 个月
2013	男	67	黑色素瘤	头皮	脑 M+	12 Gy/2 f	伊匹单抗	<1 个月
2012	男	57	黑色素瘤	手臂	肝 M+	24 Gy/12 f	伊匹单抗	1 周
2012	女	33	黑色素瘤	背	脊柱 M+	48 Gy/NR	伊匹单抗	5 个月

Golden 报道了放疗同步免疫治疗激发了远隔效应，另一项回顾性研究显示先免疫治疗（伊匹单抗）后放疗的序贯治疗模式也有效激发了远隔效应。

对于放疗联合免疫治疗诱发远隔效应，尚有大量未解决的问题。比如，何种介入时机最好，同步还是序贯？何种分割方式最佳，单次还是多次？何种免疫检测点药物最理想，CTLA-4 单抗还是 PD-1/PD-L1 单抗？对于这些问题，存在不少争议。先放疗后免疫的治疗模式，可以使免疫治疗一定程度上克服肿瘤的放疗耐受，增强其放疗效果；先免疫后放疗的治疗模式，利用免疫治疗激发免疫微环境，使放疗更好地发挥抗肿瘤作用，增强肿瘤控制率。此外，远隔效应能否被激发还受放疗部位的影响。不同部位的肿瘤，受到肿瘤异质性以及肿瘤负荷等影响，影响放疗对 T 细胞激活的程度，以及激活 T 细胞在转移灶中的分布。对于这些问题，尚缺乏头对头比较的高级别循证证据，传统的随机对照研究需要大量的临床研究样本来分析比较，需要大量的钱财和人力，能否有新的研究手段，是迫切需要解决的方法学问题。

放射性肺炎预测模型

放射线在杀灭癌细胞的同时，也会杀伤正常细胞，从而带来不良反应。随着精准放疗的不断发展，对放射性不良反应的重视程度也日益增加，其中，放射性肺炎因其可控率低以及死亡风险高成为研究热点。放射性肺炎是由于肺癌、乳腺癌、食管癌、恶性淋巴瘤等胸部恶性肿瘤经放射治疗后，正常肺组织受到辐射照射损伤后引起的炎症反应，轻者无症状，炎症自行消散，重者肺脏发生广泛纤维化，导致呼吸功能损害，甚至呼吸衰竭。肺部损伤的严重程度与放射剂量、肺照射体积、照射剂量分次、剂量分布、剂量率、照射野面积等密切相关，照射野越大、照射肺组织体积越大、照射速度越快、单次剂量越大则越易产生肺损伤。个体因素方面如个体对放射线的耐受性、慢性肺部炎症性基础疾病，增加了放射性肺炎的发生风险。此外，再程放疗和化疗药物亦能加重肺部的放疗不良反应。

由于引起放射性肺炎的病种广泛、原因复杂多样，且危害较大，是评估放疗效果和预后的重要参考因素和保障基石，因此，放射性肺炎的防治一直是胸部肿瘤放疗关注的重点，但关于放射性肺炎发生机制的研究停滞不前，目前仍没有公认的预测模型或方法。临床上，如何预防放射性肺炎是一个大问题，往往基于医师阅历经验，随意性较大，个体差异大，准确率较低。放射性肺炎常从以下几个方面进行预防。①胸腹部肿瘤4D-CT定位，精准定位肿瘤呼吸运动范围，减少盲目外扩范围，有效减小正常肺组织受照体积。②通过呼吸门控减小肿瘤运动幅度，直接降低肿瘤体积，也可减小肺组织照射体积，降低放射性肺炎的发生率。③合理布局照射野角度，减少暴露在放射线下的正常肺组织，比如单侧肺部肿瘤放疗，射野角度合理避开健康一侧的肺组织，保护健侧肺或尽量减少暴露在射野路径上的肺组织，从而降低放射性肺炎发生率。④合理的照射技术是避免放射性肺炎的关键，常用IMRT、VMAT、SBRT、3D-CRT等不同放疗技术，剂量给予方式、剂量分次、照射时长、生物效应等均不相同，比如，非共面等中心照射技术与共面等中心照射相比，虽然肺的低剂量照射区域较多，但高剂量区域明显降低，可减少放射性肺炎的发生。⑤图像引导技术的应用，指导医师胸腹部肿瘤位移不确定度的范围，做到有的放矢的靶区照射。⑥患者的健康教育，提前告知放射性肺炎发生的可能性，早发现早治疗，避免病情加重。

传统方法预测放射性肺炎严重依赖于放疗医师、物理师与技师等的经验，随着信息化智慧医院的发展，患者病历信息数字化，治疗信息被完整记录，加以完善的随访信息，可从患者的年龄、性别、病理类型、肺体积大小、肿瘤大小、一般状况、既往病史、肺部健康状况、放疗技术、处方剂量、照射模式等放疗大数据入手，以随访预后信息为依据，利用人工智能技术，可望建立智能化的放射性肺炎预测模型，预判放射性发生概率和严重程度。

再程放疗的组织耐受剂量

在首程外照射3个月后，危及器官的受照量会衰减多少或者危及器官还能承受多少再程照射剂量？放疗结束后1年、2年、5年之后呢？不同时间隔如果需要再程放疗，危及器官该怎么限量？是否有再程放疗的准确剂量衰减模型？放射肿瘤治疗学的专著和教材，为放疗从业人员提供了不同危及器官在首程放疗后5年内出现5%放射并发症的概率，但并没有提供再程放疗时危及器官的限量，而且这些发生概率来源于动物实验，而非人体试验数据，对于人类具有一些不确定性，对于再程放疗则没有太多的参考价值。

人类对电离辐射生物效应的探索任重道远，应从分子水平上设计、细胞水平上验证、整体水平上实施，以便揭示其规律，阐明其本质。诸如，在辐射诱导的DNA损伤和基因组不稳定性与癌症发生的关系、高剂量与低剂量辐射诱导的生物学效应差异、低剂量辐射诱导的近期与远期效应（包括遗传效应）、低剂量辐射效应与辐射防护相关的"风险因子"概念等方面，还存在许多问题需要进一步研究解决。探索和阐明这些问题，对再程放疗的剂量衰减模型的提出及验证都有很重要的意义。而阐明这些问题，不仅需要考虑影响辐射效应的物理和化学因素，还要考虑生物系统的复杂性、生物反应的多变性、生物效应的时效性和生物调节反馈的多样性，更要对放射生物学效应的理论、模型和实验等方面进行系统创新和全面设计，从多维角度（时间和空间、横向和纵向）系统地研究放射生物学效应的发生过程、发展规律和影响因素。在剂量学研究领域，有关生物剂量的既往公式和模型总是在某些复杂病例中出现大偏差离散点，并且，对现有的公式和模型也无法再去募集大量的患者进行临床验证。如何在现阶段探索再程放疗的生物学效应问题，仍然需要方法学创新和新技术支持。

■ 传统放疗难题的智能探索

随着AI技术及大数据的出现，在物联网医院信息化建设日新月异的背景下，绝大部分数据都能够被采集和数字化，随着掌握的数据信息越多越全面，对复杂问题做出的判断就可能越准确，前文所述放射物理学和放射生物学的传统难题，也有了新方法获得解决的可能。

患者的各种医疗数据，包括电子病历系统个人信息、放疗剂量及分割方式、放疗效果及不良反应评价、疾病状态及生存质量等资料，都可以通过大数据平台进行收集汇总，可以是来自不同医院、不同地区、不同层级、不同分期状态、不同治疗方式的医疗数据，使得AI有足够的海量样本和足够维度的数字信息进行训练，结合智能分析算法，更加综合、快速、准确地对患者情况进行分层分析，还能和相同基线水平的其他数据库进行对照比较，包括真实世界的临床资料和随机对照研究的临床试验，可减小个体差异和小样本研究带来的误差，从而给出更为准确的综合判断，更加接近真实预后，从而制订合理有效的治疗策略。

探索上述传统放疗难题，目前大多采用经典统计方法，如采用多元线性回归、聚类及SVM分类等，但对于不同维度的数据、高维异构大数据、海量数据的整理分析，智能化算法更具可靠性和可行性。关于智能分析，依托于人工智能和深度学习的快速成熟，常用的机器学习方法和智能算法包括智能推荐算法、决策树、随机森林、灰度预测、支持向量机、神经网络、深度学习等。利用智能算法，对大量的预后病例进行解析、学习、分析，并利用现有的样本对模型的准确性建立预测分析模型，可以对未来事件进行预测，预判事件发生的概率，从而在较高循证级别基础上对有效性和实用性进行验证。放疗领域科研人员通过类似的训练模式，来训练超级计算机探测放射生物学、剂量学反应，同时"递归神经网络融合系统"能够快速预测放射线所带来的靶区和周围正常组织的变化，并及时采取有效措施。这些智能分析可以对多种不同的方案进行最优化分析，根据丰富的患者信息，智能判断出最优化的选择方案，同时给出每种方案的治疗效果概率分布，作为辅助信息提供给放疗医师进行抉择。对于临床数据的个体差异性以及稀有数据，很难大批量获得，而在肿瘤放射治疗这一依靠计算机与数学发展的领域，AI的出现有望大幅推动这类研究的进步。有理由相信，放射物理学和放射生物学的传统难题会被致力于这一领域的研究者逐步攻克，在AI的帮助下，放射治疗必将为肿瘤患者的康复做出更大的贡献。

AI不但可以对人为失误进行一定程度的纠错，缩短人们在处理复杂问题时消耗的大量时间，提高诊断治疗的效率和准确率，而且AI可从复杂、抽象的多维数据中，找到数据内在的规律，"思考速度非常快"，全面而客观。人工智能解决放疗难题的过程是：利用不断丰富的病例资料数据库，甚至自动创建用于测试的大量数据，在庞大数据的基础上，构建合理的AI训练集，并不断改进预测模型，构建相应的验证集，再用患者治疗数据做验证，证实预测模型是否符合实际，计算推测值与实际值的偏离度，并通过不断扩充的数据和不断训练、验证的预测模型，逐渐减小误差，从而达到预测模型的普适性。未来，在输入大量数据的前提下，根据人工智能推算的参数模型，完全可能准确推算出细胞死亡、肿瘤退缩以及患者生存的趋势和规律。

根据现有研究状况，利用AI研究实现放射生物学和放射物理学的进展，需要预测准确率至少达95%，才可以推广利用相应的数学模型，使更多的患者获益。而这需要从两个方面着手，即利用前沿优化的算法构建模型和利用大数据平台获得更多优质海量的训练数据。AI技术有助于突破传统放射生物学和放射物理学研究难点，推动现代放疗技术的新发展。

■ 放疗大数据平台

放疗大数据平台应该采用异构大数据，既包括结构化数据，如既往病史、个人信息，以及最重要的放疗信息，又包括非结构化数据，如患者的 CT、MRI 等影像数据，以及辅助检查、治疗过程、治疗结果、随访复查的全流程全周期数据等。

放疗大数据平台主要包括系统平台、分析挖掘模块、应用模块 3 个部分，主要提供如下功能。①大数据在线存储：存储影像、电生理、病理以及诊疗等数据。②提供 HDFS、NFS、CIFS 等接口，便于各医院远程快速访问、文档调阅及实时查询。③支持其他系统对数据的访问，集成内部各个业务系统数据，包括医院 HIS 系统等。④数据的处理，包括数据标准化、数据结构化、数据脱敏、数据清洗等，按照统一的数据标准全面提高数据质量。

■ 放疗大数据的结构化及分析

大数据最核心的价值就在于对海量数据进行存储和分析。大数据实质上是全面的、混杂的，并且具有量大、高速产生、多样性、低价值密度的特点。数据标准化整理是数据分析过程中最重要的环节，放疗大数据分析过程中也是如此，由于放射治疗大数据不同于其他领域的大数据，具有自己的特性，依赖于各放疗单位的人员、设备、患者主要疾病种类的影响，同单位不同的工作人员产生的放疗数据不尽相同，患者的病情及身体状况的多样性等，进一步加大了该类数据的复杂性。因此，在大数据应用之前需要对其进行整理，提升数据质量，提高其利用价值，这些步骤是大数据应用成功与否的关键。整理的目的主要包括单个数据规范化、统一化和标准化，以供未来使用。

结构化数据的获取

在放疗大数据中，除了各种生理指标与检验数据等的结构化以外，还包含了各种诊断报告等的非结构化文本数据及 CT、MRI、超声等图像数据，如何将这类数据转化为计算机能理解的结构化数据，则是大数据建立的难点。

自动化靶区勾画、自动化计划设计，需要提供大批量的标注影像数据、计划信息等，利用人工智能技术进行深度学习训练。同时也需要对放疗靶区勾画的命名习惯、勾画范围、照射剂量、危及器官、计划设计者的经验、计划系统的厂家及版本等具有巨大差异性的数据进行数据整理统一化，才能进行人工智能训练。

病历及诊断报告作为医院的宝贵资料，里面蕴含了大量的专业知识，虽然这类数据也是电子数据，但由于形成方式是以人书写的文字形式，并未进行标签化、结构化，使其变成计算机能够理解的数据结构形式，因此往往不能直接应用。对于放疗大数据，乃至整个医疗大数据，最重要的工作就是利用人工智能技术让机器"读懂"病历及诊断报告。对病历及诊断报告文本相关的智能分析主要涉及自然语言处理技术，系统主要涉及句法学、语义学和语用学共三个不同等级的语言学分析，由分词、病历标注、命名实体识别和语义关联抽取共四个模块组成。

放疗结构化数据建立

通过以上技术构建放疗结构化数据，包含以下信息。

1. 既往病史

如患病史、住院史、家族史、手术及外伤史、过敏史、婚育史等。包括心、肺、肝、脾、肾等重大脏器以及癫痫史、精神病史。如果做过重大手术，应注明何时、何处做过何种手术，目前状况如何等。

2. 个人信息

（1）一般资料：患者姓名、性别、年龄、职业、民族、籍贯、文化程度、婚姻状况等。

（2）体格检查：生命体征、身高、体重、意识、瞳孔、皮肤、口腔黏膜、四肢活动度、营养状况，以及心、肺、肝、肾等的主要阳性体征。

（3）心理社会状况：如性格开朗或抑郁、多语或沉默，情绪有无紧张、恐惧、焦虑心理，对疾病的认识或态度，对康复有无信心，对护理的要求，希望达到的健康状态，以及对患者心理造成影响的其他因素,如与亲友的关系、经济状况、工作环境等。

3.医疗信息

（1）图像信息：影像检查及影像组学,包括 CT、核磁共振、PET-CT、超声等。

（2）病理信息：组织类型、分子分型、基因检测、免疫指标等。

（3）检验信息：实验室检验（血液、尿液、粪便、胸腹水、心包积液、脑脊液等）。

（4）组学信息：基于高通量检测技术产生的海量组学数据。

（5）治疗信息：放疗、化疗、免疫治疗、靶向治疗、内分泌治疗、手术治疗、营养支持等。

（6）放疗信息：放疗方案、放疗技术、粒子植入、靶区范围、处方剂量、危及器官限值、TPS 算法、摆位误差等。

4.治疗效果

治疗完成情况、治疗效果、不良反应情况、治疗完成后的随访。

放疗大数据的分类分析

放疗大数据平台可以基于放疗的若干问题,如 SBRT 的生物等效剂量、低剂量超敏生物学基础、放疗远隔效应生物学基础、放射性肺炎预测模型、再程放疗的组织耐受剂量,首先将放疗反应按照大类划分为 N 类,分别是大分割放疗、低剂量放疗、放疗远隔效应、放射性肺炎、再程放疗;然后将每个大类再细分成组织相关性子系统,甚至更具体的诊断分组。最后根据具体分组,进行个体化模型建立,指导放射治疗。放疗大数据平台的建立,有利于对放疗数据进行分类分析和深度挖掘,从而为解决传统放疗难题奠定基础。

■ 智能放疗研究的举例

智能放疗研究的通用流程

为了便于简易了解掌握深度学习在智能放疗研究中的引用流程,可以简化成图 6-20,依据不同的课题研究情况,对上述传统放疗难题进行智能探索。

1.放疗大数据平台的建立

数据是算法的基础,在临床研究开始之前,必须要建立标准全面的数据库平台,用于数据的收集、分类、保存和共享等。其中收集临床数据,包括既往病史、个人信息、放疗信息和治疗效果等,并按照一定规则建立结构化标准数据库,同时设定安全机制保证数据的安全。

2.数据收集

根据实际情况选择有创新和实际意义的临床问题,如 SBRT 的生物等效剂量、低剂量超敏生物学基础、放疗远隔效应生物学基础、放射性肺炎预测模型、再程放疗的组织耐受剂量等。设计研究方案,包括设计观察指标、确定研究时间、纳入排除标准、分组依据等,并从放疗大数据平台中检索收集相关病例信息。

3.数据处理

对相关控制变量进行统计学分析,确定分组是否合理,排除与研究问题不相关因素。对数据中需要进行目标区域分割的影像学资料进行目标区域分割,然后对目标区域图像进行归一化等图像预处理,其中现有的分割方法包括手动、半自动和全自动,考虑到手工分割耗时耗力,因此越来越多的研究者开始关注半自动和全自动的分割算法设计,其中深度学习技术同样可在这部分发

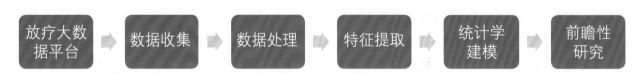

图6-20　智能放疗研究的通用流程

挥巨大的作用。

4.特征提取

根据任务选择相关算法或者构建新的算法模型,用于进行图像特征提取,并使用统计学进行单因素和多因素分析,对特征进行筛选,选择与研究问题显著相关的特征。特征提取中以往常用 SIFT 和 HOG 等特征提取算法和 SVM、KNN 等特征选择算法。在深度学习中,一般构建深度神经网络直接完成特征提取和筛选或者选用现成的深度学习算法,例如 ALEXNET、VGG16、RESNET 等。深度学习训练过程中输入层一般是患者信息、不同级别的临床分期、基因信息、影像资料等信息,通过卷积核对所有信息进行特征提取,输出层一般是研究问题的结论性信息,比如生存期、肿瘤良恶性等,使用损失函数计算预测值与真实值之间的差异,并使用反向传播算法计算差异的梯度值对网络中的权重进行调整,从而对模型进行优化。

相比于传统方法,深度学习可以提取更多深层次信息,但也存在缺点,即这些深层次信息不能被解释。

5.统计学建模

运用 ROC、AUC 等评价方法对模型进行评估,再使用统计学方法,例如 Cox 回归分析等统计学方法进行建模。

6.前瞻性研究

将得到的模型在验证集进行分析或者在后期病例中进行前瞻性临床对比验证。

深度学习实现自动轮廓勾画

1.训练样本数据集的准备

将训练数据进行标注,可采用人工或者半自动标注。以肝脏分割为例,定义类别标签,肝脏标签为白色,即肝脏部分像素值为 255;非肝脏为黑色,即非肝脏部位像素值为 0。利用标注软件,将肝脏部分涂白,将其他部位涂黑(图 6-21)。如有多类,可自行定义多个类别标签的值。做好

标注后,选取 80% 的图像作为训练集,20% 的图像作为测试集。

2.模型的选取和训练

利用深度学习进行图像分析处理,可大致分为图像分类、目标识别及语意分割,肝脏等脏器分割属于语意分割,因此分割模型选择 FCN 模型。下载 FCN 模型,并在 Python 环境下配置安装。训练时,将原始 CT 图像和对应的标注图像,按照统一命名方式,文件名一致,分别放入训练文件夹和标签文件夹,输入训练命令,即可进行分割训练(图 6-22)。

在训练前,FCN 模型中各网络权重为随机数,通过训练,模型进行不断迭代,利用反向传播算法,不断优化模型中的各个网络参数,训练结束后,FCN 模型的参数为图像和样本的最优解。

FCN 训练步骤分为两部分:训练步骤和分割步骤。训练步骤建立模型,分割步骤(包含样本测试)利用建立好的分割模型,输入 CT 序列图像,进行模型分割后处理。

3.样本的分割和测试

利用测试样本集,输入原始图像,输出分割结果,并利用 DICE 系数(图像重叠率系数)计算分割结果和标注图像的相似度,达到评估测试目的。也可以通过分割图像的叠加,查看分割结果。如图 6-23 中,肝脏分割好后采用半透明红色进行标注,肿瘤分割结果采用绿色进行标注。

最终分割结果,在 I7 CPU,1 080TI(11 G 显存)的环境下,只需 1 分钟,就可以分割 200 层数据,分割效果准确平滑,极大地减轻了人工的工作量。放疗靶区勾画也可以采用类似的方法进行。

深度学习预测肺癌生存期

假设 DNA 损伤修复基因(DDR)协同致死效应与 NSCLC 预后密切相关,则可利用神经网络、大数据及深度学习技术,构建 DDR 与协同致死效应基因对肺癌预后的预测模型。

神经网络,也叫人工神经网络,主要是一种

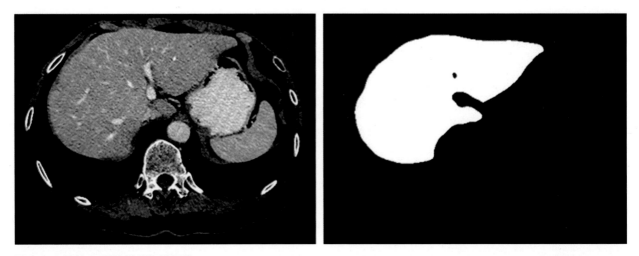

图6-21 原始CT图像及其标注图像

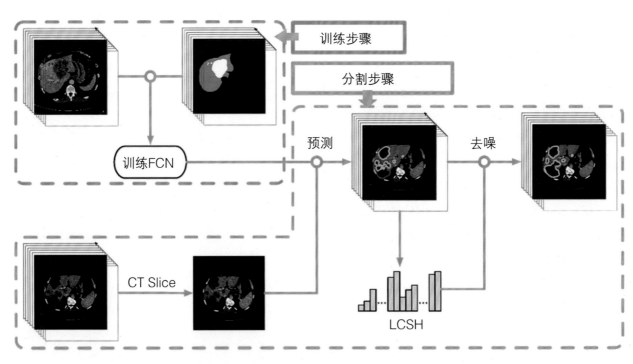

图6-22 FCN训练步骤：原始CT图像及其标注图像

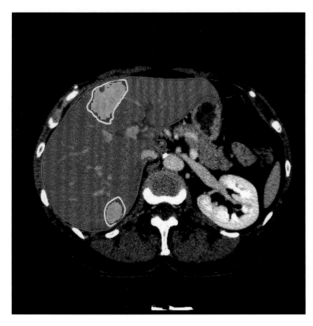

图6-23　**最终分割结果图**

模仿动物神经网络行为特征进行分布式并行信息处理的算法数学模型，其基本工作原理是运用大量连接的神经元从大数据中提取深度特征。与传统的统计学方法相比，神经网络可以通过大量的卷积核挖掘出更多的深度特征参与统计学计算，包括非线性关联的特征，而不局限于传统的人为设计的特征。同时，神经网络对于大量数据的处理更加方便快捷，可以允许数据中的部分数据有误差，相对而言鲁棒性更强。将神经网络用于深度学习构建肺癌生存期的预测模型主要包含以下步骤。

1.临床数据收集

通过二代测序基因检测公司的数据平台，收集肺癌患者数据 10 000 例，包括病理类型、临床分期、驱动基因状态、DDR 基因、协同致死基因及 OS 数据。

2.训练集，进行模型的训练

（1）按照 8：2 随机将患者分为训练集和测试集，用于建立预后模型。

（2）利用训练集患者数据，建立 4 层结构 BP 神经网络模型（输入层、隐含层 1、隐含层 2、输出层）。

输入层：病理类型、临床分期、驱动基因状态、DDR 基因及协同致死基因突变情况。

隐含层：从输入层接收输入，完成所需计算，由于本项目输出是连续值，分类复杂，因此采用 2 个隐含层，其中第 2 个隐含层同输出层采用线性连接，保证输出层可输出连续值。

输出层：输出层为线性输出，1 个神经元，输出 OS 预测值。

建立好模型后可进行训练，得到 BP 神经网络肺癌生存期预测模型（图 6-24）。

3.验证集，进行模型的验证

利用测试集患者数据，进行预测模型的验证。将验证样本带入训练好的 BP 神经网络肺癌生存期预测模型，得到 OS 预测结果和实际数据进行对比，验证模型效果，并根据模型预测情况，适当调整参数及增加训练样本，进一步进行训练。经过调整，得到最佳预测模型。

4.预期结果判读

输入病理类型、临床分期、驱动基因状态、DDR 基因及协同致死基因突变情况，应用建立的 BP 神经网络肺癌生存期预测模型，进而综合患者各方面数据预测 OS。

基于组学的放疗效果和不良反应预测模型

在放疗实施过程中，需要解决放疗后是否还有肿瘤残留、多大放射剂量既能消灭肿瘤细胞又能最小化伤害正常组织、哪种分割方式最佳等问题。肿瘤类型也与放疗剂量密切相关，如鼻咽癌、骨肉瘤需要 70 Gy 以上剂量才能根治，而淋巴瘤、精原细胞瘤不足 50 Gy 就可以达到根治效果。而更为重要的是，不同个体之间存在明显差异，采用同样的剂量和分割方式，产生的放疗效果与不良反应千差万别。那该如何去评估最优的个体化治疗呢？由于每位患者的遗传学背景不同，故适合剂量不同，每位患者的治疗反应和不良反应需要有一个合理的预测模型和简便易行的智能放疗

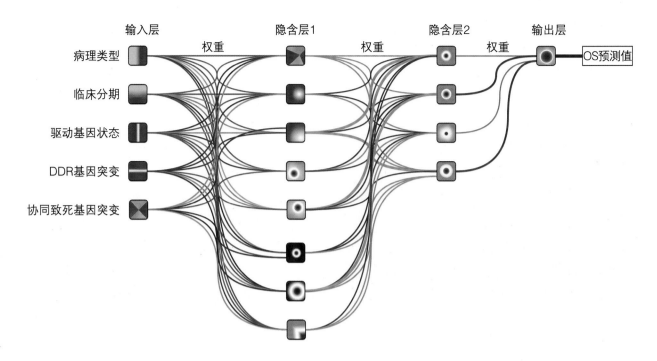

图6-24　深度学习进行肺癌生存期预测

方式。

经过三十余年的发展，组学技术已达到高通量技术阶段，深刻改变了生命科学。由高通量检测技术产生的海量数据统称为组学数据，主要包括基因组学、蛋白组学、代谢组学、转录组学、脂类组学、免疫组学和糖组学等。这些组学旨在从整体上洞悉生命现象的本质和变化特征，获得对疾病过程更真实的认识。组学数据反映了癌症的多种生物特性，为细胞的分子机制提供了详细描述，不同层次组学数据在全基因组的分布状态与癌症的发生、发展、预后以及放疗效果和不良反应之间存在关联关系。

组织活检为有创性操作，难以多次实施，尤其是放疗前后难以反复组织穿刺。液态活检是针对细胞外液（如血液、关节腔内滑液、胸腹水、尿液等）的非侵入性病理诊断方法，具有方便、简单、安全、可重复性高的特点，逐渐部分取代组织活检，较多应用于肿瘤诊治领域，其主要检测对象包括循环肿瘤细胞（CTCs）、循环肿瘤DNA（ctDNA）、游离DNA（cfDNA）、外泌体（exosome）及RNA等。2016年6月1日，美国FDA批准首个液态活检技术（Roche，Cobas EGFR Mutation Test v2）用于NSCLC患者EGFR基因突变检测。

将海量的组学数据，同时结合患者特征、肿瘤特征、放疗技术等诸多因素，利用人工智能技术，构建基于组学的多变量、非线性关联、非结构化数据等因素的放疗效果和不良反应神经网络预测模型，主要包含以下步骤。

1. 数据收集

收集患者的数据，主要包括患者放疗前后的组学数据以及患者特征、肿瘤特征、放疗技术与对应的随访信息，其重点在于制订详细、严格的纳入、排除标准，保证数据的完整性、规范性和真实性。

2. 数据处理

组学数据是一种高维数据，传统统计方法很难精确估计统计模型的参数，计算性能低。基于机器学习的特征选择方法在准确性、敏感性和特异性方面具有更优越的预测性能，患者数据经过预处理后，各类数据都统一到相同尺度内，对原始数据进行归一化和特征降维处理，清洗一些不规范的数据，按照合适的比例划分训练集和测试集。

3.神经网络训练

构建合适的神经网络算法，利用训练集患者数据进行训练，其中包括输入层、输出层和神经网络。

输入层：放疗前后的组学数据以及患者特征、肿瘤特征、放疗技术。

输出层：按照设定任务，设置为肿瘤缓解率（ORR）或者放疗不良反应（AE）等随访信息。

将输出层计算得到预测的 ORR 或 AE 结果与患者真实的 ORR 或 AE 进行对比，在不停地迭代训练中通过反向传播调整算法中的权值，使

模型达到最优效果。同时，可适当调整参数及增加训练样本量，经过反复训练，以得到最佳预测模型。

4.验证集进行神经网络测试

利用测试集患者数据，进行预测模型的验证，得到预测结果与实际数据进行对比，运用 ROC、AUC 等评价方法对模型进行评估。将得到的预测模型在验证集患者数据或者后期临床病例中进行前瞻性研究，完成临床对比验证。

5.预期结果判读

输入放疗前后的组学数据以及患者特征、肿瘤特征、放疗技术，应用建立的神经网络预测模型，进而综合患者各方面数据预测肿瘤缓解率（ORR）或者放疗不良反应（AE）。

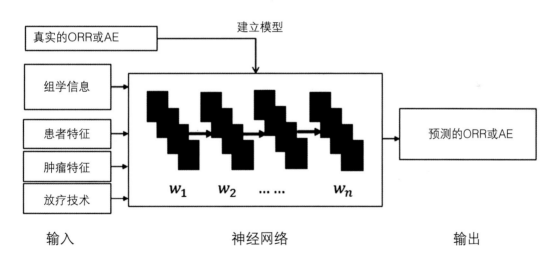

图6-25 **神经网络构建组学特征的放疗预测模型示意图**

辐射致癌的智能防护

■ 辐射的机体效应

1895 年伦琴发现 X 线后，人们很快就注意到电离辐射产生的各种效应，即非随机效应和随机效应。

辐射非随机效应

当器官或组织中足够多的细胞被杀死或不能正常地增殖时，就会出现临床上能观察到的、反映器官或组织功能丧失的损伤。在剂量比较小时，这种损伤不会发生，即发生的概率为 0；当剂量达到某一水平（阈剂量）时，发生的概率将迅速增加到 1（100%）。在阈剂量以上，损伤的严重程度将随剂量的增加而增加，受损伤的细胞越多，功能的丧失就越严重。也就是说，非随机效应发生时，单个细胞被辐射杀死是随机的，大量细胞被杀死时，损伤效应的发生是必然的，其严重程度在阈剂量以上随剂量的增加而增加。

确定性效应的出现有一个时间的进程，许多重要的确定性效应是在经过一段很长的潜伏期后才出现的。在照射后几周内出现的效应称为早期效应，照射后数月或数年才出现的效应称为晚期效应。在全身照射情况下，根据剂量的大小不同，可出现不同程度的早期效应，较轻的如 I° ~ II° 血象变化，稍重的如轻微不适感，危重的为各型急性放射病。人的全身急性照射半数致死（60 d 内）剂量（LD50/60）是表示急性辐射效应的一个重要参数，至今还没有公认的肯定数值，估计在 3~5 Gy 之间。身体局部即使在短时间内接受了较大的剂量，一般不引起死亡（如临床患者的放射治疗，单次剂量可高达 10 Gy 以上），但会出现一些早期效应，如皮肤红斑，症状约在 3 周内出现。晚期效应的损伤程度同样也与剂量的大小有关，

剂量越大，损伤程度越重，一般不是致死性的，但有可能引起伤残，某些器官的功能可能受到损伤或引起其他非恶性变化，最为人熟悉的是白内障和皮肤损伤。

辐射非随机效应的阈值没有确切的定值，只是基于大量数据的回顾性统计分析、利用偏安全的预估方法制订的警戒值，具有较大的不确定性和个体差异，需要未来更多的探索。

辐射随机性效应

辐射随机性效应源于受到照射的细胞没有被杀死而存活下来但发生了变化，其特点是发生概率随剂量的增加而增加，但严重程度与剂量的大小无关。

随机性效应有两种类型，一类是体细胞受到损伤，受到损伤的体细胞经过增殖所形成的克隆，如果没有被身体的防御机制所消除，则在经过一段潜伏期以后，可能发展成细胞增殖失控的恶性状态，即癌变。辐射致癌是辐射随机性效应引起的最主要的晚期效应。不同组织和器官对辐射致癌的敏感性是不同的，辐射敏感性还与年龄、性别等因素有关。另一类随机性效应是性腺受到照射而损伤其中的生殖细胞，当损伤（突变和染色体畸变）发生后，可能作为错误的遗传信息被传递下去，而使受照射者的后代发生严重程度不等的各种类型遗传病，即遗传效应。

辐射致癌的概率系数主要来源于原子弹爆炸区幸存者的数据，即 1945 年日本广岛、长崎受原子弹爆炸辐照后，通过对十多万幸存者的系统、长期的流行病学调查而得出的结果。调查表明，幸存者中某些癌症的发病率确实高于对照组人群，由此估计出辐射致癌的概率。这个辐射致癌概率是瞬间受大剂量照射的结果，而人们更为关心的

是辐射工作所涉及的很小剂量和很低剂量率照射条件下的致癌效应，根据广岛、长崎核爆资料得出的结果，需要除以适当的降低因子才能适用于小剂量、低剂量率的情况。

辐射的遗传效应是社会关注的焦点，但迄今尚无肯定的证据表明天然或人工辐射的照射，会使人的后代发生遗传损伤，即使对广岛、长崎幸存者的后代进行的大规模调查，也未发现遗传损伤有统计学上的显著增加。然而，利用动、植物进行的大量实验研究显示，确实存在着辐射的遗传效应。因此，从辐射防护的角度，有必要假设人类也存在着这种效应，一方面做好辐射防护工作，另一方面深入探索辐射遗传效应的机制，以获得最终的明确结论。

■ 辐射致癌效应

1902 年研究者们首次意识到了电离辐射具有致癌性，发现在辐射造成的皮肤溃疡部位发生了皮肤癌，是第一例辐射致癌的病例报道。1911 年，首次报道了放射性工作人员患白血病的病例。二战以后，研究人员开展了大量的辐射致癌的动物实验，随后对日本原子弹爆炸幸存者进行长期流行病学调查，进一步验证了电离辐射的致癌作用。

电离辐射是一种天然存在的基因突变物理诱因，它能直接穿透组织、细胞，并将能量以随机的方式沉积在细胞中，机体的任何组织、细胞都可能受到电离辐射，其造成损伤的严重程度和引发的生物学效应与受照射剂量大小有关，也与辐射源的物理参数相关。辐射致癌效应即是 X 线、γ 线、中子线等的外照射作用的结果，也是发生放射性污染后由放射性核素进入体内，发射 α 粒子、β 粒子、γ 线、中子等引起内照射作用的结果。辐射致癌效应具有一定的潜伏期，人体受到照射后，发生白血病的潜伏期为 3~5 年，甲状腺癌 / 瘤为 10~15 年，肺癌、乳腺癌等为 15~20 年甚至更长。目前已有数个辐射致癌人群被揭示，如原子弹核爆区人群、铀浓缩厂工作人员及附近群众、涉核人员等。

■ 辐射致癌机制

DNA 是电离辐射作用靶分子，电离辐射可诱发多种类型 DNA 分子损伤，包括核苷碱基损伤、交联、DNA 单链和双链断裂，其中，DNA 双链断裂是导致各种生物效应的关键基因毒性损伤，碱基损伤和 DNA 双链断裂的错误修复是细胞基因突变和染色体畸变的根源。研究显示，电离辐射特别是高 LET 辐射能导致 DNA 分子集簇性损伤，加上氧自由基或二级电子的作用，产生继发性 DNA 损伤，其修复难度大、错误修复率高，产生的生物学效应影响深远。电离辐射通过损伤 DNA 分子启动细胞癌变，并非单一基因或辐射特异基因的作用，这似乎是多途径作用，并具有随机性。辐射产生的基因突变，有些并非发生在受照射细胞，而是受照细胞的子代细胞，甚至是几十代以后，这种突变不是电离辐射直接作用的结果，而是氧自由基或二级电子的间接作用，使子代细胞遗留下基因突变，带来基因组不稳定性。基因突变累积到一定程度，细胞增殖失去抑制效应，出现具有无限增殖能力的细胞克隆，形成癌细胞及癌组织。

■ 辐射致癌的细胞防御系统

DNA 修复、细胞周期阻滞和细胞凋亡三大机制，在细胞层次上共同构筑了机体防御辐射细胞恶性转化的自我保护系统。这三大机制之间相互交叉，在辐射致癌的细胞防御中发挥协同作用。

首先，细胞 DNA 分子损伤将激活细胞内一系列生化反应，DNA 分子损伤信号在细胞中由损伤早期信号转导子识别、接触、传导识别 DNA 损伤信号、启动细胞信号转导反应的物质，转导子多具有激酶活性，将 DNA 损伤化学信号转变为生物化学修饰反应，正常细胞几乎具备修复各种类型 DNA 损伤的能力。针对电离辐射的关键性损伤，DNA 双链断裂至少有两条修复途径，即同源重组修复和非同源末端连接修复。

其次，细胞增殖分裂过程中，由细胞周期的一个时相进入另一个时相，不断循环往复有序进行，其中最关键的生化调节反应是细胞周期素依赖蛋白激酶的磷酸化和去磷酸化作用，也就是说，细胞周期检测点主要是通过调控激酶活性来实现的。辐射引起细胞周期阻滞主要发生在两个时相之间的交界点 G1/S 和 G2/M，阻止了细胞由 G1 期进入 S 期或由 G2 期进入 M 期。此外，还有 S 期检测点和 M 期的纺锤体检测点，前者是因复制叉处 DNA 合成复合体受阻而引发的，后者由纺锤体装配异常或结构受损如微管蛋白被破坏而引发。

最后，如果细胞发生不可恢复的周期阻滞，就可能启动细胞凋亡，从而剔除潜在突变和具有癌变潜力的细胞。在生理状态下，细胞凋亡是机体在系统发育过程中维持细胞增殖和细胞死亡的稳态平衡的重要途径。细胞在外环境 DNA 损伤因子作用下，也会启动凋亡机制去除损伤严重的细胞，只要凋亡细胞的量还达不到影响组织器官正常生理功能的程度，在一定意义上来说对整个机体会起到积极的影响，这样可去除潜在基因组不稳定细胞，降低机体患癌症的风险性。

■ 辐射致癌的机制研究

辐射致癌的细胞机制、分子机制研究已基本明确，但基于生物体层面的辐射致癌机制研究成果极少，受到辐射样本量较少的影响，进展缓慢，利用动物进行基于有机体放射生物学研究的辐射致癌机制可有效解决这一难题。动物放射生物学的研究是实验医学中最复杂的任务之一，能客观反映辐射与动物研究对象互相作用真实情况的稳定结果，超过一定剂量的辐射作用于机体，可引起机体一系列全身性综合病症，能够复现各种辐射情况下的辐射致癌病例，如在核战争、核事故或放射医疗事件中出现的远期辐射致癌样本，由于在实验室可以选择各种实验动物并使其接受不同剂量的照射，具有可重复、病变相似、病例多量、病例多样等不同类型的放射病或辐射损伤，这就为放射生物学研究辐射致癌提供了极为便利的条件，对辐射致癌的发展起到了极大的推动作用。

目前放射性核素检查、治疗也得到了广泛的应用，内照射的辐射致癌机制也提上了研究日程，因此，应用动物实验进行内照射的放射生物学研究显得极为重要，亟须揭示机体层面的辐射致癌机制。放射性核素引起动物急性损伤的机制主要为破坏过程，它与核素种类和在机体内分布类型有关。全身均匀性分布的核素急性损伤基本与外照射相同，选择性分布的核素除有类似全身照射的损伤表现外，同时还出现重要器官的局部严重损伤改变，如亲骨性核素 ^{90}Sr 主要表现为造血组织的损伤，动物死于严重的出血和贫血；选择性分布于甲状腺的 ^{131}I 主要造成甲状腺组织严重损伤与功能低下；放射性核素慢性损伤的动物实验模型有两种情况，即小量多次和一次性污染放射性核素对动物的持续性内照射。

应用动物模型实现放射生物学的研究，有利于明确揭示放射性疾病的机制，避免了在人体进行放射试验所带来的风险，且在临床上罕见的放射性疾病可用动物模型复制出来，克服人类放射性疾病如辐射致癌的潜伏期长、病程长和发病率低的特点，及实践中人类的辐射条件极不统一、可比性弱的缺点。动物实验的样本数量可以做到很大，增强了统计分析的意义，又因为实验条件可以严格控制，增强了实验放射性疾病的可比性，因此，动物放射性实验有助于人们更全面地认识放射性疾病的本质。

■ 辐射致癌的预警和智能防护

辐射致癌的防护是社会关注的热点，目前核能应用、医源性放射应用广泛普及，造成了社会的恐惧心理，辐射致癌的防护与宣传显得尤为重要。辐射致癌的防护首要是辐射源的屏蔽防护，从源头阻断公众、工作人员与辐射的接触，避免直接照射，避免非必要的医源性放射检查。第二个方面是减少与辐射的接触时间,降低受照剂量。第三个方面是增加与辐射的距离,有效降低辐射照射的剂量率。这三个方面防护的目的是减少受照剂量,避免非随机效应的发生和降低随机性效应发生的概率。

辐射防护技术目前存在的问题是,对于确定性的阈值或随机性发生概率知之甚少,主要是因为研究的样本量少,确定性效应、遗传效应数据主要来源是核爆区幸存者,虽然证实了辐射致癌等确定性效应事件,但给予的辐照是单次大剂量,而人们更关心辐射防护中所涉及的很小剂量和很低剂量率照射条件下的致癌效应或确定性效应的准确阈值。随着医疗技术的发展,放射性检查、放射性治疗等积累的数据越来越多,可提供统计分析的样本爆炸式增加,大数据量的人工统计分析已经难以满足需求,利用人工智能技术有望解决这一难题。

辐射致癌的智能防护是指利用人工智能技术,基于已有的辐射信息进行统计分析,得出辐射致癌的辐射剂量确定性阈值、潜伏时间阈值和随机性效应发生概率的预测等,建立预警机制,有效解决辐射致癌统计分析的难题。目前辐射致癌信息采集存在的问题主要有:①医源性辐射信息的数据获取困难,虽然医源性辐射数据量巨大,但各医院患者辐射信息相对独立,不能有效互通互连;②既往数据内容难以统一,没有事先统一的标准和规范;③回访工作量巨大且难以广泛覆盖,大量随访信息不完整或不准确。随着智慧化医院的建设发展,这一困局有望改善,且得到积极的应用。

60%~70%的癌症患者在治疗癌症的过程中需要接受放射治疗,放射治疗能够治愈约22%的患者,放射治疗在肿瘤治疗中的作用和地位日益突出,已成为治疗恶性肿瘤的主要手段之一。放射治疗的效果取决于放射敏感性,不同组织器官以及各种肿瘤组织在受到照射后出现变化的反应程度各不相同,放疗使患者预期寿命延长,同时也增加了辐射致癌的风险,甚至出现放射治疗引起

的第二癌变。正常组织或器官受到较高辐射剂量照射后,辐射引起基因突变致癌概率大幅增加,辐射致癌效应具有较长的潜伏期,因此,在放射治疗执行时,建立预警机制,进行有效风险评估,对部分患者的远期生存具有重要的意义。

建立放疗辐射致癌的预警机制,需要基于海量放疗前计划设计数据、放疗执行过程数据、翔实的回访记录数据。计划设计数据和执行过程数据是远期辐射致癌统计分析的基础,回访数据是统计分析的依据,因而有效可靠的数据获取是建立预警模型的关键。人工智能在智能放疗中的应用日益推进,获取了大量的计划设计数据,随着信息化技术、智能化技术的发展,随访信息进一步规范化、统一化和数字化,利用好人工智能和深度学习技术进行数据挖掘,有望揭示困扰人类很久的辐射致癌的发生机制和辐射致癌的预警机制,并促进放射工作者、放射工作室和放射环境的辐射防护,提高放疗患者和从事放射工作人员的身心健康。具体方法分为3个方面。

应用物联网监测放射工作室和放射环境的辐射情况

在放射设备、机房、铅门、患者等候区、操作室等区域安置大量的辐射传感器,并依具体情况安置边缘计算融合网关,传感器采集辐射实时状态数据和累加数据,将数据发送至相应的边缘计算融合网关。边缘计算融合网关会从传感数据本身的检测以及传感数据之间的相关性检测两个方面,对异常传感数据进行相应检测,随后对这两种不同的检测结果进行数据融合,完成最终的多源传感数据异常检测,第一时间发现辐射异常情况,向科室报告,再通过云端向医院、上级主管部门报告,再提供可选的处理方法。边缘计算融合网关可实现本地存储,在云端连接故障情况下,数据可在本地保存,连接恢复后,本地数据自动传输到云端,确保各处辐射监测云端数据完备无缺。

应用物联网监测放射工作人员以及放疗期间患者的辐射情况

放射工作者及放疗患者佩戴辐射监测移动手环，辐射异常会被手环监测，监测系统一旦收到手环发出的信息，会通过腕表通知对应的工作人员，可即刻停止放射工作，并及时处理。辐射监测还可通过云端向医院、上级主管部门报告。

应用体域纳米网对放射工作人员以及放疗后患者长期辐射监测及防护

在放疗患者和从事放射工作人员体内可植入纳米生物传感器。因辐射受损细胞的生化活动能够影响分子环境，改变信息分子和纳米传感器上受体之间的结合率，从而被纳米传感器发现。纳米传感器还可通过纳米激光技术直接探测单个活细胞，获取细胞内多种生化反应的动态信息、电化学信息和反映整体的功能状态，从而评定单个细胞的健康状况。纳米生物传感器所采集的相关辐射受损细胞信息传递至纳米汇聚节点，纳米汇聚节点执行特征级数据融合算法，将数据传递至网关节点，网关节点执行决策级数据融合算法，进行有效风险评估，为放疗临床决策提供实时信息。随后，微粒纳米机器人将携带促修复药物或者基因，准确地作用于辐射损伤靶细胞，进行高效修复，有效防护辐射损伤和致癌。

智能放疗的研究与应用方兴未艾，在技术层面上实现了自动计划、自适应放射治疗等智能化关键技术，基于生物效应的剂量评估、生物计划设计也在尝试之中，联合辐射致癌的预警机制，在放射治疗的源头对辐射致癌的诱因进行阻断和预防，有望极大提升患者远期生活质量。

数字化智能放疗的现状与不足

■ 我国数字化智能放疗的发展情况

随着人工智能在社会各领域的飞速发展，肿瘤放射治疗也迎来了"智慧新纪元"。前文介绍了人工智能技术在当前放射治疗的广泛应用和未来前景，包括基于放疗大数据和放疗云的互联网+放疗单位的建设理念，讨论了物联网时代下放疗单位的设计与规划，详解了肿瘤放疗靶区和危及器官自动勾画及三维重建过程，列举了 VR、AR、MR 技术与数字孪生在放疗各阶段及教学培训的应用情况，展望了智能放疗在解决传统放疗难题的可能性与实现方法，并探讨了最新科学技术如区块链、边缘计算、4D/5D 打印、纳米/石墨烯新材料、量子计算、量子通信在智能放疗中的应用及前景。本节将概括数字化智能技术对从放疗定位到放疗实施再到放疗随访的完整放疗流程的优化，为创建无人智能放疗中心进行理论铺垫和规划设计。

数字化智能放疗对放疗流程的优化

在智能放疗时代，整个放疗流程基本不变，但各个环节的智能化和突破性进展，将显著提高医疗质量水平和医师工作效率，减轻患者诊疗痛苦，缩短治疗等待时间，带来更大的临床获益。

1.肿瘤诊断的智能化

利用人工智能技术，建立海量数据库，运用各种科学先进的计算机算法，以神经网络等深度学习方法进行训练提高，使得数十年不断探索发展的影像组学、基因组学、蛋白组学、液态活检等技术有了质的飞越，通过这些技术的综合应用，大大提高了各类癌症的诊断效率，检测方法也变得简单易行，避免以往肿瘤患者反复穿刺活检可能带来的风险。美国斯坦福大学运用谷歌提供的算法，根据患者皮肤病变的图片来诊断皮肤癌，准确率可达91%。在日本横滨的医院里，通过可以放大500倍成像的内镜深入患者肠道内，与其配套的人工智能系统可在0.3秒识别出内镜中的大肠息肉是否存在癌变，医师参考此智能系统进行实时判断，可以当场决定是否实施切除手术。在国内，2017年3月，阿里巴巴集团旗下的阿里云正式发布了ET医疗大脑，利用人工智能改变癌症诊断的现状。过去，超声科医师从读片到完成诊断报告，至少需要20分钟时间，而ET医疗大脑可以在几十秒甚至更短时间内，帮助医师完成一张甲状腺B超的读片工作，准确地圈出结节区域，并判断其良恶性，准确率达到85%以上。这样，可以大幅度缩短患者等待检查报告的时间。更为重要的是，基层医院通过配备ET医疗大脑，患者在社区医疗服务中心即可进行癌症诊断，将会极大地提高基层医院的医疗水平，缓解全国各大三甲医院的诊疗负担，也为广大患者节省大量奔波就诊的时间和金钱。

2.患者摆位与复位的智能化

放射治疗通常每天进行一次，每次持续10~15分钟，需连续几周才能完成。在放疗过程中，只有尽量保证患者每次摆位具有高度的可重复性及稳定性，才能确保患者接受的照射剂量尽可能接近计划剂量，实现精确放疗。增强现实（AR）与虚拟现实（VR）的应用，大大提高了患者摆位与复位的智能化。在患者进行放射治疗前和治疗期间，AR技术可以提供最优的验证图像，提高患者摆位的准确性，加快摆位决策，使快速且准确的治疗得以实现，并且，计算机图形图像和真实放疗设备的同时显示，还可纠正患者的摆位误差。

另一方面，人体在进行正常呼吸运动时，肺部、肝脏等器官会随着呼吸而上下移动，生长在这些器官中的肿瘤也因此产生位移，这样一来，肿瘤的放射治疗至少存在2厘米左右的误差，使正常器官的照射体积急剧增加，加剧放疗不良反应。目前，已经完成了结合AR技术的计算机实时肺部肿瘤呼吸运动模拟系统的研发，与剂量累积AR显示系统共同运行，可实时监测受呼吸运动影响的器官的受照射剂量。此外，同时利用VR技术，可将电脑监控到的呼吸状态同步显示到VR眼镜里，患者通过佩戴VR眼镜，可以直接观看到自己的呼吸情况，并配合医师的指令将呼吸控制在一定范围之内，从而提升放射治疗的精确度。

3.患者信息采集的智能化

患者个人信息采集存在诸多不便，耗时耗力。一方面，患者从门诊病历的初步采集，到住院时的信息录入，要经历多次重复的询问过程，尤其是一些还无法完全实现电子办公的医院，此类问题尤为突出。另一方面，放疗患者在放射科进行MRI或X线等检查后的图像资料，往往需要患者通过光盘将其拷贝出来，再传输到放疗单位的TPS中去。再者，患者在不同地区、不同医院就诊，基本信息、客观病历资料也无法实现共享，造成了大量工作的重复，浪费了时间，导致诊疗效率低下，患者等待就医延长，经济负担加重。而"互联网+"与"放疗云"技术的出现，可通过远程医疗、在线医疗、电子病历云平台、医学影像云平台等支持，组建互联网模式的可移动信息化平台，设计成一个综合管理系统工作站，与医院信息系统和TPS等进行集成，可实现以下功能：患者基本信息登记、治疗申请记录、信息实时发布、资源预约管理、放疗收费统计、设备维护质控管理、模具摆放耗材管理、治疗流程监控、工作人员状态监控、工作量化统计、科研数据统计和分析等，全部操作通过网络运作，优化放射治疗流程，量化放疗过程中的相关信息，实现放疗的信息化和智能化，是一个把放疗科医疗、管理、教学、科研融为一体的大型综合性智能化信息管理系统。

随着可穿戴设备以及超敏传感器的推陈出新，可以实现个体化定制、智能化采集放疗患者的综合信息，从生物、物理和化学等多角度多层次进行综合信息的自动获取和整合。采用智能手环、智能服装、智能无创检测仪等可穿戴设备，随时获取放疗患者的信息，通过医疗传感器，转化为医学数据、生物数据、环境数据、物理数据、食物数据等，传输入放疗云平台进行整合处理。这些综合数据信息，包括肿瘤组织和正常组织对放疗的真实反应性，从生命体征到临床症状、从器官到整体、从细胞到组织、从分子到信号通路等各层次的放射应答信息。分子水平如细胞因子、DNA损伤修复基因（DSB、ATM、ATR、γ-H2AX）等，也包括高通量组学数据。细胞水平如细胞凋亡、细胞自噬、细胞增殖速率和细胞周期改变等。整体水平包括个体全身改变和解剖结构功能成像。所有肿瘤组织和正常组织所反映的生物应答信息，可供物理手段、数学手段、智能手段进行综合分析，以达到放疗计划的智能优化，实现个体化生物应答引导的自适应放疗。

4. 放疗轮廓勾画的智能化

放疗轮廓勾画是放疗中最为重要的环节之一，是确保精确制订放疗计划和实施精确放疗的前提。临床上放疗轮廓的勾画是基于定位CT和MRI解剖影像的灰度视觉差异进行手工勾画，某些TPS还可基于PET功能影像SUV阈值进行自动勾画，这些方法均不能完全满足调强放射治疗高精度、高灵敏和高特异性的轮廓勾画要求，而且，目前国际国内也没有达成一致的放疗轮廓勾画（图像分割）方法，更缺乏客观、高效的自动分割方法。更值得一提的是，放疗轮廓勾画的学习是一个非常复杂、漫长的过程，需要大量影像学、解剖学、放疗学的专业知识，需要长时间反复练习与经验的积累，因此低年资医师很难快速掌握，往往存在着勾画速度慢、精度不高等问题，这也在很大程度上限制了基层放疗单位的放疗水平。而通过计算机人工智能建立大数据的方法，对大量优选的专家勾画病案进行深度学习训练，将专家勾画的病案与实际患者影像资料以相似度最高的原则进行匹配，按照模仿勾画的形式从而实现患者放

疗轮廓的自动勾画；另外，以图像分割技术为基础，人工智能通过优化的算法自动识别图像中肿瘤、危及器官和正常组织，从而实现放疗靶区及其危及器官的自动勾画，帮助放疗医师提高放疗轮廓勾画的工作效率以及准确性，把医师从繁重的轮廓勾画工作中解放出来。

5. 放疗设计与实施的智能化

完成放疗靶区和危及器官勾画后，由放射物理师依据处方剂量进行照射野分布设计和虚拟剂量模拟，进行放疗计划设计和优化，通过放疗大数据的海量病例作为参照，根据不同患者的具体病情，能够快速高效地得到最优解，从而为患者的照射方式、照射范围、照射剂量提供参考，由人工稍加修改后，可得到确定的放疗计划，输出治疗文件。

智能放疗设施建设

以互联网为依托，以人工智能为支持，"智慧医院"越来越多地在各地涌现。

基于"互联网+"技术和"云平台"技术联合打造的互联网医院，是现代远程医疗与传统实体医院的结合。在传统实体医院运行模式的基础上，融入互联网技术、云技术、可穿戴设备等新技术，为患者提供一系列从线上到线下、前端到后端的"闭环式"医疗服务，让患者更便捷地获得实体医院的医疗服务，并且优化匹配现有的医疗卫生资源，同时推动医院从内涵到外延的全面发展，使医院迈向互联网化智能医院。互联网医院在我国作为一种行业新形态正在快速发展，各种"互联网医院""网络医院""云医院"的互联网医院平台，已经落地运营，多数集中在华东和华南地区。

另一种可实现的医疗模式，是依托于通过射频识别、红外感应、全球定位、激光扫描器等信息传感设备，按约定的协议，把相关物品与互联网相连接的物物相连的物联网模式，这项技术使得一体化物联网医院建设成为可能。同样，物

联网下的智能放疗单位建设，也成为新的研究热点。用不同的传感器，经过传感网络和射频识别技术对放疗患者进行定位并对放疗情况进行感知记录。在放疗大厅、放疗机房、放疗医师和物理师办公室装有物联网 AP，并与医院物联网 AP 相连，在放疗机房采用敏分方案，双频接入，在放疗大厅使用分装方案，通过通信、信息、分组、身份认证、安全技术认证等对放疗网络要素的信息安全进行检查，确保放疗网络安全运行。物联网技术的不断发展成熟，必定会为放疗单位的建设提供强有力的技术支持，终将改变放疗的现行模式。

数字化智能放疗的不足

我国培养医疗人才的周期长、成本高，优质医师资源短缺、地域分布不均，优质资源多集中在发达地区。不仅中国医师短缺，未来十年内美国也将出现 6 万 ~9 万名内科医师的缺口无法填补，老龄化问题严重的瑞士、日本都相继有类似问题曝光。解决医疗资源的供给不足，是人工智能渗入医疗的根本性动因。截至 2017 年 8 月 15 日，国内医疗人工智能公司累积融资额已超过 180 亿人民币，融资公司共 104 家，预计国内 AI+ 医疗市场 2018 年规模达到 200 亿，并继续保持超高增速。当前的技术革命是人工智能，放射治疗是紧紧跟随这场技术革命大浪潮的。总体来讲，人工智能在放疗的应用主要是算法和大数据两大方面。通过构建放疗大数据，由数据训练人工智能得出最优化的算法，再应用于肿瘤的诊断、定位、放疗轮廓勾画、放疗计划设计、计划优化、放疗实施、质量控制等环节，形成一套放疗体系，再将其加载到放疗新型服务模式所倡导的信息化建设中推广实施，让智能放疗更快建成落地。目前在放疗中危及器官自动勾画技术、自动分割、自动计划设计三大人工智能技术已有显著成效，其中自动计划技术已经在多家医院进行了科学研究和临床实践，得到深度发展。

然而，智能放疗发展至今，仍然存在诸多不足，以及一些不可忽视的问题。

1. 放疗行业独立性较大

国内各个放疗单位相对独立运行，每个放疗单位使用自己封闭的局域网数据库或是移动存储介质备份存放各类放疗数据，数据管理分散、数据格式不统一、单个肿瘤治疗机构的数据太少，导致难以实现放疗大数据的建立，无法满足数据挖掘和深度学习的数据质量和数量，甚至无法满足科学研究的基本需要，这已经成为限制放疗行业快速发展的瓶颈。其次，知名专家所勾画的靶区、选择的放疗模式、制订的放疗计划不能有效共享，不能给深度学习提供良好的训练模板素材，无疑是智能放疗技术发展的严重阻碍。同时，每个放疗单位采用的 TPS 不同，医用加速器、放疗信息网络不同，势必导致放疗文件保存、输出格式的不同，而这些不同格式的文件，通常并不能相互兼容，业内尚未有标准统一的规范格式，难以形成一个强大的合力。

2. 智能放疗技术总体发展不均衡

前文已经介绍国际、国内智能放疗公司及其研发的技术和产品，虽然数量繁多各有特色，但总体上看，主要技术重点集中在放疗数据库、患者信息管理和放疗轮廓勾画等方面，相对而言，研究重心和研究内容较为相似，而智能放疗的其他方面如智能诊断、智能固定、智能摆位、智能计划、智能复位、放射并发症预测和随访网络建设等，则较为薄弱和空缺。放射治疗是一个连续的多环节过程，任何一个环节的落后或者非智能化，都不能称为完整的数字化智能放疗。

3. 智能放疗技术研发不够深入

就目前智能放疗领域的几项热点技术而言，尚未真正达到人们所预期的"人工智能"境界，即所谓"一键生成"的美好愿望。以各大智能放疗公司推出的智能靶区勾画技术为例，尚未有任何一个软件平台能够做到所勾画的正常组织、危及器官和肿瘤靶区是完全符合临床应用的，或多或少都需要人工进行核查并修改，虽然在很大程度上已经节省了许多人力和时间，但是距离真正的智能还有很大的差距。其他技术如恶性肿瘤智能诊断尚处于研发阶段，未产出应用于临床的商业产品；患者信息智能管理系统，还没能真正打破传统的信息管理模式，在信息的互联互通方面由于现实客观原因的限制，没能实现真正意义上的智能化信息管理。

4. 智能放疗依赖于训练数据，不能自主创新

人工智能在诊断乳腺癌、皮肤癌、肺癌等方面准确率极高，但依赖于医师提供的病例样本训练数据，是事先经过专家审核的经验积累或验证病例，是机器学习和智能算法的数据基础。同样，放疗轮廓的智能勾画、智能放疗计划等，都是基于放疗医师确认、标注的大量训练数据。

由于临床病例非常复杂，如果没有事先确认的基础数据，人工智能技术无法知晓影像资料中乳腺癌、皮肤癌、肺癌病变信息的诊断，甚至无法分辨提供的诊断资料部位是否正确。同样，智能靶区勾画和智能放疗计划的准确性除了算法的影响，很大程度上取决于训练数据的数量和质量，对于训练数据所不包含的疾病类型或者发病率比较低的疾病，智能靶区勾画和智能放疗计划在实际应用中就会发生误判，如训练样本不包含旋转调强治疗技术，那么智能放疗计划不会设计出旋转调强技术。

医学不是一成不变的科学，医学每天都在进步，每天都在面临新的挑战，诊断标准与诊疗方案也需要与时俱进，放疗亦然，放疗设备、放疗实施技术、放疗质控方法等日新月异。人工智能的强项在于数据的收集、分析，但是对新诊断方法、新治疗方案、新技术应用或者是面对新的疾病症状，智能放疗则不能自主应用新的放疗技术，不能自己给自己建立新的诊疗标准，更不能从新的病例中发现新的放疗方法。智能放疗也许速度很快效率很高、模仿能力很强，但灵活度不够，不能够自主创新。

5. 智能放疗技术不能理性思考和自我调整改进

智能放疗的诊疗原理跟放疗医师有本质区别，放疗医师能够从患者表现的临床症状，结合患者全身因素，深入思考疾病的本质，把握肿瘤放疗的预后状况，但是智能放疗不能理性思考，只能够依据疾病表象进行机械的模仿诊疗。真实医疗过程中存在大量表面上相似，但实质上大相径庭的案例，这就超出了智能放疗的能力范围，其只能机械地按照写好的代码进行计算和模仿。

智能放疗在处理标准化或量化的放疗数据方面远远强于人类，如放疗靶区勾画、自动放疗计划等，但患者是个体化的，是非统一标准的，就医目的是控制肿瘤、延长生命、提高生活质量，医师需要根据患者病情、并发症、身体状况、经济条件给出最优治疗方案，这个过程极其复杂，需要的不仅是专业知识，还有经验和智慧，智能放疗只能批量化、标准化处理，不能根据众多影响治疗决策的个体因素、放疗设备技术、放疗人员技术水平甚至国家政策等因素，进行自动调整和经验性处理。

6. 智能放疗技术缺乏人文关怀

智能医疗结合医学知识、人工智能、深度学习和数学算法，在人类医学专家的帮助下，在心血管、肿瘤、神经、五官等领域建立了多个智能医学辅助诊断模型，取得了良好的发展。但放疗中应用的人工智能技术，相较放疗医师有某些弱势，例如缺乏对社会因素、心理因素和风俗人情因素的认知，缺乏人文关怀和以人为本的人性温度。这些都离不开放疗医师从人文因素方面提升患者放疗过程中的接受度、舒适度和心理适应性。

7. 智能放疗技术需要法规体系的配套完善

智能放疗技术要求远程医疗政策、信息共享政策和规则、法律责任和放疗定价体系的健全完善，当前，智能放疗人才极为匮乏，技术评价、

考核和等级认定体系尚未建立健全，放疗效果评估和监督体系长期阙如。如果各地医疗机构合作医疗标准不统一，将制约智能放疗技术的推广与应用。依托信息化技术开展远程放疗服务，是提高基层放疗水平，解决基层和边远地区人民群众放疗就医困难的有效途径之一，但大型优质医院少，专家时间有限，诊疗成本高，远程诊疗法律不健全，可能会导致智能放疗开展初期热情较高，却较难维持。此外，智能放疗云平台有效地整合各合作单位资源从而促进共同发展，但如果缺乏有效的信息共享政策，某些医院重局部利益轻整体利益，较难真正有效地调动区域医院的积极性。

8.智能放疗技术的安全问题

智能放疗云平台面临的安全问题，除了可能发生大规模的计算资源系统故障外，云计算安全隐患还缺乏统一的安全标准，难以对用户隐私、数据主权、数据迁移与传输、灾备等方面进行有效保护。

（1）放疗信息的隐私性：云服务提供商通常将未加密的数据存储在同一台服务器上，数据的操作者又来自于不同组织，放疗云平台数据的隐私性面临严峻挑战。放疗病历数据属于患者的隐私，对于数据的隐私保密要求高，相对于院内数据中心，医院对云平台数据与网络的安全风险比较不可控。如何做好放疗云的数据保密是一个亟须解决的问题。

（2）放疗信息的安全性：由于云平台本身的应用安全问题，可能会增加医疗信息安全风险。云平台是一个开放式的平台，当用户访问时，不知道数据的确切使用位置。而且，开放的访问权限会增加数据的控制风险，以互联网为基础的云平台还可能受到黑客攻击。因此，如何对数据进行客观的加密保护、对数据进行备份、对云资源进行访问控制都是现实存在的问题。

数字化智能放疗的未来

■ 数字化智能放疗的未来

国内肿瘤患病群体每年新发近450万人，其中60%~70%的患者需要进行放射治疗，但实际接受放疗的人数还不到1/3，究其原因在于放疗设备不足、专业放疗人才缺乏，以及优势放疗资源与技术均集中在中心城市大医院，基层医院技术与设备水平严重滞后。因此，开展基于大数据和人工智能的数字化智能放疗基础设施和平台搭建，远程放疗智能服务建设，加强肿瘤放疗医师的全新培养，成为提高基层医院放疗服务能力与质量的重要手段，也是符合国家中长期发展规划的一大重要战略部署。

数字化智能放疗的基础设施和平台搭建

2017年，人工智能成为全球科技巨头布局智慧医疗的创新点，国家相关报告也提出"现代医院"概念及实施"健康中国"战略，提升了智慧医疗的热度。将人工智能应用在医疗领域的癌症检测、个性化靶向治疗等方面，对于加速医疗行业发展具有非常重要的意义。有学者将人工智能比喻为"新电能"，当人工智能技术足够成熟之后，会改变人类的方方面面。

针对我国放疗人才和设备严重不足、各级医疗机构放疗水平参差不齐的现状，中华医学会第十四次全国放射肿瘤治疗学学术会议（CSTRO），将"人工智能和大数据"列入专题内容，共同研究人工智能在肿瘤放疗领域的应用和价值。在院内，通过信息化产品提高单体医院的质量管理与服务效率；在院间，通过远程放疗协作技术平台解决基层医院的技术能力不足，提高肿瘤放疗资源与技术的高效配置；在院外，则通过移动互联网连接患者与医院以及第三方机构与服务，最终结合医疗大数据与人工智能技术惠及更多的肿瘤患者人群。充分利用大数据、临床数据一体化、互联网、人工智能与云计算等新技术，搭建省-市-县分层次、多功能的数字化智能放疗云平台，提升不同地区、不同层级医疗机构的放疗服务能力和整体水平，推动惠及全体基层肿瘤患者的健康信息服务和智慧医疗服务，逐步引导肿瘤患者在本地进行高质量的放疗，推进肿瘤放疗领域分级诊疗的整体进程。

远程放疗智能服务的未来建设

我国城市地区发展水平不同步，导致医疗资源分布不均，基层肿瘤患者涌入大城市，优质医疗资源被透支，诊疗延误案例屡见不鲜，发展普惠式远程医疗服务刻不容缓。李克强总理在政府工作报告中强调，要发展远程医疗和智能化健康医疗设备，但总体上看国内远程医疗仍处于初级阶段。

远程放疗服务的普及进展缓慢，除了远程医疗收费、医患沟通、诊疗习惯等问题外，还存在以下阻碍。一方面，放疗设备是手动操作，不够便利，医患交流、诊治流程繁复，会增加远程放疗服务的风险，这是肿瘤患者不能承受的。另一方面，通过视频、语言等方式进行诊疗交流，医师或患者很难追踪查阅诊疗记录，这对于医师的临床资料积累，以及患者随访都会造成很大困扰。

随着移动互联网的不断发展，不仅是肿瘤患者，每个人都能在网上实现快速诊疗的医疗服务，人工智能技术的发展可大大简化这个过程。以省级研究型医院为依托，对基层医疗机构提供一站式、对市级医疗机构提供多功能互动式的放疗服务模式，全面实践肿瘤远程放疗服务新模式，相信在不久的将来，将形成设备间、院内、院间远程放疗的协作流程和规范。放疗医师向远程放疗服务中心提出需求，将患者的病历信息和个体化

需求通过自动诊断、自动勾画、自动处方、自动计划等自动匹配成数个局部最优的放疗计划并返回放疗医师端备选，原来需要几天的放疗准备可缩减到半小时以内，将极大提高我国放射治疗服务的供给能力。此外，人工智能放疗技术还可用于临床教学，为不同层级的放疗单位开展标准化、同质化临床服务提供技术支持，让优质的肿瘤诊疗技术下沉到欠发达地区，解决医疗资源不均衡等问题，使最偏远的小山村也能享受发达城市同样的放疗服务，看病难、看病贵将成为历史。

肿瘤放疗医师的全新培养

培养一名合格的临床医师至少需要10年时间，而培养肿瘤医师和肿瘤放疗医师需要的时间更长。合格的肿瘤医师不仅需要掌握国内外最新医学研究知识，同时还要进行大量的临床实践和三基培训，但对每分钟新发7例恶性肿瘤的中国人群来说，这个培养周期过于漫长。然而，这类培养过程，对于具备自主学习能力的"智能机器人"来说却不是问题，"机器人医师"通过构建临床路径知识库（包括国内外研究成果、国家及学会团体规范、临床试验数据、专家经验共识），结合临床诊疗指南知识库、基因组学知识库，通过机器学习体系，最终可快速完成智能化的医疗决策。人工智能系统通过学习既往病例，肿瘤辅助诊疗技术能达到人类医师70%~95%的水准，未来5年内可望达到100%，甚至超过现阶段人类医师的判断水平，大大提升肿瘤诊疗效率。

当然，不论"机器人医师"还是"智能机器人"都无法完全取代人类医师的工作。"机器人医师"可以给人类医师提供临床决策、拓宽诊疗思路、建议检诊途径、节省诊疗时间、降低误诊概率，但最终决定权在于人类医师，其将结合大数据之外的综合信息，比如人文、情感、宗教、风俗、经济、医保、设备条件以及药物可及性做出决策，落实放疗计划的实施。

未来，人工智能将是人类与机器之间的深度

合作,全新的肿瘤放疗医师将引领放疗领域进入智能时代。

■ 无人智能放疗中心创建设想

数字化医院是一种全新的医疗服务和管理模式,是现代医疗发展的必然趋势。数字化医院由医院软件体系、计算机网络平台和数字化医疗设备组成。它通过计算机网络及数字技术,将包括医院管理信息和业务信息在内的医院所有信息进行有机整合和最大限度采集、存储、利用、传输及共享,实现医院内部资源最有效的利用及最大限度优化业务流程。信息化、智能化、自动化医疗是未来数字化医院建设的趋势之一。现阶段庞大的放疗需求与有限的供给之间所存在的尖锐矛盾,要求必须尽快实现放疗信息化、智能化、自动化以减少对放疗工作人员的依赖,并将放疗工作人员尤其是放疗医师从繁重的低技术劳动中解放出来,把精力和时间放在提升专业技能、为患者提供更好的服务上。

随着大数据、人工智能及5G网络等各项技术的发展,计算机在身份认证、2D/3D图像分析、靶区勾画、临床方案设计应用等方面得到了突破,使得在数字化医院的建设过程中,高度智能化的无人放疗中心的创建已经成为可能。

无人智能放疗中心是利用智能放疗技术与物联网技术,为患者提供自助智能放疗的新型无人值守放疗模式,在放疗全流程无须工作人员,患者可在辅助机器人、远程控制平台、VR或AR场景应用的帮助下,完成自助式自我信息采集、体位固定、体膜设计、模拟定位、治疗摆位、图像引导等相关流程,而轮廓勾画、计划设计、计划审核、计划验证、放疗实施、质控质检及放疗随访等工作均由人工智能在后台自动化智能化处理,并能实现人机结合的医疗决策。无人值守放疗中心可以说是集无人化、智能化、人性化为一体的智慧医疗中心,简化患者就医烦琐流程,缩短等待时间,提高工作效率,且可以实现远程控制平台管理下的同质化放疗,降低人为因素引起的不确定诊治误差,有效解决医疗资源分布不均的问题。影像相关的配准、分割和剂量优化等技术是进行无人智能放疗的核心技术,高性能计算平台是临床大量开展无人智能放疗的设备保证,高质量和海量数据是提高无人智能放疗能力的基础。

无人智能放疗中心的各环节设想简述如下。

智能放疗门诊

患者信息录入:通过人脸识别技术,智能导诊系统可以提取患者资料,利用互联网+技术将患者既往诊疗信息、卫生经济信息与医院管理信息等进行收集、整合,通过提取HIS系统中患者的各种检验、检查信息,实现肿瘤患者的临床诊断、疾病分期,并运用全息扫描技术,提取患者体型信息。人工智能储存着大量临床病例、医学资料和既往身体数据,综合物联网传感器在患者身上所探测的健康状况信号,再通过云计算匹配。除了罕见的病种,对于一般的病情,人工智能可以制订符合患者病情和身体状况的放射治疗方案。

智能机器人可使用智能语音转录系统,依据自然语言处理技术,直接转换成结构化的文字内容,形成结构化电子病历。

智能体位固定及体膜设计

在智能机器人的指引及辅助下,患者以自身最舒适的体位平躺于定位床,智能定位系统通过扫描患者体表及体位信息(全息扫描技术),利用3D打印技术制作患者个性化的体位固定模具。

AI导诊系统运用3D全息扫描技术,提取患者体型信息。全息照相和常规照相不同,在底片上记录的不是三维物体的平面图像,而是光场本身。全息扫描技术的原理是利用物光和参考光干涉在感光胶片上记录一幅干涉图样,呈错综复杂、透明度不同的花纹,称为全息(即全息照片),相当于把胶片制成不规则的光栅,然后利用全息图对适当照明光的衍射,把原三维影像提取出来。

全息图是一个天然的信息存储器，可把"冻结"了的景物重新"复活"在人们眼前。常规照相只记录反映被摄物体表面光强的变化，即只记录被摄物体的反射光波强度（即振幅），全息照相则记录光波的全部信息（振幅、相位），把三维物体光波的全部信息都贮存在记录介质中。

全息扫描技术是对真实的三维图像进行记录和再现的技术，全息图提供了"视差"，使得观察者可以通过前后、左右和上下移动来观察图像的不同形象，好像看到真实物体在那里一样。全息技术提供了精确的三维图像，3D打印系统可根据存储在AI（智能）导诊系统的3D全息扫描信息，制作出符合患者体型特征的体位固定模具，保障每次治疗体位的重复性和准确度（图6-26）。

自动化模拟定位及摆位

智能机器人可对患者进行自动模拟定位及自动摆位。患者根据定位时的体位躺睡在定位床上，智能机器人辅助固定个性化的3D模具，将患者体位固定后，自动化激光定位仪或红外定位系统根据放疗部位的要求精确定位，并自动上传定位图像至TPS。智能图像引导系统对患者进行适用于4D、6D的全智能远程摆位，远程调整治疗床，从而缩短整体治疗时间，提高治疗效率。

自动勾画放疗靶区和危及器官

危及器官及放疗靶区自动生成三维模型，自动连接到VR设备，以全息三维方式展现出来。基于海量优选的专家级结构数据库，利用深度学习等人工智能技术，智能靶区勾画系统自动完成轮廓勾画，既精准又个性化，通过远程快速、准确地确认放疗靶区和危及器官。在影像学上难以准确识别CTV范围，一直是放疗靶区勾画的难题之一，依靠纳米技术中的光学相干层析术和纳米细胞检疫器可提高辨识度有望解决这一难题。光学相干层析术具有非接触、非侵入、实时动态成像、检测灵敏度高等优点，能高速完成生物体内

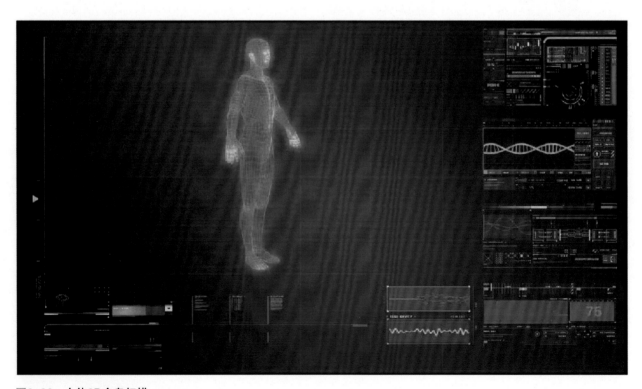

图6-26　人体3D全息扫描

活细胞的动态成像，观察活细胞的动态，发现单个细胞的病变，还能够检测出癌变组织。利用单根碳纳米管弹性和电磁共振作用来称重的纳米细胞检疫器，可发现口腔、咽喉、食管、气管、阴道、肠道等开放部位的微小肿瘤病灶。

智能放疗计划设计及优选

基于放疗计划专家病案库，利用机器学习技术，智能提取历史病案中隐含的专家知识，自动生成放疗靶区和危及器官的限量条件及优化参数，并通过脚本自动导入 TPS，实现高质量的放疗计划自动设计（图 6-27）。

基于专家病案库评分标准，分析放疗计划

CI、HI、DVH、靶区覆盖率、剂量均匀性等各项指标并逐项评分，智能分析计划各项指标优劣，最终给出总分值，根据计划评估的评分标准，确定计划是否通过（图 6-28）。

智能放疗计划验证

在患者实际治疗之前，智能机器人将放疗计划移植到仿真模体上，得到一个模拟真实人体的放疗计划，通过计算机将该仿真模体与患者进行自动融合。在加速器上"预演"后，得到三维剂量分布，再与计划输出剂量值进行对比，如果剂量偏差在误差允许的范围内，即可对患者实施该放疗计划。

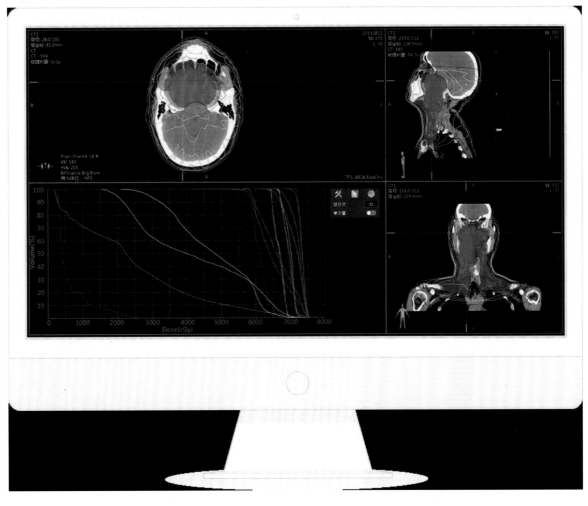

图6-27　智能靶区勾画及计划设计与优选

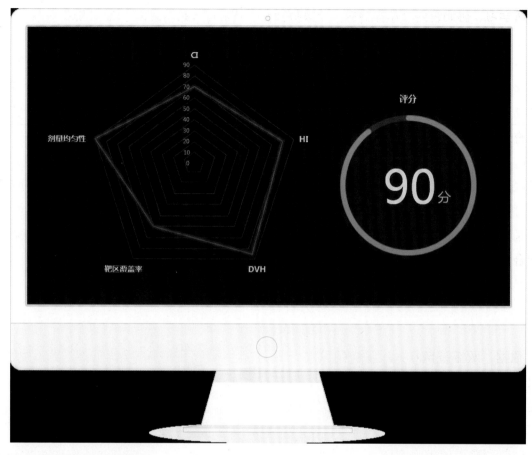

图6-28　放疗计划智能分析

智能放疗实施

患者进入机房，扫描个人信息，然后根据自己定位时的体位，躺于治疗床上，在智能机器人的辅助下，用定位模具对患者体位精确固定，并智能验证体位影像后，加速器智能核准病例并执行放疗计划。

智能自适应放疗

在放疗过程中，人工智能可实时监控患者放疗靶区、放疗剂量是否按放疗计划执行，智能机器人可启动图像引导程序，实时监测肿瘤退缩或患者消瘦所带来的靶区位移，在线与定位图像进行融合，参考解剖结构变化完成形变配准，自动勾画靶区，自动制订二程放疗计划，自行剂量计算及优化计划，自行完成剂量验证及质量控制，实现自适应放疗。整个过程可在智能系统控制下快速完成，以保证放疗过程的精准性和适应性。

放疗康复、随访

广义的数字化医院除了医疗方式网络化、医疗设备数字化、医院管理信息化外，还包括辅助决策智能化、医疗服务数字化，同时，支持社区与家庭保健数字化和无纸化、无线化和无胶片化。体现在放疗康复、随访上的应用就是移动医疗。

医师端：为肿瘤医师量身打造的移动医疗产品，通过与放射治疗信息管理系统（RTIS）、电子病历系统（EMR）、医院信息系统（HIS、LIS、PACS）等实现无缝对接，为每位医师用户精准推送临床信息，提供病例管理、提醒工作任务、组织科研学习、协调组内合作等功能，让医师管理患者更加方便、安排工作更加高效、科研学习更加轻松。

患者端：为肿瘤患者提供一站式就医康复服务的移动医疗产品，包括全程病情管理、系统化患者教育、康复营养方案定制、医患及时沟通等服务。通过 APP 及可穿戴设备，物联网技术将患者预后状态实时上报云平台，进行智能分析与干预。通过院内院外的科学结合，为肿瘤患者搭建良好的医疗平台，帮助患者简化就医流程，科学高效配合治疗，个性化定制康复服务，提高生活品质。

本章小结

大数据、数字技术和人工智能技术应用于现代放疗，促成了数字化智能放疗的诞生，各个领域的新科技，将推动智能放疗向更高层次快速发展。

生物打印领域的 4D、5D 打印在个体化器官支架、组织补偿、抗癌药物、人体皮肤、敏感器官放疗护具、高仿真人模体等方面可望为智能放疗的实施和组织修复提供全新技术。新材料纳米与石墨烯技术在肿瘤分子成像、放疗增敏、放射性示踪、内照射放疗等具有无限潜力，可能提高个体化放疗的增益比。量子技术的引入，可望为快速剂量计算、智能放疗信息系统、放疗网络安全等提供可靠解决方案。

人工智能和深度学习在现代放疗的运用，为解决传统放疗难题以及前瞻性临床研究提供了快速而有效的途径，基于大量先验数据集的训练、测试、学习、建模、挖掘，构建智能放疗效果与不良反应预测模型，并在高循证级别基础上进行验证，有望解决传统放疗在放射物理学和放射生物学方面的诸多疑难问题，将大大推动现代放疗的快速发展。

随着一系列科技突破，数字化智能放疗的研究与应用方兴未艾，依托互联网、云平台、人工智能三大技术融汇于现代放疗，以物联网为基础的万物互联，都大大拓展了数字化智能放疗的内涵。数字化智能放疗使放疗流程从传统模式进入智能化模式，以大数据、云计算为支撑的人工智能与现代放疗的交叉融合，可望创建无人智能放疗中心，并聚焦于临床信息化产品的升级、患者体验的精准医疗服务、远程放疗模式的优化。随着科技创新引领业务转型升级，智能放疗理念愈发深刻，智能放疗技术愈加完善，智能放疗将在肿瘤放疗的临床实践中全面推行，为更多患者带来健康福音！

参考文献

[1] 杜壮.超级打印：打印出来的成品是可以成长的——专访中国工程院院士卢秉恒.中国战略新兴产业，2014，5:26-27.

[2] 张亮，邱宏. 3D 打印技术在医学领域的应用.中国医学装备，2018,15(6):154-157.

[3] 杨道朋，夏旭. 3D 打印生物材料研究及其临床应用优势.中国组织工程研究，2017,21(18):2927-2933.

[4] Biglino G, Verschueren P, Zegels R, et al. Rapid prototyping compliant arterial phantoms for in-vitro studies and device testing. J Cardiov Magn Reson, 2013, 15(2): 23-26.

[5] 李春妍，张风华，王亚立，等. 4D 打印形状记忆聚合物在生物医疗领域的研究进展.中国科学：技术科学，2019,49(1): 13-25.

[6] Rodriguez JN,Zhu C,Duoss EB,et al.Shape-morphing composites with designed micro-architectures. SCI REP-UK, 2016, 6: 27933.

[7] Tibbits, Skylar. 4D Printing: Multi-Material Shape Change. Architectural Design. 2014, 84(1): 116-121.

[8] Miao S, Castro N, Nowicki M, et al. 4D printing of polymeric materials for tissue and organ regeneration. Mater Today, 2017, 20(10): 577-591.

[9] Li YC, Zhang YS, Akpek A, et al. 4D bioprinting: the next-generation technology for biofabrication enabled by stimuli-responsive materials. Biofabrication, 2016, 9(1): 120-128.

[10] Piedade AP. 4D Printing: The Shape-Morphing in Additive Manufacturing. J Appl Biomater Func, 2019, 10(1): 357-365.

[11] Gladman AS, Matsumoto EA, Nuzzo RG, et al. Biomimetic 4D printing. Nat Mater, 2016, 15: 413–418.

[12] 袁建东，马力祯，何源，等.超导直线加速器准直方案设计.北京测绘，2019, 33(3): 285-290.

[13] 李春霞，任福琴，罗文，等.医用直线加速器临床应用评价及数据平台搭建.中国医学装备，2019, 16(3): 112-116.

[14] 黄向宇.放疗智能检测仪在直线加速器质量保证和质量控制中的应用.医疗装备，2017,30(23): 34-36.

[15] 吴景岳，丘学甫，黄立杰.医用直线加速器的性能指标、质量控制及保养维护.医疗装备，2018,31(2):151.

[16] 王大虎.放射治疗设备与技术的最新进展及应用.医疗装备，2016,29(18):189-190.

[17] 柳梅，冷德文，范学朋.多模态分子影像的研究进展.中国医学影像学杂志，2018,26(6): 471-475.

[18] 杨沛.克隆技术对生命伦理的冲击.科技风，2018, 31: 242.

[19] 张道莲，杨永留，李传云.放疗定位膜制作及体位固定的探讨.世界最新医学信息文摘，2018,18(89): 59-60.

[20] 郑志超.聚乳酸基形状记忆聚合物的性能研究及其4D打印.哈尔滨：哈尔滨工业大学，2017.

[21] 李承军，胡健，张爱华，等 6MV X线时组织等效补偿膜与人体空气间隙对表面剂量的影响.医疗卫生装备，2011, 32(3): 83-84.

[22] 陈子岳.多功能放疗固定板加真空垫热塑膜在临床的应用体会.饮食保健，2019,6(11):14-15.

[23] 梁谨，蒋玉洁，黄嵩峰，等.体部肿瘤放疗的体位固定技术研究现况.右江医学，2018,46(2):244-246.

[24] 吴柏燊，叶远超，李震，等.电诱导自修复纳米复合水凝胶的制备及性能研究.高分子学报，2019,1-7.

[25] 党阿磊，方成林，赵塑，等.新型二维纳米材料 MXene 的最新研究进展及应用.材料工程，2019,1-20.

[26] 李晓丽.碳纳米管在柔性电子器件中的应用研究.现代制造技术与装备，2019,4:106-114.

[27] 未来最有发展前景的 3D 打印材料技术.工业设计，2017, 08: 18.

[28] 范智超，张帆，张一慧.三维细微观结构的折叠和组装方法.科学通报，2018, 63(23): 2335-2347.

[29] 袁博.医科达直线加速器运行中多叶准直器的常见故障分析.医疗装备，2017,30(18): 56.

[30] 班卫华，陶莹，梁力文，等.西门子 ONCOR 直线加速器电源模块故障分析与维修.医疗卫生装备，2018, 39(9): 103-104.

[31] 中国运载火箭技术研究院.火箭院研发中心与哈工大共同研制石墨烯纳米增强新型复合材料.玻璃钢/复合材料，2018,7: 121.

[32] 龙亿涛，樊春海.纳米传感器.化学学报，2017,75(11):1021-1022.

[33] 周陈霞，徐万和.纳米机器人的发展和趋势及其生物医学应用.机械，2011,38(4): 1-5.

[34] 姜博.针对物联网关键技术与应用的分析.通讯世界，2017, 9: 64-65.

[35] 彭木根，尹博南，王文博.细菌分子通信和身体域纳米网络.北京邮电大学学报，2016,1:1-11.

[36] Movassaghi S, Abolhasan M, Lipman J, et al. Wireless Body Area Networks: A Survey. IEEE Commun Surv Tut, 2014,16(3):1658-1686.

[37] 胡封晔，王璐，王珊珊，等.基于无线体域网的人体姿态多级分层识别算法.吉林大学学报(信息科学版),2016,34(1): 1-7.

[38] 黎作鹏.体域纳米网络关键技术研究.哈尔滨：哈尔滨工程大学，2014.

[39] 欧阳峰，张宇.无线体域网研究进展综述.电子科技，2016,12:173-179.

[40] 彭木根，艾元，纪晓东.基于扩散的分子通信与身体域纳米网络.北京邮电大学学报，2016,39(2): 1-9.

[41] Argyriou A, Breva AC, Aoun M. Optimizing Data Forwarding from Body Area Networks in the Presence of Body Shadowing with Dual Wireless Technology Nodes. IEEE T Mobile Comput,2015,14(3):632-645.

[42] 张志强，陈云伟，陶诚，等.基于文献计量的量子信息研究国际竞争态势分析.世界科技研究与发展,2018,40(1):37-49.

[43] 郭光灿，张昊，王琴.量子信息技术发展概况.南京邮电大学学报：自然科学版.2017,37(3):1-14.

[44] 任纪荣.量子计算机的发展及应用前景.电子世界，2018,1:97.

[45] 倪文强，薛梦驰，刘选斌，等.量子保密通信器件发展概述.现代传输，2018,1:64-67.

[46] 江木生.量子保密通信关键器件研制及攻防研究.北京：国防科技大学，2015.

[47] 易通.多维敏感属性相关联的隐私保护数据发布研究.桂林:广西师范大学,2014.

[48] 李沙沙,付蕊,阎俊,等.信息技术发展下的放疗展望.中国卫生产业,2018,15(4):195-196.

[49] 张云,王小平,姚战江,等.Varian 本地化放疗信息管理系统的开发与运用.中国数字医学,2018,12(8):88-90.

[50] 吴智理,张九堂,倪千喜,等.放疗信息管理系统的研发与应用.中华放射肿瘤学杂志,2015,24(6):680-683.

[51] 董慧,Jin-Yun F,方金云,等.基于 Citrix 的异地软件共享系统的设计与实现.计算机工程,2009,35(1):49-51.

[52] 于路新,刘湘乡,张薇莎,等.远程放疗系统的设计与验证.中国医疗器械杂志,2018,42(6):30-33.

[53] 邹雨馨,谢朝,刘湘乡,等.放射治疗流程网络管理平台设计及应用.中国医疗设备,2018,33(10):145-147.

[54] 邹炼,谢朝,刘湘乡,等.Eclipse 放疗系统混合云平台应用研究.中国医疗设备,2018,33(4):139-142.

[55] 孙志娟.中国 X 射线工作者辐射致癌危险估算.北京:北京协和医学院,2011.

[56] Yu HS,Liu ZM,Yu XY,et al.Low-dose Radiation Induces Antitumor Effects and Erythrocyte System Hormesis. Asian Pac J Cancer P, 2013, 14(7): 4121-4126.

[57] Martin LM,Marples B,Lynch TH,et al.Exposure to low dose ionising radiation: Molecular and clinical consequences.Cancer Lett, 2013, 338(2): 209-218.

[58] Tang FR, Loke WK. Molecular mechanisms of low dose ionizing radiation-induced hormesis, adaptive responses, radioresistance, bystander effects, and genomic instability. Int J Radiat Biol, 2015, 91(1): 13-27.

[59] Gameiro SR,Jammeh ML,Wattenberg MM,et al.Radiation-induced immunogenic modulation of tumor enhances antigen processing and calreticulin exposure, resulting in enhanced T-cell killing. Oncotarget,2014,5(2):403-416.

[60] Vesely MD,Kershaw MH,Schreiber RD,et al.Natural Innate and Adaptive Immunity to Cancer. Annu Rev Immunol,2011,29(1):235-271.

[61] Rodríguez-Ruiz ME,Vanpouille-Box C,Melero I,et al.Immunological Mechanisms Responsible for Radiation-Induced Abscopal Effect. Trends Immunol,2018,39(8):644-655.

[62] Cuttler JM.Leukemia incidence of 96,000 Hiroshima atomic bomb survivors is compelling evidence that the LNT model is wrong. Arch Toxicol, 2014, 88(3): 847-848.